U0385933

本出版物的编写得到了联合国教科文组织驻华代表处的资金支持

电影二性教育读本

方刚 著

中国人民大学出版社
·北京·

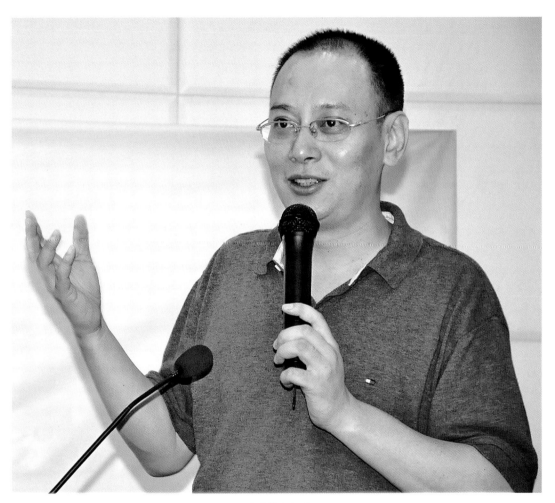

本书作者方刚

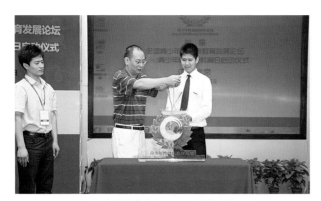

2011 年在性教育论坛上洒下性教育的金沙

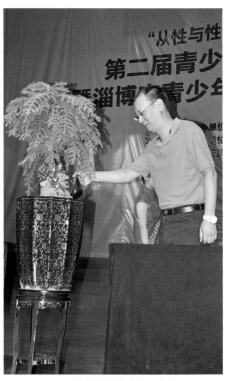

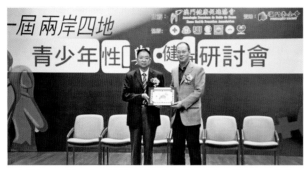

在澳门召开的两岸四地第一届青少年性与健康研讨会上，中央
人民政府驻澳门特别行政区联络办公室文教部刘晓航部长
向方刚颁发奖牌

2012 年在性教育论坛上浇灌
象征性教育成长的树木

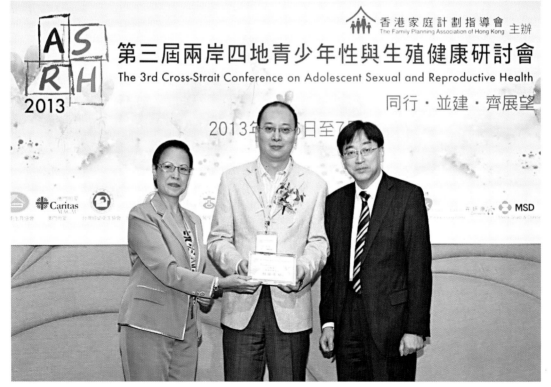

在香港召开的第三届两岸四地青少年性与生殖健康研讨会上，香港特区食物及卫生局高永文局长
及香港家庭计划指导会主席殷巧儿太平绅士向方刚颁发奖牌

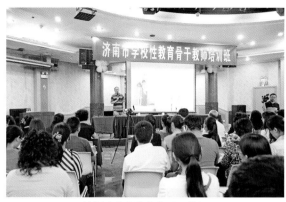
培训济南的性教育骨干教师

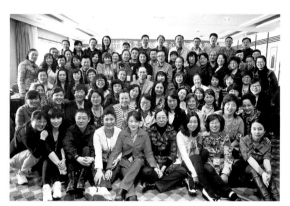
与黑龙江性教育培训学员合影

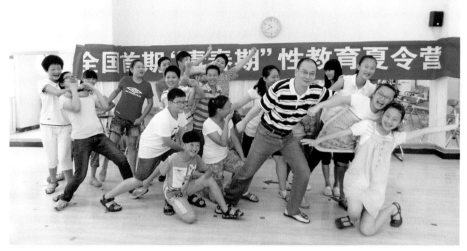
亲自全程讲授初中生性教育夏令营，与学员们合影

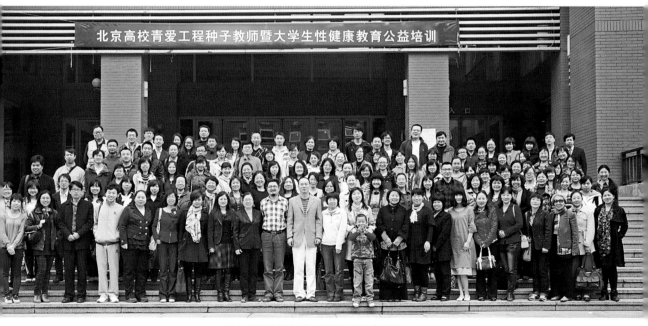
对北京高校学生辅导员进行性教育培训

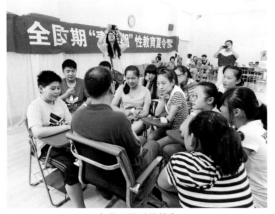

中学生围听性教育

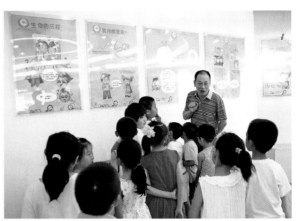

给小学生讲解性教育展览

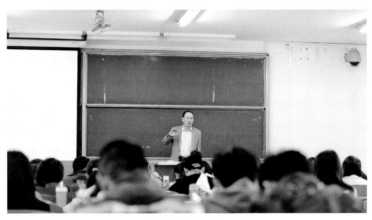

在大学讲性教育

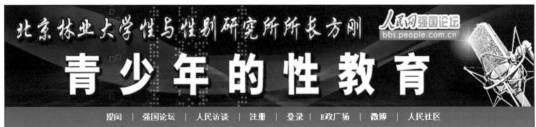

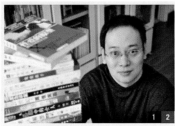

人民网强国论坛访谈

前　言

时下的中国，性教育的必要性正逐步得到大众的认可，但是关于怎样才是开展性教育的最有效方式，却依然众说不一。

联合国教科文组织在全球主持开发了《国际性教育技术指导纲要》，并从 2010 年起开始在中国支持性教育工作的开展。我们所致力于推广全面的性教育，包括人际关系，人体发育，性行为，性与生殖健康，价值观、态度与技能，以及与性和社会性别有关的文化和社会规范等多个主题。我们鼓励使用传统的和新的社会媒体方式，为儿童和青少年提供必要的性知识，并通过互动和开放式讨论的过程帮助他们形成正确的价值观，发展其在性方面的思考、沟通与决策能力，以保证其性与生殖健康。

大众喜闻乐见的电影，能够为我们提供性教育的契机。基于对性教育的必要性以及对儿童和青少年学习及认知方式的了解，联合国教科文组织和北京林业大学性与性别研究所合作开展了一个利用电影开展儿童和青少年性教育的探索性项目，并由后者在此基础上著成这本书。

我们希望这本书可以为包括家长在内的教育者，就如何在儿童和年轻人中开展性教育，提供有价值的参考。

Abhimanyu Singh

辛　格
联合国教科文组织驻华代表

目　录

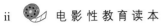
第二编　中学适用

第三编 大学适用

第四编　家长课堂

本书理论基础：赋权型性教育

性教育是有理念的。好的理念，真正使青少年受益；坏的理念，即使目的是好的，也终将伤害青少年。

笔者提出"赋权型性教育"的理念。这是本书写作的指导思想，也是应用本书之前需要了解的，这样才能够事半功倍地应用本书进行性教育。

一、赋权型性教育的背景与生成

（一）国际社会三种性教育模式

国际社会围绕着性教育，在过去 30 年间存在着不同的理论与流派之争。世界卫生组织发布的《欧洲性教育标准》中，将当今国际社会的性教育模式归纳为三种，分别是：禁欲型性教育（abstinence sexuality education）、综合型性教育或全面型性教育（comprehensive sexuality education, CSE）、整体型性教育（holistic sexuality education, HSE）[①]，并且对上述三种性教育模式进行了评述，指出：禁欲型性教育是"首先关注，或排除婚前性行为的项目，被称为'如何说不'或'守贞'项目"；综合型性教育是"将守贞作为一个选择，但也关注避孕"的项目；而整体型性教育则包括综合型性教育的内容，但"把它们纳入个人的性发育和成长这一更宽的视野下"（WHO，2010：15）。

禁欲型性教育模式认为青少年的性行为应该被绝对禁止，性教育中只讲"健康"，"性"只是其中尽可能被回避的一部分，强调只有一种道德规范；综合型性教育则认为，最好能

---

① comprehensive sexuality education，国内有不同的译法，有人习惯于译为"综合型性教育"，有人则更习惯译为"全面型性教育"。本文使用"综合型性教育"的译法，它是一种"安全型"或"安全健康型"的。至于 holistic sexuality education，笔者曾与联合国教科文组织驻华代表处的李红艳女士讨论，她曾建议译为"整合型性教育"，因为 holistic 这个词，在很多情况下被用在跟健康有关的语境下，用来涵盖身体、本能、情感、智力和精神层面的健康，就教育而言，它强调的是涉及这些不同领域的整合性的努力和过程。后来，笔者硕士及博士阶段的导师潘绥铭教授，建议对应"综合型性教育"，译为"整体型性教育"，这一译法既有"整合"的理念，又对应了"综合"，而且更符合中国人的语言习惯，故本书采用这一译法。

够避免青少年的性交，但是，仅靠禁止是不够的，还应该将避孕等安全性行为的教育作为辅助手段，从心理、社会等各个角度讲性——但主要仍然是讲生物学意义上的性，主张有不同的性价值观。（王友平，邓明昱，2005）

禁欲型性教育和综合型性教育课程评估中，重要的问题包括："项目是否推迟了第一次性交的年龄？""是否减少了性伴侣的数量？"甚至是："是否减少了性交的频率？"《欧洲性教育标准》中提到，这两种性教育模式"首要的是解决问题，或以预防为本"，而整体型性教育则是"以个人成长为导向"（WHO，2010：15）。整体型性教育始于一种哲学观，这区别于禁欲型性教育和综合型性教育。整体型性教育趋向于更加"以结果为导向"，特别关注行为的结果。 性教育首先是"以个人成长为导向"，而不是为了"解决问题，或以预防为本"。"性在青少年时期凸显和发展过程中，一开始并不被认为是问题或威胁，而是丰富人生的宝贵资源。"

虽然《欧洲性教育标准》中提到，综合型性教育与整体型性教育"没有严格的界限，主要是依赖于定义"（WHO，2010：15）。但是，笔者认为三者还是各有明显区别的。笔者个人的归纳是：禁欲型性教育的目标是让青少年"守贞"，综合型性教育的目的是让青少年"安全"，整体型性教育的目的是帮助青少年"成长"。

联合国教科文组织发表的《国际性教育技术指导纲要》（UNESCO，2010）对综合型性教育有全面、深入的阐述。这个纲要与世界卫生组织的《欧洲性教育标准》相比，虽然也提出了人权视角，但远不如后者那样对人权给予更多的强调。综合型性教育和整体型性教育有很多的共同点，差别之处主要有两点：（1）前者更关注性责任，而后者同时也关注性愉悦。在联合国教科文组织的纲要中，只有两处提到了性愉悦。（2）对年龄段的界定有区别，后者认定的性教育的年龄段比前者的更宽泛（从一出生就开始），更显示出后者将性看作一个人成长的宝贵资源这一理念。

《欧洲性教育标准》倡导进行整体型性教育，并对整体型性教育有深入的阐述："为儿童和年轻人提供全面、无偏差、科学且正确的与性相关的信息与知识；同时，基于这些正确信息，帮助他们培养技能及实践。"（WHO，2010：5）

整体型性教育强调，性教育的目标是培养受教育者对自己和他人负责任的能力："整体型方法基于对性的认识，作为一个人而潜在地帮助儿童和年轻人掌握基本技能，使他们在不同的发展阶段对自己的性和性关系有自我决定的能力。综合型方法还能支持他们享有更多权利，以愉快的、负责的方式对待他们的性和同伴关系。这些技能也是帮助他们规避可能的风险、进行自我保护的关键。"（WHO，2010：5）

在这三种性教育理念中，整体型性教育对受教育者能力的强调，其实是性人权理念的一种体现。禁欲型性教育是被实践证明行之无效，甚至有害的性教育，也是侵犯了性人权的；综合型性教育有一定效果，但也不理想，它是一种妥协的性教育，仍然试图去影响青少年对自己性人权的行使，至少没有帮助青少年更好地行使自己的性人权；整体型性教育体现了对性人权的尊重，其在预防性病、艾滋病，避免意外怀孕等方面的效果也被公认是最好的。这其实证明：尊重受教育者人权的性教育模式，才是效果最好的性教育模式。

（二）赋权型性教育的提出

整体型性教育对提升受教育者能力的强调，体现了它是基于性人权的性教育。

略有遗憾的是，虽然整体型性教育的具体阐述与实践中具有清楚的性人权意识，但目前的《欧洲性教育标准》等文件并没有从人权角度进行深入论述。而且，"整体型性教育"这一名称也没有体现出人权的特点。它更强调的是"全面"，而没有将性人权作为目标和理想昭彰地提出来。

缺少一个清晰的号召，在一定程度上影响了我们对于整体型性教育的理解及实施。在这一基础上，笔者提出"赋权型性教育"（empowerment sexuality education），其理论基础及原则与整体型性教育有相通之处。但是，"赋权"概念的提出，更清楚地说明了这一性教育的目的与主张，"赋权"一词也凝结了我们的全部追求与思考，有助于展开性教育的整体性论述。

赋权（empowerment），也有人翻译成"充权"，曾是管理学上的定义，指让下属获得决策权和行动权。它意味着被赋权的人有很大程度的自主权和独立性。赋权是一种参与的过程，是将决策的责任和资源控制权授予或转移到那些即将受益的人的手中。从广义上来说，赋权是选择和行动自由的扩展，意味着增加对影响生活的资源和决策的权力及支配能力。赋权乃是个人、组织与社区借由学习、参与、合作等过程或机制，获得掌控（control）自己本身相关事务的力量，以提升个人生活、组织功能与社区生活品质。在个人层次上，赋权的过程是：学习决策技巧，运用与管理资源，与他人合作共同达成目标。赋权的结果是：获得控制感，批判意识（对社会政治环境），参与行为。（根据维基百科整理）

我们使用"赋权型性教育"这一概念，就是强调性教育的目的是让受教育者具有掌控自身与性有关的事务的权力，是提供给他们相关的资源，帮助他们获得选择的能力。正如笔者一再强调的，性教育"是保护而不是禁止，是给予而不是剥夺，是赋权而不是夺权"（李银河，2012：序言）。

赋权型性教育这一概念的提出，能够更清楚、明晰地体现整体型性教育的主张，而且突显这一主张中的人权色彩，为性教育指明了更加清晰的方向。在此基础上，我们可以对性教育中的一些问题进行更明确的梳理。

（三）赋权型性教育的基本主张

赋权型性教育的目的是将与自身的性有关的权利归还给受教育者，这种权利长期以来被家长、教师，甚至整个社会所剥夺。通过教育，使受教育者具有做出对自己和他人负责任的行为所需要的技能，并且行使这一技能。

基于这一目的，笔者提出赋权型性教育在性教育方面的一些框架主张。

关于道德观：赋权型性教育不主张有绝对的道德标准，尊重个人道德选择的自由。但是，这种选择应该建立在不侵犯他人人权的基础上，包括具有社会性别平等意识。"性道德"本身因不同的社会文化情境、历史范畴、政治话语而有多样性，故没有统一的标准；"性道德"在传统性教育领域发挥的是窄化性的内涵、管束未成年人的性的作用，将"性"进行道德化（也就是政治化）的区分。所以，比较于"道德"，我们更支持使用"人权"

一词。符合性人权的性道德是好的性道德，不符合性人权的性道德，便是坏的性道德。人权高于道德，人权是上位，道德是下位。

关于禁欲：赋权型性教育鼓励青少年在对于性有充分了解的情况下，做出对自己和他人负责任的选择，无论这种选择是禁欲还是性活跃。从尊重多元的角度看，应该尊重任何一种个人选择。我们认为，禁欲与性活跃本身都并不必然对自己和他人有益或有害，只有在特定的情况下，才能够判断是有益还是有害。在尊重不同的选择的基础上，我们也提示：禁欲观念本身是有压迫性的，是在对性采取敌视态度、剥夺女性身体自主权的漫长历史中建构起来的。我们必须对其中侵犯人权的一面加以警惕。虽然一些男性也存在着贞操观，但社会和文化从来没有对"无贞操观"的男性进行过严酷的打击。

关于家庭与婚姻：赋权型性教育强调家庭、婚姻的多样性，不局限于一夫一妻制家庭，而无论哪种婚姻和家庭形式都可以是幸福快乐的。赋权型性教育反对宣扬恋爱必须是为了结婚的观念；选择单身者，以及不能得到法律认可的婚姻的同性恋者，也有恋爱的权利。不同社会和文化下关于婚姻和家庭的理念与价值观是多元的，并且应该得到应有的尊重，前提是不要违反基本的人权。

关于社会性别：社会性别是贯穿性教育始终的，应该浸透到性教育的所有内容中。

关于性教育的主体：笔者认为，赋权型性教育强调的是将受教育的主体回归于受教育者本身。赋权理论强调的是社会平等。在对于掌握社会少数资源者的帮助的议题上，旨在努力提高他们的社会福祉、社会资源的获取能力。相对于成年人，学生了解、获取性知识的能力处于相对弱势，因此，通过教育，消除这种知识和资源的分配不公，乃是赋权型教育的出发点。进而，学生则是主体。

关于性教育内容：赋权型性教育的理念是，我们应该提供尽可能全面的信息给受教育者，他们有获得与自身有关的信息的权利，只有在拥有充分资讯的情况下，受教育者才能够得到充分的赋权。我们强调社会性别教育和性教育的结合，没有社会性别教育的性教育是片面和欠缺的性教育。

关于性教育方法：就学校性教育而言，赋权型性教育主张采取多样的性教育方法，这些方法应该是让受教育者积极参与的，促进他们勤于思考的，有助于赋权给他们的。特别是对于存在价值观冲突的问题，赋权型性教育主张让受教育者呈现不同的观点，同时也将不同的观点均呈现给受教育者，鼓励他们彼此之间进行辩论，在辩论中做出自己的选择。

关于性教育年龄：从出生，到生命的终止，人均有权接受性教育。学校性教育，则应该贯穿学校教育体制的全部阶段，即从幼儿园到大学。

二、赋权型性教育的理论基础

赋权型性教育认为性人权是人权的重要组成部分，从而将性人权理论作为自己的理论基石。

人权，是指人因为其为人而享有的权利。人权与生俱来，不可剥夺，人人平等。人权的本质特征是自由与平等。在当今国际社会，维护和保障人权是一项基本的道义原则。人权的范围非常广泛，有人存在的地方，就有人权。

社会性别平等，也应该理解为性人权的重要内容。笔者曾提出，性教育的两块基石应该是性人权理论和社会性别理论（方刚，2011：10—16；方刚，2012：34—43），这是为了突出社会性别在性教育中的重要性。

（一）接受性教育权是青少年性人权的要求

赋权型性教育主张，性人权包括享有全面、开放的性教育的人权，接受性教育是基本人权，没人有权利剥夺。家长、学校忽视对青少年的性教育，是没有充分满足青少年人权的需要；剥夺青少年受性教育权，便是侵犯青少年的性人权。

1997 年在西班牙巴伦西亚召开的世界性学大会发表了《世界性权宣言》[①]，于 1999 年在香港召开的世界性学会上正式通过。其中指出：性权利是基本和普遍的人权。《世界性权宣言》提到的性人权包括了十一项基本内容，对于我们理解性教育的价值观、意义、内容、方法等具有重要的启发，我们后面会有深入分析。这里首先强调的是：《世界性权宣言》第十条明确写道，人们享有"全面的性教育权"。进行性教育，是尊重和保障青少年性人权的需要。

接受性教育是基本人权的一部分，还体现在联合国 1989 年通过的《儿童权利公约》中。该公约明确阐述了获取信息的权利，以及国家通过教育手段为儿童提供信息的责任。

有些性教育工作者一再强调：因为不想让青少年怀孕，或感染性病、艾滋病，所以要进行性教育。这个没有错，但是，笔者更看重个人接受性知识的权利，这与是否存在性病、艾滋病没有关系。否则，如果有一天，我们发明了性病、艾滋病疫苗，是否就不需要性教育了？

在性教育中，还要格外警惕青少年的性人权被贬为某种角色权。那些"不能恋爱、不能发生性关系"的"校规"便将青少年的性与"学生"这一角色绑到了一起。如果性是青少年的角色权，别人就可以干预它，甚至剥夺它。许多时候，这样的剥夺是打着保护的名义进行的，诸如"为了你好，所以不许你这样做"，或"为了你好，所以你必须这样做"，等等。而如果性是人权，那就不可以被任何人以任何名义剥夺。

基于角色权的视角，青少年的性是可以被成年人规定、规范、禁止、约束的，性教育便可以是禁欲、守贞教育。而基于人权视角，成年人只有为青少年的性提供支持的义务，即赋权；如果我们的性教育不是充分履行义务，而是侵犯了青少年的性人权，我们从事此种"性教育"的资格就要被剥夺了。也就是说，性教育是为青少年的性人权提供服务的。

总之，我们的性教育不是剥夺青少年自我决定与自身的性有关的事务的权利，而是帮助他们获得做出对自己和他人负责任的行为所需要的技能，真正做到尊重他人的人权，也更好地行使自己的人权。

对于性人权的一个常见质疑是：还要不要性道德？

我们习惯于使用的一个词汇是"性道德"，但是，什么才是道德的，什么是不道德的

① 见 http://article.yeeyan.org/view/140316/152259。

呢？在人类的历史上，人类的性道德观从来就没有统一过。这不是说不同文化、不同历史时期没有统一的性道德，而是说，同一文化、同一历史时期，甚至同一所学校的同一个教室里正在上课的同一个班的学生，性道德也是千差万别的。我们总是把多数人的性价值观当作道德的标准，让大家遵守，而对于不遵守的人便说他们在性上是"不道德的"。但是，多数人的性价值观和性道德观，可以拿来约束别人的个人私事吗？这不是一种道德霸权主义吗？

有人说，遵守多数人的道德有助于维护社会的稳定。错了。多数人的道德只起着维护统治者统治的作用，却会因为压制个体的自由而给社会埋下潜在的危机。

性人权具有普世性，性道德则具有文化性和历史性。因此性人权与性道德的关系应该是：性人权是性道德的基础，对性道德的评价以性人权为转移。性人权高于性道德，符合性人权的性道德是真正的性道德，而违背性人权的性道德便是侵犯他人权益的、虚伪的假道德。也就是前文所说的，人权是上位的，道德是下位的。

按照性人权的观点，每个人都有选择自己性行为方式的权利，只要这种选择没有影响到别人，就是道德的。性教育工作者，只有内心具备了这种建立在性人权基础上的性道德观，才可能真正全面落实赋权型性教育。

联合国教科文组织《国际性教育技术指导纲要》也倡导基于性人权的性教育："无论年轻人是否选择活跃的性行为，性教育首先要做的是传播和强化一些价值观念，如互利、平等、责任和尊重。"（UNESCO，2010：5）"支持以权利为基础的模式，其中，尊重、接纳、容忍、平等、同情和互惠等价值观都与人们普遍认可的人权密切相关。讨论关于性的话题必须涉及价值观。"（UNESCO，2010：9）

落实青少年的性教育，需要媒体、公众、学校、家庭都充分认识并践行：青少年也是具有独立人格尊严、与成年人平等的人权的个体。他们的性人权、受性教育权应该受到充分尊重和保护。

（二）赋权型性教育体现了《世界性权宣言》的精神

《世界性权宣言》关于性人权的十一项基本内容，可以用来指导我们将性人权理念落实到性教育中。

第一条"性自由权"提到："性自由包含个人表达他们充分性潜力的可能性。"人人拥有性自由，个人性自由权的行使不能侵犯他人的性自由。这要求性教育工作者思考：面对某些"性越轨"学生，我们是训斥、惩罚，还是基于爱关心他们？是尊重他们没有侵犯别人权益的自主选择，还是以多数人的道德大棒打击他们的自主性？性自由权理念，有助于我们开放胸襟，尊重每个人的权益。我们倡导宽容、包容，不是倡导效仿。人权的核心所在，是尊重不同的选择，而非要求所有人都去做同一种选择。在性教育中我们应该强调尊重每个人的自由。这一条还提到："在人的一生中任何时期和情况下，均不允许各种形式的性强制、性剥削和性虐待的存在。"这提示我们，性教育中应该包括防止性骚扰与性侵犯的教育。而"任何时期和情况"，自然包括了对青少年、学生的性人权的捍卫，青少年的性自由同样应该得到尊重而不是被以"保护"的名义剥夺。性教育应该是为受教育者提供服务，而不是对他们的性进行控制。

第二条是"性自主权、性完整权和性的身体安全权"。"这一权利包括，在自己个人和社会道德的框架内，个人自主决定她／他性生活的能力。它也包含我们对自己身体的控制和享受，是免于任何痛苦、毁损和暴力的自由。"每个人都有权利决定如何使用自己的身体，这是基本人权。这里包括反对性骚扰、性侵犯的权利，包括拒绝某些性行为的权利，也包括获得性行为的权利。有了身体安全权，女人就可以拒绝性骚扰，在被强奸之后也不需要因为害怕社会舆论对受害女性的污名而不敢报警。性人权主张自我决定，性教育应该帮助学生具备自我决定、自我负责，也对他人负责的能力。

第三条是"性隐私权"，在性教育中的体现是倡导学生尊重别人的隐私，也爱护自己的隐私。同样，个人的性是他的私事，不需要拿给公众投票。

第四条是"性平等权"。"这指的是免于一切形式歧视的自由，无论何种性、性别、性取向、年龄、种族、社会阶层、宗教信仰以及身体或感情的缺障。"性平等权中的"性别"，要求我们的性教育是有社会性别平等意识的性教育，应该致力于改造性别不平等的文化；"性取向"，决定了我们对同性恋的态度；"年龄"，则意味着未成年人也有性人权——这是非常重要的一点，不能因为他们是学生，或他们未满18岁，便认为其不享有全部或部分性人权。其他各点，也都要求我们在性教育的过程中，注意青少年的多样性，不要忽视各种弱势、少数群体的性人权。举个例子：如何面对同性恋学生？不具备性平等权理念时，我们可能认为他们是异类；具备性人权中关于性平等权的理论后，我们把他们当成普通的学生，像对待异性恋学生一样对待。

第五条是"性快乐权"。这里特别提到了包括"自我性爱"的快乐权，从而肯定了自慰权；还对性的快乐给予了高度的赞扬，强调性快乐"是一个人身体、心理、智识和精神健康与幸福之源"。性教育应该是去除性的污名化的教育，向青少年传达性是美好的，性是人生积极、向上的力量的信息。我们的性教育应该让学生懂得：性是应该被正视的，性是美好的，性是需要对自己和他人负责的。

第六条"性情感表达权"中写道："性表达不止是情爱乐趣和性行为。个人有权利通过交流、接触、情感表达和爱来表达他们的性。"这也符合我们的性教育应该是 sexuality 教育的理念。我们的性教育中也应该包括如何表达自己的情感、如何面对示爱被拒绝等内容的教育。

第七条是"性伴侣自由选择权"。这里强调了无论"结婚与否、离婚以及建立其他类型"的性关系的自由，当然也强调了这些性关系中的"责任"。我们的性教育中应该有亲密关系多样性的教育，而不应该只是强调一夫一妻制婚姻的教育，否则对于单亲家庭、离异家庭的孩子将是一种压力。但无论怎样的关系，都应该承担对自己和他人的责任。

第八条"生育的责任与自由选择权"，决定了我们的性教育中应该有进行避孕教育的义务，还应该有关于流产的教育，当然，更不能缺少如何做出选择的教育。归类到底，还是对自己和他人负责任的教育。

第九条是"性知情权"。"这是获取性信息的权利。这项权利意味着，性信息的产生应该通过不受妨碍而且合乎伦理的科学过程，并且在所有社会层面上以适当的方式传播。"

这再次告诉我们，接受性教育是青少年的天赋人权，我们应该提供全面的关于性的信息，而不是经过成年人自以为是地筛选的信息。学生有获得全面的、多元的资讯的权利，获得不被筛选的信息的权利。对于有争论的性现象，教学中不应该只呈现一方的观点，而应该呈现不同方的交锋，鼓励学生自己思考，在思考中成长，从而做出自己的判断与选择，并对选择负责。一些教育工作者的一个观点是：我们应该把"主流的"、"积极的"东西告诉学生，不应该把"边缘的"、"消极的"告诉学生。换言之，我们可以讲异性恋，不可以讲同性恋；我们可以讲婚内性，不可以讲婚外性；我们可以讲爱情，不可以讲"卖淫"；我们可以讲情诗，不可以讲"毛片"。但是，所谓"主流"与否、"积极"与否，只体现着部分人的价值观而已。这种分类与筛选本身，便是对性人权的侵犯。

第十条便是"全面的性教育权"，其中写道："这是一个终生的过程，从出生一直贯穿整个人生。"可见，一个人从出生就需要接受性教育了，而不是像某些人主张的那样要等到进入青春期才进行性教育。从性人权的视角出发，获得关于生命、身体、性的知识的性教育属于学生的受教育权，是他们人权的一部分。当我们没有提供性教育时，我们实际上侵犯了他们的受教育权。从这个角度讲，家长也不可以不让孩子接受性教育，因为那就侵犯了他们的人权，性教育应该是强制性的。

第十一条"性卫生保健权"。"性的卫生保健，对每个人所有关于性的疑惑、问题和障碍，它的预防和治疗应该是可获得而且有效的。"这看起来更多讲的是传统的性生理教育的内容，但是，这份权利的落实又不仅仅是生理知识就足够的，性保健中同样有社会性别问题，比如谁来承担避孕的责任。性健康是人格健康的一部分，我们的性教育重要的不是告诉学生性知识，而是引导负责任的价值观，引导全面的人格成长。

可见，性人权对性教育的启发包括：权利、尊严、包容、多元、尊重、开放。性教育教师要有开放的心灵，同时，为学生的开放心灵奠基。基于性人权的性教育，不仅提供了性教育的方针与策略，还将决定性教育的内容与方法。我们不难看到，这将是一种赋权的性教育，即赋权给青少年。

（三）注重性人权的性教育重在"赋权"

总有一些人在担心，这种将青少年的人权放在第一位的性教育，将因为青少年没有能力行使他们的人权，而给他们造成不良后果。这种担心是基于，我们没有充分认识到性教育应该是赋权的性教育。如果青少年行使其性权时出现了对自己和他人的伤害，那恰是因为我们的性教育没有做到成功地赋权。

我们使用"赋权型性教育"这一概念，就是强调性教育的目的是让受教育者具有掌控自身与性有关的事务的全权，是提供给他们相关的资源，帮助他们获得选择的能力。归根到底，赋权型性教育致力于充分倡导与尊重受教育者的人权，其中包括性人权。正如笔者一再强调的，性教育是赋权而不是夺权，是给予而不是剥夺，是保护而不是禁止。我们也想保护青少年不受伤害，但我们不是通过禁欲教育那种剥夺式的保护达到这一目的，而是通过赋权给青少年，让他们具备自我选择、自我保护的意识与能力。

所谓赋权型性教育，包括性教育的目的是赋权，性教育的内容是促进赋权，性教育在方法上也是赋权的。当我们主张性教育应该促进青少年的自我决策能力的时候，便是强调性教育目的的赋权；当我们主张性教育内容不应该依教育者的观念来取舍的时候，便是强调内容的赋权；当我们主张提供不同观点的碰撞让学生自己思考的时候，便是强调方法的赋权。我们因此不会对青少年说"不"或者"是"，而是要让他们自己决定说"不"还是"是"，最重要的是，我们要通过教育使他们具备选择并对选择结果负责任的能力。

赋权型性教育注定将是最有效的性教育，因为它关注的是青少年个体的成长，它的目标在于使他们有能力，而不是使他们"听话"。赋权型性教育培养的是人格全面成长的人。只要我们倾注于赋权，努力完成赋权，就完全不必担心他们的自我选择会对自己和他人有伤害。反之，他们被剥夺选择权，未必就会听从家长、教师、社会替他们做出的选择。

有人反对说：这种赋权的理念对于大学生适用，因为大学生是成年人了；但对于中小学生不适用，因为他们是未成年人，需要成年人的保护，还没有自我决定和负责的能力。让未成年人自我决定他们的性，是成年人的不负责的行为。

这种质疑仍然基于未能真正理解赋权型性教育的主张。我们反复强调：人权与生俱来，和年龄没有关系。赋权型的性教育，不是把责任都推给青少年，成年人和教育工作者不承担责任和后果。"赋权"不是简单地"扔出"权利，最重要的是"赋"，即给予，帮助对方获得权利，提升对方行使这一权利的能力，这是更高的负责任的态度。

青少年没有获得自我负责的能力，是以往性教育模式下的必然结果。因为在这种模式下，成年人剥夺了青少年的自我决定权，而不是帮助他们具有和行使这一权利。强调基于保护青少年的目的，剥夺他们的权利，这种性教育关注的不是他们能力的成长，而是他们不要做，是"影响"、"教育"、"决定"他们做与不做什么。

赋权型性教育，关注的是青少年通过性教育获得自我决定、自我负责的能力。

青少年是否可以经由性教育，获得这种能力？守贞教育当然不相信青少年能够自我负责，他们从没有做这样的努力，他们对"负责"的理解也是片面的，认为青少年只有"守贞"才是对自己和他人负责。

但赋权型性教育认为，性教育的目的不是给予性知识，也不是简单地保护青少年，而恰恰是赋权给青少年。所以，性教育必须是赋权的性教育，赋权是核心之核心，性教育的内容、形式都应围绕赋权来建构。任何年龄的人，经过适合其年龄的、认真努力的性教育，就一定能够具备行使权利的能力。如果有人没有获得这种能力，那一定是我们的性教育没有做好，我们要进一步改善我们的性教育，成功赋权。

（四）性人权的重要组成：社会性别平等

虽然笔者认为，性别平等权已经在人权里了，但还是愿意在这里再次强调社会性别对于赋权型性教育的重要性。

赋权，原本是被女权主义者广泛使用的词汇，强调对长期被剥夺权利的妇女的赋权。同样，赋权型性教育强调的是对被长期视为没有能力行使自己权利的青少年的赋权。在这个过程中，社会性别意识是他们"增权"所不可缺少的。

《国际性教育技术指导纲要》强调了性与性别是不可分的，性教育离不开社会性别教育，其中写道："若抛开性别，就无从理解什么是性。"（UNESCO，2010：2）

同样一件事，有社会性别视角的分析与没有社会性别视角的分析，效果是完全不同的。同样是性教育课程，加入社会性别分析，立即就站到高境界了。

社会性别意识在国际社会，已和正在兴起的人口意识、环境意识并列为21世纪三大现代意识之一。社会性别意识被纳入联合国的人类发展统计指标，纳入国际社会发展规划，纳入许多国家的立法和公共政策中，成为衡量各国社会发展程度的重要依据之一。同样，性教育工作者也应该有非常强的社会性别意识和社会性别分析能力。

赋权型性教育强调性别教育的三个核心。

1. 颠覆社会性别刻板印象的教育

错误的性别教育从来不缺少，反而是遍地开花。但我们倡导的性别教育不是"拯救男孩"式的性别教育，也不是"塑造淑女"式的性别教育。

如果说今天中国的中小学校园里完全没有性别教育，似乎是不公正的。但是，如果这样的教育在不断地告诉学生们"男生应该怎么样，女生应该怎么样"，比如男生应该勇敢刚强，女生应该温柔贤惠之类，那么，这正是我们要反对的性别教育。

男生如何，女生如何，是在强化着社会性别角色的刻板模式，其结果便是，对不符合这一模式的男生或女生存在歧视与偏见。如果是属于美好的品格，它就不应该分性别，而应该是无论男女都具有的。比如勇敢、刚强，也同样可以是女生的品格，而温柔、细心也可以是男生的品格。

在校园中，那些柔弱的男生，以及那些淘气的、锋芒毕露的女生，都不符合这样传统的社会性别角色，都是可能被老师和同学所排斥的。

关于男性气质与女性气质，长期以来控制学术界的主流观点是性角色理论。按照这一理论，男女因为生理差异而在社会性别角色上存在泾渭分明的差异。男性气质强调支配、占有、主动，而女性气质强调服从、顺从、被动。这样的性别角色塑造进一步强化着男女不平等，将男女两性置于权力关系的不同位置。

所以，我们的性别教育应该既吸收进女权主义思想，也吸收进男性气质理论，才可能成为不落武于时代的性别教育。

2. 社会性别平等教育，包括男性参与教育

性别教育是性别平等的教育。平等指公平、无私、公正地对待不同属性的个体，例如不同的性别、种族、阶层；性别平等则指在性别的基础上免于歧视。通过这样的性别教育，帮助学生认识到现实社会仍然是父权制的，男女在社会中存在着结构上的不平等，男尊女卑、男主女从的现象仍然普遍存在。而改变性别不平等，一方面应该针对社会制度、社会文化进行结构上的改造，另一方面也要从改造个人的社会性别意识，培养青少年的性别平等理念做起。

传统的性（sex）教育强调男女差异的生物本性，探讨由生理的性所衍生的议题，而性别除了包括生理性衍生的话题之外，更重要的包括社会制度以及文化所建构出的性别观念，也就是性的社会建构。比如，性骚扰与性暴力背后的支持体系是不平等的性别权力关系。性教育必须反思这种权力关系，帮助学生认识到社会公平与正义包括性别的公正，这

样才能从根本上以积极的态度去改变性骚扰与性暴力的文化环境。此外，男女双重性道德标准，也是社会文化建构的，同样伤害青少年，我们的性教育中应该批判这种双重性道德标准。

促进社会性别平等，需要男性积极参与到推进性别平等的运动中，包括自身承担传统上主要由女性承担的家庭和社会事务。以家庭为例，男性应该更多做家务、照顾孩子，分担女性在私领域的工作。在公共空间，男性应该成为性别平等的倡导者与践行者，比如积极成为推进反对性别暴力运动的一分子。

以幼儿园缺少男教师这一现象为例，现在一个支持增加男教师的主流声音是：因为幼儿园没有男教师，所以男孩子们整天和女教师在一起，都不像男孩子了，所以要增加男教师。这是错误的性别主张，在强化社会性别刻板印象。我们也主张增加幼儿园男教师，是为了打破社会性别分工的刻板印象，促进人的全面发展，至少让小朋友们知道男人也可以从事"女性职业"。这就是从小进行的社会性别教育。

3. 性别多元的教育

性别不只是男性和女性，性别平等应该是所有性别间的平等，性别教育也应该倡导尊重性别多元的教育。

除男性和女性外，至少还有跨性别和生理间性人。跨性别包括以往被归入"性心理变态"的易装、易性、变装表演、变装卖性、基于性别选择原因的切除乳房的女性和同样基于性别选择原因做丰胸手术的男性，等等。生理间性人则指至少兼有下列两项的人：睾丸、卵巢、部分女性生殖器或部分男性生殖器官。这些曾被视为"变态"的人类成员，他们与普通男性或女性拥有同样的性别权。

性别教育强调性别平等，这就是尊重每个性别，尊重每个个体独特的尊严与价值，自然也包括跨性别和生理间性人的尊严与价值。

此外，还存在着在社会性别角色实践上挑战了传统男性和女性定义的人群，即那些过于阴柔的男性，以及过于阳刚的女性。他们或者被称为"娘娘腔"、"二尾子"，或者被称为"男人婆"、"假女人"，在强调男女差异的文化下他们也是另类。性别教育应该包括对他们的性别实践给予支持的教育。

2006 年 11 月 6 日至 9 日在印度尼西亚日惹市召开的法律专家国际学术会议所通过的《日惹原则》[①]，有助于我们理解国际社会对性别多元的态度。《日惹原则》强调，各种性别认同的人应该平等享有所有人权。"'性别认同'是指每个人对属于某个特定性别的深刻感情和内心感觉，这可能与出生时分配给他或她的性别一致或不一致，这包括对认同和外部特性感觉——例如衣着、癖好、言语方式、社会互动以及个人和文化表达的其他方面——的表达。性别认同是根深蒂固的，是人的人格和尊严的基本方面，对个人的认同和归属感来说是必不可少的。""尊重性权利、性取向和性别认同是实现男女平等中不可或缺的成分，传统的男女角色的改变是在社会中实现完全平等的必须。各国必须着眼于消除偏见和习俗所称的性或性别优势与男人和女人的刻板角色，采取措施努力修正男人和女人的行为的社会和文化模式。"

———————————

① 见 http://www.360doc.com/content/07/0228/08/8675_378929.shtml。

《日惹原则》特别呼吁：“废除所有给性别认同表达——包括通过衣着和行为举止进行的性别认同表达——定罪或者拒绝给予人们用改变自己的身体作为表达自己的性别认同的方法的机会的法律；帮助那些寻求性别再造者获得有资格的、非歧视性的和无偏见的治疗、护理和支持，使那些希望自己的身体符合他们自我认定的性别身份的人能够这么做。在任何情况下，一个人都不应由于性取向或性别认同而被迫接受任何形式的医疗、心理治疗或检测，或被关在医疗机构中。性取向和性别认同不是需要治疗、矫正或抑制的医学疾病。”

随着人类社会的发展，人们应该有足够的智慧和胸襟接纳少数人的存在，打破性别二元划分的结构。充分尊重多元存在本身便是一个社会民主、进步的象征。每一个人都有自主选择自己生活方式，甚至自主选择自己性别，以及与性别有关的操演方式的权利。少数人的选择不仅不应该受到歧视和打击，还应该得到社会的充分尊重。

三、赋权型性教育的教学内容

赋权型性教育的教学内容，应该紧密围绕“赋权”设置，为赋权服务。

（一）教学内容要满足的条件

要落实赋权的宗旨，性教育的教学内容必须同时满足这样三个条件。

（1）人类生活中可能遇到的与性和性别有关的知识，都应该讲。纯洁型性教育关注“性”的潜在风险，所以只会讲意外妊娠和性传播感染之类的知识，这些负面的关注点经常使青少年产生性恐惧的心理，却并不能满足他们对获取相关信息和技能的渴求。赋权型性教育主张，不要因为学生眼前没遇到，或教育者假想他没有遇到，就不讲；也不要因为那知识和信息是“少数”，就不讲。比如，关于同性恋的教学内容，教师的一个说法是：我们没有必要讲，因为班里没有同性恋学生。有没有，你怎么知道？就算你的班里没有同性恋学生，世界上都没有吗？世界上的知识不能讲吗？你班里还没有熊猫呢，哪个学校不会讲到“国宝”熊猫？

（2）即使部分学生自称不感兴趣的内容，也要讲。性教育需要把青少年成长中可能接触到的事物告诉他们，个别学生说没有兴趣，可能是他们的兴趣在长期的封闭教育中被压抑了。从小学到博士一直都在讲的政治课，学生们就都有兴趣吗？还有一些时候，“学生没有兴趣”的结论是教师自己想象出来的。仍以同性恋为例，常有教师告诉笔者说，她的学生对此没有兴趣。但是，笔者几次进中学讲性教育，让学生自由提问，同性恋都是他们最关心的话题之一。

（3）对于有争议的事物，更要讲，而且要讲透。越是有争议的，越凝结着人类的诸多思考，以及各种社会问题，是最好的促进学生思考习惯、思维能力成长的部分。要呈现出争议各方的不同观点，要激发学生的思考，让学生自己做判断和选择。但是，教育者在教学中，必须坚持赋权型性教育的基本理论：性人权。人权是人类的普适价值，不属于可以自行决定是否遵守的范围。还以同性恋为例，笔者常听到教师说：对于同性恋，我不歧视，也不支持，我中立。对于像同性恋者这样被主流社会长期压迫的人群，我们说"中立"，这就好比你去探望你的外祖母，正好看到年迈的她同一头闯进来的熊在搏斗，你倚着门框说：你们打吧，我中立。同性恋者就是被异性恋霸权这头熊攻击的无助的弱势者。对于无辜者所受迫害保持所谓"中立"，本身就是歧视，就是伤害，就是助长侵犯人权的行径。所以，性教育中有歧视同性恋的内容，是不能接受的；性教育中没有反对歧视同性恋的内容，同样是不能接受的。

（二）通过内容传达的理念更重要

性教育的内容，应该是为体现赋权型性教育的理念服务的。这一点非常重要。同样的内容，在不同的指导思想下，会讲得完全不一样。

在笔者所教的大学课程中，即使像讲艾滋病这样常被讲到的话题，笔者也与绝大多数教师重在讲艾滋病预防的模式差别很大。比如笔者只会用几分钟的时间介绍艾滋病的传播渠道和其他疾病本身的问题，而会用更多的时间讨论由艾滋病引发的人权、性别、公共政策的思考。因为，防艾的知识容易掌握，由此生发的思考对学生的影响却是深远的。

再像讲色情品、性工作等有非常多争议的话题时，笔者会尽可能全面地呈现不同的观点，让学生充分了解人类对自身事物的思考，在此基础上做出自己的判断。我们的目标是通过性教育的内容，促进学生质疑和思考的精神。

在中学恋爱的教学中，我们不会致力于"教育"青少年不谈恋爱，而是致力于让青少年可以对自己的行为负责，致力于情爱观的更新。所谓情爱观的更新，至少体现在两个方面。

第一，更新情爱只是异性间情爱的观念。虽然在学生中异性恋占多数，但这并不足以成为我们回避同性恋的理由。异性恋与同性恋并不存在本质的差别，都是一个人对另一个人的爱情，处理与面对的态度应该是一致的。

第二，更新爱情至上的观念。这种观念对大学生，特别是女大学生的塑造非常强。其结果便是，许多女学生将爱情看作生命中最重要的价值，认定一旦相爱就会一生相守，爱上了就永不分离。这种浪漫主义的爱情至上观无法面对现实生活中爱情的脆弱与易变，使得许多人在面对失恋的时候无法承受，一些女学生甚至选择自杀；而且，这样的爱情教育也将女性推向私领域，强调女人生命中最重要的价值是爱情、婚姻、家庭，这对于她们社会性别角色的成长，对于她们的人生自主，都可能是有害的。

我们倡导的爱情观，应该是相互平等、尊重的；爱情是生命中的重要组成，但不是全部，甚至不是最重要的内容；不应该为爱情牺牲自己生命中其他的价值；有爱情就难免有失恋，失恋是帮助我们理解爱情、帮助我们成长的渠道之一；等等。

好的性教育一定会超出"性"本身，成为青年人格成长的一部分。在笔者所教的课程中，每学期第一节课，笔者便会告诉学生们，这门课有四个目标。

最低目标：了解性别与性的最前沿信息，了解关于情感、性、婚姻、家庭最新的研究与理念。只要来上课，认真听讲，就可以达到这个目标。

中级目标：具备多元的性价值观，具备包容、宽厚、博爱的心胸。并不是所有学生都可以做到这一点。

高级目标：戴着社会性别的眼镜去观察和思考，具有清楚的社会性别思维能力。做到这一点的学生可能更少。

顶级目标：拥有独立的思考习惯，批判与质疑的精神，对真理义无反顾的追求，对民主、自由、人权、平等、博爱的崇高向往，为理想勇于自我牺牲的精神。这个目标太"顶级"了，每年即使有一个学生未来能达到这个目标，也值得。当然达到这个目标并不会仅仅因为听了笔者的课，而一定是他全面思考、成长的结果。但笔者相信，思想的种子埋下了，未来一定会开花、结果。

（三）本书体现的赋权型性教育内容

满足上述三个条件之后，性教育的内容已经清楚了：尽可能全面地呈现人类性与性别的所有知识与观念，包括相互冲突的知识与观念。我们不妨参考国际上三个性教育文献。

联合国教科文组织的《国际性教育技术指导纲要》认为，性教育内容应该包括：多元的信息，价值观、态度与规范，文化、社会和人权，人际关系的技能，责任，性行为、人体发展、性与生殖健康。

世界卫生组织的《欧洲性教育标准》提出，性教育内容应该包括：人体与人类发展，生殖与性，情感，人类关系与生活方式，性健康与幸福感，性和权力，性的文化和社会决定因素（价值观、准则）。

国际计划生育联合会的《综合型性教育框架》规定的性教育内容则包括：社会性别，性与生殖健康和艾滋病病毒，性权利及其社会属性，愉悦，暴力，多样性，社会关系。

本书受电影案例形式的限制，全面涵盖性教育的内容可能有难度，但已经尽可能在有限的电影案例中全面贯彻赋权型性教育的理念。全书收入 80 部电影的性教育指导，其中推荐幼儿园孩子、小学生观看的 18 部，推荐中学生看的 24 部，推荐大学生看的 36 部，还有家长课堂 2 部。电影的选取与指导内容的写作，都是基于赋权型性教育的理念的。80 部影片中，涉及同性恋、跨性别、性工作等性多元议题的，便有 27 部。即使在幼儿园和小学阶段，我们也安排有跨性别主题的电影《假小子》。我们还特意收入了关于残疾人的性的电影《亲密治疗》。

很显然，80 部影片未能都达到笔者心目中最理想的水平。有一些非常强地体现了笔者的赋权型性教育主张，有一些则比较弱地体现了这一主张；有一些将性教育真正作为了人格的全面成长的教育，有一些则对于"性"之外的教育延伸不多。但总体而言，本书是充分体现了赋权型性教育的主张的。

四、赋权型性教育的教学方法

同样的教学内容，如何做到促进学生人格的全面成长，与教学方法有很大关系。赋权型性教育的教学方法也应该是赋权的。

（一）后现代、赋权与女权主义教育学

传统的教育方法中，教师引导学生机械记忆所讲内容，把学生变成容器，这是灌输式的教育。学生只能接受、存储知识，却缺乏创造力，缺乏改变精神。灌输无法让学生批判地考虑现实。与灌输式对应的，是提问式教育。"教师把材料提供给学生供其考虑，当学生发表自己的见解时，他又重新考虑自己早先的观点。"（黄志成，2003：32）在性教育中，反对灌输式教育特别重要。

作为对传统教育方法的反叛，后现代理论、赋权理论为后现代教育理念打下根基。后现代教育理念颠覆传统的师生关系，强调赋权给学生。

女性主义教育学同样从后现代教育理论、赋权理论中汲取了营养，加上其原有的社会性别视角，从而直接为赋权型性教育提供启发。

女权主义教育学是近三十年发展起来的教育思潮。除了教学方法上的革命，女权主义教育学还以女权主义的观点和视角来研究教育问题，诠释教育目的，参与教学过程。它既是一种对传统父权知识体系批判的宏观方法论，也是一种可以渗透到具体每一节课、关注每一个学生的细致的教育办法。它是对旧秩序的颠覆，包括对父权知识体系的颠覆。

在传统教育中，教师因为掌握知识，具有绝对的权威性和控制力，而学生的经验背景被忽视，学生的个性和思考能力被压抑，这样的师生关系也被女权主义纳入到权力关系中思考。女权主义教育学强调主张学生"发声"，认为在传统教学中，学生一直是课堂的"客体"。女权主义教育学强调赋权于学生，主张在尊重每一个学生经验和知识的基础上，建立平等和民主的师生关系。它重视在传统的教学中被忽略了的群体与阶层的声音和经验。（孙中欣，2007，34）

女权主义教育学主张给学生"赋权"，是将教育的"主体"从教师过渡到学生，让学生在课堂上可以自由发出自己的声音，拥有自己的主见，并且不会因为提出不同观点而遭受批评和排斥。"赋权"就是给予权力，是解放学生的思维，是最直接地调动学生主动性的方式，让学生意识到自我的价值和对教学的贡献，同时也能发挥出最大的潜能。（胡涌，章轶斐，2012）

"在女权主义看来，既然知识本身都有这么彻底的革命和颠覆，那老师和学生的关系，传授者和接受者、知识和我们之间的关系也就尽快作了了断……"（郑新蓉，2004：93）

课堂上不再以教师为中心，师生关系是民主和平等的，教学过程是师生共同学习的过程。课堂上的权力结构不应是教师领导和控制学生的关系，而在于师生"能量的聚集，能力和潜力的培养和发挥"（Ilene Dawn Alexander，1998：32）。

女权主义教育学打破原来的教学模式，带动学生的独立思考和发散思维，注重经验的分享，让学生了解备受压迫的弱势群体的情况，质疑社会固有的价值观和文化体系，激发了每一个学生重新打量社会、教育、人生等问题的思考动力。

女权主义教育学所倡导的是赋权式的教育，而赋权式的教育要求我们：在赋权的过程中，专业者扮演的角色是合作者（collaborator）与促进者（facilitator），而不是专家

(expert)。一位协同合作的专业者应学习有关赋权对象（亦称参与者）的世界观与其生命史，并与其一起努力，而不是只鼓吹他们去做。

女权主义教学理念也是与国际主流性教育理念相一致的。《国际性教育技术指导纲要》指出，课程设计中应该采取参与式教学方法，鼓励学生参与；要对受教育者差异性、需求差异性进行充分考虑，包括通过焦点团体的访谈等方式了解他们的共性与差异性的需求；对性教育方案进行试运行，收集受教育者的反馈，修订方案。《欧洲性教育标准》强调了正式与非正式的性教育，以及"多样形式的性教育"。《综合型性教育框架》也强调，性教育的方法应该满足年轻人的不同的需求。

（二）本书体现的赋权型性教育方法

女权主义教育学在强调赋权的时候，充分重视让学生听到弱势者的声音，这正是我们性教育中一项重要的内容。笔者在大学性教育公选课上，曾请过男同性恋者、女同性恋者、变性人、易装者、恋裙男子等多人去分享他们的人生经验，让学生看到完全不一样的生命存在。这些原本在主流教科书中被污名化的人群，面对学生坦然交流自己的生命感受，其冲击力自不待言。

本书包含 80 部电影的性教育指导，其中在写作前 50 部时，在每一个"教学点"中都设计了教师讲的内容，整个教学都是由教师引导完成的。但是，我们很快认识到了这一做法的不足，决定彻底修改，赋权给学生。

在全面修改后的写作中，把"教师"改为"组织者"，将原来教师讲的内容，改为"教学参考"。而且笔者想在此强调：本书不是教学用的"教案"，只是教学的参考和指导。

这是基于两个理念。第一，电影性教育的教学未必是由教师主导的，可以完全由学生主导，包括由性教育积极分子主导，所以，使用"组织者"来贯穿教学过程，要比使用"教师"好。如果说一般的性教育课程以教师主导为主的话，像通过电影进行性教育这种形式，更应该由学生自己来主导，发挥学生的主导性。

第二，本书原本提供了非常多的讲述内容给教师，是基于做这个项目的一个初衷：让即使对性教育没有涉及，或涉猎不深的教师，拿着这本书也能够很方便地开展性教育，而且能传达正确的理念。但是，在前期试讲的过程中，笔者发现许多教师变成了照本宣科，因此笔者把这部分内容改为"教学参考"，只把教学所用的背景资料、教案设计者自己的教学建议提供给组织者，引导组织者在这些参考材料的基础上，了解我们所倡导的性教育理念，并且传达。

性教育电影教学的重要环节便是让学生自由讨论，特别是鼓励不同观点的充分呈现，强调组织者的任务不是判定哪种观点正确或者错误，而是引导、鼓励大家把不同的观点充分呈现，并且在不同的观点之间形成交锋，进行尽可能深入的讨论。

我们会特别提示组织者，不要选边站，不要轻易发表自己的看法，以免当组织者是有权威的人士（比如教师）时，他的观点可能对学生构成压力。

在非常多的具体电影教学的设计中，笔者还特意将可能存在观点差异的地方，设计出辩论的议题。重要的不是得出一个"正确的结论"本身，许多涉及价值观的问题，不存在对或错。不同观点碰撞的价值在于，呈现多元的价值观，促进学生聆听、思考、辩论、成长。重要的是思辨的过程。这个过程是抛弃陈规的过程，是挑战传统规范的过程，是激发创造力的过程。在这个过程中，学生们可以自主地形成自己的认识，而不是被教师强加给一种价值观。

如果我们希望学生形成某种观念，但是，我们未能够通过讨论的形式让他们获得，那么也不要指望可以通过灌输的形式让他们形成。同伴间的影响力，远远超出教师的说教。

有一些例外，那就是当涉及人权这一普适价值的时候，包括社会性别平等的时候，我们应该清楚地表达我们的看法。我们相信，在学生的讨论中，普适价值观是可以自然地被接受的，但如果讨论"偏"了，教师有义务做引导。但是，教师一定要清楚：你要引导的观念，真的是符合人权的吗？所以，这需要教师自己的人权观念非常鲜明和清楚。

本书试讲过程中，有教师提出，电影教学法中不要事先抛出问题，抛出问题会局限学生的思维，应该让学生自己发现问题。这是非常好的建议，但是，教学组织者可以根据自己面对的学情，具体问题具体分析。

归根到底，性教育不是替学生决定，而是提升学生自我决定的能力，提升他们对自己和他人负责任的能力。这些都要在参与式教学中才能够渗入到他们的心中，从而实现真正的赋权。

笔者自己在教学实践中，也鼓励学生质疑。不仅可以质疑主流的知识与价值，也可以质疑笔者所讲的一切。笔者告诉学生们：我的教学目的不在于让你相信我所讲的，而在于向你呈现不同的声音，你从别处听不到的声音，因为我相信，只有接触到不同声音的学生，才会是能够独立思考与判断的学生，才是有希望的国家未来的接班人。

五、结语

将禁欲型性教育（守贞性教育）与赋权型性教育相比，是对赋权型性教育的侮辱。二者不具备任何可比性，几乎完全是背道而驰。

将综合型性教育（安全性教育）与赋权型性教育相比，综合型性教育的目标在于让青少年安全，而赋权型性教育的目标是让青少年具有负责任的意识和能力，二者仍然距离较大。

将整体型性教育（欧洲性教育）与赋权型性教育相比，二者则极为接近。如果说有所不同，那便是整体型性教育主要倡导的是"全面"，而赋权型性教育大张旗鼓地号召"赋权"。也可以说，整体型性教育是强调通过"全面"，从而实现"赋权"，而赋权型性教育是强调以"赋权"为目的的"全面"，更强调"赋权"这一导向性。

赋权型性教育，可以被看作整体型性教育进入中国之后的本土化发展。当我们使用"赋权型性教育"这一名词的时候，我们便旗帜鲜明地围绕着赋权来推进我们的性教育论述。

今天中国虽然已经有了许多学校性教育的尝试，但就全国范围而言，性教育仍然处于"调情"阶段，即：总说要做，就是不做。但显而易见的是：迟早会做，而且会大做特做。赋权型性教育如能被今后全面开展的学校性教育视为指导的理念，则受教育者大幸焉！

【参考文献】

方刚.用性人权和社会性别理念充实学校性教育//学校性健康教育[M].台北:台湾万有出版社,2011.

方刚.性权与性别平等:学校性教育的新理念与新方法[M].北京:东方出版社,2012.

黄志成.被压迫者教育学:弗莱雷解放教育理论与实践[M].北京:人民教育出版社,2003.

胡涌,章轶斐.女性主义教育学对大学生创新能力培养的分析[J].中国电力教育,2012,22.

李银河.序言[A]//方刚.性权与性别平等:学校性教育的新理念与新方法[M].北京:东方出版社,2012.

孙中欣.妇女学的发展、女性主义教学论的应用与中国大陆高校课程改革[M].清华大学教育研究,2007(4).

王友平,邓明昱.美国关于学校性教育的争论[J].国际中华神经精神医学杂志,2005,6(2):84.

郑新蓉.什么是女性主义教育学[A]//中国女性主义(2004年春季卷)[M].桂林:广西师范大学出版社,2004.

Ilene Dawn Alexander, 1998, Learning in Other Ways: A History of Feminist Pedagogy in the United States, The University of Iowa.

IPP(International Planned Parenthood Federation), 2010, Framework for comprehensive sexuality eduction.

Reiss, 1960, Premarital Sexual Standards in America. NY:Free Press.

SIECUS(Sexuality Information and Education Council of the United States), 1991, National Guidelines Task Force, Guidelines for Comprehensive Sexuality Education, Kindergarten-12th Grade:New York.

UNESCO(United Nations Educational, Scientific and Cultural Organization), 2010, Guidelines for International Sexuality Education.

WHO, 2010, Standards for Sexuality Education in Europe.

本书使用指南

本书针对 80 部电影，编写了性教育视角的教学指导。教学对象涵盖幼儿园、小学、中学、大学的学生；教学内容涵盖性与性别教育可能涉及的几乎所有方面；所选电影涉及国内外，有动画片，也有其他经典电影。

本书写作目的

写作此书，是想促进中国的性教育。

本书的性质，是提供一个性教育电影教学的指导。本书对不同电影的性教育关键点的解说，可以让任何教师或从事性教育的人看了，都能够轻松地拿来进行性教育。也就是说，本书是进行性教育教学的参考。从事性教育的人可以在此基础上，编写自己的教案，或者直接进行讲课。

电影拍出来不是为了进行性教育的，所以我们的工作才有意义，本书是笔者从性教育的角度引导大家看电影。

对同一部电影可能会有完全不同的解读，同一个电影情节，既可以成为性别平等教育的事例，也可以成为加深社会性别刻板印象教育的事例。这也是笔者写作本书的意义所在：让教师真正以性别平等、性人权的理念来教学。根据中国目前绝大多数教师或家长的性与性别观念和知识水平，没有这本书，多数教师或家长做不到这一点。

我们这里选的全是故事片。因为性教育的纪录片本身就已经是在讲解有关的知识了，不需要我们再重复解读。即使有人想用纪录片或科普片进行教学，他们自己也知道怎么做。针对纪录片和科普片编写本书这样的内容，没有意义。

本书给谁使用

虽然我们说本书是一本进行性教育电影教学的指导，但教学并不一定都是在学校教室中由教师对学生展开的。性教育更是如此。

本书，教师可以用，学生社团可以用，社区可以用，家长可以用。所以，本书中更多使用"组织者"而非"教师"。

只要你关心青少年的性教育，希望他们得到成长，那么，本书便是你最好的工具。

当然，你最好已经具备了赋权型性教育的理念，具备了一些从事性教育的观念、知识与技巧，这将使你的工作事半功倍。所以，如果有可能，请接受专业的性教育培训，特别是笔者主讲的性教育培训，然后再应用笔者写作的性教育指导书。

为什么用电影课进行性教育

作为一种大众媒介，电影是一种生动的、具有吸引力的性教育工具。

以青少年喜闻乐见的形式进行性教育，更容易将相关的理念深深植入他们的心中。

作为一种生动的教育手段，电影不仅深受各年龄阶段学生欢迎，也会受到成年人的欢迎，起到潜移默化的教育作用。

性教育电影课在一定程度上消解了学校性教育的一些困境，如各种顾虑、课程设计、课时安排，等等。

经典影片，影响深远，观影过程也是艺术鉴赏过程，能提升学生整体品味。

带着教学目的进行观影，可以引导学生学会细心观察和思考，包括逆向思维的能力。

本书中的电影选择的原则

选择这些电影时，笔者考虑了下面这些因素。

（1）经典影片，流传很广，口碑很好，百看不厌，在同类片中非常有影响力，如《罗马假日》。这些影片，即使不在性教育课上放映，学生们通常也会去看，而受的影响可能有差别，不如主动引导观影。

（2）以学生生活为背景的影片，贴近学生生活，更容易被他们喜欢和接受。

（3）以本国为背景的影片，如中国（包括香港、台湾地区）的影片；进而扩展到东南亚地区的电影，如日本、韩国、泰国等，文化背景更相近。

（4）尽可能全面覆盖性教育涉及的主题。如根据《费城故事》进行艾滋病相关知识的教育，根据《熔炉》讲校园性暴力，根据《露点的诱惑》讲裸体运动，等等。

（5）非常容易找到的影片，比如互联网上的电影网站，或电视的免费点播频道上有的影片。

我们收入的大多数都是经典影片，但因为考虑到上述这些因素，并不是每一部影片都非常经典。比如《青春期》，影片艺术性并不很强，但因为是国产片，直接描写中国校园生活，又因为是在网站上发布的，学生无意中就经常会看到它，也就收入了。本书中这种艺术性不强的影片很少。

本书选择的针对幼儿园和小学生的电影中，适合进行性教育的内容比例并不都很高，许多是人生教育、生命教育。这是由电影本身决定的，同时，也是符合赋权型性教育理念的：性教育是整个人格教育的一部分。我们在培养责任、爱、平等与尊重。大学部分，社会性别教育的比例极大提升了。

本书电影的分类与应用

本书中的电影，被分为"幼儿园及小学适用"、"中学适用"、"大学适用"，以及"家长课堂"四部分。这只是一个大致的分类。一些被分在幼儿园、小学阶段的电影，在中学阶段也适用，同理，中学阶段的一些电影，小学和大学阶段也可以用。教学组织者应该根据自己面对的学情，进行选择。不仅是选择电影，还可以选择该电影教学中的不同部分。

笔者一直认为，不能够僵死地规定哪些性教育是针对哪个年级的。因为个体差异大于群体差异，一定要根据具体学情进行判断。

分类的依据，包括电影所反映的生活、教学指导所提供的教学内容的深浅度，还考虑到了一些电影含有的情色镜头，因此放到大学阶段。只有两部影片是专属于"家长课堂"的，绝大多数含有针对家长的内容的电影已经置于前面三个阶段中，只是从"教育家长"的角度设有专门的教学指导栏目。带有"家长课堂"栏目的电影包括：《蓝精灵》《假小子》《青春期的法国男孩》《青春期》《新娘15岁》《绯闻计划》《那些年，我们一起追的女孩》《早熟》《成长教育》《熔炉》《朱诺》《喜宴》《天佑鲍比》《刺青》。

中学和大学部分，又分出"性萌动"、"爱的能力"、"同性恋"、"社会性别"等这样的专题。这里要特别强调：这只是因为某部电影内容更接近于某个专题，或者笔者更多从某个专题的角度进行性教育的指导。事实是，几乎所有电影的性教育指导都涉及了非常多的方面，绝不仅仅是归类于其中的那个主题。

甚至，笔者也不想主张性教育的组织者一定要从笔者归类的那个主题的角度进行电影教学，完全可以根据学情，根据自己的需要，选择该部影片的性教育指导的其他角度进行教学。

本书写作时的追求

（1）非学术论文，深入浅出，目标读者（教学组织者）能够看懂。

（2）课程设计与思考，适合影片的适龄学生能够理解和接受的内容。

（3）尽可能多地囊括性教育的关键点。

（4）对于专业知识，要提供；对于太深的专业知识，除大学以外不宜讲。

（5）我们不是分析电影，是把电影作为教学手段，以学生为中心。

本书只是教学指导，不是教案

重在内容，而不在形式。本书最大的价值，是为你提供了性与性别的正确态度和知识。

任何人参考本书进行性教育时，都不必受限于笔者提供的教学形式。事实上，本书并不是学校教师使用的标准教学教案，本书只是性教育者进行性教育的引导。使用者可以根据自己的情况以及学情，对形式进行调整。但这个调整，应该是在我们传达的理念基础上的。

使用的时候，不要照本宣科，笔者只是提供信息、观点，提出了讨论方向的引导。但这些信息与观点，是非常非常重要的，是本书的灵魂所在，不要违背。

使用者需要事先备课，可以根据学情开放来处理教学过程，比如增加更多讨论，进行游戏互动，让学生自己呈现观点，而不是把"正确的东西"告诉他们。通常情况下，高中更宜用辩论法，初中宜用情境法。

一些教学内容加入了笔者自己的研究成果、思考成果，因此具有比较强的个人色彩，教师可以再去查找和丰富不同的资讯。

教学时的一些具体措辞也是一样。比如在幼儿园里，老师讲课时可能会称大家为"小朋友"，但是，本书为了行文方便，统一称为"同学们"。关于"家长"或"父母"的称谓也让笔者纠结过。称"家长"突显了上一代对下一代的控制，这是赋权型性教育理念所不喜欢的。但称"父母"，也有三个不足：第一，强化异性恋婚姻模式；第二，让单亲家庭的孩子感到不舒服；第三，一些孩子的抚养者并非父母，而可能是其他家庭成员。本书只能根据不同情景，有不同的使用。这些，都是本书使用者在具体教学时可以自行修订的。

总之，本书只是一个性教育电影教学的指导，而不是一个约束教学组织者的框框。

如何使用本书进行教学

本书每部电影，在教学中都可以选择其中一个或几个教学点来讲，而不一定要涉及所有教学点。但是，如何选择与教学，都不能违背"赋权型性教育"的基本原则，不应该违背本书致力于倡导的价值观。

本书提供的指导，都是假设学生先看完了整部电影之后进行教学。但是，教学组织者如果想边放电影边讲解，也是可以的。

多数电影的片长都一个多小时，有的甚至两个多小时。所以，对于很多组织者来说，很难安排在一次教学中既放电影，又分析讲解。

在本书的试讲过程中，有教师将几节课安排在一起，用一下午的时间既放映电影，又分析。但这也许对多数学校并不适合。

对于家长或社区的性教育工作者，不能用整段时间进行电影性教育的困扰可能少一些。

所以，我们建议，可以采取灵活的方式，比如：

教师布置学生周末在家看电影，事先给学生一些思考题，然后到班上分析、讲解。

甚至可以看完电影，让学生写观后感，然后用更少的时间做分析和讲解。

可以第一天的自习课看电影，第二天的自习课再分析、讲解。

组织者可以放电影剪辑、电影片段，打开学生思路，让学生回家看整部电影，再写观后感。

当然，如果是寒暑假安排学生看，并且看后按照教师给的思考题写观影感，时间就更宽裕了。一般学生在假期也会看电影，那就不如带着学习目的看我们这里推荐的电影。

教师应该下载，或购买教学用电影的正版光盘。对于不方便上网看电影的孩子，可以单独帮助他们能够看到电影。

一些学校领导会认为，教师上课放电影是对学生的"放任自流"，是教师自己"偷懒"，我们希望改变这种观念。把电影教育当作一种学生喜闻乐见的教育方式，这涉及一个教学观念的转变。

使用本书，还需要感谢的人

本书开始写作于 2012 年 8 月，完稿于 2013 年 8 月。其间写作、试讲、修改，陆续进行了 13 个月。

感谢联合国教科文组织驻华代表处李红艳老师，她对于性教育的挚爱，促成了此项目以及此书的完成。特别感谢她对我的"性教育电影教学"这个创意的欣赏，以及在整个项目中，所表现出来的信任与包容。

感谢我的朋友、上海开放大学女子学院朱雪琴老师，她两次通读全书，从社会性别、性权的角度，帮我把关，提出了很多可贵的完善意见，修正了许多错误，并且亲自修改了一些篇章。感谢我的老师、资深性教育专家、北京市性健康教育研究会理事张玉梅老师，她从教学的角度审阅全书，提出许多修改意见，使我受益良多。此外，苏茜老师、陈萱老师、王宏云老师，也均对本书提出过各种建议。

我曾通过新浪微博征集入选本书的电影，美国的二言先生、同志电影导演范坡坡先生，还有其他许多网友，纷纷推荐影片，使我少走许多弯路。

感谢我在各地进行的性教育培训课程中的许多学员，他们为本书的撰写献计献策。

感谢我写作此书时正读初中的儿子方一，他和我一起看电影，从电影的选取，到性教育的视角，均给了我很多启发。假期，每天和儿子、太太一起看一部电影的时光是何等幸福。儿子会帮我一起选择影片，为我在网上找到链接；我在写作的过程中，还会不时征求他的意见；而我写完之后，他则自称"民间评审团"，对我的写作内容进行"评审"，这时，他会自称："民间评审团，由方一、方一、方一和方一组成，专业的评审视角，严谨的评审态度，科学的评审精神……"他的陪伴，使得这项工作变得更加幸福与温馨。

本书写作过程中，许多老师参加过试讲，为本书的最后定稿提出了重要意见。他们是：深圳市宝安区径贝小学赖吉、广东省中山市教师进修学院陈少芳、广东省中山市第一中学赖浩、河南省商丘市永城市卧龙中学张一曼、山东省临沂市第十五中学郑凯英、北京市延庆县第五中学乔凤兰、华东政法大学 LGBT 研究小组、北京邮电大学张平、首都体育学院张志如、首钢工学院倪晓青、华中科技大学夏增民、江苏理工学院李佩菊、云南大学人文学院金晓聚、云南省西双版纳职业技术学院常芹、云南省文山学院王焱、云南省曲靖师范学院梁燕芳、山东省泰安市某职业中专教师田峰，等等。我自己在大学进行性教育教学，以及针对中小学生的性教育夏令营中，也讲过本书中的多部影片。

此外，关小川、董晓莹、焦欣等，也对本书贡献良多。我的研究生课程中的一些同学，也参与了本书的写作，在相关电影的后面，标注了他们的名字。

本书意见反馈

在使用本书过程中，您有任何意见反馈，均欢迎写邮件告诉我：fanggang@vip.sohu.com。

希望参加我主讲的性教育观念、知识与技巧培训的工作坊，或针对学生的夏令营、冬令营，也可以写信到这个邮箱与我联系。

第一编

幼儿园及小学适用

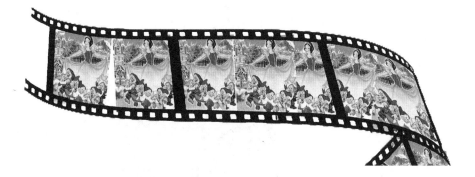

白雪公主和七个小矮人

推荐教学对象：幼儿园、中低年级小学生

 影片介绍

▶ **电影简介**

《白雪公主和七个小矮人》（*Snow White and the Seven Dwarfs*），也称《白雪公主》，是世界电影史上第一部长动画片，根据格林童话改编，迪斯尼公司出品，1937年上映。片长83分钟。

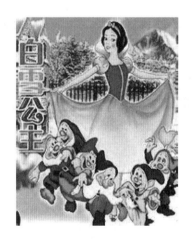

▶ **剧情梗概**

王后，也就是白雪公主的继母问魔镜："谁是世界上最美的女人？"魔镜说是白雪公主。这位后妈便妒忌她的美貌，派武士把她押送到森林准备谋害。武士同情白雪公主，让她逃往森林深处。小动物们用善良的心抚慰她，鸟兽们还把她领到一间小屋中。

房间很乱，白雪公主认真地洗衣、打扫房间，然后进入了梦乡。房子的主人是在外边开矿的七个小矮人。他们对于是否收留白雪公主存在争议，主张留下她的同情她，反对留下她的害怕王后来报复。白雪公主说，可以给大家打扫房间、洗衣、做饭，七个小矮人便一致兴奋地同意她留下来了。

王后得知白雪公主未死，便用魔镜把自己变成一个老太婆，来到密林深处，哄骗白雪公主吃下一只有毒的苹果，将她害死了。鸟儿识破了王后的伪装，飞到矿山报告白雪公主的不幸。七个小矮人火速赶回，王后仓皇逃跑，在狂风暴雨中跌下山崖摔死。七个小矮人悲痛万分，把白雪公主安放在一只水晶棺里日日夜夜守护着她。邻国的王子闻讯，骑着白马赶来，吻了白雪公主，她死而复生。

王子带着白雪公主骑上白马，告别了七个小矮人和森林中的动物，到王子的宫殿中开始了幸福的生活。

 ## 教学流程

▶ 性教育关键点

关心别人、爱别人的人，才是最可爱的人；有爱的家庭是美好的，非亲生的家长也可能是好家长；生活中可能存在诱惑和欺骗；在困境中依然要乐观，相信未来会更好；做家务是美好的，并不是女孩子才有学习做家务的责任；美好的爱情并不是简单地以貌取人，不要把自己的全部价值寄托在另一个人身上。

▶ 教学点一

什么样的人最可爱？

【教学目的】 让学生们认识到，美丽不是可爱的最主要的原因，关心别人、爱别人的人，才是最可爱的人；对那些对我们不好的人，我们也应该善待他们。

【教学过程】
组织者：同学们，你们喜欢这个影片中的谁，为什么？最讨厌这个影片中的谁？为什么？

【教学提示】
学生们可能会回答：喜欢白雪公主，因为她漂亮、美丽、善良。
引导学生再思考：她还有别的优点吗？
学生们可能会答：勤劳，把小屋子打扫得很干净；有爱心，和小动物们玩得好。
对于第二个问题，学生们可能会回答：讨厌王后，因为她坏，阴险，要杀白雪公主。
组织者引导孩子们思考：王后也很漂亮呀，她是仅次于白雪公主的，世界上第二漂亮的女人。为什么她也漂亮，大家就不喜欢她呢？
引导学生们回答：王后漂亮，但是她没有爱心，还要害别人。
组织者可以总结：不是漂亮的人，我们都喜欢。我们是否喜欢一个人，要看她是否对别人好，是否有爱心。有爱心的小朋友是善良的，所以才可爱。

【教学过程】
组织者：七个小矮人中，你们喜欢谁，不喜欢谁？为什么呢？

【教学提示】

孩子们可能会较多地说：不喜欢老顽固，因为他一开始不想收留白雪公主，他胆小怕事，吃饭前他还不愿意洗手……

组织者可以借此引导学生要关心别人，不要胆小怕事；饭前要洗手；等等。

【教学过程】

组织者：虽然老顽固看起来对白雪公主很冷淡，但白雪公主怎么对待他呀？

【教学提示】

在启发下，孩子们可以认识到：白雪公主一点儿都不记恨他，像对别人一样对待他；早晨大家出工的时候，白雪公主一样吻了他。

【教学过程】

组织者：在白雪公主的友好下，老顽固有变化吗？什么变化？

【教学提示】

会有孩子认识到：老顽固对白雪公主也好了，他听说王后要来害白雪公主，也急急地往回赶；白雪公主死了，他也伤心地哭泣。

组织者可以引导：对于那些不喜欢我们、对我们不好的同学，我们也应该善意地对他，相信他会改变的。我们应该看到每个同学的优点，大家都相互友爱。

【教学过程】

组织者：在影片中，关于是否收留白雪公主，七个矮人曾经是有争议的。其中老顽固就反对，但白雪公主说："如果你们收留我，我就替你们打扫屋子、洗衣服、做饭……"矮人们听到做饭就极其兴奋。他们纷纷要求：苹果派，布丁，草莓派……白雪公主都答应了，于是大家一起喊："太棒了，留她在这里。"大家看了以后有什么想法？

【教学提示】

学生可能会较多地谈小矮人不应该为难白雪公主。组织者可以引导学生认识到，小矮人并不完全是为了保护一个被无辜追杀的人，而是出于为了得到一个可以帮他们做饭的人的目的，而有条件地收留她。所以，小矮人们还是有自私的一面，他们把白雪公主当作一个免费的女仆了，仿佛她的生命价值就在于给男人们做饭，这种态度是不对的。引导学生认识到，帮助别人应该站在别人的立场上，而不是站在索取回报的立场上。

▶ 教学点二

继母并不都是坏人

【教学目的】 让学生了解各种各样的家庭形式，非亲生的家长同样可以是爱我们的人。

【教学过程】

组织者：影片中，白雪公主的继母很坏，一直在追杀她。但大家不要以为，所有的继母都很坏。现实生活中，有各种各样的家庭形式。比如，有家长和孩子在一起生活的家庭；有家长一方故去，另一方单独带着孩子生活的家庭；有家长离婚，一方主要带孩子的家庭，虽然家长因为不再相爱而离婚了，但他们都是爱孩子的；当然，也有亲生的父亲或母亲的一方带着孩子，与别人再组成家庭的形式；等等。这些都是现代社会中不同的家庭形式，没有哪一种一定是最好的，哪一种一定是不好的。只要这个家庭中有爱，有亲情，就是好的。

继母、继父，同样也可以是爱孩子的，是对我们好的。他们同样会在我们的成长中付出辛劳，我们要像尊重亲生父母亲一样尊敬他们。

【教学提示】

这部分是本片要格外讲到的重点之一，因为在现实中存在着许多孩子处于单亲家庭或再婚家庭中。要借这部影片的教学使孩子认识到各种各样的家庭形式之间没有高低优劣之分，各种各样的家庭中都会有爱。

进行这部分教学时，不向学生提问，不要求他们结合自己的家庭进行分析。这是为了保护学生的隐私和自尊。

▶ 教学点三

面对危险，我们应该怎么办?

【教学目的】 让孩子们懂得自我保护，知道骗人者通常使用的伎俩；但也不要过于恐慌，世界上还是好人多；不要轻易接受别人的礼物，一定要告诉家长。

【教学过程】

组织者：刚跑进森林中的白雪公主，看到的都是可怕的景象。但出来的，其实是小兔、小鹿、小松鼠等。为什么会这样呢?

【教学提示】

孩子们自由发言，可能会涉及：

（1）黑暗的森林里确实很可怕。

（2）白雪公主是女孩子，所以会害怕。

…………

组织者引导孩子们认识到：心里越是害怕，就越觉得周围的人或事可怕；如果内心不害怕，就算是遇到坏人坏事，也可以知道怎么对付他。外面的世界并不都是坏人，所以，不要杯弓蛇影。

女孩子并不天生就胆小，遇到危险的情景最重要的仍然是镇定，镇定就可以想出办法摆脱危险。

【教学过程】

组织者：请大家想一想，如果你一个人，遇到一个危险的环境，家长都不在身边，你应该怎么办?

【教学提示】

尽可能地让孩子们自由发言，相互补充，孩子们可能会找到很多办法，在脑力激荡中，让孩子们知道更多的方法和策略。孩子们说的内容可能会涉及：

（1）尽快逃跑。

（2）找到警察，向他求助。

（3）找到看起来可以信任的人，向他求助。

…………

组织者可以让孩子们相互评点，哪些是可以做的，哪些是不能做的，发表看法，组织者进行引导，适时提出具体策略中需要注意什么。这个过程的重点要让孩子们掌握遇到危险情景时的自我保护的技能。

【教学过程】

组织者：白雪公主为什么会误吃了王后给的苹果？

【教学提示】

让孩子们尽可能发表自己的看法。孩子们可能的回答包括：

（1）苹果很诱人。

（2）王后进行花言巧语的诱骗。

（3）王后掌握了公主的内心，知道她最想见到王子，所以说吃这苹果时许愿就会实现愿望。

…………

组织者让更多的孩子的观点进行相互碰撞，在引导中提醒孩子们，那些骗我们的人，通常都会拿出一个对我们最具有诱惑力的东西，他们也会花言巧语，找到我们最想听的话，投其所好地来诱惑我们。

对于低龄的孩子，组织者还可以说道：别人无故给我们的东西，我们不要轻易接受；至少一定要让家长或老师知道，如果他们同意，我们再接受。

▶ **教学点四**

身处困境也不要绝望，美好的日子就会来

【教学目的】 让孩子在困境中仍然能够乐观地充满期望。

【教学过程】

组织者：白雪公主失去了宫殿，避难躲进了丛林中的小屋，还有继母，也就是王后的追杀，命运貌似悲惨得不行。但是，她在丛林中一直很快乐，很开心。最后，她也确实如愿以偿地过上了自己向往的生活。这就告诉我们，即使身处逆境，甚至绝境，我们也不能失去对生活的希望。只要我们心中有希望，就会很快乐。

【教学提示】

这里，组织者可以根据班级孩子的年龄和总体情况来进行引导，可以让大家自己总结，也可以直接告诉学生，还可以事先准备一些名人经历各种人生挫折，最后重新振作崛起的例子。

组织者还可以和学生一起朗读普希金的诗歌《假如生活欺骗了你》，与学生共勉：

假如生活欺骗了你，
不要忧郁，也不要愤慨！
不顺心时暂且克制自己：
相信吧，快乐之日就会到来。

我们的心儿憧憬着未来；
现今总是令人悲哀：
一切都是暂时的，转瞬即逝；
而那逝去的将变为可爱。

▶ 教学点五

做家务，应是男性和女性共同的责任

【教学目的】　让孩子们知道，女性的价值不是一个女仆，鼓励男生也承担家务劳动。
【教学过程】
组织者：这部影片除了突出白雪公主的美丽，还用很多情节描写了白雪公主善做家务、乐做家务的特点。大家想一想，这样的情节包括哪些？
【教学提示】
让学生自由发言，可能会涉及：
（1）白雪公主在王宫的院子里便认真地洗衣。
（2）白雪公主到七个小矮人的家中后，先看到的便是壁炉上面全是灰尘，房屋里到处是蜘蛛网和脏衣服，于是便开始做大扫除。
（3）白雪公主在小屋中，为七个小矮人洗衣、做饭。
…………
组织者在学生列举的过程中引导学生：洗衣服，做饭，做其他家务，是好的品格，但是，不应该只是女孩子才做这些，男孩子也应该做；不应该把做家务当成只有女孩子才值得学习的任务。
影片中，七个小矮人不洗衣服，不打扫房间，都非常懒。男生不要学习他们，而应该收拾好自己的房间，回家还要帮爸爸妈妈做家务。

▶ 教学点六

白雪公主和王子的爱，有哪些不足？

【教学目的】　认识到爱情的内容远比一见钟情丰富；爱情、婚姻不是女人生命中唯一的价值。

【教学过程】

组织者：影片中演到，王子第一次看到白雪公主就爱上了她，给她唱情歌；白雪公主听了这情歌，看到王子非常帅，也爱上了他；而此时，双方完全不了解。白雪公主在森林里，期待着王子的到来，认为"真实的爱情会一生到老，永远快乐幸福美满"。她吃毒苹果前许下的愿望也是："他会带我到他的城堡去，然后我们永远生活在那里。"白雪公主对王子的情感就是"一见钟情"，但从另一个角度看，正是为了许这个愿，白雪公主才吃了苹果，被毒死的。大家想一想，白雪公主的一见钟情有什么不足的地方吗？

【教学提示】

这个问题，幼儿园及小学的孩子不一定能立即回答上来。但电影中重要的内容之一便是白雪公主和王子的爱情，所以对这段爱情的分析是不可回避的。

学生可能会说：白雪公主很漂亮，王子很帅气；一个是公主一个是王子，都身份高贵；他们会唱好听的歌；王子最后吻醒了公主……这些都是他们相爱的理由。

组织者可以让学生们充分发表看法，还可以启发他们：双方从来没有说过一句话，仅仅凭看了对方一眼，完全不知道对方是怎样一个人，内心世界是什么样子的，他们相爱的基础是比较简单的接触。可以说，这只是一见钟情，是一个开始。

【教学过程】

组织者：大家想一想，现实中，我们的家长是怎样对待对方的？大家能不能说出你们觉得家长相爱的一个生活细节？

【教学提示】

学生可能会说出很多不同的家长交往体现相爱的细节，有些显得很温情脉脉，但也可能有一些让组织者觉得不太能理解的细节，组织者不要去评价这些细节，关键是要引导学生知道，像我们家长间这样的爱情，是经过了生活的磨砺，相互欣赏、相互关心、相互帮助，彼此尊重和了解的。因此，现实中的爱情，"王子和公主生活在一起"仅仅是个开始，后来的生活经营更加重要，也远远比童话中的一见钟情要丰富得多。比如，经常和对方交流，一起做家务，一起生养孩子，对对方的家人表示关心和爱护，支持对方的理想，为对方作出让步……

【教学过程】

组织者：白雪公主的生活中没有别的梦想，想的全是嫁给王子，而且坚信会一生幸福，幸好最后王子来了，如果不来，她就很可怜了。在现实中，同学们，你们觉得，白雪公主这样把自己的一辈子寄托在爱情，或者别人对自己的拯救的想法上，是不是好呢？

【教学提示】

学生可能会有各种想法，这部分让学生充分发表自己的看法，如果能形成观点之间的争论则比较好。

组织者通过学生的讨论，让大家意识到，一个童话，就是要编美好的故事给大家看，但是，现实生活中并不都是美好的，而是充满了各种可能性。人到一定年龄，向往美好的爱情没有错，但不能把这当作自己生命中最重要的、唯一的追求，男孩子不能这样，女孩子也不能这样。而且要对爱情的失败做好思想准备，这就是失恋。

而我们的生活中还可能有比爱情更重要的东西，比如，我们的理想、事业等。每个人对待爱情的态度都是不一样的，但是，如果把所有的鸡蛋都放在一个篮子里，那是很容易打碎的。

【教学提示】

教学点二、五、六的内容，是通常观看《白雪公主》的电影或童话书时，不会被人们注意到的。正是经由这些经典的童话，错误的性别、婚恋观念被灌输给了孩子们。我们这里的思考，是基于质疑的态度，相信也可以为孩子们今后培养反向思维、批判思维的精神打下基础。

不必担心孩子理解不了，最重要的是组织者对此先有足够的理解。

最后，组织者请孩子们总结：通过对这部电影的分析，我们一共学到了哪些东西？

灰姑娘

 推荐教学对象：幼儿园、中低年级小学生

 ## 影片介绍

▶ 电影简介

《灰姑娘》（*Cinderella*），又译《仙履奇缘》，美国迪士尼公司 1950 年出品的动画片。影片获得三项奥斯卡提名，还获该届柏林影展金熊奖的最佳音乐片奖项，自此，迪士尼动画电影一直以拍摄长篇剧情片为主。片长 74 分钟。

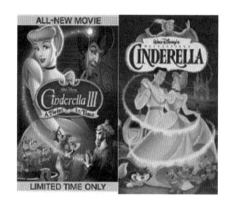

▶ 剧情梗概

仙杜瑞娜是一位漂亮的女孩子，她的母亲去世早，父亲对她十分疼爱；父亲续娶，后母带来两个女儿，与仙杜瑞娜同龄。不久父亲去世，后母控制着全部家产，对仙杜瑞娜越来越不好，仙杜瑞娜沦为家中的女仆。可怜的仙杜瑞娜每天都有做不完的家事，筋疲力尽的她仍得不到继母的欢心。但是家中的小动物们和她都是好朋友。

国王急于让王子结婚生子，为他举行了盛大的舞会，要求全国的适龄女子都来参加。小动物们帮助仙杜瑞娜整理好了衣裙，但是，后母和她的两个女儿嫉妒仙杜瑞娜的美貌，撕毁了她的衣服，不让她参加舞会。这时，仙女出现了，施展魔法，给仙杜瑞娜变出马车，变出漂亮的衣裙，还有一双精美的水晶鞋。仙杜瑞娜兴奋地赶去参加王子的舞会，但仙女告诉她，在钟响十二下之时，魔法就会消失。

舞会上，王子和仙杜瑞娜双双坠入爱河。但这时十二点的钟就要响了，仙杜瑞娜不顾王子的阻拦，慌忙逃离王宫。慌乱中，她穿的一只水晶鞋遗落在王宫的台阶上。

凭着这只水晶鞋，王子命人在全国寻找他心仪的姑娘。虽然有后母和两个姐姐的百般阻挠，但王子还是找到了仙杜瑞娜，并同她过起了幸福的生活。

 教学流程

● **性教育关键点**

要学习交朋友，"弱小"者也是很好的朋友；不伤害别人是做人的底线；学会爱自己；美丽的外表很重要，但更重要的是充实、美丽的心灵。

● **教学点一**

善良与友谊

【教学目的】 让学生懂得：善良、有爱心的人才可爱；要多交朋友，不要看不起"弱小"的朋友。

【教学过程】

组织者：你们喜欢故事里面的哪一个？不喜欢哪一个？为什么？

【教学提示】

学生可能的回答有：

（1）喜欢仙杜瑞娜，因为她勤劳、善良、漂亮。

（2）喜欢王子，因为他英俊。

（3）喜欢那些小动物，因为它们热心地帮助仙杜瑞娜。

（4）不喜欢仙杜瑞娜的后妈，因为她偏袒自己的女儿，对仙杜瑞娜不好。

（5）不喜欢仙杜瑞娜的两个姐姐，因为她们欺负仙杜瑞娜。

…………

通过学生们回答以及组织者的引导，让学生了解到，勤劳、善良、有爱心、乐于帮助别人的人，都被大家喜欢；而欺负人的、不公平对待别人的，都让大家反感。漂亮当然很重要，但美丽的外表后面，也可能是丑陋的心灵。所以，喜欢一个人，还要看他是否有爱心，是否善良。鼓励学生们去做一个善良、勤劳、关心别人的人。

【教学过程】

组织者：仙杜瑞娜能够去参加舞会，得到了谁的帮助啊？

【教学提示】

孩子们自由回答。

除了仙女，小动物们对她的友爱和帮助，也非常重要，并且，它们在她平时的生活中，就带给了她一些快乐和美好。

注意引导学生认识到，我们每个人都需要朋友，除了仙女这样的"大朋友"，那些小动物都是仙杜瑞娜的朋友，它们看起来很小，很容易被人忽视，但是，它们都是很好的朋友。所以，朋友无论大小强弱，都应该被真诚对待，同时，作为别人的好朋友，自己也应该尽可能地帮助对方。

▶ 教学点二

人可以不伟大，但不可以伤害他人

【教学目的】 去掉对"后妈"的简单污名化，承认利己的存在；可以不做伟大的人，但不可以伤害别人，这是底线。

【教学过程】

组织者：我们看到的很多童话，像这个《灰姑娘》，像《白雪公主》，都把后妈写得很坏，但生活中的真实继母，并不一定都是这样的。她们同样可能是充满爱心的。

另外，还有一个问题，大家不要急于回答，要认真地想一想，静静地问一下自己，然后诚实地回答。这个问题是：如果你是仙杜瑞娜的后妈，你会不会阻止仙杜瑞娜去参加王子的舞会？

【教学提示】

学生们最可能的回答包括：不会，我没有那么坏……

组织者可以引导孩子思考：每个母亲都是爱自己的孩子的，都希望自己的孩子有好的未来，所以，她们可能会把更多的机会留给自己的孩子。用这样的眼光来看仙杜瑞娜的后妈，我们可以对她有新的评价。

这里重要的是教会孩子换位思考，提醒孩子知道，利己的念头很普遍，也是人之常情。而不伤害别人也是做人的底线。

【教学参考】

我们看到的后妈好像都是不好的人，可是她们只是对别人不够好，对自己的孩子却很好。她们其实只是还不能够像爱自己的孩子一样去爱其他的孩子。

人们很多时候难免会有利己的念头，这是可以理解的。伟大的人，高尚的人，他们同普通人的区别，不在于没有利己的念头，而在于能够战胜自己自私的念头，继续以公平、公正之心对待所有人，这样才能够成为伟大的人。但成为伟大的人是很不容易的，有时候也是需要付出代价的，比如，会牺牲让自己很珍惜的人和事。我们要尊重别人是普通人的事实，我们也可以选择只做普通人。但是，即使作为普通人，也不要去伤害别人，这是底线。就像仙杜瑞娜的后妈，如果用伤害别的孩子来换取自己孩子的利益，这就是损人利己，就不好了。

▶ 教学点三

学会爱自己

【教学目的】 让孩子们懂得，无论任何时候，都要爱自己。

【教学过程】

组织者：请你们想一想，如果仙杜瑞娜因为后妈不愿意她参加舞会就放弃了机会，她会遇到爱情吗？

【教学提示】

学生可能会回答：不会！那样的话，她就不会到舞会上，不会遇到爱情。

【教学过程】

组织者：对，如果仙杜瑞娜不想参加舞会，就是她的后妈没有阻止，甚至支持她去，也是没有用的，是谁决定她要去参加王子的舞会？

【教学提示】

学生可能会回答：她自己。

组织者可以引导学生认识到，即便是仙杜瑞娜没有妈妈爱她，后妈也不爱她，这也不能够让她不爱自己。她爱自己，并且自己有自信、有主见，才可能去寻找自己希望得到的东西。

进而启发学生，即便在陷入困境的情况下，也不能放弃爱自己，而爱自己最好的做法就是自信、有主见，积极努力为自己创造机会。

▶ 教学点四

心灵更重要

【教学目的】 向孩子们强调：外表美虽然重要，但心灵美更重要。

【教学过程】

组织者：请大家想一想，如果在午夜十二点的时候，仙杜瑞娜没有来得及跳上她的南瓜马车，你们想一想，可能会出现什么情况？她和王子会怎样？

【教学提示】

学生们的答案可能会很多，尽量鼓励学生展开联想，呈现多种答案。学生们可能的答案有：

（1）仙杜瑞娜会变成原来脏脏的样子，穿着破旧的衣服，他们的爱情就泡汤了。

（2）不一定，即使是脏衣服、旧衣服也掩盖不住仙杜瑞娜的美丽。

（3）她破旧的外表也未必会让王子不爱她，说不定更爱她了。

…………

启发学生认识到，王子会爱上仙杜瑞娜的。美貌的外表很重要，但再不美丽的外表，也遮挡不住内心的善良和可爱。被寻找她的大臣发现时，她就是一个穿着破烂的女仆，大臣不是照样请她试鞋，照样把她带到王宫吗？所以王子爱的不只是她的衣着和美貌，更是她的心灵。

虽然美丽的衣服、漂亮的容貌，会使别人对我们更有好感，但是，最重要的还是自己的心灵。丰富自己的内心世界，做一个博学、善良、有爱心的人，会让自己的人生更加丰满，也一定能够获得别人对你真正的欣赏，我们都要努力做这样的人。关于"美貌"的内容还可以参考本书电影《怪物史瑞克 1、2》的有关内容。

▶ 教学点五

不合理之处

【教学目的】 引导孩子们进行开放性思维。

【教学过程】

组织者：仔细想一想，这个故事有什么不合理的地方？

【教学提示】

学生们的回答可能五花八门，组织者引导到学生认识到：午夜十二点以后所有的东西都要变回原样，可是，仙杜瑞娜的水晶鞋竟然没有变回去。

如果有学生认识到了这一点甚至是别的，组织者应该积极鼓励他们：天哪，你们太棒了！你们看，就是伟大的作家也有出错的时候，所以，出错不是什么可怕的事情。

【教学提示】

教学点三与五，借鉴了互联网上一篇介绍美国小学如何让学生读《灰姑娘》的文章。那篇文章提到的美国小学的教学，还是存在很多问题的，比如突出爱情的美好、强调女孩子美丽的重要，等等，我们都没有采纳。但是，鼓励孩子在任何情况下都"爱自己"的部分，以及通过引导孩子发现故事中不合理地方，提高他们思考能力的部分，笔者认为是非常好的，所以几乎全部引用。原文题为《美国和中国老师讲灰姑娘的故事：这就是差距！》，见 http://www.douban.com/group/topic/11259854/。

美女与野兽

推荐教学对象：幼儿园、小学生

 影片介绍

电影简介

《美女与野兽》（*Beauty and the Beast*），于 1991 年推出，成为迪士尼的第 30 部经典动画，并被提名该届奥斯卡金像奖最佳影片，是在该奖项影史上到目前唯一被提名的动画片。本片导演是加里·特利斯戴尔及柯克·维斯两人。本片获得奥斯卡最佳原著配乐、最佳歌曲两项大奖。《美女与野兽》后来被改编成百老汇音乐剧。片长 91 分钟。

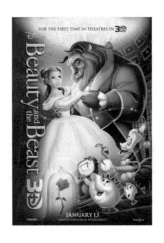

剧情梗概

城堡里住着一位年轻的王子，娇生惯养，使得他冷酷、不懂得爱。一个雷雨交加的夜晚，他傲慢地拒绝了一位又老又丑的妇人的求宿。老妇人提醒他不要只关注人的表面，而也要看到人内心的美。妇人现出原形，原来是一位美丽高贵的年轻女巫。为了惩罚没有爱心的王子，她把他变成了一只野兽，把王子的仆人都变成了一件件器具。女巫留下一支玫瑰，说，如果在玫瑰的最后一片花瓣落下之前，王子能够爱上一个人而且也被那人爱，魔法就会解除。否则，他就会终身是一头野兽！

不远的小镇外有一位姑娘叫贝尔。她不仅美丽端庄，还喜欢读书。贝尔的父亲是一位发明家，成功发明了用火力驱动自动砍柴的机器。他带着机器去集市争取获奖，却迷了路，遇到了狼群的袭击。父亲躲入古堡藏身，野兽出现，囚禁了贝尔的父亲。

小镇里四肢发达、头脑简单的佳斯顿，想娶贝尔为妻。长相还算帅气的他自信满满地认为贝尔是自己的囊中之物，却因为自己的粗鲁而被拒绝，又恼又恨。

贝尔发现父亲失踪，找到了古堡。父亲这时已经病得很重了。贝尔恳求野兽放了父亲，自己情愿替代父亲留下。野兽同意。贝尔的父亲到镇子中的酒馆求助，希望去救女儿，但是没有人相信他的话，认为他是疯子，把他轰了出去。佳斯顿突然想到可以将贝尔的父亲送到精神病院去，以此要挟贝尔答应他的求婚。他们赶到贝尔家，但贝尔的父亲已经独自出发去救女儿了。

仆人们提醒野兽，贝尔是帮助他们破除咒语的最佳人选。但野兽脾气暴躁，性格粗鲁，完全没办法讨贝尔的欢心。贝尔忍无可忍，跑入森林，但很快遇到了狼群，在千钧一发之际，野兽从天而降战败群狼，但自己却受了伤。贝尔带他回到了城堡。两人有了一次面对面的交流。贝尔批评野兽粗鲁，野兽为了感谢受伤时贝尔对他的照顾，准备为贝尔做出改变，贝尔也对野兽产生了好感。野兽开始学习礼仪，试着读书认字，两人玩得很开心。野兽带着贝尔来到了城堡包罗万象的图书馆，喜爱书籍的贝尔喜不自胜。

野兽决定即使自己永远做野兽也要满足贝尔救父亲的愿望，他放走了贝尔。贝尔把林中重病的父亲救回家，抓他的人闻风而至。他们坚称贝尔老爸所说的野兽完全是疯话，贝尔证实了野兽的存在，说野兽其实很温柔，这引起了佳斯顿的嫉妒。于是他煽风点火，率领50个人前去杀野兽。结果众人被野兽那些变成器具的仆人们战得大败而逃，只有佳斯顿混进城堡，并射伤了野兽。失去贝尔、万念俱灰的野兽放弃抵抗，就在佳斯顿要杀死他时贝尔赶到，野兽恢复了生的希望，与佳斯顿激烈厮杀，并最终将对方逼入绝境。但他手下留情，只是让佳斯顿离开城堡。佳斯顿却贼心不死，一匕首刺中野兽心窝，自己则掉进了悬崖。

野兽将死，贝尔抱着他道出了"我爱你"的话语，但是一切似乎都太晚了，最后一片玫瑰花瓣已悄然落下。正当大家认为没有希望的时候，突然奇迹出现了，魔法被解除，野兽恢复了人形，仆人们也变回了原来的样子……

 教学流程

▶ **性教育关键点**

善良的心灵最美；读书的人力量大；失恋要振作；如何做好朋友。

▶ **教学点一**

善良的心是最美的

【教学目的】 让孩子们了解心灵美远胜于外貌美；男生女生都应该温柔、细腻，不要让暴躁的脾气控制自己；怒吼、训斥别人，也是一种暴力，应该制止；乐于助人，同时学会自我保护；明白宽容待人是一种道德。

【教学过程】

组织者：影片一开始，女巫为什么要把王子变成一头野兽，为什么要对整个城堡施以魔法？

【教学提示】

孩子们自由回答。组织者启发孩子认识到：女巫一开始是以一个又老又丑的老妇人的形象出现的，希望在城堡借宿一晚，但王子嫌她脏、老、丑，所以拒绝了她。老妇人警告他，不要只看外表，内心的美更重要。作为一种惩罚，她才施以了魔法。

【教学过程】

组织者：你们还能举出哪些影片中的细节，体现了"不能以貌取人"这个道理？

【教学提示】

学生们自由回答，可能包括这些：

（1）那个佳斯顿虽然很帅，但自负、自大、粗俗，还陷害别人。

（2）贝尔是个真正善良的人，所以她从一开始就没有歧视过野兽的外貌。

（3）表面的野兽，实际上可能是一位王子。

…………

通过引导让孩子们认识到，自己漂亮也不能骄傲，还要看自己是不是善良，对人好，有修养；如果自己不漂亮，也不要自卑，因为心灵的美最重要。对同学、对别人，都不要以貌取人，那可能不是真实的，而是偏见。

【教学过程】

组织者：谁能告诉我，外表丑陋、凶残的野兽最终赢得了贝尔的爱情，这是为什么？

【教学提示】

启发学生自由思考、回答，最后可能表现为这些：

（1）当贝尔遇到狼群袭击的时候，野兽与狼群搏斗，救了她，自己却受伤。

（2）野兽把自己的整个大书房里的藏书给了喜欢书的贝尔。

（3）野兽内心对贝尔有爱情后，它开始变得温柔了。

（4）就在他即将俘获贝尔的爱情的时候，为了让她和父亲团聚，宁肯牺牲自己可能改变的命运，也让贝尔离开了自己，说明他变得善良了，有爱心了。

（5）佳斯顿这样的坏蛋，野兽一开始都放过了他，没要他的命，说明他变得仁慈了。

…………

正是野兽的温柔、细腻、爱心，才逐渐激发了贝尔的爱。佳斯顿虽然英俊，但称野兽是"怪物"时，贝尔便对他说"他不是怪物，你才是"。也就是说，外表丑的不是怪物，内心丑的才是怪物。

所以，作为男孩子，也要学习做温柔、细腻、有爱心的人，不要形成暴躁的坏脾气，那是所有人都不喜欢的。当然，女孩子也不能暴躁。暴躁的坏脾气是最破坏人们友好相处的了。大吵大闹也是一种暴力，那会对别人构成压力和伤害，我们都要努力远离这种暴力。

不但自己不这样，而且如果我们身边的人这样了，也要提醒他们：这样做是不对的，会使别人受伤。

【教学过程】

组织者：孩子们，想一想，如果影片一开始的时候，那个女巫来求助，王子就热心帮助，他是否还会经历这一番噩运呢？当有人向我们求助的时候，我们应该怎么样？

【教学提示】

孩子们应该会回答：王子不会有噩运。碰到有人求助，我们应该热情帮助他们。

【教学过程】

组织者：是的，我们要努力帮助那些需要帮助的人。但是，如果真的有陌生人要进我们的家，作为小孩子，我们应该放他们进来吗？我们应该怎么办？

【教学提示】

孩子们自由回答。

组织者启发学生知道，我们是小孩子，虽然应该帮助别人，但也要学会保护自己，所以遇到陌生人要进我们的家，我们要告诉家长，让家长做决定。

【教学过程】

组织者：孩子们再想一想，如果你是一个有了困难去求助别人的人，别人没帮助你，你会怎么做？

【教学提示】

让学生们讨论。学生可能会形成不同的意见：

（1）别人不帮助我，也许有他的困难，我再另外想办法。

（2）自己想办法克服困难，尽量不要求别人。

（3）他不热情帮助我，他不对，以后我也不帮他！

…………

在讨论中，启发学生认识到，不要因为别人对自己不够好而报复别人，女巫这样做也是不对的。善良是对自己的道德要求。但我们不能要求别人和我们一样，因为每个人的现实情况不一样，有的人可能有困难，有的人可能有什么别的难言之隐……体贴别人，以德报怨，宽待别人，是一种善良。

▶ **教学点二**

好孩子爱读书

【教学目的】 让孩子们更加热爱读书；同时接受性别平等思想的影响。

【教学过程】

组织者：大家说一说，贝尔有什么优点？

【教学提示】

孩子们可能列举：

（1）知性美丽。

（2）聪明优雅。

（3）不喜欢俗不可耐的男人。

（4）孝敬父亲，父亲在她的支持下，最经实现理想，研究出了机器。

（5）主动要求替换出父亲，留在野兽那里。

…………

组织者要在讨论中启发学生认识到重要的一点，这是其他我们熟悉的童话中的女主人公没有的特点，那就是她爱读书！可以进一步让学生列举出影片表现出贝尔爱读书的情节。

【教学参考】

女孩子爱读书，在今天看来算不得什么，但在100多年前，还是一件稀奇事。更何况这故事可能发生在几百年前呢。中国旧时称"女子无才便是德"，意思就是，一个女孩子没有才华，就是好的品德。这种是观念是非常歧视女性的，对女性是不公平的。电影中，贝尔爱读书，小镇里的人都觉得她很古怪，而那个花花公子佳斯顿还几次夺走她的书，扔到一旁。

今天，不读书的孩子才会被别人看不起呢。影片中，镇上的人也承认贝尔的气质好。中国古话中就说了："腹有诗书气自华。"意思是，一个人读书多了，他的气质就好了。无论男孩子，还是女孩子，要想让自己看起来更有气质，更被别人喜欢，就去多读书吧！

【教学过程】

组织者：当然，我们对要读的书还要认真选择，能说一说你们喜欢的书吗？

【教学提示】

让学生自由发言。组织者要引导学生，多读经典名著，读书可以"杂"一些，读课外书比课本更重要，读各种科学知识和文学类的书比教辅资料更重要，因为那些会让大家受益一辈子。读书的同时，还要独立思考。

【教学过程】

组织者：同学们想一想，我们看过的经典童话里面，比如《灰姑娘》，比如《白雪公主》，还有这个《美女与野兽》，主人公都有什么特点？

【教学提示】

学生们自由回答。

组织者引导孩子们分析并认识到，童话故事里，男主人公都是王子，女主人公都是美女；美女善良美丽了，王子就会娶她为妻。所以，这些童话对我们其实是有一个不好的意思的，那就是，仿佛女孩子只要是善良美丽就可以嫁一个有地位的男人，而嫁一个有地位的男人，似乎就是女孩子最美好的人生归宿。这种观念是有错误的，我们的幸福生活要靠自己创造！创造幸福生活的方式有很多，嫁人并不是唯一的，也不一定是最好的。

基于这部分讨论的需要，本课程可以在讨论或者介绍过上述经典童话故事之后进行。

▶ **教学点三**

单恋不足取，失恋要振作

【教学目的】　让学生懂得不应该陷进单恋中，在失恋痛苦中也应该尽快振作起来。

【教学过程】

组织者：佳斯顿喜欢贝尔，但贝尔不喜欢他。佳斯顿的这种感情叫什么？

【教学提示】

学生们可能会回答到：单恋。

组织者引导学生认识到，一个人喜欢另一个人，但被喜欢的人不喜欢他，这是一件很痛苦的事情，这叫单恋；追求了，被拒绝了，失恋了，也一样痛苦。这时那个单恋或失恋的人，可能会陷入嫉妒中，也可能像佳斯顿一样，想使用卑鄙的手段占有贝尔。这些做法是错误的，一定会像佳斯顿那样，达不到目的，反而失去更多。

在这部分，组织者依据学生年龄、班情，可以再深入谈单恋和失恋的问题；也可以就此点到为止。关于失恋的教育非常重要，有助于学生从小树立正确的恋爱观，将来能够更好地面对失恋。

【教学参考】

单恋和失恋，都并不意味着感情的失败，而是感情的另一种形式，也是人生的一种体验。经历了这样的情感，可能会让你今后面对感情时更加成熟。

面对单恋或者失恋，最好的做法是，让自己从这份感情中走出来，振作起来。一个不爱你的人，不必去爱他，更不必去纠缠他，那是对他也是对自己的不尊重。相信吧，一定有爱你的人，在一旁等着你。

▶ 教学点四

好朋友应该做什么

【教学目的】　让孩子们懂得，好朋友应该帮助我们做好事，做错事时要帮助我们改正。

【教学过程】

组织者：野兽，也就是王子，有许多仆人，他们在魔法下被变成了各种物品，他们一直在努力帮助王子，也包括他们自己，摆脱被魔法诅咒的生活。在这个过程中，他们也教王子如何变得文雅，懂礼节，不要乱发脾气。所以，他们可以说是王子的好朋友。他们最终也实现了自己重新变成人的梦想。在佳斯顿的身边，也有一些朋友，但是，他们又帮助佳斯顿做了一些什么呢？大家想一想，列举一下。他们做的这些，是好朋友应该做的吗？为什么？

【教学提示】

学生们自由发言，可以包括：

（1）吹捧佳斯顿，使他更加自大，忘乎所以。

（2）帮助佳斯顿纠缠贝尔。

（3）帮助佳斯顿把贝尔的爸爸抓进精神病院。

（4）帮助佳斯顿去杀野兽。

…………

他们做的不是好朋友应该做的。

组织者引导孩子们认识到，好朋友不是那些无条件顺从我们的人，更不是那些在我们做错事的时候还帮助我们的人，而一定是在我们做好事的时候帮助我们，在我们做错事时指出我们错误的人。我们要交这样的朋友，我们也要这样做别人的朋友。所以，当好朋友指出我们的缺点，或者批评我们的时候，要想一想，他是为我们好，是为了我们改掉身上的毛病，变得更好。

最后，组织者请孩子们总结：我们从这部影片中学习到了什么？

小美人鱼

推荐教学对象：幼儿园、小学生

 影片介绍 ═══════════════════════════

▶ **电影简介**

《小美人鱼》(*The Little Mermaid*)，是迪斯尼根据丹麦作家安徒生的童话《海的女儿》改编的，于 1989 年推出，是迪斯尼的第二十八部动画长片，也是该公司走出低谷重振雄风的转折点。该片对原作改编很多。片长 83 分钟。

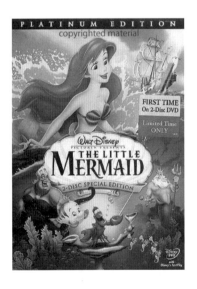

▶ **剧情梗概**

故事由一片伟大的海洋开始，这片海洋将卡东尼国和费拔国分隔。在这水域里面有一个奇异无穷的地方就是人鱼王国，而这神话中的主角就是人鱼公主，她就在这里出生，叫美华达。美华达 15 岁生日过后便可以升到海面上，看外面的世界了，她对此非常期待。但是人类经常向海洋里面扔垃圾，令海洋动物非常烦恼和气愤，美华达说，她将来见到人类，就要唱歌给他们听，劝他们不要再向海里扔垃圾。

卡东尼国和费拔国长期交战，为了修好，卡东尼国国王准备让自己的儿子娶费拔国的公主。两个国王约定，王子和公主结婚之后，两国永远和好。但其实，费拔国国王心中暗算的，是婚礼之后就害死卡东尼国的王子和国王，然后侵夺该国的财产。

美华达15岁了，她第一次游到海面，正巧遇到卡东尼国王子去结婚的船队。因为水手向海里扔垃圾，激怒了鲸鱼，将船撞翻。美华达将王子救到岸上，王子醒来看到了美华达。

回到海中的美华达惦记着王子，想和他生活在一起。于是美华达求海中女巫将自己变出双腿。代价是，她将有一年不能发声，除非得到人类王子的吻。美华达答应了这一苛刻的要求，来到陆地，王子认出了她，接她进宫殿。但是，美华达不能说话，无法表达她的感情。

王子与公主结婚在即，美华达听到了费拔国国王密谋婚礼后杀死卡东尼国国王和王子的计划，但是苦于无法说话，只能干着急。美华达的姐姐们心疼妹妹，向女巫求得使她能够发声说话的药，代价是剪掉了自己的长发给女巫。

能够说话的美华达赶到教堂，及时阻止了婚礼。费拔国国王的阴谋破产。王子同美华达幸福地生活在一起。卡东尼国国王和人们都承诺：再也不向海洋中扔垃圾。

 ## 教学流程

▶ 性教育关键点

生命最宝贵，不要为了爱情而牺牲生命；认识男女身体的异同，不同年龄的变化，明白有些身体部位不应该被别人不必要地触碰；从我做起，从小事做起，保护地球环境。

▶ 教学点一

爱情不是生命中最重要的价值，任何人都不应该为爱情牺牲生命

【教学目的】 认识到爱情对美人鱼命运的修改，让学生理解爱情不是生命中最重要的价值，任何人都不应该为爱情而牺牲生命。

【教学提示】

观影前，组织者请学生一边看，一边记录下来：这部电影与安徒生童话《海的女儿》相比，有哪些不同之处。当然，前提是孩子们已经了解《海的女儿》原著的故事。

观影后，组织者请孩子们逐一列举他们注意到的动画片与童话原作之间的不同之处。

孩子们自由发言，组织者整理记录在黑板上。

在孩子们陈述之后，组织者可以作个总结：原作通过美人鱼为了爱情而不惜牺牲自己生命的故事，来表现美人鱼对爱情的忠贞；而改编后的电影，美人鱼仍然追求爱情，但没有安排她牺牲掉自己，而是安排她得到了爱情，远没有原作那么悲惨。另外重要的一点是，影片从头到尾贯穿着保护海洋、保护环境的主题。

这个环节既是为了锻炼孩子们的观察力、记忆力，也是为了后面的组织者总结做准备。

【教学过程】

组织者：同学们，想一想，影片对美人鱼爱情命运的修改，有什么积极的地方？对我们有什么启示？

【教学提示】

学生自由发言。组织者可以作适当引导，主要让学生意识到生命是最重要的，不要因为爱情舍弃自己的生命。

【教学参考】

许多动画片和童话，都塑造着女性为了爱情不惜牺牲自己的情节。爱情诚然美好，但爱情不是生命中最重要的东西，所以谁也不应该为爱情牺牲自己。生活中也有一些女孩子，她们失恋了，就会选择自杀。为了爱情而自杀的行为，实际上是一种"爱情至上"的观念。这样做太可惜了。

生命是最宝贵的，我们都应该爱惜自己的生命。世界上爱我们的人很多：父亲、母亲、朋友、同学、老师……

另外，影片还有一些启发，比如，费拔国国王想用女儿的婚姻去骗取财富，这是不对的。婚姻不是利益交换，而应该是基于两人间真正的爱情。

任何时候都不要选择自杀，失恋更不值得自杀，这样的观点应该早些给孩子们。无论小学，还是幼儿园，都不算早。孩子们从小养成珍爱生命的态度，是一生受益的。

▶ 教学点二

人类的身体

【教学目的】 让学生们了解男、女的身体器官，及不同年龄阶段的发育情况；进行初步的预防性骚扰的教育。

【教学过程】

组织者：美人鱼有着人类的上身，却有着鱼类的尾巴，这个物种在现实生活中是不存在的。有一种动物叫儒艮，它长得最像传说中的美人鱼。它是一种海洋草食性哺乳动物，也是国家一级野生保护动物。在我国，儒艮主要分布于北部湾的广西沿海，在广东和海南省沿海一带海域也有踪迹，因它需要定期浮出水面呼吸而被人们当作美人鱼。

【教学提示】

组织者事先准备儒艮的照片，边展示边向学生介绍。

【教学过程】

组织者：我们看到，儒艮的身体和人类的身体还是相差很远的呢。那么，我们对人类的身体又了解多少呢？现在，就让我们看一看人类的身体吧。

【教学提示】

这时应将男性和女性从出生到衰老的正面全裸体图画展示给学生看，边展示，边介绍。

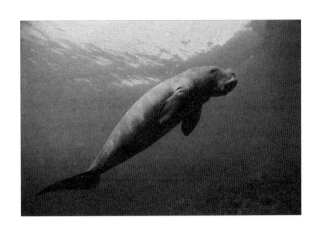

【教学过程】

组织者：这就是我们的身体，有不同的器官，每个器官有不同的名称。男性和女性还有一些器官不一样，比如男性有阴茎，女性没有，但女性有阴道；女性有乳房，男性也没有。年龄不同，我们身体的发育情况也不一样，比如……

【教学提示】

此处组织者应用自己的语言展开介绍男女两性成长过程中身体的变化。讲过之后，组织者还可以让学生上台在图片上标注男女的差别，用准确的名称说出男女不同的性器官，这些都是正视身体差异、去除异性身体神秘感的教育。

【教学过程】

组织者：我们身体上有一些部位，被称为私密部位，这是不能够轻易被陌生人触碰的，当然，我们也不能够轻易触碰别人的这些部位，比如阴部、臀部、女孩子的胸部，等等。凡是让我们不舒服的，明显感到侵犯的触碰，无论碰身体的哪里，我们都应该躲开，同时拒绝，我们可以对碰我们的人说："不，我不喜欢这样！"当然，在医院里，医生要检查身体，打针时的必要触碰，不在此列。我们要学会判断，哪些是不怀好意的触碰，哪些是必要的触碰。

好，现在哪位同学愿意上台，标注出那些不应该让陌生人触碰的身体部位？

【教学提示】

请同学上台标注，组织者进行进一步的引导、修正，并启发学生讨论。在讨论中完善这部分理念。

组织者还可以对学生进行明确拒绝的训练，比如，练习用言语、肢体、表情、眼神等大声、明确地拒绝令自己不舒服的触碰。

这部分内容，本书电影《别惹蚂蚁》中也有提到，可以参考。

认识身体、预防性骚扰的教育，本身便可以讲一节课。组织者可以根据具体学情决定是否展开，展开到什么地步。详情可以参考认识身体、预防性骚扰的相关课程设计，如方刚著《性权与性别平等：学校性教育的新理念与新方法》（东方出版社，2012年版）中的内容。

▶ 教学点三

环保

【教学目的】 培养学生的环保意识，形成环保的好习惯。

【教学过程】

组织者：这部影片，从开始到结束，都在强调对海洋环境的保护。其实，岂止是海洋，我们生活的地球的每一个角落，都需要细心呵护。我们污染环境的时候，自己也深受其害。因为我们只有一个地球，地球是我们大家的家，我们都有责任努力爱护它。

影片结尾时，卡东尼国国王说自己绝不再向海里扔垃圾了，但是，他也说："一个人的力量很有限。"一个人的力量是有限的，但是无数个人的力量集合起来却能产生巨大的作用。那么，就让我们大家一起为保护我们的地球家园努力吧。

我们每个人都想一想：自己现在就可以做哪些事情，保护地球环境？大家分小组讨论，每组设一个纪录员，把大家的建议记在纸上，然后贴到黑板上，大家分享。

【教学提示】

讨论后，组织者根据学生们的分享和学生一起评点、讨论。

组织者应该引导学生注意从日常生活的细小行为做起，养成环境保护、节约资源的好习惯，比如：

（1）不乱扔垃圾，进行垃圾分类。

（2）洗脸、洗澡的水储放在桶里，用来冲马桶。

（3）随手关灯，节约用电。

（4）看过的书不要扔掉，可以再送给别人看。

…………

最后，组织者请学生们总结：我们从这部影片中学到了哪些东西？

飞屋环游记

推荐教学对象：中高年级小学生

 影片介绍

电影简介

《飞屋环游记》（ *Up* ），其他名称有《天外奇迹》、《冲天救兵》，是 2009 年美国皮克斯动画工作室第十部动画电影及首部 3D 电影，2009 年出品。片长 96 分钟。

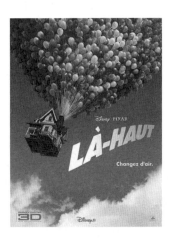

剧情梗概

小男孩卡尔为著名探险家蒙兹的故事痴迷。蒙兹刚刚乘坐热气球从南美探险归来，宣布发现了新物种，但科学家们不信，称他是个骗子，蒙兹名誉扫地，宣称再返南美，不拿到确凿证据就不回来。不过小卡尔对蒙兹的经历深信不疑，对他的话句句在心，尤其是他那句"探险就在前方"(Adventure is out there) 更被小卡尔当作至理名言，他也想象蒙兹一样成为伟大的探险家。

小卡尔路过一个无人居住的房子前时，巧遇具有"假小子"性格的女孩艾丽，她也同样迷恋蒙兹的探险故事，两人成为朋友。他俩长大、结婚、在一起生活……艾丽做了动物园管理员，卡尔则弄了个车专门卖氦气球。两人一辈子都梦想着到蒙兹提到的南美洲"仙境瀑布"（Paradise Falls）去探险，但他们始终都疲于为生活而奔波。直到艾丽病逝，这个愿望也没能实现。

艾丽去世以后，卡尔变得孤僻起来，在即将被送进养老院时，他作出决定，带着屋子一起离开这里，前往南美，去实现妻子和他共同的梦想！

卡尔在屋顶绑了无数的五颜六色的氦气球，拽着整幢房子飞向了空中。不过老卡尔没想到的是，他的飞屋上搭乘了一个"偷渡客"——8岁亚裔小男孩罗素，他参加了野外探险者协会，为了成为高级会员，正需要集齐最后一枚徽章——帮助老人徽章。卡尔想了很多种把这个讨厌的小孩从飞屋丢下去的方法，飞屋发生许多惊险的际遇，罗素还没被成功抛下，他们却意外地发现："仙境瀑布"就在眼前。从这里开始，两个人拉着飞屋步行前进。

在丛林里，卡尔和罗素遇到了一只长着长长的红色的喙的色彩斑斓的大鸟（就是探险家蒙兹发现的新物种），罗素给它起名叫凯文。一群狗出现了，把爷俩带到一个飞艇里，他们发现这个飞艇的主人居然就是探险家查尔斯·蒙兹，他的目的是抓住大鸟，证明自己。得知蒙兹为达到目的会不择手段后，爷俩抢先逃跑。老卡尔成功地把飞屋座落到瀑布边上。但为了保护大鸟，他又驾着飞屋，同罗素一起，与蒙兹展开了搏斗。结果是，蒙兹和飞屋都坠下云层。爷俩和大鸟道别后，驾驶着蒙兹的飞艇回到了城市，罗素也获得了由卡尔奖励的徽章，而飞屋最终随气球独自飘落在仙境瀑布边上，实现了艾丽和卡尔一生的梦想。

 教学流程

▶ **性教育关键点**

每个人都有自己的特点，不应以生理性别进行刻板的划分；要以理解别人、尊重别人为出发点去帮助别人；热爱动物，热爱自然；偶像崇拜有时候是盲目的；不要让父亲再缺席；人生要有梦想，并且要努力。

【教学提示】
组织者提示孩子们，一边看电影一边观察和思考：卡尔和艾丽同多数男孩子和女孩子有什么不一样？为什么罗素主动帮助卡尔，他反而拒绝？罗素为什么渴望得到一枚帮助老人徽章？

▶ **教学点一**

做自己，最幸福、最快乐

【教学目的】 让孩子们初步了解社会性别刻板印象的概念，让他们理解，每个个体都可能存在很大的差异，这种差异可能大于作为性别的群体的差异；个体的差异应该得到尊重，不符合社会性别刻板模式的个体，同样可以是可爱的。

【教学提示】

在影片开始的几分钟，即卡尔和艾丽结婚之前，组织者便可以暂停影片播放，对孩子们进行提问。

【教学过程】

组织者：大家能描述一下卡尔和艾丽的性格吗？

【教学提示】

孩子们可能的回答包括：

（1）卡尔沉默寡言，艾丽能说会道。

（2）卡尔内向，艾丽外向。

（3）卡尔胆小，艾丽胆大。

（4）卡尔更像个女孩子，艾丽更像个男孩子。

…………

组织者尽可能让孩子们呈现各种各样的观点，不进行过多的评价，只是帮助孩子们理解影片中要呈现的卡尔和艾丽的性格特征。

【教学过程】

组织者：你们喜欢卡尔和艾丽吗？为什么？

【教学提示】

孩子们可能会回答喜欢，理由种种。

也可能有孩子回答说不喜欢，因为卡尔太胆小，艾丽太"粗野"，不像个女孩子，等等。

组织者提示孩子们，影片中确实正像有的同学意识到的，卡尔更像个女孩子，艾丽更像个男孩子。但是，卡尔确实是男生，艾丽确实是女生。我们的社会中，多数男生可能是胆大、外向、能说会道的，而多数女生可能是胆小、内向、不爱说话的，但并不是所有男生或所有女生都要符合这样的标准，一定有些男生或女生同别人不一样，甚至反过来。像喜欢冒险、向往野外探险这种事情，通常是男生的梦想，但也是艾丽这个女孩子的梦想。她也因此快乐，有什么不好呢？

【教学过程】

组织者：作为男生，你是否有什么"不像男孩子"的表现被别人"批评"过？作为女生，你是否有"不像女孩子"的表现被别人"纠正"过？

【教学提示】

学生们自由发言。

组织者还可以"自我暴露"，说一两个自己不符合男性或女性社会性别刻板印象的例子，启发学生。

认真回忆，我们会发现，其实我们都或多或少有一些不太符合多数男生和女生的样子。重要的是，每个人做他自己想做的样子，是最幸福、最快乐的。所以，我们不应该歧视那些不符合社会标准的男生或女生。

▶ 教学点二

帮助别人，先要理解别人

【教学目的】 让孩子们懂得应该真心助人，而不是为了自己的虚荣；培养对别人的宽容心。

【教学过程】

组织者：罗素要帮助卡尔老爷爷，但卡尔却很不喜欢他，还要轰他走，为什么？

【教学提示】

学生自由回答。学生可能会说：

（1）卡尔不是慈眉善目的老爷爷，他多少有些怪脾气，为了保护爱妻遗物还会有暴力倾向。

（2）卡尔和艾丽一生没有孩子，卡尔不会和小孩子打交道。

…………

罗素一开始到卡尔家敲门，提出要给予的帮助，都是为了满足罗素自己得到一枚帮助老人徽章的目的，并没有真正考虑到卡尔的需求。

同学们都应该学习雷锋，主动帮助别人；但是，帮助别人的目的不应该是自己得到荣誉，而应该是真正基于爱心来帮助别人。我们给别人的帮助，应该是别人需要的。有些老爷爷老奶奶，会有一些自己的个性，要学会理解他们；如果他们对我们态度不好，要学会宽容他们，就像罗素一样，并不计较卡尔老爷爷对自己的态度。

组织者进而可以发给孩子们每人一张纸，请他们写下自己可以在哪些方面帮助别人，帮助谁，然后贴到黑板上分享。

【教学参考】

帮助别人，可以从帮助家长、帮助身边人做起，从做好自己的事做起。如自己的衣服自己洗，帮助家长打扫房间，等等。

▶ 教学点三

爱动物，爱自然

【教学目的】 培养孩子热爱动物、热爱大自然的理念。

【教学过程】

组织者：为什么卡尔和罗素听到蒙兹要抓住大鸟，便逃离他的飞船，并且开始一直和他作对，反对他捉走大鸟？

【教学提示】

孩子们自由发言，学生的观点可能有：

（1）我们应该爱动物，爱大自然。

（2）人热爱自由，动物也热爱自由，不应该伤害他们。

…………

可能会有学生提出质疑：研究新的动物物种，只要不是大规模捕杀，抓一两个回来也是可以的吧？这样可以促进科学的发展。

组织者让学生们对这种观点各抒己见，自由讨论。

【教学参考】

可能的观点有：

（1）蒙兹捉大鸟，不是为了科学研究和公众利益，而是为了个人名利。

（2）蒙兹的飞船里有许多动物骨架，甚至他还杀死过一些探险家，所以他不会善待动物。

（3）研究野生动物，可以到野外，到它们生活的环境中，那样更有利于获得关于它们的知识，不一定要捉回来。

（4）影片中的大鸟是一群小鸟的母亲，不应该捕捉在哺育幼仔时期的野生动物，因为那会间接地使更多幼小的动物死亡，甚至会导致物种的灭绝。

▶ 教学点四

偶像崇拜

【教学目的】 让学生认识到不应该盲目崇拜偶像。

【教学过程】

组织者：卡尔从幼年起便非常崇拜探险家蒙兹，以他为榜样，刚在南美丛林中见到他时也非常兴奋。但是，卡尔很快发现，蒙兹是一个坏人，并且开始反对他。通过这些，我们能够想到什么？

【教学提示】

学生自由发言，内容可能包括：因为卡尔爱动物，爱自然，而蒙兹要伤害动物，等等。

组织者可以引导学生认识到，我们喜欢一个人、崇拜一个人的时候，可能并不真的了解他。距离产生美感，也产生误解。当我们走近他时，就可能发现，他其实是一个平平常常的人，甚至是一个有许多缺点，我们无法接受的人。所以，如果有同学崇拜偶像，更多应该去向往他所创造的令人敬佩的业绩，而不应该对这个人盲目崇拜和效仿。

组织者也可以根据具体学情，再进一步深入：我们喜欢一个同学，暗恋一个同学，也是一样。距离产生美，我们很容易把自己喜欢的人想得完美无缺，其实大家都是普通人。

▶ 教学点五

不要让父亲再缺席

【教学目的】 鼓励孩子回家带动父亲关爱他们，同时也从小培养孩子们懂得男性参与的重要性。

【教学过程】

组织者：罗素为什么那么渴望得到帮助老人徽章，他最终的目的是什么？

【教学提示】

让学生充分表达观点和看法。

一些学生可能仍然会停留在他获得更大的奖章的判断上，组织者可以引导学生进一步深入思考罗素和父亲的关系。

【教学参考】

罗素的父亲和他在一起的时间太少，但都留下了他心目中最美好的印象，比如在冰淇淋店门口和父亲一起吃冰淇淋、数汽车。正如罗素自己所说："很无聊的小事都记得很清楚"。

罗素渴望和父亲多在一起，但总也见不到父亲。父亲答应过他，如果他得到最后的帮助老人徽章，就会来给他戴上，这才是罗素一直要努力得帮助老人徽章的真正原因。

影片最后，罗素得到了帮助老人徽章，但是他的父亲仍然没有出现在颁奖的现场。老卡尔来了，给罗素戴上徽章，同罗素一起去吃冰淇淋、数汽车。

【教学过程】

组织者：我相信你们中的一些同学，母亲更多地陪伴你们，父亲很少陪伴；也有一些同学，父亲陪伴的很多；还有一些同学的父亲，就像罗素的父亲一样，在他的生活中是缺席的。每个同学回去，都可以对父亲说一句话。经常有父亲陪伴的同学，对父亲说：谢谢您。较少或几乎完全没有父亲陪伴的同学，告诉父亲：我想让您多多陪伴我，这对我很重要。

将来，当你们有孩子的时候，无论父亲还是母亲，都要多陪伴他们，给他们爱，让他们幸福。

【教学提示】

这里不需要每个学生说出他们父亲到底有多少时间和他们在一起，这是为了保护孩子的自尊心，避免可能出现的不必要的伤害。

以上对父亲的表达，也可以用家庭作业的形式来完成，让家长，特别是父亲参与到这个活动中。如果班上有同学因为种种原因而没有和父亲或者母亲生活在一起的，则需要灵活调整教学，尽量避免这部分同学可能受到的伤害。

▶ 教学点六

有梦想是美丽的

【教学目的】 鼓励孩子胸怀一个梦想，一直去努力。

【教学过程】

组织者：卡尔和艾丽的故事很让人感动，除了因为他们一生相携到老，还因为他们从幼年时开始就有一个梦想，他们一直在追求。有梦想的人是幸福的。请同学们每人想象一个你的人生梦想，一个你愿意用一生的时间去追求的梦想。

【教学提示】

可以让学生将自己的梦想写在纸上，贴到黑板上，与大家逐一分享。

可以讨论的有：哪些需要格外地努力，哪些更有意义，在讨论过程中，激发孩子们的理想，引导孩子们把梦想集中到对人生积极方向的追求上。

【教学过程】

组织者：经过了我们的分享，大家可以修正你的梦想。现在就把它写到纸上，珍藏起来，时刻想一想，要为梦想做哪些努力。期待着你们都能够实现自己的人生梦想！

▶ 家庭作业

（1）回家问一问爷爷奶奶、姥爷姥姥，他们有什么梦想没有实现？然后考虑一下，我们是否能够帮助他们实现。问一下他们有什么特别想去的地方还没有去，看看我们自己，或者叫上爸爸妈妈，能否带他们一起去？

（2）说说这部电影给你哪些启发？

夏洛特的网

推荐教学对象：中高年级小学生

 影片介绍

▶ **电影简介**

《夏洛特的网》(*Charlotte's Web*)，美国动画电影，1973 年上映，由盖瑞·温尼克导演。故事改编自美国散文名家 E. B. 怀特在 1952 年所著的同名童话。片长 97 分钟。

电影公司在 2003 年推出续集《夏洛特的网 2：韦伯历险记》。

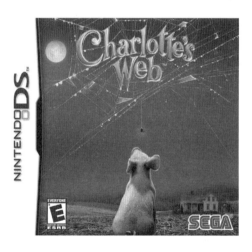

▶ **剧情梗概**

约翰·阿尔伯的农庄里生了一群小猪，其中之一相当矮小，所以阿尔伯决定要"处理掉它"。然而，他的女儿芬儿告诉父亲"这不公平"，最后救了小猪一命。芬儿开始养这只猪，并为它取名为"韦伯"。然而，在养了六周以后，约翰·阿尔伯告诉芬儿这只猪该卖掉了，它的同胞兄弟姐妹们都已经被卖掉了。在芬儿的坚持下，韦伯得以到谷仓里和一群动物生活。

谷仓里生活着一群奶牛、绵羊、马、鹅、老鼠等动物，韦伯致力于和它们交朋友。谷仓的门框上生活着一只叫夏洛特的蜘蛛，因为太小太丑，谁都看不起它。但韦伯却和它真挚地交朋友，建立了最深刻的友谊。

有一天，韦伯得知，自己将在圣诞节前成为熏肉火腿。作为一只小猪，悲痛绝望的韦伯似乎只能接受任人宰割的命运了，但它想看到冬天的雪。然而，看似渺小的夏洛特却说："我救你。我承诺。"于是，夏洛特用自己的丝在门框上一次又一次织出了被人类视为奇迹的网上文字，诸如"了不起的猪"、"光彩照人"、"谦逊"等，吸引了无数游客到这个农庄参观，进而彻底逆转了韦伯的命运。韦伯被带到集市的大赛中参赛，又因为夏洛特织出的文字，它在集市的大赛中赢得特别奖和一个安享天命的未来。

但与此同时，蜘蛛夏洛特的生命却走到了尽头。韦伯和老鼠将它的卵带回谷仓，第二年春天到来的时候，夏洛特的514个孩子出生了，它们随风飘扬到各地安家，有三个孩子留了下来，在他们母亲生活的谷仓门框上安家……

 教学流程

▶ 性教育关键点

不歧视弱小者；深刻的友谊应该是什么样的；我从哪里来；爱护动物和自然；尊重个人着装风格。

【教学提示】
观影前，组织者可以先给孩子们布置几个问题，带着问题看电影：
（1）韦伯和夏洛特一开始为什么不被大家喜欢？
（2）好朋友在一起应该做什么？
（3）影片中先后出现了猪、鹅、蜘蛛生育后代的方式，观察一下，分别是什么？
观影后，组织者可以和孩子们一起从下面五个教学点入手进行讨论。

▶ 教学点一

韦伯和夏洛特一开始为什么不被大家喜欢？

【教学目的】 意识到生命是平等的，不要歧视弱小者。
【教学过程】
组织者：大家想一想，为什么韦伯一开始会被遗弃？为什么女孩子要帮它？为什么夏洛特也要帮它？
【教学提示】
引导大家结合影片回答，孩子们可能的回答有：
（1）因为韦伯太弱了，发育不良，所以它要被杀掉。
（2）因为夏洛特太小，太丑了，动物们都嫌它脏，所以不喜欢它。

如果是以上这类答案，组织者可以追问：为什么女孩子芬儿要救下韦伯，还会那么喜欢它呢？为什么韦伯又那么喜欢夏洛特呢？

孩子们可能的回答有：

（1）因为小猪长得很可爱。

（2）因为夏洛特愿意和小猪玩。

通过讨论，组织者引导孩子们认识到：女孩子芬儿要救小猪，是因为她觉得仅仅因为"发育不良"就被杀掉是"不公平"的。正如她问父亲："如果我发育不良，你也会杀我吗？"

虽然夏洛特在谷仓里因为太小、太丑被歧视，但韦伯从来不以貌取人。韦伯不嫌弃夏洛特，正如女孩子芬儿不嫌弃韦伯一样。

韦伯交夏洛特这个朋友后，连老鼠都说：你交了一个比我更丑的朋友。但是，韦伯却真心和夏洛特交往，这也使夏洛特真心和它交往。

所以，芬儿救韦伯、韦伯和夏洛特做朋友，都说明：我们不应该以貌取人，不应该歧视弱者，应该友好地与所有人交朋友。

【教学过程】

组织者：这件事，对我们和同学的交往有什么启示？

【教学提示】

让学生自由发言。组织者通过小结，让孩子们意识到：无论一个同学多么弱小，甚至有多少缺点，我们都不应该歧视他。每个生命都是有价值的，大家都是平等的。

▶ 教学点二

朋友之间应该如何交往？

【教学目的】 理解朋友之间应该彼此尊重、关心，并且要宽容对方。

【教学过程】

组织者：这个故事为我们大家展现了真挚的友谊，说明好朋友是多么可贵和重要。现在请大家一起从故事中总结一下，应该如何做别人的好朋友？

【教学提示】

孩子们可能的回答有：

（1）相互帮助，为了让韦伯能够看到冬天的雪，夏洛特全力帮助它。

（2）不歧视别人，无论它有什么缺点，都要帮助他，他就会改变缺点。老鼠坦普顿都改变缺点了，何况别人呢？

（3）别人帮助你，要对他说感谢，即使他帮你有自己的目的。像老鼠一直帮大家，虽然是因为它自己贪吃，但它也需要被感谢。夏洛特最后对老鼠坦普顿说"谢谢"的时候，老鼠就很感动。

（4）朋友之间应该信守承诺，夏洛特承诺要帮助韦伯看到冬天的雪，它就一直去努力。它一再说：我对朋友承诺了。

…………

这里组织者要尽可能鼓励学生说出更多的想法，既联系电影，也进一步联系到日常生活中。让学生意识到朋友之间的彼此尊重、关心、理解和宽容是很重要的。

【教学参考】

韦伯刚到谷仓的时候便说："我不认为待在一个地方就一定是朋友。"同样，我们在一个班级里的同学，也并不一定就成为朋友，要成为朋友，必须努力帮助别人，奉献爱。我们遇到同学有困难也要积极帮助他们，帮助他们，就是帮助自己。像影片中的夏洛特，原本不被动物们喜欢，但因为它帮助韦伯，展示出了爱，所以它也最后也被动物们喜欢了。正如夏洛特自己所说："你使一只蜘蛛在谷仓里所有人看来都是美的。"

【教学过程】

组织者：大家再想一想，夏洛特织出了"了不起的猪"、"光彩照人"、"谦逊"等文字，为什么它对韦伯说"我织的都是事实"？

【教学提示】

让学生尽可能多地表达看法，学生的观点可能有：

（1）因为韦伯懂得爱，所以它了不起。

（2）因为韦伯对别人好，所以它光彩照人。

（3）韦伯确实是谦逊的。

…………

组织者引导学生认识到，爱、平等、不歧视，会创造奇迹。爱别人，就是爱自己；帮助别人时，也是帮助我们自己。爱是相互影响和传递的。影片结尾处说：这个村庄里的人们更加友善，体谅，亲密，有耐心，守承诺。这些都在改变了。当夏洛特的孩子们出生之后，动物们也不怕蜘蛛了。因为爱，世界会变得更美好。

▶ 教学点三

我们是哪里来的？

【教学目的】 了解动物的生殖方式；了解人类的生殖，从中学会感恩家长；意识到生命是美好的，要珍惜生命。

【教学过程】

组织者：影片里演到了猪、鹅、蜘蛛三种动物的出生方式，根据看电影前布置的功课，谁来介绍一下这三种动物的出生方式？

【教学提示】

让学生上台介绍，其他学生可以补充并讨论。组织者最后通过评点给出正确的知识。

【教学参考】

动物的生殖方式有胎生、卵生和卵胎生。

胎生是指动物受精卵在母体子宫内进行发育的生殖方式。胎生动物的胚胎通过胎盘由母体获得营养，直至出生时为止。绝大多数哺乳动物都是胎生的。如影片中的猪。

卵生是指动物受精卵在母体外独立进行发育的生殖方式。卵生动物的胚胎在发育过程中，全靠卵自身所含的卵黄为营养，这类动物的卵一般较大，含卵黄较多。卵生在动物界很普遍，昆虫、鸟、绝大多数爬行动物和鱼都是卵生的，低等的哺乳动物如鸭嘴兽也是卵生的。比如影片中的鹅。

蜘蛛也是卵生，但它与鹅下蛋还不一样。蜘蛛会下许多的卵，用蜘蛛丝绕成一个像胡豆大小的小球，把卵就放在里面。有的蜘蛛是把卵随时放在自己的身上，有的是放在自己的那个网上等待那些卵孵化。等卵孵化以后会有成千上万的小蜘蛛，有的在房檐下，有的在大树上，还有的在田野里，反正就是在大蜘蛛生活的地方，但是能活下来的好像不是很多。像夏洛特就生了 500 多个孩子。

动物的受精卵虽在母体内发育，但其营养仍依靠卵自身所含的卵黄供给，与母体没有或只有很少的营养联系，这种生殖方式叫做卵胎生。鲨鱼和某些毒蛇（如蝮蛇）都是卵胎生的。

【教学过程】

组织者：谁知道我们人类是怎么出生的？

【教学提示】

尽可能鼓励学生回答，可以相互补充或者反驳。组织者最后提供正确的知识，并且通过对生育的介绍，引导孩子认识到家长养育的不易，学会感恩。关于人类生育繁衍的相关教学，在本书电影《冰河世纪 2：消融》中已经有提及，需要者可以参考。

【教学参考】

我们人类和小猪韦伯一样，属于胎生动物，我们都叫哺乳动物。大家看到影片中，猪妈妈生完孩子后，累得躺在那里不动了，十多头小猪围着它喝奶。我们的妈妈也是一样，为了生育我们，要怀胎十个月，非常辛苦，还要用乳汁哺育我们。虽然我们现在都不喝妈妈的奶了，但妈妈、爸爸仍然为我们每日操心、操劳，这都是他们对我们深深的爱。所以，我们要爱妈妈、爸爸。

【教学过程】

组织者：夏洛特临死前说："我们生，我们死，这是生命的自然循环。"但是，影片结尾处又说："夏洛特活在所有人的心中。"大家想想，为什么这么说？

【教学提示】

尽可能让学生呈现各种观点。

这部分重要的不是观点是否正确，而是要让学生认识到生命的美好，要珍惜生命。

【教学参考】

美好的生命需要有光彩地活着。即使是发育不良的猪，即使是又小又丑的蜘蛛，也有人爱，也可以给别人爱，也被别人需要，也需要别人。我们同学也是一样。我们要努力生活，努力爱别人，努力快乐地生活，珍视生命。

▶ 教学点四

如何对待宠物

【教学目的】 要善待宠物。

【教学过程】

组织者：我相信大家有人可能有养过或者家里正在饲养小动物。谁能说说自己养了什么小动物？能讲一下你和自己的小动物之间有什么难忘的故事吗？

【教学提示】

组织者要鼓励孩子们自由发言。关于善待宠物的主题，本书电影《蓝精灵》中也有介绍，可以参考。

通过故事分享，启发孩子认识到，如果养了小动物，就要对它好，不要遗弃它。它也是有感情的。我们不仅要爱人，还要爱动物，爱大自然，这才是真正的有爱心。

这里要注意区分城乡差异。一些农村地区的孩子家里可能饲养的不是宠物而是家禽、家畜，因此，要根据学生的实际情况进行分析。总体上要启发孩子善待动物。

▶ 教学点五

女孩子为什么不喜欢穿裙子?

【教学目的】 学会尊重每个人的服装爱好，尊重和我们不同的人。

【教学过程】

组织者：大家注意到了吗，影片中，女孩子芬儿原本一直穿长裤，去集市前，妈妈让她穿裙子，她还坚定地拒绝。但后来遇到一个她喜欢的男孩子，她就又穿裙子了，弟弟还笑话她。大家对芬儿一开始不愿意穿裙子，有什么看法？

【教学提示】

组织者要鼓励孩子们充分发表意见，如果能形成讨论或者观点交锋则更好。

通过讨论，组织者启发孩子认识到：穿什么是一个人的个人喜好。虽然在我们的社会文化下，女孩子普遍穿裙子，但也有一些女孩子不喜欢穿裙子，这不能说明她们不是好女孩。我们还是不能以衣服取人。

也许将来某一天，不喜欢穿裙子的女孩子会像影片中的芬儿一样穿上裙子，也许永远没有那一天，但重要的是，只有她自己快乐，她自己做出了选择，那就是好的，大家都应该尊重她的选择，不应该歧视、嘲笑她。

最后，组织者请孩子们再一次总结：我们从这部影片中学习到了哪些东西？

蓝精灵

推荐教学对象：幼儿园、小学生

 影片介绍

▶ 电影简介

《蓝精灵》（ *The Smurfs* ），美国影片，2011 年出品。《蓝精灵》原是 1958 年由比利时漫画家沛优及其夫人共同创作的，另有系列动画短片。片长 103 分钟。

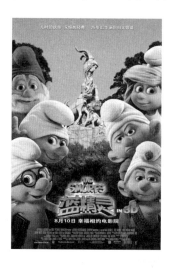

▶ 剧情梗概

　　蓝精灵爸爸和他的 99 个儿子、1 个女儿生活在森林里，邪恶的格格巫为了获取他们身上神秘的物质，突然闯进精灵村庄，捕捉他们。受惊的蓝精灵慌忙逃跑，其中蓝爸爸、小女精灵、笨笨等误闯神秘石洞，在奇异的蓝月亮照耀下竟然穿越到了纽约。阴错阳差，几个蓝精灵寄居在一对年轻夫妇（一位广告设计师和他的妻子）家中。他们活泼好动，搞得屋主晕头转向又无计可施。精灵们首要的任务就是避开格格巫的追捕返回精灵村庄。最后，他们在屋主的帮助下，战胜了格格巫，返回了精灵的世界。而广告设计师一家也在和他们的交往中收获良多，特别是从蓝爸爸那里学习到了应该如何爱孩子。

教学流程

● 性教育关键点

世界因为多元性别而美丽，尊重这个世界上所有性别的人；理解家长的付出，感恩家长；不歧视有缺点的人，谁都可以改变，男人可以做好爸爸；善待宠物。

● 教学点一

世界不是单性别的

【教学目的】 引入出生性别比的概念，增强学生反对性别歧视的意识；提出性别多元、跨性别的概念，初步建构学生尊重性别多元的意识。

【教学过程】

组织者：影片中，蓝精灵的世界原本是单性别的，蓝精灵爸爸带着99个儿子。后来格格巫派了一个蓝精灵妹妹来，就是为了给他们制造矛盾的。但是，蓝爸爸成功地化解了危险，蓝妹妹成了大家庭中的一员，大家都相处得非常好。

同学们，你们想一想：如果一个社会只有男性可以吗？或者有99个男孩子，却只有1个女孩子，这样好吗？为什么？

【教学提示】

孩子们自由发言，组织者引导。

可能有学生认为那样没有问题，因为看起来原先蓝爸爸一家挺好的，而蓝妹妹的出现也给他们带来了矛盾。这时需要组织者进行引导：一个社会中，只有男性是不行的，这并不仅仅是因为女性对社会贡献也非常大，而是因为，这本来就是一个由多重性别组成的社会，单一的性别不仅让世界十分单调，而且，这个世界上的男人和女人本来就是相互支撑、帮助着共同生活的，彼此都不可或缺。

就像在这部影片中，蓝妹妹和其他精灵一样，也是勇敢的、顽强的、同仇敌忾的，在对格格巫和阿兹猫的斗争中也冲在最前面，最后蓝妹妹还独自斗败了阿兹猫。蓝妹妹并不因为她的性别和别的精灵不同而"没用"，或者比别的精灵"低下"。

但是，99个男孩子，1个女孩子，也不是一个自然、健康的社会。这里还可以进一步介绍"出生性别比"这个概念。

【教学参考】

有一个词，叫"出生性别比"，指出生的孩子里男性和女性的比例。最自然的比例，应当是100∶105，也就是说，每有100个女孩子，就有105个男孩子。其中，男婴更弱，在成长过程中，男性的死亡率高于女性，结果是一个社会中男女比例差不多。但是，有些时候，因为一些人不喜欢女孩子，当他们知道自己将要出生的孩子是女孩子时，便会通过人工堕胎等手段，不让她们出生。在我国有的地方，出生性别比甚至达到了100∶140。这其实是不利于社会健康、美好地发展的。

人为减少女孩子的出生，是很残酷的，对女孩子是不公正的。男性、女性都是社会的建设者，他们具有平等的生命权、健康权等基本人权。我们从小就不要歧视女性，也要反对别人歧视女性。影片中，99个男孩子和1个女孩子的社会，以人类的眼光看，也不是一个自然、健康、和谐的社会。

【教学过程】

组织者：同学们想一想，你们注意到生活中还有哪些歧视女性的现象吗？

【教学提示】

学生自由发言。组织者引导，进一步让学生意识到歧视存在的广泛性。比如，机遇不平等，家长偏爱男孩，老师更关注男孩，说男孩更聪明、女孩肯定不如男孩等的基于性别的偏见，等等。

【教学过程】

组织者：同学们，我们说了，世界不只有男性，还有女性。那么，是否还有其他的性别呢？

有的，还有一类人是"跨性别者"，即跨越了男女两种性别模式的那些人。这些跨性别者，他们长期以来都被认为是有病的，是变态，是需要到医院治疗的。但是，现在人们开始逐渐懂得尊重他们作为不同于男人和女人的独特存在。

【教学提示】

生理男性和女性的区别，在本书电影《别惹蚂蚁》中有介绍。组织者可以视学情选取介绍。

跨性别的概念，对于绝大多数中国人来说还很陌生，在小学阶段讲这个是否过早？笔者认为，正确的知识的介入从来都不会早。为了让学生充分理解，可以将跨性别者中包括的不同类别，分别进行解释。当然，组织者也可以根据本班学情，不对一些跨性别人群进行解释。笔者认为，在幼儿园、小学阶段，介绍一下跨性别的存在，以及让学生对跨性别采取尊重的态度就可以了，关于跨性别的更深入的阐释，可以放到高中，甚至大学阶段讲授。

因此，这里可以简单向学生介绍关于跨性别的知识，同时引导孩子认识到，不能因为他们"不男不女"或者是少数人，而歧视他们。

【教学参考】

跨性别者包括：原生间性人（intersex，又译双性人），变性欲者，变性人，易装者，跨性别表演者，跨性别性工作者，只做了隆胸手术的生理男人，基于性别选择目的做了乳房切割的生理女人，以及其他所有认为自己不属于传统观念关于男人和女人的定义的人。也有原生间性人认为他们并不属于跨性别，而只是"双性人"。总之，性别不只有两种。

许多跨性别者，他们不喜欢按照社会规范的着装方式穿衣服，比如，男人可能想穿女人的裙子，而女人恰恰不想穿裙子，想穿很男人化的衣服。

我们的社会规定了男人应该穿什么衣服，女人应该穿什么衣服。比如，在《蓝精灵》这部影片中，蓝精灵们都穿着裤子，只有蓝妹妹和她的兄弟们不一样，她穿裙子。现实中也会有学生并不喜欢这样的穿着规范，比如女生不喜欢穿裙子，穿得和男生一样，我们不应该因此歧视她们。

▶ 教学点二

更多爱，给我们的家长

【教学目的】 让孩子理解他们的到来、对家长生活的影响，更加爱为他们付出很多的家长。

【教学过程】

组织者：影片中的蓝爸爸和广告设计师，是两个完全不同的爸爸。请大家说说，这两个爸爸在对待孩子方面有什么不同？

【教学提示】

让学生尽量列举两人的不同之处。让学生意识到蓝爸爸这样爱孩子的父亲是非常好的父亲。

【教学参考】

蓝爸爸和广告设计师的区别主要可能集中在：

蓝爸爸是智慧、勇敢、爱孩子的化身。和平时，他带领着孩子们建设着自己的村庄；格格巫入侵的时候，他掩护着孩子们撤退；当笨笨误入歧途时，他决心不放弃每一个孩子；寻找望星镜时，他身先士卒；遇到格格巫的围剿，他牺牲自己让孩子们先跑，还嘱咐绝对不要回来找他；当终于可以平安回家时，他脑子里想的还是如何把纽约的经验带回去建设自己的村庄……从蓝爸爸的身上，我们看到了一位父亲是如何爱孩子的。

影片中的广告设计师，虽然要当父亲了，但原本不像蓝爸爸那样爱孩子，他对当爸爸似乎还没有准备好。这时，蓝精灵们来了，他们的出现，仿佛就是为了帮助广告设计师提前体味当爸爸的感觉的。

【教学过程】

组织者：那大家进一步说说，影片中，蓝精灵们的出现，在哪些地方让广告设计师一家发生了改变？

【教学提示】

让学生尽量多地举例。组织者可以引导学生意识到，家长都是在带孩子的过程中学习怎样做家长的。同时，家长为了养育孩子，自己作出了很大的改变，也付出了极大的牺牲。自己要感激家长带给我们生命，并且了解家长为我们的付出，心怀感恩。

【教学参考】

那一个个不安分的蓝精灵，把广告设计师家里弄得很乱，给他的工作带来很多麻烦，甚至差一点使他丢了饭碗。这，不就是一个家庭中有了小孩子之后的常见状态？一个小孩子的出现，会彻底改变家长的生活，他们不再拥有简单、浪漫的二人世界了，他们将整天围着孩子忙忙碌碌，孩子成为这个家庭的中心。所以，同学们知道了吧，当我们出生之后，我们家长的生活就是这样被你们搅乱的，他们为我们付出了太多太多，我们要对家长心怀感恩。

▶ **教学点三**

我们都在成长

【教学目的】 不要歧视有缺点的同学，大家都可以通过努力变成英雄。

【教学过程】

组织者：影片开始，蓝精灵笨笨总在闯祸。甚至，如果不是因为他走错了方向，蓝精灵们也不会误跑到纽约来。影片中说到了，每个蓝精灵根据自己的个性被起名字，笨笨这个名字，就是因为它比较笨的原因。这就好像是我们人类起外号。大家说，起外号好不好呀？

【教学提示】

让学生回答。

鼓励学生发表不同的看法，比如：有同学可能认为取外号是对别的同学的不尊重；但也有同学可能认为那只是昵称，大家觉得很亲热……

组织者可以引导学生，如果要给同学起外号，就要用他的优点，而千万不要用他的缺点起外号。这就表示这个外号是某种善意的玩笑，而不是恶意的嘲弄。而对于同学身体上存在的缺陷，更不要嘲弄，嘲弄是对别人的伤害。同时，要鼓励学生克服并且改变自己身上的缺点，也相信很多缺点是可以改变的。

【教学参考】

我们每个人都有缺点，我们不应该用一个人的缺点来嘲笑他，而应该用他的优点来鼓励他。

影片中的笨笨，真的很笨吗？也许曾经是的。但是，经历了纽约冒险，他在快速地成长着，最后，他变成了一个英雄！我们同学们也是一样，可能会有这样或那样的缺点，但我们只要下定决心，就一定可以克服缺点，每个人都可以成为某一方面的英雄！

影片中的广告设计师，也是一个有缺点的人，比如不够爱孩子，不够耐心，但他最后也改正了缺点。

影片也表现了大家的合作，为了战胜格格巫，蓝精灵们集体到场作战，这就是团结的力量。这情节告诉我们：人多力量大，我们在困难面前一定要团结。

▶ **教学点四**

对你的宠物好一些

【教学目的】 让学生意识到要善待宠物。

【教学过程】

组织者：家里养小动物的同学请举手。

【教学提示】

学生举手，组织者可以让每个养宠物的学生发言，养的是什么，养了几年，平时主要是谁照管，等等。

【教学过程】

组织者：影片中，也有一个人养了一只猫，这就是格格巫和他的阿兹猫。那么同学们觉得，阿兹猫是格格巫的宠物吗？为什么？

【教学提示】

学生自由回答。组织者引导大家认识到：阿兹猫的待遇不太像宠物，因为它得不到主人的爱和尊重。危险的时候，格格巫总是让阿兹猫先去尝试。格格巫这样对待阿兹猫，也就难怪当他自己倒霉的时候，阿兹猫也会发出怪异的猫叫。所以，他们之间是主人和奴仆的关系，格格巫在利用阿兹猫。我们养宠物时，不要这样对待它，而应该尊重它、爱它。

【教学过程】

组织者：大家说一下，哪些对待宠物的方式是错误的？

【教学提示】

同学们列举，组织者引导。对待宠物的不好的行为可能包括：虐待宠物，不给宠物饭吃，遗弃宠物，等等。

【教学参考】

如果你养了宠物，就要对它好，不要虐待它，更不要抛弃它，要照顾它一生。因为它是一个生命。

宠物的寿命通常都不长，狗的寿命大约在13至18年之间，猫能活到17岁或更长一些。所以，如果你养了一只猫，在它十四五岁的时候遗弃它，就仿佛遗弃了相当于人类社会的一个六七十岁的老人。因为它长期生活在主人家里，早就不像野生动物一样有自己照顾自己的野外生存本事，而它那时的年龄就和你的爷爷奶奶一样，如果被弃置街头，没有人照顾，会很可怜。

影片中有一段对话，广告设计师嫌蓝精灵把家里弄乱了，他的妻子说："这是一生中难得的瞬间，经历的真正神奇的事情。"你的宠物其实也是一样。它们来到你的生活，陪伴你，给你带来快乐，我们要感谢它们，要爱它们，在付出爱的过程中，你也一定会得到它们给你的回报：爱，快乐，幸福的感受。

▶ **家长课堂**

【教学提示】

此片非常适合亲子共看，有助于教育男性更多地参与家庭事务，更多地照看孩子。组织者可以在家长会上，鼓励父亲回家和孩子共同观影，并且将下面的分析给家长。

【教学参考】

这部影片一个重要的暗线，便是教育男人如何做一个好爸爸。

设计师正是在蓝爸爸的帮助下，才充分地进入了父亲的角色，准备好做一个父亲了。这些蓝精灵就仿佛是一群孩子，让广告设计师开始了做爸爸的排练。

蓝精灵们把广告设计师的书房改成了婴儿房，是具有象征意义的。仿佛要让他放下一些工作，多把一些精力和时间放在孩子身上。是呀，我们通常投入太多的时间和精力在工作上，努力"成功"。但是，"成功"的标准又是什么呢？如果错过了和孩子、家人一起成长的幸福时光，这样的人生会是成功的吗？

当蓝精灵们闯入超市后，广告设计师的妻子急急地给他打电话，说需要他，让他快来。他立即扔下工作赶来了。蓝爸爸后来问他为什么会来，广告设计师说："妻子需要我。"蓝爸爸则说："做父亲也是一样。"是的，孩子们也需要爸爸。蓝爸爸鼓励广告设计师："你会是一个好爸爸。"

广告设计师妻子建议他以积极的眼光来理解蓝精灵们带来的许多麻烦的话，也同样可以用来理解孩子们给家长带来的"麻烦"："想一想吧，这个世界上那么多人，他们却选择了我们……这是上天给我们的福，是我们的蓝月亮！"

是的，每个孩子都是家长的蓝月亮。

在这里，蓝月亮象征着梦想、希望、快乐、家。

正如广告设计师妻子所说，许多快乐的时光只是"瞬间"。家长能够和孩子一起成长的时光，也是稍纵即逝的。想一想，当我们即将告别这个世界的时候，我们最想见的人是谁？我们最放不下的是什么？一定是我们的家人、我们的孩子，而不会是公司的老板，更不会是花不掉的钞票或各种荣誉。

广告设计师看着孩子在妻子体内的 X 光片时，眼神变得温柔，手指轻轻抚过 X 光片上的胎儿，让我们感到父爱同样柔情万千。

影片最后，当蓝精灵们同广告设计师告别，广告设计师一如既往地称蓝爸爸为"爸爸"，他说："再见，爸爸。"

蓝爸爸也对广告设计师说："再见，爸爸。"

广告设计师一直想有一套更大的房子，但是在影片结尾，他不要大房子了，他对妻子说："那会使我们离得更远……"

这些都暗示着这个男人已经成为一个理想的"准爸爸"了。

兰戈

推荐教学对象：幼儿园、小学生

 影片介绍

▶ **电影简介**

《兰戈》（*Rango*），又译《飙风雷哥》、《荒漠大冒险》等，美国动画片，2011 年出品。片长 107 分钟。

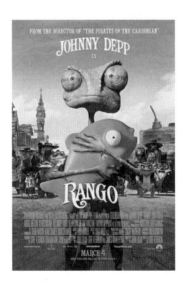

▶ **剧情梗概**

一只生活在玻璃箱里的小变色龙兰戈，因为意外到了一个老旧的小镇，他夸下海口说自己是来自西部的大侠，把自己打扮成一个英雄。为了这一个谎言，他不得不一直说谎。由于阴错阳差地杀死了小镇人人害怕的一只鹰，所以人们相信他是真英雄，很欢迎他，让他当了小镇的警长。

小镇的动物们苦于没有饮水，而镇长荒漠龟则控制着水源，欲以此把持权力和财富。兰戈试图揭穿镇长的把戏，镇长叫来响尾蛇，并且揭穿了兰戈曾经的谎言。兰戈不得不在

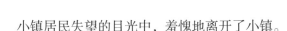

小镇居民失望的目光中，羞愧地离开了小镇。

对于小镇动物们的爱与责任，使兰戈不想放弃。他最终彻底揭穿了镇长的恶行，并且勇敢地回到小镇，通过镇上动物的帮助，终于打败了响尾蛇和镇长，还赢得了爱情，解救了镇子上的动物们，成为了真正的英雄。

 教学流程

▶ **性教育关键点**

要诚实，不要说谎；人，无论性别都可以成为小英雄；外面的世界有风险，要锻炼自己，学会自我保护；人要有信仰，有理想，还要不断努力；从身边小事做起，节约用水。

▶ **教学点一**

不要说谎，否则你会被一个个谎言困住

【教学目的】 让孩子认识到一旦说了谎话，就要不断地圆谎，谎言绝不是解决问题的好办法。诚实地表现自己才会赢得尊重，偶尔的胜利不代表永远的，不要当投机主义者。

【教学过程】
组织者：为什么兰戈进小镇之后要模仿镇上的动物走路呢？虽然兰戈想假装成镇上的动物，可是还是被认出来了。为什么呢？

【教学提示】
孩子们自由发言。孩子们可能会回答：
（1）因为他是外来的，害怕别人打他。
（2）他装得不像，有些东西是没办法装的。
…………
引导孩子认识到，不论我们怎么假装自己，还是会不经意地露出破绽。假装不是一件容易的事情，因为不是做自己。

【教学过程】
组织者：后来，兰戈开始说他来自西部，并说了一些英雄事迹来欺骗当地人，可是为什么当地人都相信了呢？

【教学提示】
孩子们可能会说：因为兰戈阴错阳差地碰巧展现了他的"英雄"气；那些动物都没见过兰戈；当地人都不怎么聪明；等等。

组织者要通过学生的观点让大家认识到，正是一些巧合，才让兰戈骗过大家。而现实中，谎言是很有可能被戳穿的。说谎是危险的。

【教学过程】

组织者：大家想一想，如果你一旦说谎被戳穿，会怎么样呢，你们猜？

【教学提示】

孩子们自由发言，可能包括：被打一顿，被羞辱，被人笑话……

组织者让孩子们意识到，说大话骗人没有好结果。我们常常为某个顾虑而不敢说真话，但是说谎意味着对别人的欺骗，因此，会引来别人更多的指责。

而且，即使在谎言被揭穿之前，就像兰戈一样，也很容易被自己的谎言所束缚，因为他在接下来的日子里，要用一个又一个的谎言去圆前面说过的谎，也要承担因为他夸下海口而要承担的责任。比如，他被任命为他并没有能力承担的警长。这对于他自己和整个小镇，都是危险的。

谎言就是谎言，最终也不能成为事实。说谎的人，会像兰戈一样，成为自己谎言的牺牲者。

其实，影片中有一句话非常深刻："重要的不是你是谁，而是你做了什么。"兰戈不需要是西部大侠，他后来为全镇人的生存做出贡献，就足以获得人们的尊敬了。

▶ 教学点二

谁都可以成为小英雄

【教学目的】　让学生们认识到英雄、强者不分性别；而且坏人也不分性别。

【教学过程】

组织者：大家想一想，这部影片中的英雄是谁？

【教学提示】

学生们自由发言，应该可以认识到兰戈和豆豆都是英雄，村里的男女老少都是英雄。

组织者可以引导学生回想其他影片中的英雄，并且提示：有没有女性英雄？

如果学生说不出来，组织者可以引导：花木兰、穆桂英或者美少女战士都是女孩子成为英雄的例子。

【教学参考】

兰戈的谎言被揭穿后，不得不离开镇子，但是他并没有因此一蹶不振，相反，他发现了水源被镇长控制的真相，并且勇敢地返回镇子去战胜响尾蛇，帮助大家。弱小的一条变色龙，成为一个真正的大英雄，靠的是勇敢和机智，更重要的，靠的是爱，是责任心。所以，无论你是强大还是弱小，无论你是否曾经犯过错误，只要做好事，就是英雄。

虽然多数影片中，英雄都是男性，但事实上，许多女子出样勇敢坚强，像这部影片中，女性豆豆就一直坚定地捍卫着父亲留下来的财产，并且与镇长进行着不屈的斗争。

同样的，男孩子可以是，却不一定都要逞英雄，男孩子也可以哭，也可以弱，女孩子也不一定就是弱小的。只要我们努力去帮助别人，我们人人都可以成为大英雄。坚强、爱憎分明是好品质，我们人人都应该具备。

像镇子里的男女老少一样，我们多数时候可能无法扮演救民于水火之中的大英雄角色，但是，当面对恶势力的时候，我们同样可以不屈服，明辨善恶，在机会和条件许可的时候勇于反抗，我们也就都是英雄。

【教学过程】

组织者：同学们再想一想，这部影片的反面角色里面，有没有女性呀？

【教学提示】

学生们自由回答，此影片中的反面角色中没有女性。

组织者可以提示大家回忆以前看过的电影里面，有没有坏人是女性的。

学生们自由发言。如果回答不上来，组织者可以引导，比如《白雪公主》中的王后便是女性。

这里组织者要引导孩子们认识到，坏人也不一定都是男人，也有女性。善恶与性别无关。

【教学过程】

组织者：请同学们想一想，你做过哪些勇敢的事情？你曾经给过别人什么帮助？

【教学提示】

鼓励学生说出自己做过的"勇敢"的事情。

组织者这里应该特别鼓励让女生呈现自己勇敢、助人为乐的行为，这有助于消除"女孩子都懦弱，只有男孩子勇敢"的社会性别刻板印象。

同时，组织者通过引导，让学生意识到，"勇敢"的行为不必很宏大，也可以很细小。比如打针时不哭，摔倒了自己爬起来，都是勇敢的表现；比如帮爸爸妈妈干活，也是助人为乐的小英雄。

组织者最后还要通过总结，鼓励学生在日常生活中积累善良和勇敢，成为"英雄"。需要注意的是，本课程中对"英雄"的强调，并不在于鼓励孩子们一定要"逞英雄"或者"争第一"，而在于让孩子们意识到，生活中普遍存在做好事、做善事、助人为乐的机会，日积一善，就是"英雄"，普通人，照样是英雄。

【教学过程】

组织者：同学们分享了这么多勇敢的、助人为乐的事例，让老师觉得你们每个人都是一个真正的小英雄。也许有的同学还没有机会做出英雄的举动，但只要你心中有一个爱憎分明的态度，有一个追求当英雄的梦想，你也就一定会成为英雄！实际上，英雄不一定轰轰烈烈，英雄就是存在于我们身边的每一个普通人。当你行善的时候，当你帮助别人的时候，当你关心需要关心的人的时候，你就是英雄。我们每一个男生，每一个女生，都可以成为小英雄。

▶ 教学点三

外面的世界有风险，但也要锻炼自己

【教学目的】 让孩子们明白外面的世界比学校要复杂，甚至会有危险，但是我们终究要面对，并以此得到锻炼，成为独立坚强的人；学习应对走失和面对性骚扰的技能。

【教学过程】

组织者：我们每位同学都生活在家长的呵护中，就像生活在水族箱中的兰戈，每天和那个没有生命的小鱼和人偶在一起玩英雄历险的游戏。但是，真正的风险和我们的生活其实只隔了一层玻璃。如果有一天，你就像兰戈一样，被意外地抛到了外面的世界，你会怎么办呢？想象一下，你和家长上街，走失了，你应该怎么办？

【教学提示】

学生自由发言。学生可能提到：

（1）找警察，或其他穿制服的人，向他们求助。

（2）借别人的电话，给爸妈打电话。

（3）站在原地不动，等爸妈回来。

…………

这部分需要通过组织者的启发和鼓励，让更多学生发言，大家一起想出尽量多的办法，并且通过讨论，来分析各种情境下的可能性。这是一个发散性的讨论，不需要标准答案，只需要鼓励孩子们思维。

【教学过程】

组织者：接下来，我们再来设想一种危险的情景，公共汽车上，你发现有人要不怀好意地触摸你的身体，你该怎么办？

【教学参考】

在本书影片《别惹蚂蚁》中，我们已经列举了哪些身体部位是不能触碰的，以及如何判断哪些触碰属于非善意的。如果组织者此前没有讲那部影片或相关内容，可以引用此讲述。

这部分鼓励学生自由回答。

组织者启发孩子认识到，遇到不怀好意地要触摸我们身体的人，我们要把自己的安全放在第一位，尽快地躲开他；如果躲不开，近处有人就要呼救，没有人就应该尽可能采取机智的办法逃离；要尽快向家长和老师报告。

【教学过程】

组织者：外面的世界虽然有风险，但是我们终究要长大，不可能永远待在一个玻璃箱中，由家长保护我们。我们终究都要自己面对社会，得到锻炼，并最终成为一个独立的人，所以我们现在要好好学习各项本领，不只是书本上的死知识，还要懂得一些生活常识，并拥有一些基本的生存能力。从现在开始，我们就应该帮助家长做家务，争取做到自己的事自己做，比如说：自己洗脸，自己穿衣，自己整理书包，至少还要学会自己洗小件的衣物，比如袜子呀，内裤呀。因为这些都是学习，这将使你们更强大。

▶ 教学点四

人要有信仰，要对生活充满希望，同时还要努力

【教学目的】　让孩子们认识到无论面对什么样的困难，都不要放弃，仍然要乐观、

充满希望；并要开动脑筋，不断努力，以解决困难。

【教学过程】

组织者：镇子里都没有水了，动物们都生活得很艰辛，为什么还有那么多动物没有离开小镇呢？

【教学提示】

孩子们自由回答，可能包括：

（1）小镇里的动物们相信每周三会有水。

（2）小镇的银行里存着水，那使他们有了安全感。

（3）动物们相信生活一定会好起来的。

…………

通过讨论，组织者要启发大家认识到，小镇的动物们有信仰是非常重要的。信仰的力量是强大的。一个人有了理想和信仰，生活再艰辛，也能坚强地生活下去。有理想和信仰的生活是快乐的。

信仰不仅停留在想象中，还表现在，当遇到困难的时候，要开动脑筋来解决困难，在信仰和理想面对挑战的时候更是如此。

有信仰、乐观并积极思考的人总会赢得大家的喜欢与尊重，像兰戈一样，得到大家的喜欢，因为他保护大家，关心大家，爱大家。

▶ 教学点五

环保的重要性，节约用水，人人有责

【教学目的】 让孩子们知道水的重要性，要节约用水。

【教学过程】

组织者：镇长说，控制水就控制了一切，你们同意吗？说说你们认为水能干什么？

【教学提示】

孩子们自由发言。

组织者引导大家认识到，水是生命之源，水对于人类、动物、植物都是绝不可缺少的。地球上的水资源非常紧张，地球上还有很多严重缺水的地区，那里的人们生活在非常艰苦的环境中。（这里可以出示一些关于水资源缺乏地区人们的生活情况的图片和介绍。）

保护地球环境、保护水资源，和我们每个人的生活方式有关。从我做起，从身边做起，从现在做起，节约用水，这样做的人多了，就能保护好地球的水资源。

【教学过程】

组织者：请大家想一想，我们有哪些办法节约用水呢？

【教学提示】

学生自由发言，组织者启发并鼓励大家说出尽量多的方式。这些方式包括：

（1）洗脸的时候不用流水，而是接到脸盆中洗。

（2）洗脸的水再用来洗脚或冲马桶。

（3）洗菜、洗米的水，留起来冲马桶。

（4）装水要喝干净再扔掉落水瓶。

（5）洗澡时，打沐浴液时要关掉水龙头，不要任其流淌。

（6）洗手的时候，不要大开着水龙头。

（7）尽可能少去洗车房，而选择自己拿水桶接水洗车。

…………

组织者可以和学生一起总结：我们从这部电影学习到了什么？

（董晓莹参与此文写作。）

机器人总动员

 影片介绍

▶ **电影简介**

《机器人总动员》（*WALL · E*），美国电影，2008 年出品。片长 97 分钟。

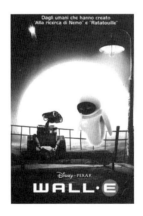

▶ **剧情梗概**

故事发生在 2805 年，由于人类无度破坏环境，地球此时已经成为飘浮在太空中的一个大垃圾球，人类不得已在 700 年前就都移居到太空船了，并且聘请 Buy N. Large 公司清除地球上的垃圾，等待着有一天垃圾清理完，在地球上发现绿色植物，再重新回到地球上。

于是 Buy N. Large 公司向地球运送了大量机器人来捡垃圾，但是这种机器人并不适合地球的环境，渐渐的都坏掉了，最后只剩下一个机器人瓦力还在日复一日地按照预定程序捡垃圾。显然这是个不可能完成的任务。就这么过了几百年，瓦力收集了不少人造的物品，其中最让他喜欢的是一盒录像带——芭芭拉·史翠珊主演的歌舞片《你好多莉》。

随着时间的流逝，这个仅存的机器人开始感到孤独。有一天，一艘飞船差点落在他头顶，一个先进的机器人伊芙来到地球负责搜索绿色植物，捡垃圾的瓦力爱上了伊芙。

　　伊芙在地球上收集到一棵唯一的绿色小草，如获至宝地要返回太空船。瓦力也紧追着她，来到太空船。太空船里的人类因为一切事都有机器人做，无所事事，养尊处优，都变得肥胖不堪，甚至无法站立和行走，都靠躺在飞行器上行动。就这样他们还不忘记疯狂购物。

　　太空船船长看到唯一的绿色植物，决定返回地球，却受到机器人的阻挠。瓦力和伊芙帮助船长，太空船最后回到地球。在这个过程中，伊芙也深深地爱上了瓦力。影片结尾，人类开始在仍旧充满垃圾的地球"家"中生活……

教学流程

◉ 性教育关键点

看似不般配的两个人也可以平等相爱；注意环保，不乱扔垃圾；要运动，拒绝好吃懒做；不要过度购物。

◉ 教学点一

爱是平等的，不需要自卑

【教学目的】　让学生懂得，外表美不等于心灵美，心灵的美好可以通过努力获得。

【教学过程】

组织者：伊芙出现在地球上后，瓦力很快爱上了她。但是，他和伊芙看起来不太"般配"，瓦力自己也不敢大胆表达，他想去拉伊芙的手，却有些害羞。大家觉得他俩到底"般配"吗？

【教学提示】

学生自由发言，可能包括：

他们确实不"般配"，因为：

（1）瓦力是一个又旧又破的机器人，浑身上下脏兮兮的，而伊芙是一个光鲜亮丽、外表就透着时尚、新潮的机器人。

（2）瓦力只是一个负责整理垃圾的机器人，伊芙却是一个来自遥远太空的高科技机器人。

（3）瓦力除了整理垃圾没有别的能力，而伊芙一抬手就可以发射导弹，力量超群。

（4）瓦力只会在地面跑来跑去，而伊芙却可以在天空中快速地、自由地飞翔。

…………

他们也挺"般配"的，因为：

（1）只要相爱，就没有什么不"般配"的。

（2）他们是机器人，"般配"的标准应该和人类不一样。

（3）也许伊芙根本也不在乎瓦力的这些"缺点"呢？

…………

组织者可以引导大家认识到，瓦力和伊芙虽然看似不"般配"，但瓦力勇敢地表达了自己的爱情。瓦力内心没有不平等观念，没有高低贵贱的等级差别。而伊芙最后也爱上了瓦力，她一开始的"无动于衷"也并不是因为认为自己比瓦力"高一等"。因此，看起来不"般配"的两个人还是可以平等相爱的。

【教学过程】

组织者：大家想一想，是什么使伊芙爱上瓦力的呢？

【教学提示】

学生自由发言，可能包括：

（1）下雨天，瓦力为伊芙打伞，不惜自己一次次被雷击。

（2）瓦力不畏风险，追随伊芙来到太空船。

（3）为了保住伊芙需要的小草，一再舍身相助。

…………

组织者鼓励学生分析这些情节，并引导大家认识到，是瓦力的精神吸引了伊芙，他们之间共同的理想和追求让他们走到一起。

【教学参考】

瓦力不惜一切代价，帮助伊芙拿到她最想要的那株小草。小草对于伊芙来讲，不是用来使她个人变得更美丽的鲜花或钻戒，而是完成使命的象征，更是将人类带回家园的象征。所以，瓦力所做的一切，正是爱的最真诚的表达——爱一个人，和对方一起去追求生命中最有意义的理想，实现自己人生的使命。这样看来，共同的理想是让彼此"般配"的最重要的因素，瓦力虽然很脏、很丑、很旧，但两个人对理想的共同追求，将他们结合在一起，使他们的爱升华。

▶ 教学点二

爱护地球家园，树立环保理念

【教学目的】 培养对环保的认识，养成垃圾分类的好习惯。

【教学过程】

组织者：影片中的地球，让我们触目惊心，没有蓝天，没有绿地，有的只是垃圾，人类再也无法生活。太空的命运也好不到哪里，密密麻麻的卫星都成了宇宙垃圾，而躲到太空飞船上的人类，也仍然保持着把垃圾随意向太空抛撒的习惯。

影片的环保主题非常明显，我们人类正在做很多破坏地球的事情，今天我们就来讨论其中的一点——如何处理垃圾的问题。我们每个人每天都会扔出许多垃圾，有哪位同学知道，这些垃圾到哪里去了？

【教学提示】

学生自由回答，组织者可以适当总结并补充知识。

【教学参考】

在一些垃圾管理较好的地区，大部分垃圾会得到卫生填埋、焚烧、堆肥等无害化处理，而更多地方的垃圾则常常被简易堆放或填埋，导致臭气肆虐，并且污染土壤和地下水体。

人们大量地消耗资源，大规模生产，大量地消费，又大量地生产着垃圾。以下是一些生活废弃物在自然界停留的时间：烟头：1～5年；羊毛织物：1～5年；橘子皮：2年；尼龙织物：30～40年；易拉罐：80～100年；塑料：100～200年；玻璃：永久存在。

这些垃圾都要得到妥善的处置，才能最大限度地减少地球的负担。但无害化处理的费用是非常高的，根据处理方式的不同，处理一吨垃圾的费用约为一百元至几百元不等。

现在，我们对垃圾处理比较好的方式就是垃圾分类。这是在源头将垃圾分类投放，分类收集，并通过分类运输和分类处置使之重新变成资源的方法。

比如，中国生活垃圾一般可分为四大类：可回收垃圾、厨余垃圾、有害垃圾和其他垃圾。目前常用的垃圾处理方法主要有：综合利用、卫生填埋、焚烧发电、生物堆肥、资源返还。

做好垃圾分类，有助于垃圾处理，更有助于保护我们的地球家园。而且，垃圾分类也是我们每个同学在现实生活中，都可以很容易做到的。

【教学过程】

组织者：同学们是否知道，我们生活中的可回收垃圾、厨余垃圾、有害垃圾和其他垃圾，分别指哪些？下面，我们来做个游戏，叫做"垃圾回家"。

【教学提示】

这个环节需要课前安排学生对垃圾的基本分类知识进行了解。

邀请学生志愿参加这个活动。其中4位学生扮演4种不同的"垃圾桶"，上面标以"可回收垃圾"、"厨余垃圾"、"有害垃圾"、"其他垃圾"的字样和标示；若干学生扮演各种"垃圾"（比如稿纸、废电池、灯泡、果皮、易拉罐等）。第一环节，让扮演"垃圾"的学生无序地站到各"垃圾桶"这里，让下面的学生指出，哪些站对了，哪些站错了，再进行新的分类。

最后，全部分完之后，让不同类的"垃圾"自己站出来分别介绍各自的特性。

以下是关于垃圾分类知识的介绍，供参考。

【教学参考】

各种类别的垃圾：

（1）可回收垃圾，主要包括废纸、塑料、玻璃、金属物和布料五大类。

废纸：主要包括报纸、期刊、图书、各种包装纸、办公用纸、广告纸、纸盒等，但是要注意纸巾和厕纸由于其水溶性太强，不可回收。

塑料：主要包括各种塑料袋、塑料包装物、一次性塑料餐盒和餐具、牙刷、塑料杯、矿泉水瓶、牙膏皮等。

玻璃：主要包括各种玻璃瓶、碎玻璃片、镜子、灯泡、暖瓶等。

金属物：主要包括易拉罐、罐头盒等。

布料：主要包括废弃衣服、桌布、洗脸巾、书包、鞋等。

这些垃圾通过综合处理回收利用，可以减少污染，节省资源。如，每回收1吨废纸，可造好纸850公斤，节省木材300公斤，比等量生产减少污染74%；每回收1吨塑料饮料瓶，可获得 0.7 吨二级原料；每回收 1 吨废钢铁，可炼好钢 0.9 吨，比用矿石冶炼节约成本 47%，减少空气污染 75%，减少 97% 的水污染和固体废物。

（2）厨余垃圾，包括剩菜剩饭、骨头、菜根菜叶、果皮等食品类废物，经生物技术就地处理堆肥，每吨可生产 0.3 吨有机肥料。

（3）有害垃圾，包括废电池、废日光灯管、废水银温度计、过期药品等，这些垃圾需要特殊安全处理。

（4）其他垃圾，包括除上述几类垃圾之外的砖瓦陶瓷、渣土、卫生间废纸、纸巾等难以回收的废弃物，通常根据垃圾特性采取焚烧或者填埋的方式处理。

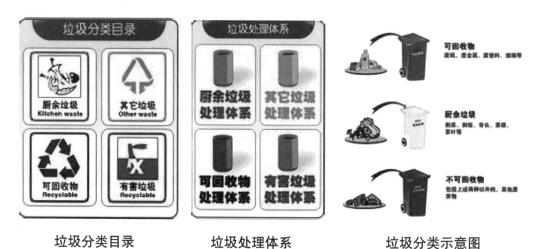

垃圾分类目录　　　　　垃圾处理体系　　　　　垃圾分类示意图

垃圾分类的好处：

（1）减少占地。

生活垃圾中有些物质不易降解，使土地受到严重侵蚀。垃圾分类，去掉能回收的、不易降解的物质，减少垃圾数量达 60% 以上。

（2）减少环境污染。

废弃的电池含有金属汞、镉等有毒物质，会对人类产生严重的危害；土壤中的废塑料会导致农作物减产；抛弃的废塑料被动物误食，导致动物死亡的事故时有发生。因此回收利用可以减少危害。

（3）变废为宝。

中国每年使用塑料快餐盒达 40 亿个、方便面碗 5 亿～7 亿个、一次性筷子数十亿双，这些占生活垃圾的 8%～15%。1 吨废塑料可回炼 600 公斤柴油。回收 1 500 吨废纸，可免于砍伐用于生产 1 200 吨纸的林木。1 吨易拉罐熔化后能结成 1 吨很好的铝块，可少采 20 吨铝矿。生活垃圾中有 30%～40% 可以回收利用，应珍惜这个小本大利的资源。大家也可以利用易拉罐制作笔盒，既环保，又节约资源。

【教学提示】

组织者也可以结合电影《兰戈》中表现的水资源缺乏，以及《小美人鱼》中表现的海洋污染，加深对环保主题的论述。

▶ 教学点三

生命在于运动

【教学目的】 让学生热爱运动，保持健康。

【教学过程】

组织者：在电影中，随着科技的发展，需要人从事的体力工作越来越少，机器人代替人类做了很多事情，人们开始变得好吃懒做，甚至连走路都不愿意。结果反而是，人类的健康受损，体质下降。我们看到电影中的人类，一个比一个肥胖，肥胖成为人类健康的杀手。

请同学们说一说，肥胖有哪些危害呀？

【教学提示】

让学生自由发言，阐述肥胖对健康和生活的危害，以及如何保持健康的身体。这里要注意的是，也要避免对肥胖的学生进行歧视和嘲笑。不进行"美貌暴力"的内容，可以参见本书电影《珍爱人生》中的有关内容。

【教学参考】

我们要热爱运动，保持运动的习惯。生命在于运动，大家每天都要坚持做操，坚持上体育课，坚持课外活动，注意健康的饮食习惯。

另一方面，我们也不要嘲笑长得胖的同学。肥胖诚然有害健康，但不等于肥胖的同学就应该遭到歧视，他们同样也是可爱和美丽的，特别是，肥胖与人的人格、智慧、品格这些都没有关系。对于缺少运动的同学，我们可以动员邀请他和我们一起运动，一起追求健康。

▶ 教学点四

不要追求过度消费

【教学目的】 培养学生节俭的生活习惯，拒绝过度消费。

【教学过程】

组织者：影片中，无论是在地球上，还是在太空船中，到处都可以看到商品、商厦、购物中心的广告。最新的、最时尚的、最名牌的商品，向人们频频招手。这就是我们今天社会生活的真实再现。过度消费造成了对资源的过度使用，以及垃圾的大量生产，对于地球环境被破坏承担着不可推卸的责任。大家想一想，现实生活中，我们有哪些方面的消费可以更"节约"一些？

【教学提示】

让学生自己思考自己生活中可以节约的部分。学生的想法应该得到鼓励，组织者可以进一步引导学生把这样的想法向自己的家长进行倡导。

最后，组织者请同学们一起总结：我们从这部影片中学习到了什么？还可以进一步启发学生思考，哪些垃圾可以"变废为宝"，鼓励学生回去做一件"垃圾宝贝"，即把生活中一件废弃的东西重新做成有用的，并可以在下一次的相关课程中进行分享。

别惹蚂蚁

推荐教学对象：幼儿园、中低年级小学生

 ## 影片介绍

▶ **电影简介**

《别惹蚂蚁》（*The Ant Bully*），美国动画片，2006 年出品。片长 109 分钟。

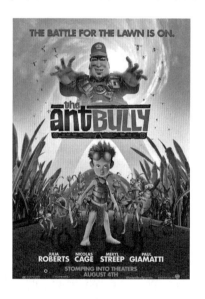

▶ **剧情梗概**

10 岁小男孩卢卡斯戴一副眼镜，长得比较弱，成了邻居小霸王史蒂夫欺负的对象。手无缚鸡之力的卢卡斯只好把怒气全出在家里后院的蚁丘上。他用水枪制造了蚂蚁王国的一场大洪水，一瞬间破坏了蚂蚁们的家园。可卢卡斯不知道的是，他眼中的"愚蠢小蚂蚁"却拥有一个完整齐备的王国，愤怒的蚂蚁们经过审判商讨，决计要让卢卡斯受到教训。

巫师蚂蚁佐克用研制出来的神奇药水，将卢卡斯变成了蚂蚁般大小，并把他带回了蚂蚁王国。蚁后判决小男孩和蚂蚁们一起生活和劳动，学习做一只蚂蚁。善良的雌蚁霍娃自愿当他的老师。

卢卡斯渐渐理解了蚂蚁们的世界，和蚂蚁们成了朋友，包括曾最看他不顺眼的巫师佐克。在灭虫公司来喷灭虫药的关键时刻，卢卡斯带领蚂蚁们战胜了灭虫师，保存了蚁族的生命。

卢卡斯重新变回真人大小，但他再也不害怕小霸王史蒂夫了。他还成了蚂蚁们的好朋友，将一盒糖投入蚂蚁们的洞穴，这是它们最喜欢的"甜石头"。

 教学流程

▶ **性教育关键点**

反对校园霸凌；包容异己；性别的生理差异；保护隐私部位，防范性骚扰。

▶ **教学点一**

不欺负别人，也不让别人欺负

【**教学目的**】 不要欺负弱者，别人欺负我们也不要顺从，要反抗。
【**教学过程**】
组织者：影片中，有许多强者欺负弱者的情节。大家想一想，都包括哪些情节？这样做对不对？
【**教学提示**】
学生们自由发言。
强者欺负弱者的情节包括：小霸王史蒂夫欺负卢卡斯，卢卡斯欺负蚂蚁，灭虫公司的员工要杀死昆虫，马蜂袭击蚂蚁，等等。

组织者在引导的时候，可以结合影片的场景，分析其中强者欺负弱者的情境。比如，小霸王史蒂夫欺负卢卡斯，卢卡斯又欺负蚂蚁。原本是弱者的、被人欺负的卢卡斯，在蚂蚁面前变成了强者，被称为"破坏者"。因此，今天欺负别人，明天就可能被欺负。这是一个非常不好的现象。

史蒂夫反复对卢卡斯说过一句话：我比你强大，我欺负你，你能怎么办？其霸道的神气，令人愤怒。

可以启发学生想一想，自己身边，甚至自己，有没有欺负弱小的同学？比如，高个子的、强壮的同学，欺负小个子的、弱小的同学；力气大的男同学，欺负力气小的女同学……

鼓励学生意识到，欺负别人是不对的。面对别人的欺负，也不应该顺从。

在学校里面欺负其他同学的人，被称为"校园恶霸"。如果身边有这样的人，一定要告诉老师或家长。

通过讨论，鼓励学生内心要强大起来。弱小者团结起来，就有了战胜强者的力量，就可以战胜强敌。面对灭虫公司的员工，蚂蚁们和马蜂们合作，最终战胜了他。正如卢卡斯对史蒂夫说的："我们都小，但是我们联合起来就比你强。"

▶ 教学点二

包容的人才可爱

【教学目的】 包容不同的人，甚至包容伤害过你的人。

【教学过程】

组织者：蚂蚁巫师佐克，很喜欢雌蚁霍娃，但是非常仇恨卢斯卡。然而，霍娃却一直在保护卢斯卡。一天，佐克把卢斯卡轰走了，使他险些丧命。霍娃知道佐克的做法后，非常鄙视地对他说："你不是我爱的那个蚂蚁。"还说："你陷在仇恨中不能自拔。"

这些话激醒了佐克。当卢卡斯被青蛙吞到肚子里后，佐克冒死将他救了出来。这时，霍娃看佐克的目光中充满了柔情，那是一种爱的柔情。佐克变了，变得善良和宽容了，这使他最终获得了爱情。宽容的人，才可爱。

同学们，想一想，有没有哪个同学曾经得罪过你，伤害过你，让你生气？那么，今天开始，就宽容他吧。

【教学提示】

这里组织者可以让学生在纸上写下一个让你觉得对方伤害过你的人，但是不必强求每个人都要写。写完以后，不用交上来，让学生拿起纸，对着那个名字说：虽然你曾经伤害过我，但无论如何，我选择包容你，原谅你，放下对你的不满，希望你越来越好，而我也就成长了！

【教学过程】

组织者：佐克和卢斯卡尽弃前嫌之后，两人坐在月色下有一段寓意深长的谈话。

佐克：你们的城市也像蚁巢吗？

卢斯卡：某种意义上，是的。

佐克：住在里面的人都是兄弟吗？都在为了家园一起努力工作吗？

卢斯卡：不完全是，人类为自己。

佐克：那太原始了。

卢斯卡：可能是因为差异吧。

佐克：但是，差异只会让群落更强大，蚂蚁就是这样，不同的蚂蚁承担不同的工作。

卢斯卡：我只看到了差异后，有人会欺负我，欺负别人。

佐克：有些人愿意欺负他们不理解的人……

这话真是深刻。

许多时候，我们对和自己不一样的人，无论是肤色，或价值观，或其他某些方面不一样的人，会有歧视，觉得他们是另类，恨不能消灭他们。但是，人凭什么要把自己作为正确的标准呢？有什么权利认为和自己不一样的人就是错误的呢？真正的智者，是懂得包容异己的人。同学们想一想，在我们的生活中，有哪些人因为差异而被欺负、被歧视？

【教学提示】

鼓励学生自由列举。组织者进行引导。

对差异的歧视与包容部分，可以有非常深入的引导。比如，对残疾人的歧视与包容，对同性恋者的歧视与包容，对不同宗教信仰的人的歧视与包容，等等。组织者可以在学生自由列举的阶段进行引导，然后视学情，自主地选择学生们可以理解的内容。笔者认为，像同性恋、宗教等议题，都是可以涉及的。

最后，组织者可以总结，包容是一种美德，也是最有力量的行为。如果你有一个反对者，最有力量的表现不是打败他或消灭他，而是通过包容，把他改造成你的朋友。蚂蚁们针对卢卡斯做的，就是这件最有力量的事。我们应该向它们学习。

▶ 教学点三

公的？母的？

【教学目的】 知道男、女、跨性别的区分。

【教学过程】

组织者：影片中，霍娃曾问卢斯卡："你是公的还是母的？你们怎么区分？"然后看了看卢斯卡的下体说："就是靠那个吗？"其实，我们说动物的性别时，才会用公母来区分，专业一些的说法是雌雄。而人类的性别有三种：男、女、跨性别。

同学们，你们知道人类的性别是如何区分的吗？

【教学提示】

学生自由回答，组织者引导。

组织者先出示男女儿童正面全裸的图画，讲解男女身体差异，包括阴茎、睾丸、阴道、乳房。

组织者再分别出示男性和女性从婴儿到老年正面全裸的图画，讲解男女身体的演变，包括女性乳房在青春期丰满起来，中年之后逐渐干瘪的历程。

关于跨性别的相关知识，在本书电影《蓝精灵》中已经提到，教学时可以参考那部电影课程。讲性别分类的时候，即使是幼儿园，也要讲跨性别。可以不讲得太深，但一定要让学生知道人类不只是男人和女人，跨性别是和男、女平等的另一种性别。

▶ 教学点四

保护我们的身体

【教学目的】 保护身体隐私，也尊重别人的身体隐私，同时保护身体的易伤部位不受伤害。

【教学过程】

组织者：我们知道了不同性别身体的差异。有一些身体部位，是我们的隐私部位。影片中，卢卡斯在蚂蚁王国里也要找一片树叶，把自己的下身包裹起来。他包裹起来的部位，就是我们人类身体的隐私部位。这主要是：男女生的阴部、臀部，女生的胸部。在公共场所，隐私部位是要用衣服遮挡起来的，比如游泳的时候，我们穿的泳衣就要把这些部位遮挡起来。这是对自己隐私的保护，也是对别人的尊重。

我们小的时候，家长帮我们洗澡时，我们裸体，家长看到我们的隐私部位，是可以的。但随着年龄的增长，我们自己处理自己事情的能力越来越强，我们可能就会想自己洗澡了。当有一天，你或者家长，任何一方觉得再在一起洗澡不舒服的时候，就应该你独自洗澡了。

好，下面就请大家再复习一下，哪些部位属于隐私部位。

【教学提示】

组织者出示男女少年正面裸体的画片，请学生上台，将一些彩纸粘在他们认为是隐私部位的身体器官上，并且说出这些器官的名称。

组织者进一步告诉学生，隐私部位不仅不应该让别人看到，当然也不应该让别人摸到。此外，感到明显是侵犯的、不舒服的触摸，无论是身体的哪个部位，都要及时躲开，明确地说"不"。

【教学过程】

组织者：大家能不能说说，可能有哪些不怀好意的触摸？如果遇到，我们该怎么办？

【教学提示】

让学生尽可能举例，组织者进行引导。最主要的，只要是那些让人觉得不舒服的触碰，就可以明确拒绝。这里要鼓励学生练习，并且学会明确地拒绝。

但即使被摸了，也不等于自己的价值就失去了，或者说，被"占便宜"了，而是要保持自信和勇敢。

【教学参考】

不怀好意的触摸可能包括：来自陌生人的、没有经过你同意的触摸，让你感到不舒服的、不必要的触摸……都可能是不怀好意的。

比如，生病时，医生检查我们的身体本来属于必要的触摸，但如果摸那些和你的病没有关系的部位，就很可疑；反复地摸，也很可疑。如果你无法判断一种触摸是否是不怀好意的，就要及时告诉家长。同时，在那样的场合，尽可能不要和自己的家长分开，单独和陌生人在一起。

即使被不怀好意地触摸了，你也没有因此变得不一样，你仍然是你。虽然你的身体隐私权被侵犯了，但你并没有丢掉什么。对于那些侵犯你的人，最好的"回报"，就是让他们受到应有的惩戒。

在这里，我们强调保护自己的身体隐私，同样，我们也要尊重和保护别人的身体隐私。比如，我们不能够窥视别人身体的隐私部位，不能够去随便摸别人身体的隐私部位，那是既不尊重别人，也不尊重我们自己的行为。

【教学过程】

组织者：影片中还有一个细节，当昆虫们在与那个灭虫公司的男人搏斗的时候，有两只马蜂从他的裤腿钻了进去，一直飞到他的阴部，对他的阴部发起了攻击。这是击败这个男人的重要一击。我们的阴部是身体上最脆弱的部位之一，我们要学会保护它，不要让它受伤害。同学们在相互嬉闹的时候千万不要踢别人的阴部，那是非常危险的。

最后，组织者可以带领学生一起总结这部影片的观影收获。

恐龙

推荐教学对象：幼儿园、中低年级小学生

影片介绍

▶ 电影简介

《恐龙》（*Dinosaur*），美国动画片，2000 年出品，导演埃里克·莱顿、拉尔夫·宗达格。片长 82 分钟。

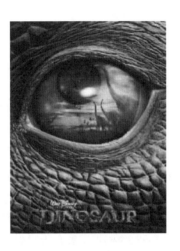

▶ 剧情梗概

故事发生在 6 500 万年前的白垩纪晚期。一群食肉恐龙来袭，一头母禽龙拼命保护自己的蛋，但还是有一些蛋被食肉龙踩碎了，一枚蛋被鹰叼走，落到一个小岛上。小禽龙出生了，一群狐猴见证了它的出生，一只母狐猴蓓莉欧将它收养，它还有一群狐猴亲戚。它被取名叫艾力达，和蓓莉欧的孩子们一起长大，管蓓莉欧叫"妈妈"。一场突至的流星雨毁灭了小岛，艾力达和几只狐猴亲戚侥幸逃脱了这场劫难并来到大陆。

它们加入了一群四处寻找有充分水源和食物的繁衍地的恐龙队伍。由于气候变得灼热难耐，水供给逐渐减少，恐龙发现它们陷入了一场与时间的争夺战中，它们必须赶在时间的前面到达目的地。首领寇伦不顾年老体弱的恐龙，只顾催大家向前赶路。艾力达不想抛下那些年老的恐龙，便一直陪伴它们，走在队伍的最后。

为了让大家更快地到达水源地，艾力达与寇伦再次爆发冲突。在寇伦的妹妹妮蕊的支持下，艾力达最终说服大家跟它走正确的路线，并带领大家战胜了嗜血的食肉恐龙，找到了水源充分的繁衍地。

 教学流程

▶ **性教育关键点**

孤儿或被收养的孩子也可以享受家人之爱；尊老；相信自己；节约用水。

▶ **教学点一**

孤儿的生活中也不缺少爱

【教学目的】 帮助孤儿、单亲家庭及收养家庭的孩子建立自尊自信，帮助其他同学懂得尊重而非歧视地对待这些同学。

【教学过程】

组织者：艾力达从一出生，就被母狐猴收养了，成了她的"儿子"。当时，艾力达的狐猴"外祖父"还曾激烈反对，担心艾力达长大之后会加害猴族。但是，大家都不忍心伤害弱小可爱的艾力达。艾力达在狐猴家族的呵护下长大，与狐猴兄弟姐妹们一起在玩耍中长大，过着无忧无虑的生活。虽然猴子们和艾力达的体型如此不对称，它仍然把自己视作猴族中的一员。正如它加入到恐龙大队之后，向别人介绍猴子们的时候会说："这是我的家人。"

艾力达是一个被收养的孩子，但是，收养家庭中并不缺少爱。某种意义上，艾力达又是一个孤儿。我们看到，孤儿艾力达在爱他的人们的呵护中，同样健康快乐地成长着，它从来不缺少爱，它的内心也就充满了爱，懂得关爱别人，懂得团队的力量。

请同学们想一想，影片中哪些地方描述了艾力达在狐猴家庭中得到的快乐和爱？

【教学提示】

尽量让学生通过对影片的情节举例，分析出爱是不分血缘的。非血亲关系的家庭同样很有爱，彼此相爱。

考虑到涉及学生的感受，关于现实中的非血亲家庭的情况，不建议让学生们进行讨论，而只采取组织者讲授的形式。"收养家庭"的相关情节，在《冰河世纪2：消融》中也有表现，看过那部影片的班级，组织者可以引用过来一起进行教学。

【教学参考】

生长在单亲家庭中的孩子，或者生长在收养家庭中的孩子，自己都没有错。没有办法和自己的血亲家长一起生活，这确实有些遗憾，但人没办法决定自己过去的命运，却可以主宰自己以后的命运，同样可以成为一个像艾力达那样善良、勇敢、对他人有爱的人。

而那些和血亲家长一起长大的孩子，大家也不要歧视单亲家庭、收养家庭，甚至孤儿院中长大的孩子。我们可以一起来营造一个有爱的世界。

▶ 教学点二

爱幼，也要尊老

【教学目的】　培养学生对家长的爱心，尊重老人。

【教学过程】

组织者：影片中，在寻找水源充分的繁衍地时，艾力达不愿意丢下走在后面的老恐龙，希望寇伦能够走慢一些。寇伦讥讽地反问："按弱者的速度？"还有人不解地问："为什么要帮助它们？"更有人希望食肉恐龙吃掉老恐龙，从而可以让食肉恐龙多花时间，使其他恐龙更好地逃掉。

一方主张要关爱每一个同伴，要带上老年人和弱者一起走；另一方则强调的是大自然中的生存法则，弱肉强食，强者生存，适者生存。你支持哪一方观点，为什么？

下面，我们就玩一个站队游戏，你支持恐龙们按哪一种速度进行呢？

【教学提示】

组织者准备两张纸，上面分别写着"按弱者的速度"、"按强者的速度"，将这两张纸放到教室的两端，请学生们支持哪种观点，就站到哪张纸的旁边。中间地带，则留给观点介于两者之间的同学，支持"按弱者的速度"多一些的，就离这张纸近一些；支持"按强者的速度"多一些的，便离这张纸近一些。组织者引导学生根据自己的支持程度，选择不同位置的"靠边站队"。

站好队后，组织者请站在不同位置的同学各一二人发表他们"靠边站队"的理由，同时要努力促成站在不同位置的同学之间观点相互交流。在观点呈现得比较充分，交流比较顺畅之后，组织者再请学生们重新选择站队，即，如果哪些同学观点改变了，可以选择不同的位置去站队。

然后，组织者再请那些调换了所站位置的同学发表观点，让他们说一说，自己为什么会转变观点。

在"靠边站队"过程中呈现出来的观点可能包括：

（1）应该"按强者的速度"，因为这样食草的恐龙才能够顺利地逃脱食肉恐龙的追捕，才能及时赶到繁衍地，才会有恐龙家族的延续。

（2）应该"按弱者的速度"，因为不能遗弃老年人，他们曾经辛苦地照顾孩子们长大，现在的壮年未来也会成为老年人，也会成为弱者，所以大家应该互相帮助，互相支撑，否则即使种族延续了，尊老爱幼的美德也没有了。

【教学提示】

组织者引导学生认识到，没有任何一种观点是错误的，站在不同的角度看问题就会有不同的观点。"按弱者的速度"、"按强者的速度"，都有各自的合理性。人类尊老爱幼的品德是人类种族得以繁衍的重要财富，启发学生们的思考如何尊老爱幼。

【教学参考】

在环境险恶、生存竞争激烈的动物界，正如《恐龙》这部影片中表现的，家长总是拼死保护自己的孩子，这是为了繁衍后代；年轻的人、强者，在躲避追捕的时候自然会跑在前面，从而使落在后面的老者、弱者命丧天敌之口，这同样是为了种族的繁衍，为了不使种族灭绝。动物世界也不是仅仅只有"丛林法则"、仅仅只有战争，而有更多的互助和爱。

如果说，这曾经是生物生存与进化所必需的，那么在今天的人类社会中，这种情况已经改变了。我们不会面临那样严峻的"非此即彼"的生存竞争了，我们不仅要爱护弱小的孩子，孩子们长大之后，也要爱护年老的家长。

有的同学心中一定想：将来我长大了，也一定会像我的家长对我那样，对我的家长好。但是，其实又何必等到以后呢，我们每个人都可以从今天做起，比如，帮家长做家务，不惹家长生气，努力学习……所有这些，都是你们在孝敬家长，都是在对家长好了。

▶ 教学点三

相信自己

【教学目的】 鼓励学生在任何困难面前都要坚持努力。

【教学过程】

组织者：影片中许多地方告诉我们，相信自己，坚持努力，你就会取得意想不到的收获。哪位同学告诉大家，有哪些这样的情节？

【教学提示】

学生自由发言。这样的情节包括：

（1）那些年老的恐龙，走不动了，许多次要放弃，但是在艾力达的鼓励下，它们竟然都历经重重险阻，到达了水源丰富的繁衍地。

（2）面对凶猛的食肉恐龙，食草的恐龙们无不恐惧万分。但是，艾力达组织大家一起怒吼着，迎向那食肉恐龙，而食肉恐龙在集体的力量面前，也感到了恐惧，退缩了。

…………

组织者引导学生认识到，许多时候我们面临挫折时会抱怨命运，但影片告诉我们，那其实是你自己选择了放弃努力，选择了听天由命。面对要放弃努力的恐龙，艾力达说过这样一句话："这是你的选择，不是命运。"对于同学们来说，无论目前的处境如何，相信并且坚持努力，坚持追求心目中的理想，都是到达心中那芳草遍地、水源丰富的理想国的最佳途径。

▶ 教学点四

水资源非常珍贵

【教学目的】 培养学生的节水意识，从身边小事做起。

【教学提示】

影片中对缺水的描述令每位同学都印象深刻，所以可以借此片进行节水的教育。相关内容在电影《兰戈》中有很多涉及，没有讲过那部影片的，可以将其中节水的内容移到这里讲述。

最后，组织者留下当天的作业：每位同学回家想一想，写一篇关于"感恩家长，我现在可以做什么"的文章。

里约大冒险

推荐教学对象：幼儿园、小学生

　影片介绍

▶ 电影简介

《里约大冒险》（ Rio ），美国动画片，2011 年出品。片长 96 分钟。

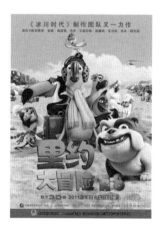

▶ 剧情梗概

　　布鲁是被美国明尼苏达州小镇上一位叫琳达的女孩子收养的公蓝色金刚鹦鹉。一天，鸟类学家图里奥来到了这里，告诉琳达要是再不给它们进行人工繁殖，那么蓝色金刚鹦鹉可能就会灭绝，而他们研究所就有一只母蓝色金刚鹦鹉。于是，为了蓝色金刚鹦鹉，他们从美国出发飞往巴西里约热内卢。

　　那位母蓝色金刚鹦鹉叫珠儿，布鲁和珠儿被关在一个笼子里，但珠儿一心想逃出去，恢复自由。珠儿和布鲁落入走私者手中，它们的脚被脚链拴在了一起，只好一起逃亡。逃亡过程中，珠儿才知道布鲁竟不会飞！艰难的逃亡生活开始了，这中间有其他鸟类的帮助，有走私者的追逐，险象环生。最终，在一头斗牛犬的帮助下，脚链被解开。

　　在走私者的飞机上，布鲁机智成功地打开舱门，鸟们都飞了出去。但珠儿受伤了，无法飞翔，向海面掉去。为了救珠儿，布鲁闭眼跳了下去，成功飞了起来……

珠儿翅膀治好后，布鲁离开了主人，与珠儿去野外过幸福生活。而布鲁的主人琳达也与鸟类学家图里奥坠入爱河中。

教学流程

▶ 性教育关键点

鸟类和人类是如何繁衍后代的；多一些技能，就更多自由；女生也可以很勇敢，男生也不必逞强；改正错误就是好孩子；不要用爱束缚对方；面对伤害，不要选择报复。

▶ 教学点一

鸟儿和人类分别是如何繁衍后代的？

【教学目的】 让学生了解鸟类繁衍后代的方式，人类生育、养育的方式，教育孩子尊重家长。

【教学过程】

组织者：影片中，蓝色金刚鹦鹉面临绝迹，动物学家把最后一对公母放到一起，希望它们能够相爱，繁衍后代。同学们知道鸟类是如何繁衍后代的吗？

【教学提示】

这部分主要是让学生了解鸟类繁衍的方式。让学生们自由回答，组织者通过引导、提问、回答等方式带入相关知识。

【教学参考】

鸟类的生殖一般都具有明显的季节性，生活在我国的鸟类一般春季或夏季生殖。鸟类一般要经过求偶、筑巢、交配、产卵、孵卵、育雏这样几个阶段，才完成生殖繁衍的过程。但并非所有鸟都要经过这个过程，像杜鹃，就属于一种不筑巢，产卵后不孵卵，更不育雏的鸟。然而，求偶、交配、产卵，是所有鸟繁衍后代都必不可少的。

鸟类的求偶形式多样，如通过展示羽毛、鸣叫、舞蹈动作等方式来求偶。在这部影片中，这些都有所展示。当鸟儿找到自己的伴侣后，它们就要为自己建造一个"家"，就是鸟巢。鸟巢的作用非常大：可以将鸟卵聚集在一起，同时被孵化；可以遮风挡雨，降温，减少热量散失；位置隐蔽，且有伪装，有助于安全；可以刺激雌鸟排卵。此外，有一些鸟是认巢不认卵的。

有了"家"之后，发育成熟的雌、雄鸟就要进行交配。鸟类的交配好似耍杂技。为了达到交配目的，雄鸟一边保持平衡一边爬上雌鸟背，它们一起拍打双翅，使身体在几秒钟之内保持稳定的姿势，雌鸟尾巴翘起，雄鸟尾巴向下。通过双方生殖开口（学名叫泄殖腔）的对接，使雄性的精子与雌性的卵子在雌鸟的体内结合，形成受精卵。受精卵在输卵管内下行时，会被输卵管壁分泌的卵白、壳膜和卵壳所包围，最后由泄殖腔排出体外。

当鸟卵被产出后，因为外界温度低，胚胎暂停发育。这之后，雌鸟会俯在鸟卵上，以体温帮助卵完成发育，直到雏鸟最终破壳而出。这个过程就叫孵卵。

孵出的雏鸟，有一些一出生就能站立，全身布满绒羽（细小柔软，用于保温），一出生就能跟随亲鸟自行觅食，这些叫早成鸟，如鸡、鸭、鹅、大雁等；还有一些鸟刚孵化出来时腿、足无法站立，眼睛没有睁开，身上绒羽非常少，全身几乎裸露，这些鸟叫晚成鸟，如家鸽、燕子、麻雀等。对于晚成鸟来说，其亲鸟就要负担起为幼鸟喂食（半个月到8个月）的重任。亲鸟常常不辞辛劳一趟一趟地为小鸟喂食，只要小鸟张开口，即亲鸟一定为其送上食物。而很多鸟也有"反哺"的现象，即亲鸟老了之后，小鸟为它们捕食。鹦鹉显然也属于晚成鸟，影片一开始便显示弱小的布鲁在巢里看外面的世界，还不会飞翔，等着亲鸟带食物回来的情景。

【教学过程】

组织者：我们讲了很多鸟类的繁衍，那么人类的繁衍是什么样的呢？有什么不同呢？

【教学提示】

这里由学生回答，组织者引导。关于人类生育繁衍的相关教学，在本书电影《冰河世纪2：消融》中已经有提及，需要者可以参考。

另外，此课也适合作为生物课的性教育渗透课程进行教学。

可以通过讲解人类生养孩子的过程，让学生理解家长的辛苦，并以此引导学生要懂得感恩。

【教学参考】

人类要养育一个孩子更为艰难。我们人类，就相当于那些晚成鸟，但需要家长为我们付出更多的辛苦。像亲鸟为晚成鸟喂食，最多8个月就可以。但我们人类，通常要靠父亲、母亲们一直抚养到成年，甚至大学毕业后找到工作。所以，我们现在要懂得感恩；将来，当父亲和母亲老了，我们也要做"反哺"的鸟，照顾他们。

什么是"反哺"呢？反哺是动物长大后反过来"赡养"父亲和母亲的行为。后用此词比喻报答家长。比如，有雏鸟长大后，会衔食哺其母。最著名的是乌鸦反哺的故事。

《本草纲目·禽部》载："慈乌：此鸟初生，母哺六十日，长则反哺六十日。"据说乌鸦长大后，当老鸟年老体衰，不能觅食或者双目失明飞不动的时候，它的子女就四处去寻找可口的食物，衔回来嘴对嘴地喂到老鸟的口中，回报养育之恩，一直到老乌鸦临终，再也吃不下东西为止。这就是人们常说的"乌鸦反哺"。

▶ 教学点二

多一门技能，你就能飞得更远

【教学目的】 鼓励学生不断学习知识与技能。

【教学过程】

组织者：影片中，布鲁因为从小便被豢养在琳达家里，所以没有学会飞翔，这使它在逃离鸟贩的追捕中，非常不利。但它有其他的技能，帮助了它。同学们回忆一下，布鲁有哪些其他鸟不具备的技能？

【教学提示】

学生们自由回答，组织者引导。

这些技能包括：学狗叫（珠儿称之为"外语"），开笼子门，走路和爬杆都非常快……

启发学生理解，每多一种技能，布鲁在生存中就多了一分优势，而少一种技能，便多了一分风险。人类也是一样。没有翅膀，我们不可能飞翔，但我们可以增加其他方面的技能。比如，我们学会了游泳，不仅多了一种锻炼和休闲的方式，而且遇到落水等危险情况时还有希望化险为夷；我们学好了英语，就可以自由地和外国人沟通，将来可以到世界上不同的国家去自由旅行，不会受语言的限制……

【教学过程】

组织者：同学们想一想，我们可以学习哪些知识，哪些技能？对我们未来的生活会有什么帮助？

【教学提示】

让学生充分发表自己的看法，尽可能举出更多的例子。

组织者通过引导鼓励学生要努力学习，使自己具备更多的技能，使得自己未来的生活更加开阔。

▶ **教学点三**

女生也可以很勇敢，男生不必都逞强

【教学目的】 去除男女的性别刻板印象。

【教学过程】

组织者：珠儿有很多地方表现得非常勇敢，比布鲁还勇敢；同时，女生琳达也有很多地方比博士图里奥更勇敢强大。大家说说影片中哪些地方有表现？

【教学提示】

学生们自由发言，组织者引导。影片中珠儿勇敢的地方可能有：

（1）第一次被小男孩抓到笼子里后，努力逃生，并说只有靠自己才能逃出去。

（2）主动和布鲁跳舞。

（3）面对猴群，勇敢抵抗。

（4）主动亲吻布鲁。

…………

琳达勇敢强大的地方比如有：

（1）相信小男孩的话去寻找布鲁。

（2）骑摩托车载着博士飞奔。

（3）急中生智开游行车去追飞机。

（4）把游行车撞向飞机。

············

组织者通过引导学生举例，启发他们认识到，女孩子并不像许多人认为的那样，不如男孩子勇敢，胆小怕事。她们也不应该仅仅是温柔的、矜持的、胆小的、需要保护的。女孩子同样可以勇敢坚强，不需要当男孩子作为英雄的被保护对象，女孩自己也可以是英雄。

【教学过程】

组织者：大家再想想，大嘴鸟拉斐尔在帮助布鲁学习飞翔时，怎样让退缩的布鲁勉强改变了主意？

【教学提示】

学生自由发言，如果想不起来，组织者可以重新放映相关段落。

拉斐尔说不要在女士面前丢脸，布鲁因此勉强地去飞。但是，这是他当时不能胜任的工作，不仅没有飞起来，还害得珠儿和他一起摔了下去，侥幸没有受伤。所以逞强是不对的，男孩子不一定要很强，更不应该逞强，否则可能会伤害到我们自己，也伤害到别人。

而拉斐尔说的"不要在女士面前丢脸"实际上是一种大男子主义的暗示，他暗示着：如果你不能成功，你就不是个男人，实际上这是对男生的男性气质的侮辱。我们平时鼓励别人的时候，不能用这样的类似侮辱性的口气，那对别人是一种伤害。

▶ **教学点四**

改正错误仍是好孩子

【教学目的】 做了错事没关系，及时补救也来得及。

【教学过程】

组织者：大家说说，片中那个小男孩是好人还是坏人？为什么？

【教学提示】

学生们自由发言。尽量让更多的观点呈现出来。

认为男孩子是好人的学生，可能说他帮图里奥和琳达寻找布鲁和珠儿；认为男孩子是坏人的学生，可能因为是他一开始抓布鲁和琳达的。

组织者进一步启发学生去思考，小男孩为什么一开始要帮助走私贩去抓布鲁和珠儿？——因为他没有家，没有家人，没有钱，是被逼无奈的。但当他看到鸟儿都被关在笼子里失去了自由，他也很难过，可是他没有办法。后来他看到琳达发布的寻找布鲁的告示，终于主动去帮助他们找回布鲁和珠儿。所以，小男孩及时改正了错误，仍然是个好孩子。

我们一生中都有可能犯下各种各样的错误，不能因为谁犯错误了就说谁是坏人，只要知道错了并且去改正、去弥补，就依旧是好孩子。

▶ **教学点五**

爱他，给他自由

【**教学目的**】　认识到爱，要为对方着想，而不是束缚对方。

【**教学过程**】

组织者：同学们说说，琳达为什么最后放布鲁自由飞走了呢？她不喜欢布鲁了吗？还是布鲁不喜欢琳达了？

【**教学提示**】

鼓励学生们发表看法。

琳达很爱布鲁，布鲁也很爱琳达。但是爱不是要把他们两个捆在一起。布鲁学会了飞翔，找到了本应属于自己的幸福。琳达正因为爱布鲁才要放他走，给他自由，让他去追求自己的生活。

当喜欢一个人的时候，不一定要把他留在你身边。反过来，要为他考虑，为他的快乐和幸福着想，把决定权给他，给他自由。我们要看到，这是一种非常好的爱的方式。

▶ 教学点六

即使别人伤害了你，也不应报复社会

【**教学目的**】　学习如何面对挫折。

【**教学过程**】

组织者：走私者所养的葵花凤头鹦鹉奈杰也是鸟类，为什么要帮助走私者做坏事呢？

【**教学提示**】

让学生们自由发言。组织者通过启发、提问、追问以及引导形成学生不同观点之间的讨论，启发学生认识到，奈杰曾经也是温柔可人的漂亮的鸟儿巨星，因为一只长尾鹦鹉取代了他的位置，剥夺了他的生活，他便不能继续做一名鸟儿明星了。奈杰不再光鲜照人了，他的内心充满仇恨。他想报复别人，报复社会，想让所有的鸟儿都变丑。因此他变得卑鄙、邪恶、做坏事。奈杰最后自食其果，并没有得到好下场。

人生道路上会不断遇到这样或那样的困难或者挫折，任何时候都不要失去对生活的信心，要勇敢面对。要学会想办法处理自己的问题，或者寻求亲人、朋友的帮助，克服困难，摆脱心理伤害，乐观地面对生活。要看到他人身上的优点，以及这个社会好的一面，才能有希望。如果看到的都是不幸，眼里都是自己吃的亏，那就会失去希望和努力的目标，最后害人害己，得不偿失。

最后，组织者请学生们一起总结：我们从这部影片中学习到了什么？

（董晓莹参与此文写作。）

勇敢传说

 推荐教学对象：幼儿园、小学生

 影片介绍

▶ 电影简介

《勇敢传说》（*Brave*），美国动画片，2012 年出品。片长 90 分钟。

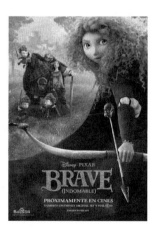

▶ 剧情梗概

影片以公元 10 世纪神秘的苏格兰高地为背景。女主角梅丽达，是国王弗格斯与王后埃莉诺的女儿，梅丽达从小喜欢学习射箭，成年后有着娴熟的弓箭技能。母后埃莉诺则希望女儿像一个真正的淑女，对她的生活有许多规定和限制。按照习俗，母后召集三个部落首领（丁瓦、麦金 、麦葛）的长子来比武招亲。

但梅丽达不愿意这样结婚，她公然挑战了这古老而神圣的习俗，不曾想这一举动竟险些让国家陷入混乱与动荡之中。

梅丽达求助于女巫，希望施魔法让母亲改变。没想到，魔法让母亲变成了熊。而如果在第二个日出之后仍然不能改善母女关系，魔法将永远生效，母亲将永远为熊。

接踵而来的灾难逼迫梅丽达使出浑身解数——包括联合自己的三胞胎弟弟们——来帮助她解除咒语。母女关系得到了改善，彼此理解和深爱。母女共同努力战胜了最凶恶的熊——魔度，魔法解除，母亲变回人。包括三部落首领在内的所有人，也都认可了年轻人自己去寻找爱情和幸福，古老的比武招亲习俗就此终结。

 ## 教学流程

▶ 性教育关键点

女孩子也可以很勇敢；孩子的事，家长只作建议，孩子自己做决定；家长和孩子互爱，有矛盾要以积极的态度处理。

▶ 教学点一

女孩子也可以很勇敢

【教学目的】 引导学生反思对性别刻板模式的塑造，认识到每个人都是不一样的，快乐地做自己最好。

【教学过程】

组织者：影片开始的时候，幼年的梅丽达要过生日。父亲送给她什么礼物？母亲的态度是什么？梅丽达自己的态度呢？从这件事，能够看出来父亲和母亲有什么不同？

【教学提示】

学生们自由发言。可以让孩子们复述电影情节，也可以边重播，边让孩子们讲述。这也是引导他们思考和判断的过程。

【教学参考】

父亲和母亲的态度存在差别，父亲鼓励、支持女儿学习武艺，而母亲则反对，认为女儿应该做"淑女"。但幼年爱动爱跳的梅丽达，已经显示出并非"淑女"的特点了。

梅丽达生日那天，她看到父亲的箭就要拿来试，母亲不让她拿，但父亲却给她准备了自己的弓。

母亲责怪父亲："你居然送她一把弓，她是淑女呀。"

梅丽达练习射箭，箭射歪了，父亲让她一个人去森林里找箭。这也是她第一次看到呢喃精灵。梅丽达在森林里毫无惧色，显示了她的勇敢精神。这些都显示了她幼年的勇敢，以及喜欢射箭、剑法。

【教学过程】

组织者：梅丽达逐渐长大，母亲是如何要求她的？梅丽达符合这一要求吗？

【教学提示】

学生们自由发言。组织者启发学生用影片中的情节来描述母亲的要求并不合适梅丽达，梅丽达也不喜欢。

【教学参考】

母亲训练梅丽达，不可以放声大笑，不可以狼吞虎咽，不可以大声嚷嚷，要求整洁，力求完美，等等。梅丽达不符合这样的要求，她有非常好的骑术，非常好的箭法以及剑法。但是，母亲说：公主根本不应该有武器。母女之间还是有矛盾的。

【教学过程】

组织者：为什么王后认为公主不应该有武器，不可以放声大笑，不可以狼吞虎咽，不可以大声嚷嚷，而应该追求整洁，力求完美？

【教学提示】

学生们自由回答。

可能有的学生会说：因为公主要给别人做榜样，公主应该像淑女。这时，组织者可以进一步启发提问：如果不是公主，只是普通的女孩子呢？在你们身边，你们的家长是否对你们有过类似的要求？如果是王子，王后是否也会做同样的要求呢？

学生们会认识到，这些要求并不是针对"公主"这一身份的，而是针对"女孩子"这一性别的。对于男孩子，会有不一样的要求。

【教学过程】

组织者：为什么对女孩子和男孩子会有不一样的要求？这样的要求合理吗？公主如果有武器，还放声大笑，说话声音大，有什么不好吗？

【教学提示】

学生们自由发言。

学生可能会有不同的发言。有的学生会说，女孩子就应该是"淑女"；有的学生则可能认为，完全不需要这样，"男孩子气"的女孩子也非常可爱。组织者可以进一步启发学生思考：如果女孩子不像"淑女"，或男生像"淑女"，又会怎样？

引导学生认识到：每个人都不一样，个体的差异很大，只要他自己快乐，就是好的。不应该用一个统一的模式要求女孩子或男孩子。快乐，做自己，这是最重要的。

▶ 教学点二

自己的事，自己做主

【教学目的】 让孩子懂得应该自己的事自己决定，要对自己负责，要有决定事情的能力。

【教学过程】

组织者：影片围绕比武招亲，展现了王后与公主的矛盾。谁能把这段情节复述一遍？

【教学提示】

一位学生发言，其他学生补充。

【教学参考】

影片中，王后要为公主比武招亲，公主非常生气，不愿意。王后说："你的一生都等着这一天。"公主却反问："我的一切都要你决定？"王后对公主说："我做的这一切都是因为爱你。"而公主却想要自由，她说："但这是我的人生。我还没准备好。"

比武当天，王后给公主穿上紧身衣，让她显得端庄漂亮，像"淑女"。王后说："你美极了。"公主却说："我喘不过气来。"

比武场上，公主不顾母亲的禁止，展示箭术，将三位来比武征亲的王子全部击败，标志着与母亲的冲突发展到了顶点。她当时对自己说："我是梅丽达，我要为我的终身大事射出一箭！"

【教学过程】

组织者：在我们的生活中，有时家长也会要求我们做这做那，但我们不喜欢。我们该怎么办呢？是听家长的，还是听我们自己的？

【教学提示】

学生自由讨论，组织者引导。

组织者引导学生了解：家长基于爱孩子，而替孩子决定这、决定那。但是，这种教育方式，可能使孩子永远没有办法自己决定自己的事，成为一个没有能力的人，一个无法对自己负责任的人。我们鼓励自己的事，自己做主，但是，首先，我们要成为一个确实有能力做出选择，而且能够对自己的选择负责任的人。

所以，组织者要引导学生认识到，面对家长和老师希望我们做，而我们不太情愿做的事情，最好的办法是，和他们讨论：为什么我们一定要这样做？如果不这样做，是否有其他的好办法？同时，我们自己也努力去想有没有别的好办法。

这里也可以让学生自己举例说说，应该如何对待家长对自己提出的那些自己不喜欢的要求。

这样的教学的目的，在于从小鼓励学生进行思考、交流，在这个思考和交流的过程中，慢慢学会自己做选择，对自己负责，承担责任。

【教学参考】

要成为有主见的人，首先要听取家长、老师的建议，了解他们的建议有哪些合理性。如果你认为有一些不合理，为什么？同家长和老师讨论你认为不合理、不赞同的地方。但是，不应该以哭闹的方式简单拒绝，而要在讨论和倾听的过程中进行思考：如果我不这样做，我可能受到哪些伤害？如果我这样做，对我有什么好处？我将损失什么？损失与得到的相比，哪个更重要？

成人习惯于将自己想要孩子承担的角色强加给他们，这是不对的。要充分尊重孩子的自主性，帮助孩子逐步具备做出对自己负责任的行为所需要的技能。而这些，应该从孩子一出生就培养起了。

组织者可以用影片中梅丽达的话鼓励学生：

　　我们要自由地书写我们自己的故事，跟随着我们的内心前进，找到我们自己的真爱!

有人说命运是上天注定的,我们不可能改变它,但我知道不是这样的,命运就掌握在我们手里,只有勇敢的人才能领会。

▶ **教学点三**

家长和孩子相互理解,相互爱

【教学目的】 鼓励学生积极处理与家长、老师的矛盾。

【教学过程】

组织者:梅丽达和母亲有很大的矛盾,但是,她们确实是彼此深爱的。电影情节是如何表现她们深爱彼此的?

【教学提示】

学生自由发言。

学生能说出的情节应该有很多,例如:

(1)母亲无微不至地关心梅丽达。

(2)母亲变成熊后,梅丽达冒死保护母亲。

(3)梅丽达受到恶熊魔度攻击时,母亲拼死救护梅丽达。

…………

【教学过程】

组织者:有谁记得女巫提示给梅丽达的那句话?它对我们理解梅丽达与母亲修复关系,有什么帮助?影片中又是如何表现她们修复关系的过程的?

【教学提示】

学生发言。组织者帮助学生去回忆、理解那句话的意思,并且可以让学生结合现实生活,体悟到自己和父亲或母亲之间的亲情关系需要彼此的理解,也需要爱的经营。

【教学参考】

那句话是:"命运改变,看清事实,修补关系,摒弃傲慢。"它的含义是:要想改变命运,首先要面对自己的内心,也了解彼此的情感,了解事实真相,才有可能去修补关系;在这个过程中,要抛弃自以为是的想法,认真了解对方的想法,体谅对方的心情。

梅丽达和王后都做到了这一点,她们都有非常大的改变。

刚变成熊的王后还端着架子,但为了生存,她学会在河中捕鱼,也像熊一样爬着走,彻底放弃了她的矜持。直到变成熊后,王后才有机会走近女儿的内心。王后和梅丽达重返城堡,梅丽达面对摩拳擦掌即将开始一场大战的各个首领的一席演讲,不仅体现出对母亲以往扮演的角色的理解,也很好地向母亲宣扬了她自己的内心世界。而母亲在这个过程中,也充分地理解了女儿,并且支持女儿决定自己的婚姻。

最为感人的,是面对魔度的攻击,王后勇敢地冲了上去,挑战魔度,保护自己的家人。她这时是何等勇敢,又何等智慧,最终杀死了魔度。

梅丽达对母亲说:"你一直都为我着想,从没放弃过我。""我爱你。"

王后则说："我们都变了。"

影片最后，王后也像梅丽达一样，骑在马上，在森林中奔驰。这一情景不仅告诉我们这位王后的改变，也告诉我们母女紧紧相依的心，还告诉我们：女孩子也可以习武，也可能很刚强，也可以做传统上男孩子做的事！

【教学过程】

组织者：同学们，如果我们和家长、老师有了矛盾和冲突，我们也应该抱持这样的态度去处理，这就是：命运改变，看清事实，修补关系，摒弃傲慢。

千与千寻

推荐教学对象：幼儿园、小学生

 影片介绍

▶ **电影简介**

《千与千寻》（千と千尋の神隠し，*Spirited Away*，*A Voyage of C*），日本动画片，2001年出品。片长124分钟。

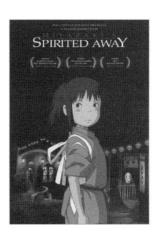

▶ **剧情梗概**

千寻是一个瘦小的十岁小女孩，跟着父母从这个城市搬迁到另一个城市，途中由于走岔路而来到一条空无一人的小镇街道上。一家店门口是香喷喷的食物，千寻的双亲按捺不住食物的诱惑，不顾店主不在，拿着食物就吃，结果变成了两头猪。

千寻遇到一个自称白龙的男孩子，白龙告诉她在这个小镇如何才能不变成动物：去找锅炉爷爷，让他在汤屋给你一份工作，没有工作的人将会被这里的统治者汤婆婆变成动物。

在锅炉爷爷、小玲等人的帮助下，千寻最终与汤婆婆签了合约。汤婆婆给她改名叫小千。汤婆婆是一个爱发脾气又贪钱的物质女人，对自己的孩子——巨大的宝宝纵容娇惯。

白龙告诉千寻，名字一旦被夺走，就再也无法找到回家的路了，他就是忘记了自己的名字。白龙告诉千寻,一定要记住自己的名字。

汤屋来了一个特别的客人——腐烂神,恶臭熏天。当他进入汤屋里最大的浴池时,清澈的水顿时变成了浑浊的泥浆。千寻却忽然在他浑浊的身体里摸到了一根铁般硬的东西。用绳子绑住那块铁,大家齐心协力拉。只是没想到拉出来的居然是人类废弃的垃圾:脚踏车、鱼线,甚至连肮脏的抹布都有。原来这不是腐烂神,而是被污染的河神。河神为了感谢千寻,给了她一个重生药丸。

下雨之日,千寻看着无脸男在外淋雨,她为他开了一扇门好让他进来避雨。无脸男居然开始疯狂地吃东西,还吞掉了汤屋的三个服务人员。无脸男有很多金子,众人趋之若鹜,但无脸男说自己的金子只给小千。千寻却拒绝了无脸男的金子。无脸男吃得太多,已经变成庞大的怪物。千寻给了他一小块重生药丸,无脸男吐出了吃掉的东西,又恢复成原来的样子。

一群会飞的纸人在追白龙,白龙受了重伤。千寻将他安置好,想要救他的生命。原来,他被汤婆婆控制,去偷了汤婆婆双胞胎姐姐钱婆婆的一枚魔女合约印章,所以才被钱婆婆追打。千寻把河神给她的丸子,喂了一半给白龙吃,顿时,印章被吐了出来,连带着还有一只小黑虫——原来那是汤婆婆为了控制白龙而放进他肚子里的,千寻把它踩死了。

千寻带着印章去找钱婆婆,请求她原谅白龙,让奄奄一息的白龙恢复健康。钱婆婆告诉千寻,无论是什么事情,包括与父母回到原来的世界、救白龙等,都要靠自己。

在千寻与白龙返回的途中,千寻突然记起了听父母说过自己几年前为了捡一只落在河里的鞋子而落水,被一个男孩救起的经历,鞋子落水、男孩变成白龙救起自己的景象历历在目。而那条河的名字,就叫琥珀川。终于,千寻帮白龙找回了名字:琥珀川。快乐的他们在蔚蓝的那片天空中翱翔,心情畅然,了无牵挂。

最后,汤婆婆还给千寻出了一道难题——一群贪食的猪中谁是她的父母。千寻顺利通过考验,与父母三人回到了原来的世界。千寻的父母不记得到底发生了些什么事情,只有钱婆婆送给千寻的护身发线保留了千寻对这段经历的一丝记忆……

 教学流程

▶ **性教育关键点**

自立自强;不要贪婪;坚守你的人生理想;工作是美的;助人自助;爱护环境;"爱"的力量;不做温室花朵,在磨难中成长;女性也很强。

【教学提示】

此片比较适合一边放映,一边停下来讲解和分析。有许多地方方便停下来进行教学。这样便使得教学点比较多,但是,组织者可以根据自己教学对象的班情、学情,选择侧重点。

▶ 教学点一

不当被捧在手里的宝宝

【教学目的】 让孩子们懂得自强自立、自我依靠的重要。
【教学过程】
组织者：影片开始，当爸爸和妈妈走进那个不知通往何处的漆黑的洞口时，千寻不断地表现出害怕、无助，希望用这些来博得他们的同情和怜爱。而她的父母仍旧义无反顾地朝洞里走去，甚至连头都没有回。眼看自己的要求没有得到父母的认同，眼看着父母越走越远的身影，千寻必须作出艰难的抉择，她选择了跟随父母。想一想，如果同样的情况发生在我们身上，我们喊父母不要进那个洞口，他们会怎么样？这个情节给了我们什么启示？
【教学提示】
孩子们讨论，组织者可以适当进行启发，主要让孩子们意识到贯穿整个剧情的中心思想：要独立！要自强！
【教学参考】
如果是中国家庭，家长通常可能会拉住千寻的手，把她紧紧搂在怀里……但是，影片却不是这样。
要勇敢！要有自己的思想！要相信自己！——这是全片的主要思想。这对家长选择了对小孩的"残酷"，而这样的残酷，恰恰造就了千寻富有自强、自立精神，具有很强的生存与竞争能力的特性。总有一天要长大的我们，从千寻身上最能学到的就是不要做被捧在手里的宝宝，从小要学会自立自强。

▶ 教学点二

不要太贪吃

【教学目的】 让孩子们懂得贪婪有害。
【教学过程】
组织者：影片中，千寻的父母受美味食物的诱惑，未经主人同意，坐下来便吃，结果变成了猪。这情节给我们什么启发？
【教学提示】
孩子们自由发言，组织者进行启发。这个点要引出来不难，但重点在于让学生意识到，馋是贪婪的象征，是难以自控的象征，这才是最糟糕的。
【教学参考】
食物是象征，象征着物质的诱惑、享乐的诱惑。作者将千寻的父母变成猪，原因是贪婪，这何尝不是对世人的一种警示！人一旦为欲望所左右，一旦失去了勤奋、只知道享受，也许就是思想开始沉沦、开始堕落的时候。如果不加以自省和控制，一旦变成"猪"，后悔就来不及了！

▶ 教学点三

记住你的名字

【教学目的】 让孩子们懂得心中要一直存有理想。

【教学过程】

组织者：白龙告诉千寻，一定要记住自己的名字，否则就无法找到回家的路。这情节给我们什么启示？

【教学提示】

孩子们自由发言，组织者进行启发。在这里孩子们肯定有很多发散性思维，组织者要鼓励他们进行发散性思维，而不要进行限制。

组织者可以在孩子们自由发言的时候，引导孩子们认识这里与理想、最初的梦想有关系，进而可以让孩子们进一步来贴"梦想树"。

组织者画一棵大树，上面只有枝丫。给每个孩子发几枚"纸果子"，让孩子们在"纸果子"上写下自己的梦想，把它贴到树上去。然后每个孩子描述一下，"我的梦想果是什么"。

【教学参考】

剧中不断地强调"名字"的重要性，其实是告诫人们不要迷失自我。名字在这里其实指的是人最初的价值观。"回不去"指失去了自我，找不到最初的理想，偏离了航线。不要忘记自己的名字。记得自己是谁，便知道自己要做什么，要走什么样的路。

初到汤屋，"千寻"被改成了"小千"，象征了初入职场时人原有的价值、底线会受环境影响改变。记住名字就是把握住自己最初的原则，忘了名字就是忘了自己的原则，被环境改变着。

每个孩子都有自己的梦想与追求，但在我们成长的过程中，我们身处不同的环境，便受不同的人和事影响。许多时候我们会因为外界的影响放弃了我们原本想走的路。这是我们要警惕的。

▶ 教学点四

工作，才不会变成猪

【教学目的】 让孩子们懂得劳动的重要。

【教学过程】

组织者：千寻一定要在汤屋里找到一份工作，否则，她便会被汤婆婆变成动物，最后被杀了吃掉。这给我们什么启示？

【教学提示】

孩子们自由发言，组织者进行启发。这里重点让孩子们意识到劳动的可贵。

【教学参考】

不干活，就变猪。这正是我们时代的写照：变猪意味着轻松的生活方式。追求轻松的人可以说比比皆是，他们要走"捷径"，他们要享受生活，却忘了，没有汗水和梦想，生活就不再是生活。正像影片中说的：“有工作，努力地工作，别人便拿你没办法。”

对于我们来说，努力学习便是工作，在家里帮家长做家务，也是工作。

▶ 教学点五

别人可以帮我们多少？

【教学目的】 让孩子们懂得：别人的帮助是有限的，生活最终要靠你自己。

【教学过程】

组织者：当千寻面对父母变成猪而无助的时候，白龙出来帮她了。帮助千寻的，后来有锅炉爷爷，还有小玲，甚至还有无脸男、钱婆婆。但是，最终的快乐与幸福，千寻是怎样得到的呀？

【教学提示】

同学们自由讨论，组织者适当引导。这部分主要启发孩子们认识到人生需要很多帮助，但关键时刻自己努力最重要。

【教学参考】

助人者让失望的人不要绝望，其实我们可以理解为这是“社会的力量”、“人际的力量”，或者说是“朋友的力量”。即使面对最大的困难与变故，也不要轻言放弃，要及时调整心态，勇于面对现实。但是，白龙帮助了千寻后，千寻并未从此一片坦途。白龙再有本事，也不可能取代千寻自己的努力，这里再次告诫我们：要有非常务实的态度！在这个世界上，你可以碰到机遇，而绝不可能碰到“神”，自己的路，还是得自己走！

我们的生活中，也是一样。家长帮我们，老师帮我们，朋友帮我们，但我们必须自己努力才可以。

▶ 教学点六

学会感谢

【教学目的】 让孩子们懂得在得到帮助时说“谢谢”。

【教学过程】

组织者：小玲帮助千寻，责怪千寻不会说“谢谢”，同样不会对帮助她的锅炉爷爷说“谢谢”。这给我们什么启示？

【教学提示】

孩子们自由讨论，组织者适当引导。要懂得及时说感谢。这里还可以进一步让孩子们举例、学习平时生活中那些地方可以说“谢谢”，对说得多的孩子给予鼓励。

▶ 教学点七

变臭的河神，说明了什么？

【教学目的】　培养孩子们的环保意识。

【教学过程】

组织者：被当作腐烂神的又脏又臭的大怪物，原来是被人类垃圾污染了的河神，千寻帮助他恢复原貌。这情节给我们什么启示？

【教学提示】

孩子们自由讨论，组织者适当引导。这里主要是启发认识"环保"的主题。

【教学参考】

河神的出现，象征着被人类制造的垃圾所污染的河流。他产生垃圾瘤生病，才会发出巨恶臭味，变得恶心肮脏。这是人类行为的恶果，象征着人类对自然的破坏，对江河的污染。千寻帮助他改变，清理了他身上的垃圾，也是说明人类所造成的结果，需要人类自己来解决。

要求孩子们做爱护环境的小卫士。

▶ 教学点八

无脸男贪吃变恶，说明了什么？

【教学目的】　再次强调贪婪、贪逸对人的伤害。

【教学过程】

组织者：无脸男在汤屋里大吃大喝，变出金子令人们围着他转，后来开始吃人，变得越来越恶，这给我们什么启示？

【教学提示】

孩子们自由讨论，组织者适当引导。这部分进一步谈贪婪的坏处。

【教学参考】

在日本，泡温泉是高级享受的沐浴，沐浴的首要的功能是洗涤和治愈。但是在电影中，"汤屋"是个突出了欢娱享受功能的"世俗乐土"，甚至是金钱至上的小社会。汤屋在影片中被比喻为充满诱惑、欲望、嫉妒和排挤的现实社会，注重声色感官享受体现着精神发展滞后于物质发展的人性失衡。

"吃"在这部动画片中的寓意似乎与贪婪的欲望有关。无脸男在澡堂子里越吃越多，不知满足，贪图享受，才变得越来越邪恶。这个角色有强烈的象征意义，他变化的过程是人性被社会阴暗面污染的写照。

▶ 教学点九

"暗恋"

【教学目的】　帮助别人就会得到回报；暗恋者的心态。

【教学过程】

组织者：无脸男一直追随着千寻，想把金子送给千寻，为什么？

【教学提示】

孩子们自由讨论，组织者适当引导。这部分主要强调"善意"是很美好的。

【教学参考】

雨中孤独的无脸男，被好心的千寻放进汤屋。无脸男感恩，这告诉我们，只要一点点善意的行为，就足以令人感动。

千寻在洗那个大澡盆时，无脸男还是跟着。他保持不远不近的距离，看着千寻。他最后走上来，怯怯地递上一把千寻梦寐以求的热药水的牌子——可以帮她减轻很多工作量。千寻惊讶极了，不肯收。无脸男有点急了，更加使劲把热药水牌子往千寻手中塞。这让人想起一个小男生从家里偷偷带一只苹果给暗中喜欢的青梅竹马的女孩子，估计就是这样的吧。无脸男就像是这样一个单纯的暗恋者。

众人看到他的财产，无不趋之若鹜，他们捧上最丰盛的食物，只为了从他手中换取金子，但他从来不肯正眼看他们一眼。可是当他看到千寻，他那空洞的眼神看起来却充满了疼爱和怜惜，他变出大把大把的金子，递到她面前，而她只是一直不停地摇头，说她不要，说她还有别的事情，所以必须离开。他手中的金子瞬间散落到地上，我们仿佛看见他眼中的泪水。他能给她的，也许只有这些，可是她不要，什么都不要。他把他的真心捧到她面前，可是她没有珍惜，她心心念念的，是白龙，是另外一个人，不是他。

因为找不到千寻，无脸男这个"大财主"大发雷霆，把汤屋闹得一塌糊涂，连汤婆婆都哄不了。千寻一进去，无脸男就乖乖地，在他自己摔得乌七八糟的食物里找出一盘还算完整的，怯怯地递过来，说："你吃，这个很好吃。"千寻居然拿出宝贵的药丸子，让无脸男服下，以排出他体中的毒与邪气。这显示了千寻的善良。无脸男又变作一个像贴了一张纸面具的软软的黑口袋，远远地跟着千寻。什么话也不说，只是恋恋地跟着。他像一个知道自己做过了错事的孩子，有点怕受到责怪，但又忍不住跟着。

是的，她只帮助过他一次，而他从那一次开始，决心要一直默默地帮助她。所谓滴水之恩，涌泉相报。无论他对她的感情是感激还是爱慕，他为她做的一切，都足以让人感动。

▶ 教学点十

爱的力量

【教学目的】 让学生懂得爱的重要。

【教学过程】

组织者：千寻不畏个人艰险要救白龙，锅炉爷爷说："这就是爱的力量！"千寻与白龙间是什么样的感情？什么样的爱？

【教学提示】

孩子们自由讨论，组织者适当引导。让孩子们了解"爱"是很广泛的概念。

【教学参考】

千寻与白龙的"爱"是指一种在困境中互相扶持，给予彼此坚强活下去的勇气的朋友。"爱"是一种更广义的东西，就是善待他人、急人所难。千寻用丸子救白龙是因为爱，给无脸男吃也是出于同样的真挚之爱。

如果一看见"爱"这个字眼就本能地联系到男女之情，这是对"爱"这个字眼的矮化。爱不但产生于男女，也产生于亲人、朋友、同事、同乡、同类，真正伟大的爱甚至包括敌人、非同类、生命环境。

▶ 教学点十一

怕细菌的坊宝宝

【教学目的】 帮助孩子们懂得不做温室花朵的道理。

【教学过程】

组织者：汤婆婆的孩子坊宝宝，身材巨大，汤婆婆却一直把他当婴儿养，不让他出房间，说是怕细菌污染他。但其实，坊宝宝可以自己站起来行走，经过了被变成老鼠、去钱婆婆家等经历后，变得成熟、有主见，这说明了什么？

【教学提示】

孩子们自由讨论，组织者适当引导。这里强调的是锻炼自己的重要性。

【教学参考】

汤婆婆的独子，穿一件印有"坊"字样的肚兜。虽然他个子非常大，却是婴儿的模样，很娇惯任性，因为害怕"细菌"而天天待在堆满了玩具和枕头的房间里，和大多数孩子一样喜欢用哭来威胁人。如果没有千寻的出现，我们可以想象，他的未来极有可能就是我们日常话语中被宠坏的"富二代"。他后来被钱婆婆变成一只小老鼠跟随千寻旅行，有了很大成长，而且力气很大。

这告诉我们：不要做温室中的花朵，要到生活中锻炼自己，成长自己。

▶ 教学点十二

女生也很强

【教学目的】 让孩子们学习千寻在艰难中自我成长的精神，明白美德不分性别。

【教学过程】

组织者：影片开始，主人公千寻慵懒地躺在车后座上，手捧花束还不懂得感谢，胆小，爱哭泣，是一个非常典型的小女生。与影片开始时相比，影片结束时的千寻发生了哪些变化？为什么会发生这些变化？给我们什么启示？钱婆婆对千寻说，要救白龙和她的父母，必须靠她自己。这给我们什么启示？

【教学提示】

孩子们自由讨论，组织者适当引导。这部分主要启发孩子们认识到美德不分性别。

【教学参考】

整部影片讲的就是一个柔弱的小姑娘，在挫折面前自我成长的经历。影片结尾，千寻已经脱胎换骨，再不是那个吃着饭团、无助地流泪的小女孩了，而成长为一个懂得感激、关心他人，想着为别人做事，坚强、自立的成熟女孩子。

突然面对人生的窘境，千寻根本无法选择，但在艰苦的劳动中，柔弱的千寻发现了那沉睡在她内心的力量，也第一次真正地体会到人与人之间的爱。女孩子不是弱者，可以和男孩子一样坚强和成长。

千与千寻是主人公在两个世界的不同名字，喻示着两个不同性格的千寻。现实中，她懒惰、胆小；在另一个世界中，她坚强、勇敢，激发出无限潜力。女孩子和男孩子没什么区别。

影片最后，千寻去找钱婆婆的旅行，不再是一个被动的决定，而是她独立的自由意志作出的选择。如今她不再听从他人的指令，只听从她内心的声音。其实周遭依然如此陌生，那些乘客无一不是面目模糊，不知何为，而此行依然吉凶未卜，她所能倚靠的依然只有自己。然而千寻却没有了慌张与迟疑，她神情安详，行动坚定，她很知道她究竟要什么，她在做什么。这便是成长后的千寻。

千寻相貌平平，是被刻意塑造成这样一个邻家女孩的形象，她就是我们中的每一个人。钱婆婆对千寻说："放心吧，你一定可以做得到的。"锅炉爷爷对千寻说："既然插手要做，就要做到底。"这些也都是对我们每个人说的。

有时候，人们会告诉我们，女孩子不如男孩子。但影片告诉我们，不是这样的！

怪物史瑞克1、2

 影片介绍

▶ 电影简介

《怪物史瑞克1》（*Shrek*），2001年上映，美国好莱坞知名导演安德鲁·亚当森、艾伦·华纳执导的动画作品，制作公司则为梦工厂。《怪物史瑞克2》，2004年出品。两部的片长均为90分钟左右。

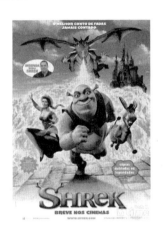
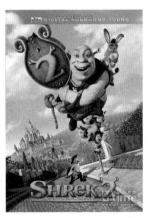

▶ 《怪物史瑞克1》剧情梗概

史瑞克是一个怪物，坐在沼泽地旁。因为是怪物，所以他被通缉，但没人打得过他。一头会说话的驴也被通缉，被史瑞克救了，驴便寸步不离地跟着史瑞克，以保自己的平安。

身材非常矮小的弗瓜王，下令通缉童话中的人物，他们便都跑到史瑞克的沼泽地了。史瑞克为了夺回自己那清静的沼泽地，去见弗瓜王。弗瓜王的城门建得非常非常高，史瑞克说，他这是用来弥补什么。言下之意，弥补他自己的小个子。

弗瓜王要当国王，但抢来的魔镜告诉他，他还需要娶一位公主，才能成为真正的国王。这位公主便是被喷火的飞龙困在城堡里的菲奥纳，只有一个真爱她的人的吻，才能够将她救出城堡。弗瓜王自己不敢去，正好勇猛的史瑞克送上门来。弗瓜王说，如果史瑞克替他救出菲奥纳公主，就会把沼泽地还给他。

史瑞克便去了，身边还跟着形影不离的会说话的驴。史瑞克巧妙地躲过喷火龙，进入囚禁公主的房间。公主等着戴着面具的史瑞克的亲吻，但他拉起公主就走；公主说，英勇的骑士，你献给我的诗歌在哪里，但史瑞克完全不知诗歌为何物；公主说，英俊的骑士，你应该抱起我，把我放到你窗外的马上，但史瑞克把公主扛在肩上跑，外面哪里有马，只有一头驴在和喷火龙周旋，驴靠着花言巧语竟然被喷火龙爱上了。公主很惊异，这里完全没有英雄救美的浪漫，而且骑士也没有勇敢地杀死喷火龙，只是拉着她一路狼狈逃窜，才躲过了喷火龙的追击。公主坚持让史瑞克吻她，故事才会完美。史瑞克说，自己只负责把她交给弗瓜王。公主命令史瑞克摘掉头盔，才知道原来他是一个怪物。

此时天黑了，公主慌忙躲到房间里。驴看出了史瑞克和公主彼此都有好感，便鼓励史瑞克示爱，史瑞克因为自己是"又愚蠢又丑陋"的怪物而不敢示爱。驴进房间见公主，才发现原来夜色降临之后，公主是一个非常丑的女人。她从小被施了魔法，要被真爱的人吻过之后，才会变成吻她的人的那个样子。她对驴承认，自己也爱救她的史瑞克，但害怕自己晚上的样子被史瑞克看到，也不敢示爱。她对驴说："谁会爱一个怪物呢?"这句话被正下定决心要来表白爱情的史瑞克听到了，以为是菲奥纳嫌弃他是怪物，便伤心地离开。

弗瓜王带着队伍来迎亲，菲奥纳公主要求当天立即举行婚礼，她内心是害怕弗瓜王看到自己晚上的样子。驴再次鼓励史瑞克去追求真爱。喷火龙也追了来，带着他们飞到婚礼现场。史瑞克对菲奥纳说：弗瓜王不是真爱你，他只是想当国王。菲奥纳站到阳光的背面，呈现出了她晚上的丑陋的一面。史瑞克表示自己仍然爱她，而弗瓜王大骂菲奥纳"真恶心"，命人将他二人抓进来，关进牢中。喷火龙赶来，吞掉弗瓜王。史瑞克深情地吻菲奥纳，菲奥纳变成了他的样子。

史瑞克和菲奥纳幸福地去度蜜月了。

▶ 《怪物史瑞克2》剧情梗概

史瑞克和菲奥纳度完蜜月回到沼泽地，收到了来自遥远国国王和王后的请柬，他们是菲奥纳的父母，请久未见面的女儿和从未谋面的女婿回国见面。于是史瑞克夫妻和那头他们甩不掉的驴子上路了。

经过漫长的旅程，他们终于到了目的地。遥远国国民们围在王宫前，准备一睹白马王子与公主的美丽，却发现下来一对怪物。国王和王后反对这份婚姻，仙女教母也出来捣乱，因为她原本想让自己的儿子"魅力王子"娶公主的，以便得到整个王国。在仙女教母的威胁下，国王雇用了杀手长靴猫行刺史瑞克，未曾想长靴猫变成了史瑞克一伙的。

史瑞克偷了仙女教母可以使人变美的药剂，将自己和菲奥纳变成了俊男和靓女，但要在子夜之前接吻，才可以使药效长久。他们战胜了仙女教母和她的儿子"魅力王子"。但是，菲奥纳说，自己还是愿意保持原来的样子，并不想要美貌。于是他们在子夜前没有接吻，又恢复到了史瑞克原来的样子。

菲奥纳的父母最终也接受了这份婚事，有意思的是，老国王竟然就是童话中那只被吻过的青蛙王子。仙女教母为报复他，又把他变成了青蛙，但王后说，此时他的样子最可爱……

 教学流程

● 性教育关键点

过于浪漫的爱情描写是不真实的，学习抱着质疑、思考的态度读书；善良、勤奋、智慧、勇敢……拥有这些美德比拥有美貌更可爱。

【教学提示】
《怪物史瑞克》前两部对于性教育的启示，均集中在对童话中塑造的浪漫爱情故事的颠覆，以及"美的心灵远重要于美的外表"这一点上。组织者选择其中一部影片进行教学即可。关于对美貌的反思，还可以参考本书电影《白雪公主》《珍爱人生》等的相关内容。

● 教学点一

经典名著也是可以批评的

【教学目的】 带领学生反思经典名著中关于爱情的过于浪漫的描写，认识到爱情不总是浪漫的；培养学生带着批判的眼光看经典名著的习惯。
【教学过程】
组织者：这部影片非常有意思的一个特点是，它里面的许多人物，是来自其他的经典童话故事。现在同学们就一起回想一下，这部影片中出现了哪些其他童话中的人物？它们分别来自哪个童话？
【教学提示】
让学生们自由发言，组织者启发、鼓励。
【教学参考】
影片中包括的其他童话角色有：
第一部片中：
（1）菲奥纳公主——《睡美人》。
（2）驴子——《小熊维尼》。
（3）皮诺曹——《木偶奇遇记》。
（4）穿祖母睡衣的狼——《小红帽》。
（5）白雪公主与七个小矮人——《白雪公主》。
（6）三只小猪——《三只小猪》。
（7）灰姑娘——《灰姑娘》。
（8）熊一家——《金发女孩与三只熊》。

（9）姜饼人——《姜饼人》。

…………

第二部片中：

（1）长靴猫——《长靴猫》。

（2）仙女教母——《灰姑娘》。

（3）青蛙王子——《青蛙王子》。

…………

【教学过程】

组织者：同学们回答得非常好。这里有些人物，只一闪而过，像三只小猪、灰姑娘等；有些童话中的人物，成了配角，比如驴子、皮诺曹、长靴猫等；还有一位人物，则成了女主角，这就是《睡美人》中的菲奥纳公主。

但是，菲奥纳公主在《睡美人》中的经历，和在这部影片中的经历可完全不一样了，大家说说，二者有什么不同呀？大家觉得《怪物史瑞克》的编导这样安排，有什么目的吗？

【教学提示】

学生自由发言，组织者启发、鼓励、引导。

【教学参考】

两个故事中的菲奥纳公主的不同包括：

（1）《睡美人》中的公主漂亮，《怪物史瑞克》中的公主丑陋。

（2）《睡美人》中的公主被英俊的王子救出，《怪物史瑞克》中的公主被丑陋的史瑞克抢出。

（3）《睡美人》中的王子骑马而来，《怪物史瑞克》中的史瑞克拉着驴来。

（4）《睡美人》中人们为公主和王子欢呼，《怪物史瑞克》中的公主和史瑞克的相貌把人们吓得不敢出声。

（5）《睡美人》中的公主和王子的婚姻受到祝福，《怪物史瑞克》中的公主和史瑞克的婚姻被家长反对。

…………

编导这样安排，是为了颠覆以往童话中过于浪漫的描写，用一种新的童话的方式来让我们知道，很多故事的可能性是多种多样的，它未必浪漫，但同样很美。大家可以通过分析这样的颠覆性描写来认识到经典作品是可以被重新认知的，从而锻炼自己的独立思考能力。

【教学参考】

编导颠覆的，是以往童话中把爱情写得过于浪漫的一种模式。比如，都是英俊的男主角和美貌的女主角的恋爱，男主角都是骑着白马来的，都是能够英勇地战胜坏人的，还会写浪漫的诗歌给女主角，还会有浪漫的吻，等等。这些，在《怪物史瑞克》中都没有。

在《怪物史瑞克2》中，史瑞克看了公主早年的日记，那日记里便幻想着一位英俊的王子娶了她，等等，史瑞克称之为"恐怖小说"。为什么浪漫的幻想会变成"恐怖小说"呢？这其实是在告诉我们：总把爱情想象得这样浪漫，是一件挺恐怖的事情。因为现实生活中的爱情可能不是这样的，而是会很现实。比如，可能会有烦恼，可能很贫穷，相恋的人也会争吵，甚至也会分手，等等。如果一直把爱情幻想得很美好，在成年后真正开始恋爱的时候，发现不符合想象中的浪漫，可能就会很失望，甚至痛苦。《怪物史瑞克1》中的菲奥纳刚刚见到史瑞克的时候便因为爱情的形式和她想象的浪漫不符合，便是这样的失望。

影片中，史瑞克说过一句话："爱情是童话里唯一真实的东西。"其实，过分浪漫的爱情，也不总是真实的东西。

所以，经典童话本身也可能有缺点，同学们不要觉得它们都是好的。看一部童话，或一篇小说，或一个故事的时候，不妨想一想：哪些描写是好的，哪些描写是不好的？慢慢地，培养一种阅读的时候总是思考、质疑的习惯，使我们一生受益无穷。而如果只是被动地接受所有读到的东西，我们就会慢慢丧失独立思考的能力。

▶ 教学点二

心灵美重于外貌美

【教学目的】　让学生领悟，虽然我们没办法决定自己的外貌，但我们可以努力做到聪明、智慧、勇敢、善良，这才是真正的可爱。

【教学过程】

组织者：这部影片也批评了经典童话对美貌的强调。同学们再想一想，影片中有哪些地方批评了对外貌的过分重视呢？

【教学提示】

学生自由发言，组织者通过引导、鼓励和分析，让学生了解心灵美比单纯的外表美更加重要。

【教学参考】

批判对外表过分重视的情节可能包括：

（1）公主自己不漂亮，她便说："这不是一位公主应有的长相。"仿佛公主就一定都要漂亮似的。

（2）公主夜里会变得不漂亮，所以她夜里就要一个人躲起来，不敢让别人看到。

（3）公主喜欢史瑞克，但是她也不敢表示，觉得史瑞克一定不会喜欢一个"丑女"。

（4）在史瑞克这面，他坚持一个人生活在沼泽地里。他说："所有见到我的人都憎恶我，因为我是愚蠢和丑陋的怪物，所以我最好一个人生活。"

（5）史瑞克因为自己的丑陋而自卑，明明自己喜欢公主，却不敢对公主表白，而只是把爱深藏。

（6）史瑞克因为自己不好看而自卑，而自卑的人往往也是敏感的、脆弱的。比如他终于鼓足勇气要向公主表白了，却误以为公主嫌弃自己，而伤心地走开，造成不必要的误会。

…………

【教学参考】

影片一直在讲述过于重视外表对我们的伤害。如果我们不敢漂亮，我们就不敢正视自己，不敢追求自己想要的。这是错误的。其实，内心善良、乐于助人、勤奋好学……这些都是美，是比外表美更重要的心灵美。而我们的个体，正是由我们的外貌和内心组合起来的，所以，接受自己，就要接受自己的全部。

影片中，也有外表美丽的人，比如仙女教母和她的儿子"魅力王子"，但是，他们可爱吗？心灵美的人才更会被人们喜爱，而仅有外表美，没有心灵美，是不行的。

在《怪物史瑞克2》中，我们知道，原来公主的父亲就是那只被吻了一下才变成人形的青蛙，他自己也有过这样的并非英俊王子的经历，但他自己仍然那么歧视史瑞克的外貌，这实在太不对了。

弗瓜王，个子矮小，与英俊无缘，非常虚荣，建再高的城门也掩盖不了他的弱点；他非常残暴，驱赶童话中的人物；他缺少真爱，娶公主只是为了当上真正的国王。他被人们反感，不是因为他不英俊，而是因为他不善良。

【教学提示】

这部影片的教学，可以与其他童话电影的教学结合起来，用反思的方式批判长期以来，童话中说蕴藏的那些性别刻板印象：美貌的女主角、英俊的男主角，他们相爱了，幸福地生活着……比如《白雪公主》、《睡美人》、《美女与野兽》、《灰姑娘》，等等。现实中，有多少人符合那样美丽、英俊的标准呢？那些不美丽、不英俊的人，就不能相爱吗？他们就不会幸福了吗？童话总是这样写，让那些不美丽的女孩子、不英俊的男孩子感到不开心，甚至自卑；同时那些长得漂亮的孩子会误以为自己所有的价值就在于美貌，有了美貌就等于有了幸福，这样就容易放弃在品行、修养和能力上的锻炼。实际上，无论我们长什么样，我们都可以是聪明、智慧、勇敢、善良、可爱的。这，才是最重要的。

冰河世纪

推荐教学对象：幼儿园、小学生

 影片介绍 ━━━━━━━━━━━━━━━━━━━━━

▶ 电影简介

《冰河世纪》（*Ice Age*），美国电影，第一部于 2002 年出品，目前已经出品了四部。片长 81 分钟。

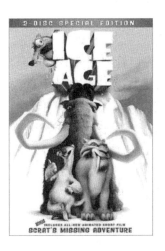

▶ 剧情梗概

两万年以前，地球上到处都覆盖着冰川。一群早期人类在与剑齿虎的搏斗过程中，母亲抱着婴儿逃跑，被剑齿虎追赶，跳下瀑布。在水边，她将婴儿推到正路经这里的猛犸象曼尼和树懒希德面前，自己力气耗尽，被水流冲走了。

曼尼和希德决定把这个婴儿送还给人类。剑齿虎迭哥想夺走婴儿，但在猛犸象面前，也只能假装替他们带路找到人类，而一路随行，伺机而动。

就这样，这三只格格不入的动物出乎意料地，而且是非常不情愿地走到了一起。一路上，他们历经千难万险，面对沸腾的熔岩坑、暗藏的冰穴、严寒的天气。在这个过程中，他们之间产生了生死情谊。在迭哥险些丧命的情况下，曼尼救了他，迭哥对婴儿也有了感情。

最终，迭哥决定不再夺走婴儿，他背离了自己的剑齿虎群体，真心实意地和曼尼、希德一道，将婴儿还给了人类。

 教学流程

▶ **性教育关键点**

注意人身安全；鼓励父亲多承担家务，多陪孩子玩；向不擅长做的事情挑战；不要虐待动物。

▶ **教学点一**

自己要当心

【教学目的】 提醒学生们注意人身安全，不要走失。

【教学过程】

组织者：整部影片，讲的就是一个婴儿离开了家长，被猛犸象、树懒、剑齿虎，历尽艰辛重新送到父亲手中的故事。我们看到，为了保护儿子，母亲不惜牺牲了生命；为了寻找儿子，父亲在雪地里东奔西走，一无所获仍然不肯放弃；为了送回走失的孩子，动物们群策群力，九死一生。这个婴儿是幸运的。但在现实生活中，如果一个小孩子被坏人拐走了，可能就很难再找回家长了，家长和孩子都会一直生活在阴影中。所以，我们要时刻小心，保护好自己，不要让自己受伤，不要让自己出意外，更不要走失，或被坏人拐走。

下面就请同学们说一说，在校园里，在家庭中，如何更好地注意人身安全，不使自己出现意外？

【教学提示】

学生自由发言。尽可能让学生群策群力，开动脑筋，想出更多的办法。学生之间可以相互点评、辩论，在这个过程中，组织者起到一个穿插、引导的作用，可以让学生看到更多别人的办法，扩展思维。

【教学参考】

注意人身安全的措施可能包括：

（1）独自出门时，一定要和家长说清楚去哪里，和谁去。

（2）要正确使用电器，小心触电。

（3）不在马路上玩游戏，要走人行横道。

（4）坐车时不要把手、头探出窗外，要抓紧把手。

（5）走路时要专心，遵守交通规则。

（6）不要在马路上嬉戏打闹，游戏时要注意安全，避免受伤。

（7）不要踢别人身体脆弱的部位，如阴部。

（8）不游野泳，防溺水。

（9）远离人多拥挤的场合，避免被踩踏。

（10）自己身体上穿内衣的部位，不要让别人碰。

…………

【教学过程】

组织者：现在，再请大家说一说，如何防止走失、被拐骗?

【教学提示】

学生自由发言。尽可能让学生群策群力，开动脑筋，想出更多的办法。学生之间可以相互点评、辩论，在这个过程中，组织者起到一个穿插、引导的作用，可以让学生看到更多别人的办法，扩展思维。

【教学参考】

防止走失、被拐骗的方法包括：

（1）在人多拥挤的地方，要紧拉家长的衣襟，不要离开家长。

（2）不要独自去陌生的、人多拥挤的地方。

（3）牢记家长的电话号码，遇到走失等情况及时给家长打电话。

（4）对陌生人要警惕。如果有陌生人尾随，要及时避开，或者向警察或其他可以信任的人求助。

（5）如果有陌生人来幼儿园或学校接你，告诉你家长因故来不了，要接你回家，你要及时报告老师，不要轻易跟他走。

…………

【教学提示】

此类可以让学生们注意自我保护的内容还有很多，组织者可以依据所教学生的年龄，进行择取。

▶ 教学点二

照顾孩子的男人们

【教学目的】 让孩子回家带动男性家长多承担责任。

【教学过程】

组织者：请同学们先说一说，在你们家里，父亲和母亲分别做哪些事?

【教学提示】

学生自由发言，组织者引导。

多数情况下，现今异性恋的家庭分工仍然是女性更多承担家务，照顾孩子。比如给孩子做饭、洗衣、带孩子玩、检查作业等，多数是女性承担。但是，男性承担这些工作的情况也越来越多了。组织者应该鼓励学生将不同的情况呈现出来，让学生们了解：其实父亲也可以像母亲那样，做许多事。

【教学过程】

组织者：这部影片为我们展现了在一种特殊情况下，三个"男人"带孩子的故事。猛犸象曼尼是雄性，树懒希德是雄性，剑齿虎迭哥也是雄性，这是一个男人的世界。但他们合作将孩子照顾得很好，又是给孩子找西瓜吃，又是扮鬼脸哄孩子笑，还要给孩子换尿布，母亲们做的事情，三个男人都做了，而且一点不比女人做得差。

如果在家庭中，你的父亲很少像母亲那样承担照顾你、做家务的工作，你就可以去鼓励父亲多做这些事。因为这既分担了母亲的劳动，同时可以让你更多地和父亲在一起，对父亲和对你都是一种幸福快乐的生活体验。

现在大家就想一想，我们可以回家后鼓励父亲做哪些事呀？

【教学提示】

学生们自由发言，组织者引导。重在鼓励孩子回去动员父亲参与更多的照料孩子等家务。

【教学参考】

这些事可以包括：

让父亲帮助检查作业；

让父亲更多带你玩；

让父亲陪你去上课外班；

让父亲来开家长会；

让父亲做饭，让母亲歇一会儿；

让父亲带你去公园；

⋯⋯⋯⋯

▶ 教学点三

每个人都可以改变

【教学目的】 鼓励学生挑战以往不擅长的事情。

【教学过程】

组织者：现在，请每位同学想一想，你认为自己有什么事情做不好？或者换一个说法，你认为自己不擅长做什么事情？

【教学提示】

这里要鼓励学生说出自己具体不擅长的地方。组织者可以先通过暴露自己不擅长的地方来让学生意识到，每个人都有自己不擅长的软肋，这不是一件羞耻的事情。但是要注意不要"揭发"别人的短处。

还可以通过布置家庭作业的方式，让学生完成一个"学会一件不擅长的事"的计划表，一个月之后再一起讨论完成的情况。

【教学过程】

组织者：我们每个人都会有一些自己认为不擅长的事情，那可能是我们有过失败经历的事情，还有些是我们觉得非常难，便从来没有尝试过去做的事情。但是，偶然的失败，曾经的失败，并不代表你真的不能做好那件事；看起来非常难，或很多人都失败了的事，当你真正努力去做的时候，可能会获得成功。

像这部影片中，猛犸象曼尼和树懒希德一开始都认为自己不会带孩子，但他们竟然也把婴儿带好了，连凶猛的剑齿虎迭哥都变成了对婴儿百般呵护的温柔男人。大家说，我们还有什么做不好呢？

所以，不要说我没有办法把字写好，我学习不好数学，我不喜欢英语……只要努力，就一定可以做好。

从今天开始，就努力去尝试做那些你认为自己做不好的事情，坚持一个月，你一定会发现，情况有所改变！重要的是，在这个过程中，我们将培养自己不畏困难、努力进取的精神！

【教学参考】

如下，是示范的"学会一件不擅长的事"的计划表。

学会一件不擅长的事　　　　　　班级_____姓名_____

计划事件	困难	解决办法	计划时间	完成情况
游泳	1. 怕水	1. 先多去游泳池泡泡	3 次	
	2. 不喜欢运动	2. 坚定信念		
	3. 没有人教	3. 找体育老师张老师帮忙	明天	
	4. 家长不支持	4. 请班主任说服家长	今晚	
	5. 没有时间	5. 每周一次，每次两小时		
	…………	…………		
学习感想				

▶ **教学点四**

不要虐待动物

【教学目的】 培养学生的爱心，不要虐待动物。

【教学过程】

组织者：影片中有一个情节，我们看的时候心里很难过。猛犸象一行在一个洞穴里看到一组壁画，其中有猛犸象一家人在一起玩耍的画面。猛犸象曼尼久久地注视着它，渐渐地眼里含满了泪水。它仿佛看到，人类来袭击它们，幸福的一家生离死别了。但曼尼甩一甩头，把痛苦压在心底，又继续寻找人类，以便送还他们的婴儿。这是何等感人的一幕呀。

地球上，各种动物生活在一起，原本维持着一种平衡与和谐。人类出现早期，这种和谐也没有被破坏。但是，随着人类迅速进化，成为大自然中的主宰者，许多物种都在人类的追杀中灭绝了。动物们自由生活的土地越来越少，它们要么灭绝，要么被关进人类的动物园中，要么在有限的自然保护区勉强维持着最后的生存……

大家想一想，我们应该怎样对待动物？能不能每个人想一个办法来保护野生动物呢？

【教学提示】

这可以作为一个回家作业，让学生思考保护野生动物的办法，也可以在课堂上让学生即兴回答和讨论。

这里可能会涉及一个动物保护的问题。有的学生可能会指出，我们现在吃的食物，还有一些日常用品，不少都是动物做的呀，如果人类不杀掉它们，那么我们吃什么呢？

组织者可以引导学生，野生动物是我们必须要保护的，因为人类破坏环境的行为，它们已经接近灭绝了；但是，人类也会饲养一些动物用以满足我们的日常需要，比如养家畜、家禽……这些不是野生动物，所以是可以利用的。世界上有不少动物保护组织呼吁，人类不要再宰杀任何动物，当然对此也有很多争论，因为人类自身的生活确实对动物有需要。所以，我们要尊重素食主义者的生活方式，但是，把这种生活方式强加在别人身上也是不对的，因为人类毕竟也是食肉动物，每个人的生活方式也有所不同。

现在很多饲养场，为所饲养的动物创造了比较好的生活条件，最后在需要捕杀它们的时候，采用比如高压电等方式，尽量减少动物的痛苦，这是一种文明，也是对这些动物的感谢和尊重。我们倡导的是，不杀野生动物，同时，不虐待动物，尊重它们。

冰河世纪2：消融

推荐教学对象：幼儿园、小学生

 影片介绍

▶ 电影简介

《冰河世纪 2：消融》（*Ice Age 2: The Meltdown*），美国电影，2006 年出品。片长 91 分钟。

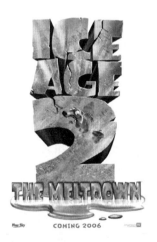

▶ 剧情梗概

地球上的冰河期就快要结束了，曼尼、希德和迭哥警觉到天气正在剧烈变化，巨大的天然冰山正发生着大规模的崩解，溶化的雪水即将湮没他们的村庄。三兄弟毅然挥军南征，沿途经历诸多危险，最终到达安全的彼岸。在旅途过程中，经常斗嘴的三兄弟互相扶持，有难同当。

一直认为自己是最后一头猛犸象的曼尼在旅途中遇到了艾丽——世界最后一头雌性猛犸象。艾丽从小被负鼠家族收养，浸染了负鼠的所有习性，爬树、钻墙角等。而更夸张的是，艾丽打从骨子里认为自己是一只负鼠，所以根本无法接受曼尼的示爱。再加上与艾丽同行的一对活宝负鼠兄弟，个性鲜明，唧唧喳喳。艾丽遇难，曼尼拼死相救。艾丽慢慢意识到自己是一头猛犸象，两人开始了恋爱。

一行人终于到达没有被水淹风险的陆地，却发现，原来还有一大群猛犸象。是跟着猛犸象群走，还是仍然保持现在这个久经考验的团队？最后，曼尼和艾丽都选择了后者。

 ## 教学流程

▶ 性教育关键点

性交、精卵结合、胎儿发育的知识；防范性骚扰；面对挑战，战胜恐惧，满怀信心；思考能力的训练。

▶ 教学点一

繁衍后代是怎么回事？

【教学目的】 让学生了解性交、精卵结合、胎儿发育的知识。

【教学过程】

组织者：影片中，曼尼一直觉得自己是最后一头猛犸象，面临物种绝灭的风险。直到遇到了艾丽，他内心立即涌起延续物种的伟大使命感。为什么有了艾丽出现，曼尼才能够繁衍后代呢？谁知道怎么繁衍后代？

【教学提示】

这部分组织者要鼓励学生勇敢回答他们所知道的知识，组织者进行引导。在此，组织者需完成关于两性性交、精卵结合等知识的讲授。如果此前已经讲过男女身体的差异，包括阴茎与阴道，则这里可以直接讲性交了。如果没有讲过，还要再介绍一下身体差异。相关内容在本书影片《小美人鱼》中有涉及。

教学时，还可以配合精子、卵子、受精卵发育过程的图片，以便更形象地说明。我们讲关于性交的知识，并不是教给孩子们性交，而是要让他们了解关于自身生命的知识。在这部分的结尾，我们要对孩子们强调：性交是成年的、相爱的人之间彼此自愿地做的事情，同学们不应该模仿。这一教学过程，也是培养年龄界限、爱情、责任、相互尊重的过程。

【教学参考】

猛犸象和人类一样，都是哺乳动物。雄性哺乳动物的体内有精子，雌性的体内有卵子，当一个雄性和一个雌性相爱，他们便会性交。性交的时候，雄性动物将自己的阴茎，放进雌性动物的阴道里，经过抽动，便会射出精液。精液里面就有精子。以人类为例，每次射精的时候，都会射出几千万枚至几亿枚精子。精子迅速向雌性动物的子宫游动，跑在最前面的那枚精子与卵子结合，形成受精卵，受精卵分裂，在母亲的子宫中慢慢形成一个胎儿，胎儿不断成长，直到成为一个小宝宝。对于人类来说，要怀胎十个月，宝宝才能出生，成为婴儿。

对人类而言，性交也是相爱的成年人表达情感的方式，必须双方都同意才可以。我们同学们还没有成年，所以不能模仿。当我们长到18岁，遇到一个相爱的人，我们才可以性交。

我们可以看出，生命的诞生非常不易，我们都要珍爱生命，爱惜自己的身体，不能随便伤害身体，做健康的好孩子。

▶ 教学点二

性骚扰是怎么回事？

【教学目的】 让学生了解，并且防范性骚扰。

【教学过程】

组织者：影片中，"最后一只公猛犸"曼尼，遇到了"最后一只母猛犸"艾丽，急于想繁衍后代，便向艾丽暗示这一神圣的使命。但是，艾丽却感到非常受伤害，她说："刚认识这么短时间，你就对我进行性骚扰。"哪位同学知道，什么是性骚扰？

【教学提示】

鼓励学生自由回答，组织者引导。本书的电影《小美人鱼》有针对幼儿园及小学生进行的预防性骚扰内容的论述，在大学性教育推荐影片《北国性骚扰》中，有更详细、深入的关于性骚扰的论述，组织者可以依据班级情况，有选择地引到这里进行教学，此处不再赘述。考虑到与此部影片中的情节相结合，可以特别提一下"言语性骚扰"的概念。组织者可以依据班级情况，对于学生不理解的地方以举例等方式展开论述。

【教学参考】

所谓言语性骚扰，就是一个人对另一个人用下流语言进行挑逗、提出性的要求、不必要地描述性器官、谈论性经历、讲黄色笑话或色情文艺内容，等等。对于艾丽来说，认识曼尼不久，曼尼便和她提要一起繁衍后代，她斥之为"性骚扰"，是有她的道理的。但是，其实曼尼本意并非骚扰她，只是有些心急，所以言辞有些唐突。影片后面，艾丽也承认自己"反应过度"，向曼尼道歉。

艾丽的另一个不满在于，曼尼似乎只是出于要繁衍猛犸象的"使命"才提出和她有亲密关系。她不想让自己成为"工具"，所以冷落曼尼。

后来，两人在共同抗击洪水的过程中相互救助，培养起了深厚的感情，彼此真正相爱了，艾丽的态度也就改变了。正如艾丽后来所说："我们在一起，不是因为不得已，而是因为情投意合。"

所以，成年人之间情投意合，彼此自愿，才是发展亲密关系的基础。否则，就可能被视为性骚扰。

📖 教学点三

相信自己，战胜恐惧

【教学目的】 做事前要有必胜的信心，迎接挑战。

【教学过程】

组织者：剑齿虎迭哥曾经说："剑齿虎没有恐惧。"而希德告诉他："所有人都会有恐惧。"果然，不久之后，便有一段迭哥面对洪水深感恐惧的情节。当迭哥非常恐惧时，他使用了很好的自我暗示法，一遍遍告诉自己："我不怕，我不怕！"于是便勇敢地跳入水中，救出同伴。他上来之后，希德告诉他：其实剑齿虎是不会游泳的。

我们姑且不说作为一部影片中的情节，剑齿虎游泳是否真实可信，但剑齿虎的这种行为，给了我们一些启发。剑齿虎并不知道自己不会游泳，它以为自己真的像希德说的，只是对水恐惧。于是，它跳入水中，拼命做游泳的动作，竟然真的能够游泳了，更重要的是，它战胜了恐惧。

同学们想一想，剑齿虎迭哥的故事，告诉了我们一些什么道理？

【教学提示】

学生们自由回答，组织者引导。

在做任何事情之前，战胜内心的恐惧，相信我们可以做到，并且努力去做，这很重要。这会让我们更有机会取得意想不到的收获。如果我们总在想："太难了，我做不了，一定会失败。"那我们就真的可能失败。

但是这里要提醒同学们意识到，剑齿虎的故事实际上是有点夸张的，人们在一些危难时刻，如果能战胜恐惧，确实可能做到我们平时不能做到的事情，但是有些事，比如不会游泳，也并不是只要有勇气跳下去就会游的，这就要求我们在战胜恐惧的同时不要冒险。但是，学习游泳的过程，是需要勇气和信心的。这两者并不矛盾。可以让学生进一步想一想，要是在危急时刻，自己确实做不到某件事情，该怎么办？可以通过学生自己的讨论，让大家知道有很多智慧的办法，一方面需要勇气和信心，另一方面也不要鲁莽，而要冷静。

【教学参考】

组织者还可以进一步结合以下两个故事和同学们讨论战胜恐惧、增加信心的重要性：

> 按空气动力学的原理，大黄蜂可能是不会飞的，但是，它不知道这一点，只是不断地扑打翅膀，于是，它就真的飞起来了。
>
> 一个人在高山之巅的鹰巢里，抓到了一只幼鹰带回家，养在鸡笼里。这只幼鹰和鸡一起啄食、嬉戏和休息……鹰渐渐长大，羽翼丰满了，主人想把它训练成猎鹰，可是由于它终日和鸡在一起，已经与鸡完全一样，根本没有飞的愿望了，对飞行感到非常恐惧。主人试了各种办法，都毫无效果，最后把它带到山顶上，一把将它扔了出去。这只鹰像石头似的，直掉下去，慌乱之中它只能拼命地扑打翅膀，就这样，它终于飞了起来。

▶ 教学点四

松鼠呀，松鼠

【教学目的】 训练学生的思考能力。

【教学过程】

组织者：电影中，一直有一个招牌配角，它虽然从未说话，却伴随影片始终，成为必不可少的角色，这就是松鼠斯克莱特。这只倒霉固执、长着两颗尖牙的小松鼠，为了得到一枚坚果，不惜上山下海，挑战极限，置生命于不顾。有人说他是动物界的"一根筋"，太过于固执，为了一个坚果这样拼命完全不值得；但也有人说，它是坚持目标、矢志不渝的代表，无论遇到多少阻碍，对于想得到的东西也绝对不放弃。那么，同学们怎么看这只小松鼠呢？你们是支持它的做法，还是反对呢？为什么支持，又为什么反对呢？下面我们就做一次站队游戏。

【教学提示】

组织者可以准备两张纸，上面分别写着"支持"、"反对"。将这两张纸放到教室的两端，请学生们支持哪种观点，就站到哪张纸的旁边。中间地带，则留给观点介于两者之间的同学。支持松鼠的做法多一些的，就离"支持"这张纸近一些；反对松鼠的做法多一些的，就离"反对"这张纸近一些。组织者引导学生根据自己的支持程度，选择不同位置的"靠边站队"。

站好队后，组织者请站在不同位置的同学各一二人发表他们"靠边站队"的理由，同时要努力促成站在不同位置的同学之间相互交流观点。在观点呈现得比较充分、交流比较顺畅之后，组织者再请学生们重新选择站队，即，如果哪些同学观点改变了，可以选择不同的位置去站队。

然后，组织者再请那些调换了所站位置的同学发表观点，让他们说一说，自己为什么会转变观点。

最后，组织者总结。要注意，其实，没有任何一种观点是错误的，站在不同的角度看问题就会有不同的观点。我们也没有一个结论给大家，但是这种充分讨论、发表自己独立的意见、不同观点之间进行理性辩论的精神、多角度思维的态度和方法是非常重要的。人类正是在思考与辩论的过程中，走向成熟，走向真理的。

假小子

推荐教学对象：小学生

 影片介绍

▶ **电影简介**

《假小子》（*Tomboy*），又译《装扮游戏》，法国电影，2011 年出品。片长 82 分钟。

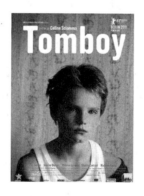

▶ **剧情梗概**

十岁的洛儿是一个漂亮的女孩，但是她打扮得像男孩子一样。暑假里，她和家人搬到了一个新的居民小区。洛儿找小区里的一群男孩子一起玩，大家问她名字时，她给自己起了一个男孩子的名字：米克。所有人都认为她是男孩子，没有人想到她是女孩子。

她光着上身踢球，比男孩子踢得还好；她将女式游泳衣剪成男式游泳短裤，并在里面塞上一堆东西，假装男孩子；为了保护妹妹，她狠狠地打了欺负妹妹的男生。

长发飘飘的女生莉莎喜欢上了英俊洒脱的米克，还吻了"他"。但是，很快，米克原本是女孩子洛儿的事便被众人知道了。经过一番思想波折，莉莎还是谅解了洛儿，这也标志着洛儿的男孩子样被同伴们接受。

教学流程

▶ 性教育关键点

着装等性别规范是后天塑造的，并非人人一样；男生能做的，女生也能做到；开放、尊重是美德。

▶ 教学点一

发现她是女孩子，你的反应是什么？

【教学目的】　引导学生认识到着装等性别规范是后天建构的，并非自然生成的。

【教学过程】

组织者：影片开始，洛儿短发，男孩儿打扮，坐在父亲腿上开车，我们一直以为她是一个男孩子。直到姐妹共浴，洛儿从浴缸里出来的时候，我们才发现她是女孩子。这一刻，同学们想的是什么？

【教学提示】

组织者可以在洛儿出浴的镜头后暂停影片放映，和学生们讨论这个话题。根据这时学生们的反应，进行引导。比如学生感到吃惊，组织者可以问大家为什么吃惊。如果是因为洛儿打扮成了男孩子的样子，便再进一步讨论：为什么女孩子打扮成男孩子的模样，大家会这么吃惊？男孩子短发，女孩子长发，男孩子穿短裤，女孩子穿裙子，这些规定是哪里来的？是天然的吗？

这部分教学的目的，在于启发学生们认识到：符合社会性别规范的着装和举止是社会文化建构的，并不是生物决定的。有些人并不符合这种规范，也不是什么大不了的事情，他们没有错。如果班上有类似这样的学生，要注意对他们的尊重。

▶ 教学点二

男生能做的，女生也可以做到

【教学目的】　带领学生反思社会性别刻板印象。

【教学过程】

组织者：洛儿不仅在着装上像男孩子，而且在运动等很多事上都不比男孩子差，这在影片中有充分的表现。结合影片中的情节，说说你们觉得男生和女生在踢足球、游泳、打架等方面差异的理解。

【教学提示】

这部分可以在影片放映到洛儿打了欺负妹妹的男生之后进行讨论。在这之前，影片显示了：洛儿喜欢和男生一起玩；男孩子踢足球，不让女孩子莉莎玩，说她"太逊"，她只能在旁边看，但当同样是女生的洛儿去踢球时，她可以踢得非常好；戏水那一段，洛儿在和另一个男生的竞技过程中，也可以胜利，把男生推入水中，而这样的竞技通常被认为是男生的事；动拳头打架原本也是男孩子之间的事，但当女孩子洛儿为保护妹妹和别的男孩子打架时，她一样可以打赢别的男孩子。

这部分引导学生反思社会性别刻板印象，帮助学生认识到：个体差异大于群体差异，不应该做男女二元划分。女生在踢足球等方面不如男生，也是被塑造成的，因为更多时候人们认为女孩子在这方面不行，也就不鼓励女孩子去踢球、运动等，这样她们自然就不行了，就像莉莎被剥夺踢足球的权利一样。女生放弃了"不如男生"的思想，就可以做得很好。

妹妹珍妮夸洛儿打男生时"勇敢"。勇敢是一种人性的优点，它属于全人类，但主流的性别文化却无情地剥夺了女性的这一权利，其实女孩子也可以很勇敢。女生抛弃"女孩子弱"的既定规范，也可以做到勇敢，像洛儿所说，"闭上眼睛，挥着拳头打过去"。

当然，勇敢不等同于"逞强"。这里要注意提醒学生，不应通过暴力解决问题。那个男生推倒洛儿的妹妹珍妮诚然不对，但洛儿可以教育他，不一定要打他。

这里可以进一步引申，男生也一样。有很多方面，男生也被剥夺了机会，比如，男生也可以很细致……

【教学过程】

组织者：现在分组，每个小组五至六个人，每个人都找出本组其他每一位成员的一个优点，写在纸上。

【教学提示】

学生分组，进行活动。

学生写好之后，贴出来与大家分享。组织者组织大家讨论，这些优点与性别是否有必然的、直接的关系，从而使学生们认识到：人的优点和品格是很丰富多元的，和性别没有关系。

▶ 教学点三

尊重是美德

【教学目的】 帮助学生懂得应该尊重和自己不一样的人。

【教学过程】

组织者：影片中，"米克"原本是女生洛儿的事情曝光后，她的同伴们是什么样的反应？你觉得他们哪些地方做得不对？哪些地方做得对？

【教学提示】

让同学们自由发言。

男生提出要检查一下洛儿的身体，进行验正，这是错误的。别人的身体私密部位是不能触碰和看的，这是对他人的不尊重。莉莎及时阻止，是正确的。但在男生们的起哄下自己"验正"了，虽然是女生间的"验正"，但也有一些不妥。

莉莎最后来找洛儿，显示了对洛儿的理解和尊重。这种包容是可贵的，是值得学习的。也暗示着，洛儿的男性化外表，最终会被她的同学们所接受。

【教学过程】

组织者：如果我们的小伙伴中有洛儿这样一个做男孩子打扮的女生，或者有举止非常像女孩子的男生，你会怎么对待她或他？会因为他们的性别表现而影响和他们做朋友吗？

【教学提示】

学生自由发言。组织者引导学生说出他们的想法、顾虑，鼓励学生懂得尊重个体的差异性。

这里可能会有同学提出来："有些打扮'奇怪'的同学，他们可能就是很调皮，影响别人，甚至欺负别的同学，而且学习不好呀，我们该怎么对待他们呢？"组织者可以进一步启发同学：打扮"正常"的同学中有没有这样的一些不好的表现呢？那对待这些同学的时候我们怎么批评和帮助他们的呢？我们一般会就事论事地批评他哪里做得不对。所以，即便是一些和我们看起来不太一样的同学，他们身上有缺点，我们也要就事论事地批评他们的行为，而不是针对他们的性别表现。

可能有同学提出来："那些性别表现很不一样的同学，让我们觉得很讨厌呀，怎么办？"组织者可以进一步指出，他们喜欢怎样的性别表现是他们自己的选择，没有强迫别人和他们一样。所以我们不可以就因为"别人和自己不一样"而伤害别人。当然，我们可以不喜欢某些人，但是对身边的人表示尊重是应有的素养和礼貌。因为我们每个人都可能因为自己和别人不同（我们每个人都是与众不同而特别的）而被别人讨厌。

【教学参考】

每个人都是不一样的，全世界的人都一个样子才是非常奇怪的事情，全世界的女孩子都是一个样子也是奇怪的。我们要包容和自己不一样的人，尊重和自己不一样的人。每个人都有一些和别人不一样的地方，我们在尊重别人的同时，也就是尊重自己，这样大家才能够和谐相处。

【教学过程】

组织者：影片中还有一个细节，男生们对莉莎说："如果洛儿是女生，你吻了她，多恶心呀。"莉莎也说："是挺恶心的。"大家如何看？

【教学提示】

学生自由发言。

如果有学生认为确实恶心，这里可以分两种情况，通过问"为什么觉得恶心？如果是女生吻男生还恶心吗？"这样的问题，来引导出这背后是否有对同性的亲密关系的恐惧。

学生也许会认为女生吻男生也一样恶心。这里可以指出其中的文化差异。因为影片反映的是国外的习惯和风俗，主人公莉莎对洛儿表达的可能是友谊，也可能是恋情，亲吻对他们来说也是比较常用的表达喜欢的方式。而一般情况下，中国人的表达比较含蓄，我们表达同学间和好朋友间的友谊以及普通的喜欢之情是不用亲吻这种方式的，而我们这个年龄的同学之间表达普通的友谊和喜欢，一般也很少有同性之间的禁忌，拉手、相互拥抱，都是比较常见的表达方式。

考虑到学生的年龄，这部分不必纠结于亲吻，而是要启发学生们认识到：喜爱与性别无关。

▶ 家长课堂

洛儿的家长对她的男孩子打扮，一直是顺其自然，从不干涉的。这在影片中有充分的体现，在被打男孩子和母亲告上门来之前，洛儿家长从来没有就洛儿的打扮说过一句评语。

在洛儿假称自己是男生的事暴露之后，母亲问她为什么这样做，她说：我不知道。这其实说明，洛儿只是顺着自己的内心，自然而然地这样做，她喜欢打扮成男孩子，喜欢自己是男孩子，既不是因为父母亲生了两个女儿而幻想有一个儿子的结果，也不是因为某种她可以清楚说出的理由。

母亲的做法是，带着她去最熟的几个玩伴儿家说明实情，道歉。洛儿一开始不愿意，母亲对她说，母亲并不介意她打扮成什么样，但是，她就要去上学了，必须对学校里的同学解释清楚，这是为了洛儿以后生活的顺利，而不是为了让她"做女生"。

洛儿的母亲也仅在带她去别人家道歉的时候强迫她穿裙子，那之后，她仍然在家中一副男孩子打扮，家长并没有干涉她。我们看到，这里显然有来自家长的纠结，但更多的是包容和尊重。

影片中，洛儿的母亲又生了一个孩子，但是，编导也没有告诉我们这个新生儿是男孩还是女孩。编导想告诉我们的是：男孩或女孩并不重要，这不是洛儿父母，也是不是影片所关心的。

洛儿父母这样的态度是对的。

这部影片没有去讨论洛儿是同性恋还是异性恋，或给她贴上其他什么标签，只是让我们面对洛儿这个人。她就是我们的孩子，我们孩子的同学，我们的邻居，她可能是我们身边的任何一个人，而不是一个"病人"，或"异常者"。

她不是父母期待有一个儿子的产物，也不是父母刻意让其打扮成男孩样。洛儿的父母一直对她高度包容，让她做自己。他们只是在孩子的校园生活可能受影响的情况下，才带着她去逐家解释。即使如此，父母仍然没有强迫她"改变"。

家长这样的做法，才是对孩子最大的爱。正如有些男生很文质彬彬，世间也总有一些女孩子，她们就是性子很顽皮很活泼，天生坐不住，个性很强势，这些特点是她们的性格体现，不能横蛮地用外力将其"剔除"掉。许多父母面对类似洛儿这样的孩子，都采取强迫他们改变的态度，而不是真正地倾听他们内心的声音，结果是对孩子构成真正的、更大的伤害。

英文单词"tomboy"本意指像男生一样活泼开朗的女孩子，推崇女性独立、自由、感性。这无疑是对女性的一种肯定。虽然我们并不鼓励每个女生都要像 tomboy 一样，但这类 tomboy 女孩绝对不应该成为被歧视的对象。许多特点是人性共通的，既会出现在男生身上，有时也会出现在女生身上，强行要求生性好动的女孩子必须压制住自己的个性，装得像"优雅的淑女"，对其身心健康是不利的。

第二编

中学适用

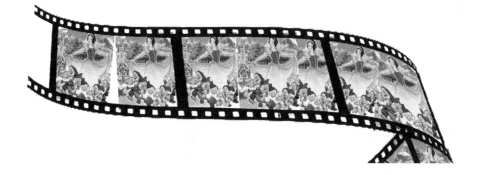

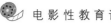

一、性萌动主题

青春期的法国男孩

推荐教学对象：中学生

 影片介绍

▶ **电影简介**

《青春期的法国男孩》（*The French Kissers*），又译《国中男生》、《法式香吻》等，法国电影，2009 年出品。片长 90 分钟。

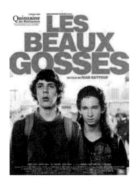

▶ **剧情梗概**

和单身妈妈同住的 14 岁的男孩赫尔夫，开始了他青春期的萌动。青春期表现为：正在给牙齿做整形的他格外关心自己的形象，偷看对面楼房里女人脱衣，看着邮购内衣的广告单上面的女模特儿自慰，把脸贴在镜子上想象着和女人接吻实际上用舌头吻镜面，等等。赫尔夫对于妈妈进屋不敲门非常反感，妈妈常和赫尔夫开玩笑："是不是又在自慰呢？"

在学校，赫尔夫最好的朋友叫卡梅尔，二人无话不谈，经常在一起交流对性的各种想象，包括如何追女生。上学坐在公车上，青春期的赫尔夫的阴茎都会不自觉地勃起，卡梅尔对他解释说，这是因为电磁波影响的关系。

几个同学都同时喜欢上了校花奥洛尔，但奥洛尔似乎只对木讷的赫尔夫有好感。奥洛尔主动约赫尔夫，但他有些羞怯。奥洛尔主动吻了赫尔夫，还教他如何转动舌头更好地接吻。但赫尔夫却骗她说，自己吻过别的女孩子，还有过性交的经历。当然这都是他编出来的，使自己显得更像个男人。

赫尔夫和卡梅尔去参加奥洛尔家中的聚会，发现奥洛尔的母亲竟然就是那个内衣邮购广告上的模特儿。卡梅尔去和她跳舞，他对于年长的女人更有性幻想，后来还给赫尔夫看"辣妈上线"的色情品。而同去参加聚会的赫尔夫的母亲，也遇到了一个心仪的男人。

母亲看到赫尔夫和奥洛尔接吻，非常高兴，还表示欢迎奥洛尔来家里和儿子约会。

但是，奥洛尔和赫尔夫之间误会不断。比如，奥洛尔不理解为什么赫尔夫和自己接吻的时候，在床上蹭自己的阴部；奥洛尔约赫尔夫到自己家里，即将做爱，赫尔夫却看到奥洛尔的脚不好看，立即没有了性致，跑掉了；赫尔夫以为奥洛尔不喜欢自己了，很痛苦，去追求别的女孩子，这伤了仍然喜欢他的奥洛尔的心；赫尔夫意识到自己爱着奥洛尔，回来找奥洛尔，奥洛尔却说：我们还是做朋友吧……

影片真实地表现了青春期对性的幻想、向往和追寻，也让我们看到了这个年龄的男女青年对于异性以及感情把握能力的不足。也许，青春就是一系列挫折中的成长。

 教学流程

▶ **性教育关键点**

对自慰、性幻想、偷窥、色情片、公共场所的亲密、男生间谈性、校园暴力等问题的态度；青春期是成长的年龄，爱情难免青涩，鼓励多多交往。

【教学提示】

本片主要围绕青春期男孩的性心理展开，其中也不乏对女孩的性心理描述，对于本片的教学，并不建议因此而男女分班，可以让男女生通过对本片的观影、交流、分析进一步了解青春期性心理。教学中，不仅应鼓励学生探讨同性的性心理，也应鼓励了解异性的性心理。

▶ **教学点一**

青涩中的摸索与成长

【教学目的】 让学生理解青春期的这些青涩与成长都是自然的。

【教学过程】

组织者：影片表现的就是我们这个年龄的男孩子的生活。我想，男生看到里面的内容，一定会觉得有一些熟悉吧？女生看到影片里面的表现女孩子内心的部分也会觉得有些熟悉吧？实际上，老师也会想到自己处于这个年龄的时候，经历过的那些求索。但是，以老师现在作为一个过来人的眼光看，这里面有太多的不完善，包括对于性的无知，对于异性的无知，等等。

先请同学们自己想一想，哪些地方表现了这些男孩子对性的无知？女生如果对影片中描写的性方面的知识有不知道的，也可以写出来。

【教学提示】

考虑到自由发言可能影响学生参与，所以可以进行分组讨论，写在纸上。可以依性别分组，更好地促进畅所欲言。然后把纸交给组织者，贴到黑板上，一边念，一边点评。有时候可以让学生们来说出正确的知识，如果学生也说不出来，或者学生不好意思表述，组织者可以把正确的知识讲出来。

【教学参考】

（1）关于勃起。

赫尔夫早晨坐公车去上学，阴茎就勃起了，他发现后，急忙挡上。到学校把这现象告诉好友卡梅尔，后者说，这是受电磁波影响，并且提供了一堆颇"科学"的解释。事实上，电磁波影响阴茎勃起是无稽之谈。真相是，勃起是正常的生理现象，青春期的男孩子身体迅速发育，性的生理基本发育成熟。凡是想到性的时候，都是可能勃起的；而还有很多时候，即使没有想到性，也可能会勃起。我们注意到，当赫尔夫站在公车上勃起时，他面前正坐着一位穿着性感的漂亮女郎，很可能是赫尔夫当时受到刺激，所以才勃起的。男生在早上醒来的时候会勃起，有的人在剧烈运动，比如踢球的时候也会勃起，这常常是没有性刺激的，但也是正常的生理反应。勃起既然是正常的，就不需要感到羞愧，更不需要感到恐慌。当然，勃起时回避一下，不让别人看到，也是正确的。

同样，进入青春期之后，还会出现遗精的现象。特别是在夜里，梦到和性有关的事物时，许多男孩子都会遗精。遗精也是正常现象，不必感到羞怯和自责。但遗精有早有晚，有多有少，有人到二十几岁才有遗精，还有人甚至不遗精。这些都是正常的，不必因为自己和别人不一样而担心。

（2）关于自慰。

影片中，赫尔夫和卡梅尔都看着内衣邮购广告册里的女郎照片自慰，赫尔夫还抱怨说："难道就买不到真正的成人杂志吗！"他们还看着对面楼房间里正做爱的男女自慰。

在青春期，当性欲无法通过性交得到满足的时候，自慰是一种很好的排解性压力的方法。无论男生，还是女生，都可以自慰。但如果你目前没有自慰的习惯，也不必因为听了这次课，就一定要开始自慰。

自慰本身没有害处，对身体最大的伤害，是担心自慰过度会伤害身体。自慰其实不会过度，能做就没有过度，过度就做不了了。欲望得到满足之后，自己都不想做了，怎么过度？！

要注意的是，应该以正确的方式自慰，不要伤害自己的性器官。男生正确的自慰方式是用手撸阴茎。有的男生用掐、拧、挤、撞的方式自慰，都是不好的。更不要用硬物来扎阴茎。女生正确的自慰方式是，用洁净的手指环形揉搓阴蒂。有些女生将物体放进阴道，是有危险的，特别是不洁净的物体，更可能伤害我们的身体。

（3）关于性幻想。

影片中有许多表现男孩子性幻想的情节。比如，男孩子对母亲说住在自家楼上的老师在电梯里摸他的阴茎，而我们从影片中并没有看到这样的内容。当时母亲告诉他："别乱说，严肃点，就算是真的也没人相信。会毁了你的生活。"这建议倒未必正确，如果真的有教师对学生进行了性骚扰，还是应该提出控告的。

影片中，一个早晨，赫尔夫在卫生间里，脸贴在镜子上，用舌头吻镜子，此时，他应该是想象着和镜中的一个女孩子激情热吻呢。在看内衣广告时，他也伸手摸画片上女人的胸部，仿佛真能够摸到一样。这些都属于性幻想。

性幻想是非常正常的。从传统意义上说，男孩子性幻想的内容通常直接与裸体、性交有关，女孩子性幻想的内容通常与浪漫的爱情有关。但这不是一定的。性幻想和我们社会文化对不同性别者的"性"的规训有关——传统社会性别文化比较鼓励男性追求性，而对女性追求性则不太鼓励甚至是压抑的，因此才会造成以上的差别。不过这种差别不是刻板的，严格意义上说，个体差异大于性别差异，有很多男性的性幻想与浪漫爱情有关，也有很多女性的性幻想直接指向性交，更多人的性幻想则五花八门，什么内容都可能有。

性幻想同样是一种释放性压力的手段。性幻想无可厚非，无论一个人在想象中做什么，都不是不道德的事，更不会受到法律处罚。也就是说，性幻想无关道德，你爱想什么就想什么吧，不必有心理负担。

但是，如果要强行把性幻想付诸实施，就是另一回事了，就可能触犯法律了。

（4）关于偷窥。

影片一开始，赫尔夫就曾偷看对面楼上的女人脱衣服。还有一次，他同卡梅尔一起偷看对面楼上一对男女做爱。忽然，那个女人跑到窗前，冲着他们摆手。他们二人被吓坏了，蹲到地上，以为她要找来，甚至担心她要杀他们。其实是虚惊一场，只是住在赫尔夫楼上的老师要跳楼，那个女人是向要跳楼的他挥手而已。

偷窥是不道德的行为，甚至会触犯法律。但是，赫尔夫和卡梅尔偷窥的情况有所不同，他们并不是刻意地跑到别人房间里，或者躲在某个不该待的角落，而只是在自己的家中，很自然地看到对面楼上人家窗户里的事情而已。也就是说，对面人家并没有拉上窗帘，并没有设置隐私屏障，所以赫尔夫和卡梅尔只能算"看到"，不算很严重的问题。

但是，有人扒窗户偷看女厕所、女澡堂，甚至用手机偷拍别人的裙底风光，这些就是触犯法律的了。因为女厕所、女澡堂的设置本身就是强调那是女性的专属区域，男性不得进入或窥视。而别人的裙底，是人家穿上裙子遮挡起来的部位，你偷拍，自然也是侵犯别人隐私权的。大家要小心，千万不要因为一时好奇做了错事，而追悔莫及。

需要指出的是，偷窥之所以被认为是不道德的，是因为偷窥的人没有经过别人的允许，"偷偷"看别人不想被人看到的隐私。重点在于"偷"，而不在于看的内容和性有关。

（5）关于恋足。

一群男中学生在食堂午餐时，谈论女生的脚。赫尔夫说，自己可以只通过看一个女人的外表，就知道她的脚是不是漂亮。这一点是吹牛。但另一个人因此说，这是变态，这则有些过分。

每个人的审美观不一样，在一个人看来并不性感的地方，在另一个人看来可能却极性感，有吸引力，比如脚。迷恋脚的人，主流变态心理学称之为"恋足癖"或"恋足症"，其实，这只是他的性爱对象和其他人不一样而已。即使他只把脚当作性爱对象，也没有什么错，只要对方也愿意，就是很好的一对。影片中的赫尔夫更谈不上"变态"，因为他只是喜欢看女生的脚而已。

（6）关于阳刚之气。

我们能够看到，在赫尔夫卧室的墙壁上，贴满了阳刚男人的照片，向我们进行着一种男性气概的展示。他的鼻梁摔断时，还被夸"很性感"，"像个拳击运动员"。这背后，仍然是对"硬汉"形象的推崇。

而赫尔夫自己更是和别人吹嘘他那不存在的艳遇和性关系。他对卡梅尔描述自己的第一次性生活，声称"用一整盒的套，做了好久"。

青春期的男生，通过张扬、炫耀自己的"硬汉"形象，让别人觉得自己是一个"真男人"。这是许多人成长中要经历过的心路历程。但是要小心，不要被"硬汉"形象所伤害。过分追求刚强，有时会伤害我们。每个人的情形是不同的。

影片中，曾有赫尔夫坚持不承认自己哭泣的镜头，这就是在扮演"硬汉"。而到影片最后，因为失恋，他痛哭，再也顾不得卡梅尔的嘲笑，这是他内心情感的真实宣泄，这种自然、真实的宣泄是有利于健康的。

（7）关于色情片。

赫尔夫和卡梅尔意外地发现，奥洛尔的妈妈就是他们看着自慰的那个内衣画报上的模特儿。卡梅尔非常兴奋，主动过去与她跳舞，一晚上都盯着她的胸部看。他为什么变得如此大胆？因为他在网上看过色情片。那色情片讲的就是成年女子同年轻男孩子的性关系。卡梅尔后来还拉着赫尔夫一起看那影片，两人一边看一边自慰。

色情片又被称为成人片，它是拍给成人看的。我们认为，未成年人不宜看色情片。许多国家的法律也规定，不能够给未成年人看色情品。所以我们应自觉地回避看色情片。

大家一定要清楚：色情片表现的不是真实的情爱世界，它是娱乐片，是用来激发成年人的性欲、满足其性幻想的。所以色情品不是现实社会中人和人的性关系的再现，它是虚构的情色关系。

也许你们将来成年后会看到色情片，但需要知道的是：不要把色情片当作情爱教科书，不要通过色情片来了解现实世界中的"性"。色情片就和一般的故事片、文艺片和其他电影大片一样，都有虚构的成分，我们看电影故事的时候，知道那是假的，很多情节在现实中是不可能发生的。色情片也一样，有很多夸张的成分。

也许你们中已经有人看了色情片，但我们需要注意的是，这并不是完整的、全面的性知识，其中有很大部分是扭曲的性关系。曾经有中学男生看过色情片，就觉得身边的女同学都像色情片里的女人一样，可以随便和男人发生性关系，所以就性骚扰女同学，当然最后自食其果，被学校处分。我们希望这样的事情不要再发生。

（8）关于校园里的亲密。

赫尔夫和奥洛尔在校园里接吻，在校园的草地上亲昵，这没少给他们找麻烦。男生间就他们的接吻一传十，十传百，直到传成每被吻一次，奥洛尔收费 10 元；看到赫尔夫和奥洛尔草地上亲密的男生更是醋意横生，用足球砸他们；更有一群男生殴打赫尔夫。

当然，传播谣言也好，吃醋后施暴也好，真正有错的是传播谣言者和施暴者。在公共场所接吻、亲密，并不触犯法律。

但是，作为中学生，即使在法国的中学校园里，公开亲密显然也是与校园整体气氛不吻合的，所以才会招来那么多是是非非。中学生的恋爱本身，至少是一件有争议的事情。绝大多数的中学生是不谈恋爱的。因此，谈恋爱的中学生过于高调，甚至在校园里亲密，在现有的文化和主流价值观上，可能会招来一些麻烦。

（9）关于谈论性。

男生们在一起，似乎总要谈论女生，谈论性。无论是午餐时谈女人的脚，估计谁的脚漂亮；还是上体育课时看蹲下的女生的乳沟，说人家是对自己的性暗示；甚至于同伴间夸张地谈论自己的性经历：都是谈性。最有趣的是，赫尔夫第一次与奥洛尔接吻后，上课时把手指伸进卡梅尔的嘴内，让他感受"吻"的滋味，实在让人喷饭。这一方面体现了青春期学生对性、异性的好奇，另一方面也要小心，许多时候这是对女性的不尊重。

同时，如果没有经过女友同意，便和别人分享自己与女友的性体验，也是对女友的不尊重。

男人谈论性，是一种建立"男性友谊"的方式，也是张扬男性气概的方式，但这时不妨想一想：你是否充分尊重了别人呢？

（10）关于"犯法的刺激"。

奥洛尔竟然有偷窃的嗜好，偷来的东西多数会扔掉，想要的就是"偷"的惊险与刺激。这种对刺激的追求还体现在吃饭不付钱便跑掉，即所谓的"霸王餐"上。

在青春期，我们总想反叛一些东西，总想挑战一下家长、学校、社会对我们的约束，去冲击一下禁忌。这也可以称为一种探索自我的方式，一种另类的"亲近"社会的方式，但却可能是伤害别人，甚至触犯法律的方式。

所以，还是换一种方式去彰显你的特立独行吧！

▶ 教学点二

"等我大一些"

【教学目的】 让学生意识到青春期的种种不成熟，在这种不成熟状态下开始的恋爱有时会伤害自己和对方，而走向成熟需要时间，不妨给自己一些时间。

【教学过程】

组织者：进入青春期后，我们有的人开始有性的欲望产生，渴望与异性或者同性接触，但我们对对方的了解非常少，所以我们经常会出现不理解，"读不懂"，造成误解的情况。在这部影片中，就有许多地方有这样的表现，同学们先列举一下吧。

【教学提示】

学生自由发言，组织者启发，一起回忆影片中关于渴望接近自己的性爱对象，又不了解对方的情况的内容。通过举例和分析，启发学生明白，同学之间的交往、谈恋爱以及发生亲密行为的时候，要尊重对方的意愿，对方同意就是同意，对方不同意就是不同意。对于自己来说也一样，要明确表达自己的意愿，不要半推半就。这就是权利的表达。

【教学参考】

影片中涉及的情节可能有：

（1）女生蹲下身系鞋带，男生从上面看到女生衣领露出的乳沟，另一男生便说这是明确的性暗示。显然不是这样。

（2）赫尔夫不知道女生对男生有意会有什么样的表现，奥洛尔告诉他，那女生会将一下头发，瞳孔还会放大。这显然是太过简单的描述。

（3）私下接吻后，赫尔夫在男生的起哄下，在校园里冲过去要吻奥洛尔，奥洛尔推开了他。下课后，奥洛尔主动拉他走，到草地上吻，说自己不想让别人看到。

（4）两人在床上热吻时，赫尔夫摸奥洛尔的胸和下体，奥洛尔坚决拒绝。赫尔夫原本可能以为奥洛尔会喜欢这样，但事实是，接受接吻并不等于也接受其他身体接触。影片中，赫尔夫没有再进一步勉强，这是对的。有的男生可能会以为，女生拒绝是假装的，是不好意思，便要进一步强求，严重的话可能会导致约会强奸。

（5）接吻时，赫尔夫本能地在床上蹭下体，这是男性的一种自然表现，但奥洛尔觉得很"恶心"，将他轰出家门。赫尔夫则吓坏了，以为奥洛尔要报警。这些都是对对方错误的理解。

（6）在一个同学家聚会时，大家要求奥洛尔脱衣服，她很生气地跑了。这虽然是双方感情的一次危机，但还没有到分手的地步。赫尔夫以为两人关系就这样结束了，这又是他对奥洛尔的误解。进而，赫尔夫去找了新女友，使两人关系真正彻底结束。

…………

可能的分析有：

上面这些事例，既表现了男生对女生的不了解，也表现了双方都需要进一步成长，目前还不会处理感情问题。以赫尔夫和奥洛尔最后分手为例，赫尔夫想当然地认为奥洛尔不要他了，并没有去核实，就去开始追别的女孩子；而奥洛尔没有把自己的想法明确告诉赫尔夫，也没有给他机会解释。

在这部影片中，其实奥洛尔对赫尔夫有许多包容，许多谅解，给他时间成长。但赫尔夫就是一个没有长大的孩子。比如遇到别的男生拿球砸他们、挑衅时，赫尔夫扔下奥洛尔自己先跑了，显得非常自私，没有责任心。而别的男人打赫尔夫时，却是奥洛尔过来轰走那些打人者，救下他。

在奥洛尔家，二人正要进一步发展，奥洛尔脱鞋，赫尔夫看到她的脚不好看，竟然抬腿就回家了。

一个女生经过了许多思想斗争，在同伴的鼓励下，才勇敢地主动向赫尔夫示爱。但是，他竟然大笑着说："看看你自己，像猪一样。"女生受了伤害，痛哭着跑开。

所以我们看到的赫尔夫，不懂得承担责任，也不懂得如何对待自己的女朋友。奥洛尔比赫尔夫略成熟一些，青春期的女孩子通常比男孩子成熟。

赫尔夫第一次向奥洛尔提出约会时，奥洛尔并不想，她说："男生都不想做朋友，只想约会。等我大一些。"她这样想是对的，如果坚持，也许两个人都不会有后面的痛苦，但另一方面，这场恋爱也带给了他们成长。

这部影片展现了青春期青涩的爱。爱情确实令人向往，追求爱与性的满足也没有任何过错，但是，爱需要我们学会承担责任，需要我们清楚该如何与他人交往。在一份爱情开始的时候，最重要的是做出对自己和他人负责任的选择。而没有这种能力，就可能会无意中伤害了我们自己，也伤害了别人。

像奥洛尔最初期望的那样，先做朋友，等到更成熟之后，"等我大一些"，再正式约会和恋爱，也是一种基于对自己和他人负责任的选择。

在青春期，我们鼓励不同性别的同学多接触，多了解。自然、正常地交往，是了解彼此、打破神秘感、促进积极交往的最好方法。当然，已经谈了恋爱的同学，也不必因这样的经历而后悔，恋爱以及挫折本身，也是能促进你们成长的方式，重要的是，要从恋爱这个经历中吸取经验。

▶ 教学点三

校园暴力

【教学目的】 让学生勇于反抗校园暴力。

【教学过程】

组织者：影片开始时就有男生把别的男生按在地上打，同时向被打学生要钱的镜头；奥洛尔和赫尔夫在草地上亲密，也有正打球的男生看着他们不顺眼，用球砸他们；更有男生嫉恨赫尔夫同奥洛尔的关系，在校园里拦住他，训斥道："你想上奥洛尔？也不撒尿看看你自己！"说罢按倒在地便是一顿暴打。

这些都是校园暴力，在我国台湾叫"校园霸凌"。总之就是欺负同学。

大家想一想，我们身边是否有这样的校园暴力？校园暴力对校园生活有什么影响？我们对校园暴力应该采取什么态度？

【教学提示】

学生自由发言。组织者进行引导和启发。

【教学参考】

校园暴力破坏了校园和谐的学习环境，破坏了同学间的关系，使弱势同学受到欺辱，其基本人身安全受到威胁，这是不能够被容忍的。

发生了校园暴力，一定要及时告诉老师和家长。有的施暴者会威胁受暴同学："如果你敢告诉老师，就会更狠地打你！"这也是一些受暴同学不敢报案的重要原因。但是，对于施暴者逆来顺受，只会助长他们的气焰，并不会使他们真的对你手下留情。所以，与其受辱，不如奋起反抗。

随着社会和学校对校园暴力越来越重视，对施暴者的惩处力度也会越来越大。所以，受暴者更应该勇敢报案。

从施暴者一方来讲，施暴往往是他们展示阳刚之气即男性气概的一种方式，特别是形成团伙的校园施暴者，更是通过这种暴力使自己像一个"纯爷们儿"。但是，成熟的男人绝不等于施暴的男人。施暴者是被整个社会蔑视的。在施暴的过程中，施暴者与同学的良好关系被破坏了，关于正义与良知的理解被扭曲了，其未来必将为之付出代价。

▶ 家长课堂

这部影片有许多地方对我们教师以及家长有启发性。所以，既可以用作教师自我提升，也可以用作家长课堂。

教师方面，可以留意两处。

一是美国中学上课的气氛。比如有的课程安排大家坐成圆圈讨论，激发学生思考、互动；教师和学生的关系非常平等，课堂上自由交流，学生"搭下茬"不会受到教师训斥；教师布置一个关于历史人物的课程作业，扩展学生视野，激发学生学习兴趣；等等。

二是教师对学生自主权的尊重。课堂上有人提出要进行学生间排名的建议，教师说，这需要大家讨论才能决定，而现在没有时间开会讨论了。立即有学生起来对大家说："同意讨论的举手。"结果多数学生举手支持开讨论会，教师也尊重了学生们的意见。

后现代主义教学强调改造师生间的传统权力关系，赋予学生自主权，这将有助于激发学生的积极性、主动性、创造性。教师可以进一步查阅相关的文献。

家长方面，主要可以思考、讨论家长如何面对青春期孩子的性欲求，以及如何在性的方面承担榜样责任的问题。

比如，赫尔夫便对母亲不尊重他的隐私权非常不满，他要求母亲进屋之前一定要敲门。而母亲经常半开玩笑地与他谈论自慰的话题，这也让他非常烦。母亲看到赫尔夫与奥洛尔接吻，非常高兴，打电话告诉别人，赫尔夫也表示抗议，说："不要和每个人说我的私生活。"

事实上，无论东西方文化，都应该懂得尊重孩子的隐私。特别是青春期的孩子，对隐私比较敏感，更希望得到尊重。

但对于赫尔夫父母的另外一些表现，可能因为文化背景不同而有不同的评价。比如，赫尔夫的母亲当着儿子的面与别的男人亲密，留别的男人在家中过夜也不回避孩子；赫尔夫的父亲对他讲自己的 3P 经历，还当着他的面去勾引街上的美女。对于一个年仅 14 岁的孩子来说，这也许不能算作好的榜样。但赫尔夫的父亲叮嘱儿子发生性关系时要戴安全套，则是一个负责任的建议。

我们认为，单亲家庭的家长应该以身作则做好孩子的性教育，成为孩子的好榜样。

青春期

 影片介绍

▶ **电影简介**

《青春期》，中国电影，由管晓杰导演，赵奕欢、王一主演，2011 年出品。取名为《青春期》的电影有许多部，这是其中一部。片长 51 分钟，被称为"微电影"。

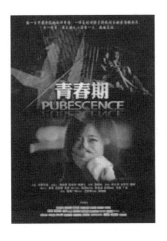

▶ **剧情梗概**

留级生汪小菲走进高三教室的第一天，看到程小雨，便喜欢上她了。程小雨对他不感兴趣，但汪小菲开始了每次见面送一只写满情话的千纸鹤的爱情攻势。

程小雨的父母离异，她和父亲住在一起。父亲很少顾及她，但会时常丢给她一大把钞票。母亲更似乎是从她的生活中消失了。程小雨是所谓的问题少女，不相信亲情、爱情，时常出入游戏场所、夜店等。

一天，程小雨发现自己怀孕了，可是连孩子的父亲是谁都不知道。她拉着汪小菲陪她去做人工流产，在疼痛地扶着墙回家的路上，撞见了母亲。母亲训斥她，她认为母亲没有权利责怪自己，转身离去。

程小雨的一个女同学被黑社会绑进夜店，黑社会又逼迫她带几个女同学来，程小雨被骗进夜店，所幸拼命逃了出来，但一个晚上又被黑社会抓住，带到教室里欲行强暴。在场的二位老师和门卫都不敢管，幸好汪小菲及时赶到，拼死相救。程小雨开始相信爱情。

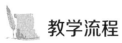 **教学流程**

▶ **性教育关键点**

安全性行为的意识与能力；安全意识，对生命的珍爱，对理想的追求；家长的责任。

【教学提示】

这部影片艺术性稍弱，"教导性"太强，本不是很适合作为性教育电影。但是，恰恰因为情节教导性非常强，考虑到可能适合某些学校和组织者的需求，所以我们也列进电影库。而且其片长只有 51 分钟，比较方便安排教学。

▶ **教学点一**

安全与健康

【教学目的】 培养学生的避孕意识，以及意外怀孕时的处理能力；注意个人安全；珍爱生命，相信未来；见义勇为也要讲策略。

【教学过程】

组织者：这个影片，表现的是中学生的生活。大家觉得，影片对我们的安全意识有哪些启发？现在分小组讨论，每组一个记录员，讨论后和大家分享。

【教学提示】

以下罗列一些启发点。

（1）关于意外怀孕：程小雨接连呕吐，自己躲在卫生间中用怀孕试纸测，发现自己怀孕了。自己上网查无痛流产的信息，然后让汪小菲陪着去做了流产。出了医院，很辛苦地走回家。影片中的她那天还穿着小短裤，晚上还坐在路边和汪小菲聊天。

【教学过程】

组织者：对于未成年人发生性关系，请大家充分发表看法。

【教学参考】

未成年人最好不要发生性关系；如果一定要发生性关系，就要注意安全，比如使用安全套。如果事先没有用安全套，性爱后 72 小时还可以使用事后的紧急避孕药。一旦怀孕，最好告诉家长，请他们帮助处理。家长总是会原谅孩子的错误的。如果实在无法告诉家长，也最好像小雨这样找一个人陪伴去做手术。一定要去正规医院做手术，绝对不可以去街头私人门诊，以免发生意外。手术后，要回家静养、休息，要注意营养、保暖。最好是能喝些鸡汤之类的。小雨手术当天穿短裤、不注意保暖，晚上不回家、坐路边聊天，这对健康不好。

关于安全性行为和怀孕，本书电影《朱诺》中有详细阐述，可参考之。

（2）不去夜店，增加安全意识：影片中的小雨等人，在游戏厅被一些流氓盯住，逐渐引发后面一些悲剧性事件。

【教学过程】

组织者：对小雨等人的这些做法，大家如何认识？

【教学参考】

作为学生，要少去甚至不去主要是成人出入的舞厅、迪厅、夜店等场所；要注意交友；遇到像坏人骚扰、绑架、强迫等情况，要及时报警，告知家长，寻求家庭、学校、社会的保护。

在这部分可以让学生讨论遇到危险的具体应对措施。

（3）任何时候都要相信未来：影片中，小雨遇到一连串挫折后，对生活、对情感都失去了信心，甚至想到要从过街天桥上跳下去。小菲则鼓励她，要相信未来。

【教学过程】

组织者：对于小雨的自杀行为，大家怎么看？

【教学参考】

生命是最宝贵的，任何时候都要珍视生命。年轻时遇到的挫折，既是成长中的代价，也将是成长中的收获。无论如何绝望，只要向前看，就一定会有希望。正像影片中，小雨最终又开始相信爱，相信未来。

人一定要有理想。小雨的理想是当一名幼儿园教师。有理想就会有目标，就会在即使最困难的时候也坚持下来。而如果没有理想，人生就会找不到意义。

（4）见义勇为要讲策略：小雨被四个流氓押到教室中要强奸，小菲及时赶到，但终于寡不敌众，不仅自己被打惨了，也险些没有救成小雨。

【教学过程】

组织者：对于小菲的见义勇为，大家怎么看？

【教学参考】

见义勇为、助人为乐，这些都是好的，但都要讲策略。比如，小菲在教室外目睹恶行，本可以及时报警，然后再冲进来阻止，至少也可以准备一些武器……有勇气、有正义感是好的，但更重要的是有智慧。

▶ 教学点二

安全套的使用

【教学目的】 让学生学会使用安全套。

【教学过程】

组织者：前面我们讲过了，作为学生，作为未成年人，社会、家长、学校都希望你们不要发生性关系。但有些同学，陷入热恋，无法控制自己，一定要发生性关系时，千万要采用安全性行为。在安全性行为中，使用男用安全套可能是最便捷也是副作用最小的。

我们社会上一个传播很广的说法是，即使使用安全套，也无法做到百分百的安全。其实，如果正确地全程使用安全的安全套，就一定会做到百分百安全。戴安全套又意外怀孕或传染性病，一定是你的使用方法出了问题。我们今天就来和大家一起了解如何使用安全套。

【教学提示】

组织者拿出事先准备的安全套，以及形状接近阴茎的道具，如香蕉，请一位学生自愿地上台来演示。通常，学生的演示总会有一些不足，这时组织者再来演示正确的戴安全套的方法。

组织者一边将安全套戴到器具上，一边解说如何才是正确地全程使用安全的安全套。

这部分可以参考本书电影《新娘15岁》中的教学提示。

▶ 教学点三

教师的形象

【教学目的】 让学生反思影片中被丑化的教师形象。

【教学过程】

组织者：影片中有一个体育教师的形象。编导可能是想通过这个人物形象来制造一些喜剧效果，但是，这可能和现实生活中真实的教师相距甚远。大家说一说，这个体育教师有哪些地方有违老师应该具有的形象？

【教学提示】

学生自由发言。学生提到的可能包括：

（1）体育教师上课时严厉地训学生，甚至踢学生。

（2）体育教师假装教女学生体育动作，实际上搂搂抱抱，关系暧昧。

（3）看到自己喜欢的女教师，体育教师便一脸媚相，甚至不顾学生在场。

（4）体育教师竟然和女教师在教室里做爱。

（5）面对自己的学生程小雨要被强暴，体育教师一开始竟然不敢保护。

…………

这位体育教师是不配当一个人民教师的，如果在生活中真有这样的老师，他一定会受到严肃的处理。教师应该是学生的楷模，他的行为举止也欢迎学生进行监督。

▶ 家长课堂

【教学提示】

这部影片多处情节反映出程小雨的父母在对孩子教育上的失责。如果有机会组织家长课堂，不妨以这部影片为例，向家长阐述一些他们应该改善的地方。

（1）离异的家长，更应该多关心孩子的成长。有调查显示，在缺少爱的家庭环境下，孩子们更早地发生性行为。离异，并不应该成为对孩子关怀减少的理由。像小雨的父亲，似乎只知道把一沓沓钱扔给女儿，却不知道女儿最需要的是爱，而不是钱。母亲则似乎在小雨的生活中缺席，自然也就没有权利谴责小雨。

（2）家长在性行为上应该以身作则。父母的性行为，与对孩子的性的要求，应该是一致的，不应该说一套做一套，对孩子一套对自己另一套。相比之下，采取诚实、开放的态度远比采取怎样的性生活方式或者告诉孩子应该怎样生活更重要。

新娘15岁

推荐教学对象：高中生

 ## 影片介绍

▶ 电影简介

《新娘15岁》(*Jeni Juno*)，又译《珍妮和朱诺》，韩国影片，改编自同名网络小说，2005年出品。片长102分钟。

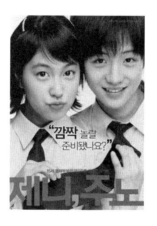

▶ 剧情梗概

珍妮是一名中学生，家境富有，容貌出众，学习又好，在学校里很有人气。某日男生朱诺转学来到珍妮的班级，朱诺相貌俊秀，温文尔雅，而且还是男生们梦寐以求的游戏高手，珍妮听见自己的心一阵狂跳，她对朱诺一见钟情了，而朱诺对珍妮同样抱有好感。于是两人以珍妮和朱诺相称，成为形影不离的小情侣。

一天，珍妮用颤抖的声音对朱诺说，她怀孕了。朱诺大吃一惊。看到朱诺害怕的样子，珍妮不免有些生气，她提议通过掰腕子决定下一步该怎么办，谁赢了听谁的。珍妮纤弱的手腕和朱诺结实的手腕缠在一起，珍妮的眼泪禁不住流下来，对朱诺说自己多么爱他，朱诺很感动，让珍妮赢得了胜利。

两人看了一个反对堕胎的录像，便决定要生下自己的孩子。

珍妮开始发虚汗，食欲大增，感到痛苦不堪。为了珍妮的健康，朱诺不仅从家里带来水果削给珍妮吃，还通过清晨送报赚钱给珍妮买食物。只要珍妮说想吃什么，哪怕是半夜朱诺都会跳起来买好送过去。可他们还面临着其他的麻烦。

这对小情侣孤军奋斗着，可还是纸包不住火，珍妮隆起的腹部还是被姐姐发现了。

珍妮和朱诺两家顿时乱成一团。两人被强行分开，无法见面。朱诺担心珍妮，苦苦哀求父母让他出去，却也无济于事。看到两个人都痛苦万分，朋友们决定为他们策划一出好戏。他们借探望珍妮的机会帮助珍妮逃了出来，还为他们筹备了婚礼。别具一格的婚礼就这样举行了，来客都是穿着校服的学生们，新郎和新娘幸福地作出了婚誓。

珍妮的母亲要把她送到美国的姐姐那里去，珍妮和朱诺都不同意。珍妮在去机场的路上要临产，紧急赶往医院。

影片最后，珍妮的母亲在帮助照看着孩子。朱诺在发奋读书，要考到一所能够接受夫妻带孩子上学的学校去，他的目标是哈佛，累得流鼻血了。

 教学流程

▶ **性教育关键点**

未婚怀孕危害大；意外怀孕要告知家长，做出正确处理；安全性行为的要点；反对暴力。

▶ **教学点一**

未婚怀孕，不是一件简单的事

【**教学目的**】 使学生正确认识未婚怀孕的危害性。
【**教学过程**】
组织者：这部影片曾引起非常大的争议，韩国的电影审查部门最初将它定为 18 岁以上才能够看的电影，制片商希望定为 12 岁以上就可以看的，后来一番争取，变成了 15 岁以上可以看的。审查部门认为，这部影片有些美化中学生怀孕后的处境，会让学生们觉得怀孕也没有什么大不了的。各位同学看后，有这样的感觉吗？是否会觉得怀孕其实也没有那么可怕？
【**教学提示**】
鼓励学生自由发言，组织者要引导学生呈现不同的观点。比如：
（1）怀孕确实是一件很严重的事。
（2）怀孕本身很严重，但处理得好，就不是很严重的事。
（3）怀孕也没有什么了不起。

....

这里之所以让学生们自己发言，讨论这部影片是否在"美化怀孕"，是为了促进学生思考，呈现不同观点。相信绝大多数学生都会认识到意外怀孕的危害，从而对可能忽视未婚怀孕后果的学生起到同伴教育的警醒作用，从而为后面的安全性教育、及时处理意外怀孕的教育做准备。

【教学过程】

组织者：每部电影的编导，有自己关于电影制作的理念。这部影片的导演，显然不想拍一个太悲情的、昏暗的教育故事。所以，他尽可能把故事拍得很鲜亮。但即使如此，影片中其实也通过一些细节透露出，怀孕后的珍妮和朱诺的日子并不好过。大家想一想，有哪些这样的情节？

【教学提示】

学生自由发言，试着列举出其中能够显现出珍妮怀孕后的压力的情节，并进行分析。

【教学参考】

影片中的情节可能有：

（1）影片开始，珍妮在卫生间用试纸测出怀孕了，心情沉重，压力很大。

（2）珍妮约朱诺到学校的楼顶，非常紧张地问他：如果我胳膊断了，你还爱我吗？如果我腿断了，你还爱我吗？最后她才说出她怀孕的事，可见她的焦虑与无助。

（3）朱诺得知珍妮怀孕后，压力也很大，一个人躲到卫生间哭。珍妮也没有少哭。

（4）珍妮以为朱诺躲着她，朱诺说：我不是躲着你，我是想我们该怎么办。对于两个少年来说，这确实不是一件简单的事。

（5）朱诺说：我会努力成为一个好男人。从那天起，他开始每天早晨送报纸赚钱；每天早晨到珍妮家门外等她，给她背书包；看到珍妮吃东西，他便去给她打水喝；夜里珍妮想吃东西了，他也立即买好送去；看到报纸上关于物价上涨的消息，他也悲叹生活的艰辛，因为"我就要成为一家之主了！"珍妮曾问朱诺：是否害怕，是否想逃避？朱诺说："我要对自己的行为负责。"诚然，这些努力都是他责任心的表现，但是，对于一个在读书的学生来说，这确实是一种过分的负担。

（6）怀孕妈妈们的训练班，他们也只能在窗户外面看，而无法进去参加。

....

影片只是表现了珍妮怀孕后饭量增加，爱吃酸的，但是，没有展示怀孕的女性还会恶心、呕吐的情节，这也是对怀孕后处境的美化。影片中最值得肯定的，是当珍妮怀孕后，朱诺表现出的责任心、对她的种种关心和爱护。但是，仅靠少年人自己的责任心，还是不够的。最终，如果没有家长的介入，他们也将难以面对医疗、生产，以及生产后哺育这些问题。

影片中，一场浪漫的婚礼是电影的高潮部分。婚礼是由珍妮和朱诺的同学筹备的，既然策划者都是中学生，那么婚礼自然也就充满了异想天开的创意。但是，这也只是学生们的一个"结婚"游戏，韩国法律规定可以结婚的年龄是男 18 岁、女 16 岁以上，另外，未满 20 岁者，要申请结婚时必须有家长的同意。

　　事实上，怀孕生子对每一个女人而言都是伴随着痛苦的过程，但15岁的珍妮所表现出的却是一派轻松和愉悦。而且难道有了孩子，真的可以扔给自己的家长，自己回到以前的生活轨道吗？这正是当初韩国审查电影的成年人忧心忡忡的原因，人们害怕这是一种错误的引导，给孩子们造成一种美好的假象。

　　我们这里说的还只是韩国的情况，而在中国，未婚怀孕、生育带来的后果将更为严重，一些学校会对未婚怀孕的学生进行处理，未婚生育的孩子将无法取得公民身份。所以，其实未婚怀孕不是一件小事，而是一件大事。正像前面提到的许多人质疑的那样：经历了这些，真的还可以回到原来的生活，流着鼻血努力学习吗？

▶ 教学点二

如果你怀孕了，会怎么办？

　　【教学目的】　怀孕后及时告知家长，正确处理。

　　【教学过程】

　　组织者：影片中，珍妮怀孕后，和朱诺一起商量，要生下自己的孩子。那么，如果你或者你的女朋友意外怀孕，你们会怎么办呢？大家可以悄悄地把你的想法写在纸上，折起来，传给我，不必署名。

　　【教学提示】

　　学生在纸上写下自己的想法，传给组织者。组织者分类整理，一边念，让学生进行点评讨论。

　　教学实践中，学生写来的想法可能千奇百怪，组织者要做好充分的思想准备，可以让更多的学生进行讨论，呈现出观点争议，从而启发学生知道应对意外怀孕的方法。

　　【教学参考】

　　在中国目前的情况下，作为中学生，如果意外怀孕，做流产恐怕是综合后遗症最小的选择。但是，流产一定要选择正规医院，并注意手术前后的保健。这些都只有在家长的照料下才更可能。所以，这里要强调的是，怀孕后一定要告诉家长，千万不要自作主张，自己处理。万一处理不当，致使身体受到伤害，会后悔一辈子的。可以像朱诺那样，先告诉家长中比较慈爱的一位，再请他去转告严厉的另一位。如果家长都非常严厉，不敢告诉，可以考虑告诉自己信赖的老师或其他亲友，请他帮助向家长说明，必要时也可以劝说、安慰家长。但要注意，告诉亲友时，一定要慎重，因为有些家长可能觉得这是一件非常丢人的事情，更不愿意让别人知道。

　　无论如何，怀孕、流产都是一件对我们有伤害的事，应该尽可能避免发生。所以，老师和家长都希望同学们在18岁之前尽量不要谈恋爱、发生性关系。正像影片中的家长说的：你们如果真喜欢，就等等；到了25岁还互相喜欢，我们就同意你们结婚。

　　有些同学开始恋爱了，又觉得实在等不了了，那也要采取安全的性行为。在这部影片中，当得知珍妮怀孕的时候，朱诺还有些不敢相信一次性关系就怀孕了。珍妮说他："你可真笨！"这说明，朱诺没有安全性行为的知识。同学们应该有这些知识。

【教学提示】

如果此前的教学中已经讲过安全套的使用了，这里可以请学生们再陈述或演示一遍如何使用安全套。如果没有讲过，则应该讲了。

关于如何使用安全套的教学，在《朱诺》等影片中已经有了详细教案，这里不再重复，组织者可以参考那些影片的教案进行教学。讲授安全套使用时，组织者不要忘记重复一次：讲安全套的使用，不是支持大家去做爱，而是希望大家学会自我保护，安全的性行为永远是需要的。

此外，安全措施不仅是使用安全套，还包括服用长期口服避孕药、紧急避孕药等（这部分内容可以参考电影教案《早熟》）。

强调安全套等安全性行为，并不仅仅在于介绍做法，更重要的是树立安全性行为的责任和意识。

▶ 教学点三

不要使用暴力

【教学目的】 不要打同学。

【教学过程】

组织者：虽然珍妮过早发生性行为，并且怀孕了，但整部影片中，珍妮的形象仍然是一个积极、快乐、向上的学生。但是，有一个情节出现的时候，老师心惊肉跳，看过后也一直无法释怀。就是这个情节，使老师觉得珍妮不像一个好学生了。大家能想到是哪个情节吗？

【教学提示】

让学生们自由发言，组织者可以启发。

如果学生们没有说到，组织者最后说出这个情节：珍妮看到另一个女学生主动去接近朱诺，便非常嫉妒，竟然冲过去狠狠打那个女生。

组织者请学生们就珍妮此举进行评论，然后总结。

【教学参考】

珍妮这样打同学，显然是非常不对的。一方面，同学之间的正确交往应该得到肯定和支持，不能因为朱诺是你男朋友而不让别人和他接触；另一方面，任何暴力都是应该被强烈谴责的。暴力通常被认为更多的是那些追求"大男子汉气概"、追求"阳刚之气"的男生做的事，女生之间这样的暴力也很令人伤心。

【教学提示】

影片中有教师进行性教育课的内容，男女生分班进行，教师是同一位女教师。我们的性教育理念主张，性教育课男女生不应该分班，这样既有助于去除关于身体和性的污名、神秘，又有助于男女生彼此了解。但是，像影片中那段专门讨论自慰经验的课程，就应该男女分班了，这样才有助于学生敞开心扉交流。同时，这样的课应该由同性别的组织者进行，这样也更有利于学生和组织者的交流。

电影中，讨论自慰的时候，女教师问哪些男生自慰，一开始只有一人举手。女教师批评了对自慰的错误认识，说自慰有助于缓解性欲求，"比你们去骚扰女同学强"，再问有谁自慰过，全班男生几乎都举手了。这样来谈自慰的态度是对的。

教师也讲到一次射精有几百万枚精子，其中有一枚会和卵子结合。当时朱诺一脸错愕，仿佛在想："怎么这么巧，我那枚就中了。"由此可见，在此之前没有讲过受孕的知识，更没有讲过避孕。可见，这所学校的性教育做晚了。总有学生走在我们的前面。

▶ 家长课堂

【教学提示】

朱诺和珍妮的父母，有许多值得我们中国家长警戒的地方，也有许多值得我们学习的地方。

首先，这两个孩子的家长像很多家长一样，会误以为自己的孩子很"单纯"，特别是珍妮是学习非常优秀的孩子，很多家长和教师都会简单地认为，这样的孩子绝对不会在性的问题上"犯错误"。所以，在孩子告诉他们怀孕的情况后，先是有些不敢相信，然后都开始责骂孩子。当然，两家的妈妈也没有少掉眼泪。

珍妮的母亲打电话给朱诺的母亲，说永远不会原谅朱诺。朱诺的母亲对儿子说："我也永远不会原谅你。"此时，我们是否想到，对于孩子的意外怀孕，家长也有责任？家长尽到了对孩子进行性教育的责任了吗？

朱诺曾试探地要告诉母亲真相："我的朋友的女朋友怀孕了……"母亲一脸不屑，叮嘱朱诺要远离这样的同学。家长简单的谴责，丧失了与孩子交流、沟通的机会，也耽误了堕胎的时间。

珍妮的父亲对珍妮的母亲说："女儿做的事，我没有发言权。"从这一句话，我们就可以看到，在珍妮以往的家庭教育中，父亲是缺席的。这是一个非常错误的观念，在孩子的教育问题上，包括性教育上，家长都有责任。

但是，两家的家长值得我们学习的是，他们很快就从气恼中走出来，开始帮助孩子，并没有给孩子太大的二度伤害；他们之间也并没有恶语相向，追究是谁家孩子的责任，谁家该如何赔偿之类的，而是坐到一起吃饭，商量未来的解决方案。宝宝出生后，两家的家长在一起照顾。

青春珊瑚岛

推荐教学对象：中学生

 影片介绍

▶ **电影简介**

《青春珊瑚岛》(*The Blue Lagoon*)，美国电影，1980 年出品。片长 104 分钟。

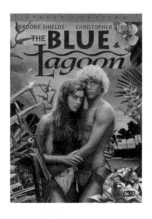

▶ **剧情梗概**

在一次海难中，一艘邮轮沉没之后，一男一女两名孩子流落在荒岛上，还有一位厨师。厨师教会了他们野外求生的技能，后在一次酒后死去。于是，两个年幼的少年开始了自己孤岛求生的历程。他们摘香蕉、打鱼，男孩子甚至采珍珠送给女孩子。

在成长过程中，他们逐渐了解了性与爱，并且生了一个婴儿，一家三口在海岛快乐地生活着，甚至拒绝了一艘大船的救助。

一天，女孩和他们的小孩乘坐小船游玩时不小心把船桨碰掉到海里，男孩在游泳过来救她们的时候碰到鲨鱼，女孩把另外一个船桨掷向鲨鱼，使男孩顺利地爬上小船，失去两只船桨的小船被海风刮离海岸，一家三口漂流在漫无边际的大海里，最终被一艘大船救起……

教学流程

▶ **性教育关键点**

传统社会性别分工；性是需要学习的；彼此尊重的交往方式；家务是重要的，应该学习生活和生存基本技能。

▶ **教学点一**

男人，女人

【**教学目的**】 引导学生反思包括"男主外、女主内"在内的性别角色分工，反思对女性美的文化建构。

【**教学过程**】

组织者：刚到岛上时，厨师传授男孩子求生的技能。影片表现的是厨师教男孩子捕鱼、建房屋等，而与此同时，女孩子或在一旁玩，或自己摸索着做花环。这似乎是在强调"男主外、女主内"的性别呈现。这样的性别分工是否适合？

【**教学提示**】

同学们自由讨论、发言。

组织者引导同学们认识到影片中存在这种不同的性别呈现，并让大家自由发表对此的看法。这个过程中，必然会有同学认为："男主外、女主内"是正确的。这个时候，组织者应该激发深入的讨论，包括通过提问、相反观点呈现、具体事例引导、相反事例列举等方式，来激发这样的讨论。重要的不是得出分工是否合理的答案，而是要让学生领悟到，分工有多重可能性，刻板的性别分工和定位不利于个人发展。

比如，组织者可能会用到这些问题：

影片中，厨师教男孩捕鱼，而女孩不用学这些。能不能谈一谈，在日常生活中，你们自己家里有没有相似的分配？

对于这样的分工，你们是否觉得家长某一方很辛苦，为什么？

哪位同学的家中，有和上述不同的分工？

对于那些家庭中有不同分工的同学，请他们谈谈对于妈妈主外、爸爸给你们做饭，有什么感受？

长期的家庭熏陶，会让他们觉得这样也很自然，但可能会有矛盾，那么可以进一步讨论这些矛盾。比如，你觉得做饭的爸爸像个男人吗？他做得好吃吗？在外面忙的妈妈用怎样的方式爱你呢？等等。

【教学过程】

组织者：影片中，女孩子怀孕后，吃得比较多。男孩子不让她吃太多，说："你会发胖的……"大家对此怎么看？

【教学提示】

这部分讨论可以围绕"审美"的文化建构来展开。关于"美"的性别暴力，在本书影片《珍爱人生》等电影中有介绍，可参考。

即使在这样一个只有二人的孤岛上，主流社会关于女性以瘦为美的价值观仍然行使着管束女性的作用，这是需要警惕的。组织者可以引导同学们讨论的内容包括但不限于：

（1）你们觉得女孩子瘦，有什么好处和坏处？比如可能认为好看、健康、行动方便，也可能认为太瘦了也不好看。引导学生认识到：无论胖瘦都是自己的身体，自己的身体很美，要悦纳自己。无论胖瘦都不可以被歧视。

（2）谁喜欢胖的异性？谁喜欢瘦的异性。说说为什么。胖到什么程度可以接受？瘦到什么程度可以接受？

（3）你喜欢的男生或者女生，他们的身体和气质是怎样的？用三个词来描绘。很可能这些词汇根本无关胖瘦，比如聪明、热情、善良。借此引导内在美的重要性。

深入的讨论还可以包括：

（1）"以瘦为美"的背后是什么？

（2）不符合这一审美标准的女孩子应该怎么办？

（3）这一审美标准带给我们什么？

在这个讨论的过程中，引导同学们反思主流社会审美标准对我们的伤害。

▶ 教学点二

性是无师自通的吗？

【教学目的】 让学生认识到，对自己和他人负责任的性是需要学习的。

【教学过程】

组织者：中国有一句老话"无师自通"，用来形容关于性的知识是不需要学习的，到了一定年龄自己就知道了。但影片中有一些情节，却显示了两位主人公因为对性的无知而出现的尴尬。同学们说一说，影片中有过哪些这方面的细节？说明了什么？你的看法是什么？

【教学提示】

同学们自由发言。根据影片情节启发学生认识到，许多和性有关的知识都是需要学习的。

【教学参考】

需要学习的知识包括：女孩子第一次来月经时正在水中，她不知道是怎么回事，吓坏了，男孩子也不知道这是怎么回事，而这是青春期之前需要掌握的基本知识；男孩子和女孩子也没有关于性爱和生育关系的知识，他们不知道怀孕是怎么回事，不理解为什么肚子里面会动，也不明白为什么会生下一个小孩子；生育之后，也不知道如何喂婴儿，婴儿偶然触到母亲胸口，自己吃乳汁，两个孩子都表现得非常错愕。

另一方面，影片也表现了两个孩子"学习"亲密关系的过程，即那组表现婚礼等亲密场面的幻灯片。他们在成长过程中反复看这组幻灯，从中学习了亲密关系的建立。影片中有一个镜头是女孩子穿上自制的像婚纱的服装，和男孩子站在一起，模仿婚礼场景。

影片中表现，女孩子更早进入发情期，开始关注男孩子健壮的肌肉，而男孩子还不理解为什么女孩子总盯着自己看。一方面是生理与心理的自然变化，但另一方面，如果没有相关的知识，只是生理的变化仍然会带来迷惘。

这些都提示我们，性教育对青少年的健康成长是非常重要的。组织者结合同学对电影内容的复述与观点呈现，自然地将相关的知识告诉他们。

【教学过程】

组织者：现在，就请大家每人准备一张纸，写下你想知道的，关于我们的身体、性、恋爱、婚姻的知识。不需要署名。

【教学提示】

学生自由地写，组织者收集问题并给予回答。

组织者应该对学生可能问到的问题有充分的准备，坦然地回答学生们的提问。遇到个别一时无法回答的提问，可以课后进行准备，下一次再作回答。

▶ 教学点三

相互尊重

【教学目的】　让学生知道，亲密交往要建立在彼此尊重的基础上。

【教学过程】

组织者：影片展示了女孩子和男孩子进入青春期后，相互渴望接近自己喜欢的人的心理。影片有一些细节表现了他们的青春萌动，但也有彼此间的矛盾甚至暴力行为。针对影片中的有关内容，请大家回家写一篇自己的思考和感悟。

【教学提示】

这部分内容，很难组织学生在课堂上自然地讨论，所以建议采取布置作业的方式，促进学生思考。组织者再另找时间，根据学生写作中反映出来的情况，进行点拨。也可以将学生作业中体现出的针锋相对的观点，以图表的形式呈现出来，引导学生讨论。

这部分要注意的是：引导同学们懂得性萌动是正常的，但性是双方的事情，需要相互尊重；在这个过程中，克制自己，尊重对方，水到渠成；自慰是非常正常的，不应该因此被羞辱；男孩子躲开女孩子去自慰，也说明了自慰是私密的；但是，无论如何，暴力相待都是不好的。

【教学参考】

影片的相关情节有：比如，女孩子青春期发育早，对男孩子有了接近的欲望，但也只是远远地看他，夸他的肌肉强壮，男孩子却不明白为什么女孩子盯着自己看；男孩子有了性欲，几次欲接近女孩子，女孩子拒绝，男孩子压抑自己，自慰解决。一直到两人都有了共同欲求，你情我愿，才开始性爱。

女孩子在和男孩子吵架的时候，曾斥责他"手淫"，令男孩子恼羞成怒。女孩子这样指责男孩子对吗？男孩子恼羞成怒动手打了女孩子，这是解决问题的好方法吗？

▶ 教学点四

独立生存的技能

【教学目的】 鼓励学生学习家务，学习基本的生活技能。

【教学过程】

组织者：影片中，男孩子和女孩子还只是少年，便开始荒岛求生了。他们之所以能够生存下来，主要得益于哪些方面呢？

【教学提示】

学生自由讨论。

组织者要在这个过程中，引导学生的讨论呈现更多元。

组织者可以引导同学们认识到：虽然我们同学几乎不太可能遇到那样的荒岛求生经历，但早早掌握各种生活技能，将使我们更好地面对人生的挑战。在日常生活中，我们同样需要团结友爱，同样需要尽可能地回避风险。

【教学参考】

男孩子、女孩子、厨师三人流落到荒岛之后，厨师便开始教他们野外生存的技能。不久，厨师便故去了。如果当初厨师觉得孩子们还小，而没有早早教给他们求生技能，后果不堪设想。男孩子和女孩子的孩子出生后，他们立即教他游泳、捕鱼之类的技能。

此外，团结、友爱、相互帮助更是生存下来的重要因素。

甚至，对危险的回避与警惕，不去岛的另一面，不让可能的敌人发现自己，都增加了生存下来的机会。

最后，让学生们制订一下学习家务的计划表。

绯闻计划

推荐教学对象：高中生、大学生

 影片介绍

▶ **电影简介**

《绯闻计划》（*Easy A*），又译《破处计划》，美国影片，2010 年出品。片长 92 分钟。

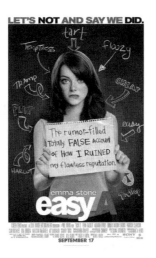

▶ **剧情梗概**

　　高中女生奥丽芙一直默默无名，甚至没有男孩子追求。一个独自在家度过的无聊周末之后，奥丽芙在学校同好友瑞安娜聊天时顺嘴"吹牛"，说自己周末经历了一次艳遇，瑞安娜坚称他们一定有了性关系，奥丽芙也只能承认。不想这对话被学校里最保守的女生、基督教俱乐部主席、纯洁协会会长玛丽安听到了，于是，全校都流传着奥丽芙已经不再是处女的谣言，她一下子被置身于众人的关注中。

　　男生布兰登因为自己的同性恋倾向一直被同学歧视，他找奥丽芙求助，奥丽芙同意帮他忙。于是在一次同学聚会中，奥丽芙和布兰登在众目睽睽之下走进卧室，关上门，在里面制造出震天动地的"做爱"声。布兰登是同性恋者的"污名"终于被洗刷了。

此后，不断有男生找奥丽芙帮忙，比如因为太胖而没有女生多看一眼的男生，求奥丽芙同意他对别人说摸过奥丽芙的胸，等等。善良的奥丽芙基于同情，也因为有小便宜占（这些男生都给她一些小钱），便答应了这些男生的要求。于是，在一个个谎言面前，这些男生变得扬眉吐气了，而奥丽芙成了千夫所指的"荡妇"，甚至好友瑞安娜也离她而去。

玛丽安更是召集了一群"正义之师"，要把奥丽芙赶出学校。学校文学课正在讲授霍桑的小说《红字》，奥丽芙觉得故事中女主人公的经历和自己简直太过相似，于是，她索性招摇地在胸口贴上了一个鲜红的"A"。

玛丽安的男友因为与女教师偷情，感染了性病，对外声称是奥丽芙传染给他的。而奥丽芙为了挽救女教师，也承认了下来。直到事态变得无法收拾，奥丽芙才清楚自己该澄清事实了。但是，那些曾经受惠于她的人都拒绝站出来为她洗刷名誉。

幸好，有家长的支持，还有一位一直默默喜欢她、理解她、信任她的男生的支持，奥丽芙终于用自己的方式恢复了真相。她在学校年终会上对全体同学说将在网上"直播性爱"，吸引了所有人的围观，而她只是在镜头前说出真相。影片的最后，奥丽芙也收获了爱情。

 ## 教学流程

▶ 性教育关键点

用正确的方法提升"魅力"，不必有"处男"、"处女"的压力；如何面对谣言；关于性教育的理念。

▶ 教学点一

何必"吹牛"？

【教学目的】 让学生正确理解"魅力"，不必有"处女"、"处男"压力，思考帮助别人与不伤害自己之间的关系。

【教学过程】

组织者：奥丽芙的麻烦，在某种意义上说，始于她的第一次说谎，对好友声称自己周末有一次艳遇。奥丽芙为什么会这样做？

请同学们就这个问题进行讨论。

【教学提示】

有的同学可能会说，她想吸引别人的注意；有的同学可能会说，在周围许多同学都有追求者、都有亲密行为的时候，她不想被边缘化；有的同学可能会说，她不想让别人觉得自己没有魅力；等等。对于一些女孩子来说，让别人觉得自己是"荡妇"，远比让同伴都认为自己没有魅力要强许多。

组织者可以自然过渡到引导学生就"魅力"进行讨论。

【教学过程】

组织者：许多同学谈到了魅力。一个人的魅力应该体现在哪里？吹嘘自己的性经历（存在的或者不存在的）是否真的可以增加魅力？

【教学提示】

组织者在此鼓励学生呈现对"魅力"的不同理解，无论他们认为魅力是基于外貌，基于性吸引，基于气质，基于性格，还是基于学业成绩，等等。组织者最重要的工作是让学生对魅力的各种理解被呈现出来，同时给学生提供相互质疑、说明的机会。对魅力的不同理解之间不存在对错，可以倡导中学生更多关注内心成长所赋予自身的魅力，所谓"腹有诗书气自华"的魅力，但不宜在教学中对学生其他对魅力的理解持简单否定态度，而应鼓励不同观点的充分呈现，让学生在这个过程中观察别的同学对魅力的理解，从而影响他们自己对魅力的界定。

【教学过程】

组织者：与"魅力"联系在一起的另一个问题，便是一些同学会有"处男"、"处女"压力，特别是当周围的同学都有了恋人，甚至很多同学说自己发生过性关系时，有些同学会感觉自己身为"处男"或"处女"是一件不光彩的事，急于想解决这个问题。大家如何看待这种心理？

【教学提示】

学生自由讨论，发言。

所谓身为"处男"或"处女"的压力，在大学高年级同学中更多见，所以中学阶段的组织者可以决定这部分的讨论是否在课堂上进行。如果进行这个话题的讨论，我们也是主张帮助学生充分呈现各种观点，而不必做一种评判。我们的理念是：他们会在讨论中，在听到同伴的不同观点之后，形成自己的观点；组织者没必要，也没有能力，强加一种观点给他们。

但是，在讨论中，可能有学生会提到：除了第一个"谎言"，奥丽芙后面的说谎都不是为了"吹牛"，而是为了帮助别人。组织者此时应该引导学生讨论：助人应该有什么样的原则，如何处理帮助别人和自己可能受到伤害之间的关系，等等。

▶ 教学点二

如何面对谣言压力

【教学目的】 具有分辨事实与谣言的意识，不做谣言传播者，提高抗谣言能力。

【教学过程】

组织者：奥丽芙可能没有想到，她轻易的一句话，最终将自己置于谣言的风口浪尖。谣言，是不真实的信息。影片为我们展示了谣言的强势传播、谣言对我们生活可能的影响和改变。现在大家分组讨论三个问题：（1）为什么会出现谣言，谣言有什么特点？（2）如果你的身边正流传着谣言，你应该怎么做？（3）如果你是谣言的主角，你应该怎么办？

每组选出一个记录人，将大家的意见写在纸上，讨论结束后，一起贴到墙上来分享。

【教学提示】

学生讨论结束后，组织者请每组将对三个问题讨论的结果贴到墙上，大家一起分享。相信学生会有多元信息与观点的呈现。

关于谣言的产生、特点、分辨技巧等，可以作为课前的作业，让学生有充分的时间在网上查找相关资料，然后做成小报介绍给大家。所以，讨论的重点是后两个话题。

面对学生呈现出来的多种选择，组织者应该鼓励其中具有权利意识的选项。比如，面对谣言，应该本着尊重自己与尊重他人的原则，不传播，做到"谣言止于我"；如果自己是谣言的主角，不要因为谣言的存在而屈服，要在逆境中保持清醒和自尊；同时应该像奥丽芙那样，以合适的方式为自己澄清，还自己一个公正；等等。

▶ 教学点三

性教育的理念

【教学目的】 了解不同模式的性教育理念。

【教学提示】

组织者布置同学们在课后了解不同的性教育理念，包括它们的理论基础、具体主张、发展历史、性教育中的体现，以及实施后果。然后结合自己的校园生活，写一篇对不同性教育理念进行思考的文章，说一说自己欣赏哪一种性教育理念及其原因。

在课堂上，进一步就这些性教育理念进行分析，梳理出不同理念间的差异。但此环节的教学，鼓励学生自己思考和呈现就可以了，不必置评。这既是尊重学生价值观的多样性，也是为了充分了解学生的心理和需求，有助于在今后的性教育实践中参考。

我们主张的性教育，是关于权利、爱、责任的赋权型性教育。赋权型性教育是由本书作者提出的一套针对性教育的理论与模式。这部分内容详见"本书的理论基础：赋权型性教育"有关内容。

▶ 家长课堂

【教学提示】

影片中容易被错过的最精彩的看点之一是奥丽芙的父母。青春剧里的家长，通常与孩子们格格不入，要么麻木不仁，反应迟钝，根本不知道孩子们身边发生了什么事情；要么严肃刻板，无法沟通，只是按照自己的个人愿望塑造子女。这些都说明，家长与青春期的孩子们生活在两个不同的世界。但是，奥丽芙的父母让我们眼前大亮了，他们开明、民主、爱孩子、信任孩子、尊重孩子，最懂得如何与孩子交往。

影片中穿插了几次奥丽芙与父母的交流，都是她主动和父母谈及自己面临的麻烦，父母甚至从不细问，便无条件地提供支持，背后显示的是对孩子的信任。

第一次，在学校里开始流传奥丽芙不再是处女的谣言时，她回家和父母说，父母表示对她无比相信，也相信她可以处理好自己的事。

第二次，当布兰登来家里找奥丽芙，而母亲知道他是同性恋，便对奥丽芙说，自己年轻时交的男朋友也是同性恋，父亲说自己也曾经喜欢同性，男朋友是同性恋没有什么奇怪的，以此来安慰他们认为可能是"受骗"了的奥丽芙。

第三次，面对其他女生的羞辱，奥丽芙以脏话相骂，校长找奥丽芙谈话，威胁要开除她。奥丽芙回家告诉父母，父亲悄声说："那个女生一定很坏。"

第四次，学校开始流传奥丽芙有性病的谣言，在全家坐在一起即将看电视的时候，奥丽芙突然说："如果你们听到有人说我有性病了，不要相信。"这次父母都显得有些紧张，但仅仅几句话的交流之后，他们又选择了信任女儿，不再追问，继续看电视了。

第五次，奥丽芙在最脆弱的时候，与母亲交流，提到那些她是一个"荡妇"的谣言。母亲立即声称自己年轻时也和许多男人上床，以此表示和女儿站在一起，做"荡妇"也没有什么可怕的。正是在母亲的支持下，奥丽芙开始了绝地大反击。

影片最后，当奥丽芙在网络上直播真相时，我们看到，她的父母依偎在一起看着屏幕，脸上满是甜蜜幸福的微笑，沉浸在有这样一个女儿的幸福中。

奥丽芙之所以聪明又开明，有趣又调皮，善良到几乎缺心眼，能够运用智慧反败为胜，她这对伟大的父母功不可没。虽然只是一个人生时段的呈现，但我们完全可以想象，在奥丽芙整个的成长过程中，她的父母一直扮演着什么样的角色，与女儿是如何交往的。他们信任孩子，鼓励孩子自己成长，自己负责；他们理解孩子的内心感受，每一次都自觉地站在让孩子觉得安全、舒服的位置上，而不会越俎代庖。他们为我们处理同青春期孩子的关系提供了榜样。

二、爱的能力主题

初恋这件小事

 影片介绍

▶ **电影简介**

《初恋这件小事》（ *First Love* ），泰国电影，2010 年出品。片长 118 分钟。

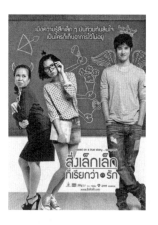

▶ **剧情梗概**

小水是初中一年级一个最平凡的小女孩，她的功课一般（只有英语最好），长相还黑乎乎的，戴副眼镜。在美国打工的父亲来信说，如果她能考全校第一名，就给她买机票，让她到美国看他。多年没见过父亲的小水发誓一定要考全校第一。

小水这位平凡的女孩偏偏爱上了学校中最帅气的高一男生阿亮。身为校园中的风云人物，阿亮从来就是女孩们的焦点，无论是功课、体育、还是长相都很出众，让全校的女生都为他疯狂。小水明白自己根本无法与那些优秀的女孩们竞争，她只希望能离阿亮学长近一点。为了接近阿亮，她做了很多傻傻的小事，只为能引起阿亮的注意：申请加入舞蹈社却在筛选时被另一位喜欢阿亮的同学小菲羞辱，不惜参加根本没有人喜欢看的话剧社，练习军乐指挥……这些只为能靠阿亮再近一点。

与此同时，阿亮也暗恋着小水。他不仅很用心地记住了她的名字，而且还很有心地收藏了她送的一盒巧克力，把它放在冰箱里。而对于另一位追求他的女生小菲，阿亮只知道她是送自己芒果蛋糕的"蛋糕学妹"。

小水的努力让她在初三之时成为学校名副其实的风云人物。女大十八变，她也变得白净美丽，成了男孩们眼中的最爱。

阿亮的好友阿拓也来到了同一所学校，并且喜欢上了小水。在以前的学校，阿拓曾经与阿亮同时暗恋一个女孩子，两人约定在一个舞会上一起求爱，让女孩子选择。但那天阿亮受伤了，无法参加舞会。阿拓便也放弃了求爱。那之后，这对好兄弟相约：再也不同时爱一个女孩子。因为这背景，面对阿拓对小水的表白，阿亮把自己对小水的爱埋得更深了。

阿拓向小水表白，小水沉默，阿拓说："不说话就是同意。"小水同意和阿拓一起出去玩，只是为了也能见到阿亮。当阿拓对她展现爱意的时候，小水的眼中和心里，看到的只是阿亮。终于有一天，她知道自己不能再这样下去了，坚决地对阿拓说出，她心中另有别人，但没说是谁。阿拓很痛苦，要求阿亮答应不去追小水，因为他无法看着伤害自己的女孩子和自己最好的朋友在一起。出于对友情的重视，阿亮答应了阿拓。

妈妈知道小水有喜欢的男孩子了，不满地说："你还是好好学习吧，不想见爸爸了？"小水把爱埋在心底，更加努力学习。

初中毕业时，小水成绩全校第一，她要去美国了。在朋友的鼓励下，小水鼓足勇气向阿亮表白，却发现阿亮已经在一个星期前接受了小彬学姐，两人又一次错过。其实，阿亮没有和小彬在一起，而是出于当初对阿拓的承诺，隐藏了自己的真实感情。

喜欢小水的阿亮，有一本精心制作的小水的相册。在即将分别的时候，他把这相册送到了小水家的门外。两个彼此相爱的人，就这样天各一方。

九年以后，两个人都有了各自的成就，小水成为一名出色的服装设计师，阿亮则从一名超级球星成功转型为一名摄影师。在一次小水回国后的节目采访现场，主持人请来了阿亮，时隔九年，两人再一次相见，小水问阿亮有没有结婚，而阿亮回答，我一直等那个人从美国回来……小水笑着哭了。

 教学流程

▶ **性教育关键点**

悦纳自己青春期的种种"不成熟"，努力将爱情转化为进取的动力；如何面对单恋，学会处理自己不愿意接受的"追求";"美貌暴力"与"浪漫爱情"观需要批判;勇敢面对内心阴影。

▶ 教学点一

"不成熟",是初恋的权利

【教学目的】 关注自己和喜欢的人,是青春期的正常表现;"不成熟"的暗恋是青春期的权利;鼓励将爱情化为进取的动力。

【教学过程】

组织者:影片中有许多镜头,描写了小水少女怀春时的感觉,大家一起想一想,有哪些细节?大家如何评价这些举动?

【教学提示】

学生自由发言,这样的情节可能包括:

(1)路过男生的教室,看到他便很开心。

(2)睡觉的时候想象抱着他的胳膊。

(3)为了看到对方,不惜参加自己不喜欢的话剧社。

(4)照镜子。

(5)戴上用于牙齿校正的牙套。

(6)对方知道自己的名字,就非常开心。

(7)对方回头看到自己了,便非常惊喜。

(8)刻意到他家的店铺去看他,他不在,便非常失望。

(9)偷偷地默默地注视着他。

…………

通过讨论,让学生意识到,青春期,同学们开始关注自己的形象,希望吸引自己喜欢的人的注意,同时也开始关注自己喜欢的人,这些都是非常正常的现象,同学之间应该相互理解,不要取笑。但如果没有这样的心理反应,也是正常的,只能说明每个人的性意识的开始有早有晚。

【教学参考】

青春期的爱情原本就是青涩的、懵懂的,看上去幼稚、羞怯、卑怯、感性、自我投入,但又很美好。貌似"不成熟"的情感和行为,恰是青春期少男少女原本该拥有的权利,因为每个人都有成长的过程。接纳自己的不成熟就是接纳自己。

但是,有了这种感情之后如何对待它,是另一回事。不会表达,看不懂对方,错过许多机会,这些都是一份经历。暗恋中的人,也是在暗恋中学习恋爱的方法,这就是成长。

【教学过程】

组织者:暗恋中的小水,对那本《让他爱上你的九招》深信不疑,那是因为她急需学习恋爱的方法和"招数"。哪位同学记得,影片里还提到一些什么招数?在这些方法中,同学们觉得哪种比较适用?

【教学提示】

学生自由回答。这些求爱方法可能包括：

（1）对天空，把星星连成他的名字。

（2）凝视他，用思想去控制他的行动。

（3）把代表自己心意的东西送给他，不让他知道。

（4）为爱努力，尽心尽力去做，你爱的人就会自己来找你。

（5）把自己变得漂亮、厉害、各方面都好。

…………

让学生通过讨论、评议这些方法，来探讨恋爱中一些基本原则，如平等、尊重、爱自己，把爱情化为成长的动力，等等。

【教学参考】

前面四种方法都不太适用。第一种方式实际上是一种浪漫情怀，没有特别的不好，但是也不算是"招数"；第二种方式实际上投射了她自己被这份暗恋情感控制的情节，我们认为，恋爱中的情感投入不等于丧失自我控制的能力；第三种方式是一种心意的表达，为了满足自己的那份情感；第四种方式是一种情感信念，但事实上，对有些人而言，不爱你，你再努力也没有用，所以遇到这种情况就要及时调整自己，不要在一份感情中把自我全部投入，以致迷失了自己。每个人都有爱的权利，也有拒绝别人的爱的权利，所以千万不要认为只要自己努力，那个人就一定会爱上你。

【教学过程】

组织者：第五种，改编的原书中的原话是："要让爱情成为动力，让自己变得更厉害，更漂亮，每个方面都变得更好，那个人就会自己回头看你。"对此大家怎么看？

【教学提示】

学生讨论、交流，组织者要鼓励不同观点的呈现。

通过讨论，让学生意识到，可以把爱情转化为自我成长的动力和契机。

【教学参考】

爱情可以变为自我成长的动力，包括内在的，也包括外在的——"更漂亮"。但即便"不够漂亮"，也没有必要因此自卑。外貌不是爱情的唯一标准，爱情也不是美女俊男的专利。但内在的气质、修养和品行是可以提升和修炼的，这也会让我们变得更加有魅力。

影片中，小水把倾慕化作学习和向上的动力，而没有沉湎于暗恋本身。她一边看着《让他爱上你的九招》，同时也在看《如何考第一名》。这就是她在爱的同时没有对自己丧失控制能力的表现。

【教学提示】

授课时，我们希望组织者能如文所述，使用"自己喜欢的人"，而不是使用"异性"，便是避免异性恋霸权主义的教育，尊重可能存在的非异性恋同学的内心感受。

关于将"爱情"转化为自我成长动力的内容，本书电影《那些年，我们一起追的女孩》中也有介绍，可参考。

▶ 教学点二

理解单恋

【教学目的】 让学生懂得爱是相互的，不要陷在单恋中不能自拔；学习正确对待自己不想接受的追求。

【教学过程】

组织者：《让他爱上你的九招》中说，只要你坚持努力，对方就一定会爱上你的。真是这样吗？大家怎么看？

【教学提示】

让学生充分发表观点，进行讨论，如果有争议，要鼓励进行讨论。

让学生意识到：单恋者如果有"我这么爱你，你怎么可能不爱我呢？"这种想法，那就是错误的。

"单恋"的话题，本书电影《蓝色大门》《初恋红豆冰》等也有涉及，可供参考。

【教学参考】

一个人对另一个人是否有爱情，取决于很多因素。有人爱自己，对自己好，并不必然会对这个人产生爱情。爱情的产生，受彼此的原生家庭、成长经历、个人阅历、价值观、人生观的影响，在有些人那里，也受外貌、物质、家庭背景、地域文化等许多因素的影响。不是单纯"对他好"就可以得到爱情的。

每个人都有选择爱与被爱的权利，但如果一再示爱，对方仍然不响应，就要自己调整心情，不要陷在单恋中不能自拔，那既是不够爱自己，也是不够尊重对方，因为没有人喜欢被纠缠。影片中阿拓对小水的单恋，可以为我们所警戒。

比如，电影中阿拓和小水的关系。阿拓追小水，不可谓不努力，但是，小水对他就是不感冒，和他的所有接触，都是为了能够接近自己的意中人阿亮。当小水扭伤了脚，阿拓背着她，她却在想："阿亮学长帮我背书包了，好幸福……"估计阿拓如果听到小水的这句心里话，一定要晕倒了。同样，影片中的女教师小茵喜欢体育教师阿鹏，一再示爱，但阿鹏对她没感觉，结果小茵闹出很多笑话。

【教学过程】

组织者：在这部影片中，小水对待阿拓的追求，一开始没有明确拒绝，这也给两个人带来了一段时间的误解。大家如何看待小水这种态度？

【教学提示】

学生自由发言，组织者启发学生讨论如何对待自己不喜欢的追求者。这里并没有唯一正确的方法和态度。但组织者要引导学生认识到，面对自己不想接受的追求者，应尊重对方，不伤害对方，并且用对双方都负责任的态度去对待这份"追求"。启发学生认识到年轻时的恋爱挫折都是一种成长机会。

【教学参考】

小水面对阿拓的表白没有明确拒绝；阿拓摸小水的头发，阿拓偷吻小水，小水不知所措，也没有明确拒绝……这些都使得阿拓误认为小水是自己的女友。我们可以认为这是因为小水怕伤害阿拓，也可能是她自己也很犹豫，还可能是因为不会拒绝。但是，她为了接近阿亮而接近阿拓，这就伤害了阿拓的感情。

勉强接受自己并不想接受的爱情，这对自己和他人都可能造成伤害。而生硬、傲慢的拒绝也是一种不礼貌，更是对他人情感的伤害。对于自己不爱的人的追求，可以客气地，但也一定是明确地拒绝，不要给对方任何误解或想象的空间；在同朋友交往时，要注意分寸，不要说让对方误解的话，不要做让对方误解的事。

但是，我们都是在恋爱中学习恋爱，在挫折中慢慢成熟起来的。年轻的时候，在恋爱中有些挫折不是大问题，关键在于，吸取经验和教学，珍惜每次成长的机会。

▶ 教学点三

影片所倡导的价值观有什么问题？

【教学目的】　让学生意识到，电影塑造的美女和帅哥的爱情模板，是在塑造关于爱情的刻板印象和特权。

【教学过程】

组织者：作为影片的编导，因个人性别意识、价值观念的局限，经常会在影片中犯一些错误，从而误导观众。像这部影片中，也有一些关于恋爱的价值观，可能很符合观众的胃口，但同现实生活是有距离的，甚至可能加重错误的导向。哪位同学能够意识到？

【教学提示】

鼓励学生从爱情观、社会性别的角度去分析其中存在的问题。让学生意识到，对于"美女帅哥"的爱情神话的塑造，伤害了现实中更多不够美丽和帅气的真实的人，而现实中的爱情远比这样的刻板印象更加丰满而美好。

组织者要在这里，鼓励学生敢于挑战"名片名作"，敢于质疑和思考。同时，对浪漫至上的爱情观和"美貌暴力"进行批判。

关于"美貌暴力"，本书电影《初恋红豆冰》中有涉及，供进一步参考；关于浪漫至上的爱情观，本书电影《四月物语》、《小美人鱼》等有涉及。

【教学参考】

这种误导主要体现在两个方面：

第一，影片开始时的小水原本是不漂亮的女孩子，但在故事发展过程中，仍然被塑造成了美女，使得影片又变成了一个帅哥与美女的恋爱故事。影片原本批判了这种"美貌暴力"，正如阿霞说的："我们或许不白也不媚，但是可以美得很有性格。"然而最终，小水仍然变成了"又白又媚"的女孩子，回到美女配帅哥的俗套中。这对于不漂亮的女孩子和男孩子，无疑是一种压力。这种"美貌暴力"在我们的生活中无处不在，需要我们警醒和批判。

第二，影片在塑造着爱情浪漫主义的神话。小水和阿亮分开九年，完全没有联系，见面后一个问对方结婚没有，另一个说一直在等对方，两人仍然一直深爱对方，这是非常不现实的。九年，两人生活习惯、思维方式、价值观等在完全不同的环境中，都变化很大，早已经不再是九年前的彼此了。仍然这样深爱与想念，只是骗小孩子眼泪的把戏。两个有过情愫的学生，在毕业后天南海北地读书、谋生，承担新的压力，见识新的世界，更可能的结果是，他们一辈子也没有再见面的机会。即使见面了，也只有对往昔青涩情感的追忆而已。这才是真实的生活。但影片却编造了一个不切实际的故事，对学生强化了错误的浪漫爱情至上的价值观。这可能对他们未来的情感生活造成影响。

▶ 教学点四

有阴影，要挑战

【**教学目的**】　鼓励学生关注自己的心理健康。

【**教学过程**】

组织者：影片中，阿亮的父亲多年前在一场关键的比赛中，罚球没有进门，此后一直没有在国家比赛中获奖，成为阿亮父亲心中永远的阴影。正是那天阿亮出生，阿亮父亲又把这种阴影慢慢地转移到阿亮心中，以致阿亮不敢踢球，不敢罚球。终于有一天，阿亮罚球了，他的父亲不敢看。但最后还是罚进了，阿亮也成了国家队的球员。一家心底的阴影才算彻底消失了。

许多时候，我们会遇到一些创伤，心中会留下一些阴影。大家想想，我们如何对待这些"心理阴影"？

【**教学提示**】

让学生充分表达观点，引导学生认识到，心理阴影可能是人一生中都会碰到的常见的心理挫折。但重要的是，学会面对它，挑战它，而不是回避它、成为它的俘虏和奴隶。如果我们不直面过去的创伤和阴影，它就会一直紧随我们，成为我们永远的痛。而如果挑战它，就可能超越它，快乐地面向未来。

最后，组织者以《初恋这件"事"》为题，布置学生写一个观后感，写下自己的思考与收获。布置作业时特别告诉学生：初恋不一定像影片片名所讲，是一件"小事"。它既可以小，也可以大，关键是我们如何慎重地面对它。

那些年，我们一起追的女孩

推荐教学对象：中学生

 影片介绍

▶ **电影简介**

《那些年，我们一起追的女孩》，2011 年，中国台湾电影，根据九把刀同名小说改编。片长 110 分钟。

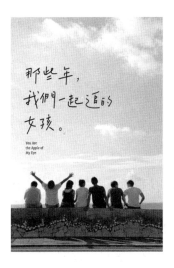

▶ **剧情梗概**

故事背景设定于 1994 年的彰化县精诚中学，也是导演兼编剧九把刀（本名柯景腾）的母校。

柯景腾的一群好友，为了共同喜欢的女孩——沈佳宜，不约而同从精诚中学国中部直升到高中部，一路都在进行他们从未完成的恋爱大作战。

柯景腾坐到了沈佳宜前面，一次英文课时，沈佳宜没有带课本，柯景腾于是将自己的课本偷偷传给她，并站起来表示自己没带课本，惹得老师一阵痛骂并体罚。沈佳宜为了感谢柯景腾，开始督促他努力学习。在这个过程中，沈佳宜也喜欢上了柯景腾。

毕业之后，联考（相当于中国大陆的高考）放榜，柯景腾考上了大学，而沈佳宜在联考时因身体不适而表现失常，只考上了国立台北师范学院，感到十分难过沮丧。尽管身隔两地，但柯景腾每天晚上都会排队打公共电话，来关心沈佳宜。柯景腾对于沈佳宜很多明显是爱的表示，看不懂；他因为害怕自己的追求被沈佳宜拒绝，所以一直不许沈佳宜说出对他的态度。

柯景腾认为男生都要在女生面前表现自己最强的一面，于是举办了一场"自由格斗赛"。未曾想，沈佳宜反而怪柯景腾幼稚，不能理解为何他要办比赛把自己弄伤；而柯景腾则认为，沈佳宜不能理解他，两人因此大吵一架。在大雨中，柯景腾痛苦地放弃追求沈佳宜。

两人最后未能成为恋人，不过却是很好的朋友。大学毕业以后，柯景腾中开始写小说。最后，柯景腾和那几个好朋友，一起参加了沈佳宜的婚礼，并衷心祝福……

 教学流程

▶ **性教育关键点**

以正确的方式与喜欢的人交往；把爱情变成学习和成长的动力；学会表达爱，学会读懂别人爱的表达；不要充"硬汉"；学会应对经期困扰；不要死读书，保持创造力；勇于追求正义。

▶ **教学点一**

要学会与喜欢的人交往

【**教学目的**】　让青春期的学生懂得应该如何与喜欢的人交往。

【**教学过程**】

组织者：这部影片改编自真实的故事，是真实中学生活的再现。男主人公柯景腾，从高一开始喜欢前座女生沈佳仪，为了她奋力读书，尽管八年无果，最终成了好友。2005年沈佳仪结婚，男主人公"柯景腾"参加婚礼后把自己的故事写成小说，2011年把小说拍成了电影《那些年，我们一起追的女孩》。

影片开始，就为我们展示了几个同时都在喜欢沈佳宜的男生，如何努力吸引沈佳宜的注意，如何接近她。他们方法各异，请大家总结一下，分别有哪些方法？

【**教学提示**】

让学生举例，在举例的过程中，学生可以意识到这种朦胧的情感表达的方式。比如：变魔术吓唬女孩子，吹笛子吓唬女孩子，用篮球砸女孩子，约看演出……

组织者可以强调，有一些同学，面对喜欢的人，会刻意保持距离，甚至表现得很冷漠、很凶，心理学称之为"心相近，形相远"，其实他们在偷偷关注彼此。这些都是非常正常的表现。在电影中也有一定的表现。

【教学参考】

青春期，我们会自然地对喜欢的人产生好奇，甚至心中萌发爱情，渴望接近对方。但许多时候，我们并不知道该如何自然地和对方接触。我们试图努力做出一些不一样的表现，或者努力展示一些特别的"魅力"，来吸引对方的注意，但结果可能是恰得其反的。

【教学过程】

组织者：现在请大家分小组讨论，如果你有自己喜欢的女生或男生，你会如何接近她 / 他，如何同她 / 他交往？

【教学提示】

学生分组讨论，写在纸上，讨论结束后贴到黑板上，组织者和学生一起进行分析。

分析中，启发学生认识到，老师和家长鼓励青春期的学生之间多交往，自然交流，了解彼此，打破神秘感，这是建立健康的同学关系的最好渠道。自然的交往，当然不是指上面那些以恶作剧等方式吸引对方注意的交往，而是在学习中、班级活动中自然交往。

【教学参考】

柯景腾与沈佳宜的真正走近，源于沈佳宜有一天上学没有带英语书，柯景腾把自己的书悄悄给了沈佳宜，而自己背没有带书的黑锅被老师狠罚。这件事改变了二人的关系。

青春期喜欢上一个人，许多时候是基于相貌、气质的吸引，这是没有问题的。但更良好的、深刻的友谊和情感往往要伴随着彼此的交往和了解，所以鼓励同学们通过最自然的学习和生活接触去了解对方，不要那么快地下一个关于"是不是爱情"、"要不要一辈子"的结论，这些都太沉重了，也不是我们现在这个年龄需要负担的。

鼓励同学之间建立积极的、相互促进的关系。像后来沈佳宜同柯景腾一起学习，便是非常好的交往模式。

我们呼吁教师、家长给学生这样的交往提供更多的机会，比如布置不同性别的同学一起完成的某项活动，提供让同学们一起郊游，并在郊游中多交流和接触的机会，组织同学参加学生社团，等等。教学过程中，这些都是可以安排组织的活动方式。

▶ **教学点二**

如何处理心中的爱？

【教学目的】 让学生懂得有爱可以等一等、为爱加把劲儿学习的道理。

【教学过程】

组织者：每个人喜欢上别人的时候，都会很关心对方喜欢什么样的人。现在我们大家就不妨晒一晒：你喜欢什么样的人？请大家把自己喜欢的人最重要的三个特点写在纸上，可以署名，也可以匿名，但至少要写上你的性别。

【教学提示】

学生分头写，写好后，组织者请一名学生收上来。一边念，一边分类、总结到黑板上。学生在这个过程中，就可以看到别人喜欢的人的类型是什么样子的。组织者和学生一起讨论这些类型，倡导责任、平等、尊重、尊严、进取、权利等积极的价值观。

【教学参考】

我们每个人都可以反省一下，我们是否符合这些被普遍看好的特点？如果不符合，我们又可以做些什么努力，来成为多数人喜欢的人？回想一下沈佳宜是如何说的："讨厌什么都不努力，却一点不自觉的人。""我瞧不起自己不努力念书，却只去瞧不起努力念书的人。"其实，我们不难发现，要成为多数人喜欢的人，首先都是要努力念书的。因为在你们这个年龄阶段，努力念书，体现着一个人的上进心、勤奋心、责任心……这些都是通过努力念书可以折射出来的优点。

这部影片中，沈佳宜和柯景腾的感情正是在柯景腾努力学习的过程中发展出来的。而其实沈佳宜也早就喜欢上柯景腾了，但他们都没有陷入花前月下之中。他们一起在努力学习，甚至展开了学习竞赛。他们把爱情转化为动力，一起努力学习的过程，就是他们"谈恋爱"的过程。这份感情，在这个努力的过程中加深了，升华了，转化为他们生命的积极能量。

对于中学生来说，中学时把爱转化为学习的动力，也许是比较好的选择，正像小说中的主人公一样，这会成为未来人生永远享受的美好回忆。小说原作中有一句话，在电影中没有出现，这句话是："只要够喜欢，就没有办不到的等待。就可以一直靠信仰爱情，坚持下去。"是的，等到大学又何妨？恋爱本身就是学习，恋爱的过程就是学习恋爱的过程，等待、坚韧、安排好自己、处理好学习和爱情的关系，我们在恋爱中学会人生，逐渐长大。

▶ 教学点三

都不要太"幼稚"

【教学目的】 让学生学习去读懂别人爱的表达，学会爱的表达，处理失恋。

【教学过程】

组织者：影片中，沈佳宜不断说自己不喜欢"幼稚"的男生，还说柯景腾很"幼稚"。但另一个追求者却敏感地意识到了这"幼稚"后面的喜爱。其实，表达爱情、理解爱的表达，以及处理爱情中的关系，都需要许多人生经验的积累，才可能不"太幼稚"。这就告诉我们，在爱的路上，我们需要学习的还太多。

在我们看起来，影片中沈佳宜认为柯景腾最"幼稚"的地方，是他读不懂沈佳宜其实早已经喜欢他了。同学们想一想，有哪些细节透露出沈佳宜早就喜欢柯景腾了呢？

【教学提升】 学生自由发言。可能会包括这些：

（1）沈佳宜主动帮柯景腾学习，就是爱的表示。如果是出于同学友谊，一天可以，两天可以，那么久是很难的。

（2）影片中有沈佳宜和同学谈"僵尸"的环节。后来沈佳宜要求柯景腾晚上陪她在教室自习，说明她已经对柯景腾萌发了一点感情。

（3）沈佳宜最明显的恋爱标志，就是考完试以后，虽然她没有输，但是她还是扎起了马尾，因为她知道柯景腾喜欢看她扎马尾。

（4）沈佳宜联考没有考好，伤心，想到的是给柯景腾打电话，向他哭诉，就说明了喜欢他。沈佳宜一边哭，一边说你喜欢我，想怎么样呢，更说明了她喜欢柯景腾。

（5）读大学后，沈佳宜每天晚上接听柯景腾的电话，也说明了她喜欢他。不然，每天晚上听一个人在电话里说一堆废话，不是很烦的事情吗？

（6）二人在铁轨上漫步，沈佳宜对柯景腾说，你喜欢我，可能是不了解我，我没有你想的那么好。这也恰说明沈佳宜喜欢柯景腾，担心柯景腾把自己想得太好了，会失望；而不解风情的、笨笨的柯景腾，却以为这是沈佳宜拒绝他追求的表示。

（7）当柯景腾和沈佳宜一起做天灯的时候，柯景腾说自己拿不准沈佳宜是否喜欢他，沈佳宜想说，柯景腾不让说。其实，沈佳宜想说这个表示，以及那语气和声调，都透露出她喜欢柯景腾。

（8）柯景腾搞格斗赛，沈佳宜不客气地反对，也说明了她关心他、担心他，对他有感情，但柯景腾却读不懂。

（9）二人雨中吵架，柯景腾转身跑开，沈佳宜在后面大喊：你是个笨蛋！你什么事都不懂！这就是爱的表达，柯景腾还是不懂。

（10）地震了，柯景腾给沈佳宜打电话，沈佳宜避开男友，和他聊了很久，这不是爱是什么？

…………

通过列举，让学生意识到，这种青涩朦胧的情感表现出来的可能是双方对感情的"幼稚"——需要强调的是，这没有对错，也不是贬低这份情感的青涩，这主要源于没有经验，其中也有个性差异。

【教学参考】

正如大家看到的，影片中表现出沈佳宜喜欢柯景腾的地方俯拾即是，但是，柯景腾都看不懂。这就是年龄和阅历的局限。心中有爱，却不懂爱和如何表达，这是青春期常见的现象。随着年龄的增长，这就会慢慢改变，因为恋爱是需要学习的，这其中也包括我们自身的成长。成长，对于我们深刻地理解爱情，是非常重要的。

【教学过程】

组织者：那么，沈佳宜自己就足够"成熟"了吗？有观点认为，多数情况，女孩子在情感上要比男孩子成熟得早。正如影片结尾处，柯景腾说："成长，最残酷的部分就是，女孩永远比同年龄的男孩成熟。女孩的成熟，没有一个男孩招架得住。"但这不是绝对的。沈佳宜就没有同样表现"幼稚"的地方了吗？这些地方又是如何影响了二人感情的发展的呢？哪位同学能够说一说？

【教学提示】

学生们自由发言。可能会包括：

（1）沈佳宜知道柯景腾"幼稚"，还不明确一些地说出自己也喜欢他，相反，却说什么："有人说恋爱最美的时期，就是暧昧不清的阶段。等到真正在一起了，很多感觉就会消失不见。"这种幼稚使她错过了自己想要的感情。

（2）沈佳宜和柯景腾吵架后，迅速接受了另一个爱她、她却不爱的男孩子的爱情表

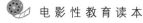

白，开始了一段短暂的感情。虽然可以理解她，但这种为了摆脱失恋痛苦而轻易接受一个替代对象的做法，仍然是不负责的，既伤害别人，也伤害自己。

（3）沈佳宜和柯景腾争吵后，也没有主动合好。即使当她在咖啡厅里，看到外面的情侣从打架到和好的过程，内心明显感动，但也没有想到主动去同柯景腾和好，而可能只是怪柯景腾为什么不主动来向她道歉。

（4）沈佳宜虽然有很多暗示，也知道柯景腾很笨，但自己从来不直白地表示一次，这里也是女生通常有的矜持加幼稚！

…………

这里可以强调，正是因为传统社会性别文化不鼓励女性在亲密关系中主动，导致女性可能丧失了"主动"的能力和动力。

爱是一个学习的过程，我们看到，男孩子、女孩子，都需要不断学习和成长。当然，世间的一切都不会是完美的，许多时候，不完美也能给我们带来完美的享受，这也许就是这部影片的另一魅力所在吧。

▶ **教学点四**

不要充"硬汉"

【教学目的】 引导学生反思阳刚、支配的男性气质对男人的伤害。

【教学过程】

组织者：各位是否注意到了，在中学毕业考试之后，为了表示庆祝，一些男生将柯景腾抬了起来，分开他的腿，用他的阴部去撞树。

这是台湾中学校园曾经非常流行的一种游戏，叫阿鲁巴。这种游戏的背后是一种对男性阳刚之气的弘扬。游戏进行的时候，被撞的男生就成了胆子足够大、足够阳刚的代表，与此同时却置个人健康与安全于不顾。这对男生们是有害的。

但是，男人扮演阳刚，有时并不一定能够得到女人的喜爱，反而可能伤害自己，也被女人所反感。比如在这部影片中，柯景腾还有一次扮演阳刚的举措，大家注意到是哪一次了吗？

【教学提示】

学生自由发言，主要针对"格斗"那个情节。组织者和学生一起分析这其中的文化意义，着重于对男性阳刚／支配性气质的分析。关于此点，可参见本书电影《天水围的雾与夜》的有关内容。

【教学参考】

柯景腾为了让沈佳宜更加喜欢他，想出要搞格斗赛这一招儿。格斗是什么，沈佳宜说得好：就是打架。男人通过打架来显得他们阳刚，勇敢，好斗。这就是典型的阳刚之气的男性气质的表现。充硬汉，装威猛，这种做法已经过时了，大家不要模仿。真正的男人，不表现在你多么勇猛，而表现在你是否有责任感，有爱心，积极进取。而同时，不那么有阳刚气质的男人也不等于不是好男人，他们可能更加温柔体贴，这也让很多女生喜欢。

阿鲁巴现象起源于日本，盛行于我国台湾，可能是日本占领台湾时遗留下的习俗。

性别学者早就分析和批评过阿鲁巴游戏。男生的阴部是脆弱的、易受伤的，以此去撞树，后果可想而知。并不是所有抬起来被撞的人都会像影片中柯景腾那样对着沈佳宜露出英雄般的微笑。许多时候，台湾的男生欺负人，搞恶作剧，也会用这种方式，受害者痛苦不堪。说白了，这种游戏，就是为了检验和"证明"，你是一个足够阳刚的男人！

▶ **教学点五**

同生理周期的困扰说"NO"

【教学目的】 学会合理处理生理周期与生活大事件的冲突。
【教学过程】
组织者：影片中有这样一个细节，在国考的时候，沈佳宜一边答题，一遍皱着眉头捂着肚子。显然沈佳宜国考当天正赶上她痛经。女同学们，你们如果遇到这样的情况，会怎么处理呢？或者你们知道有什么好的方法来应对这种情况吗？
【教学提示】
女学生自由发言。可能会包括：
（1）用暖水袋或热宝热敷。
（2）贴一片暖宝宝贴。
（3）保持好睡眠，多喝热水。
（4）一定要保暖，喝些红糖姜茶。
（5）吃止疼药。
（6）在医生的指导下口服或注射一些可推迟生理周期的药物。此种方法只适于应急使用且一定要在医生的指导下进行，没有特殊情况尽量不要以此来调整生理周期，以免外源激素干扰女性正常的生理周期……

这个环节主要在于让更多学生贡献对策和智慧，让学生知道，痛经不一定是人人都有的，也不一定很厉害；思想上放松，不认为"月经是麻烦"这点很重要。月经是女性生理周期的正常反应，不是肮脏，不是倒霉，也不是麻烦。所以，思想和精神上的放松对于减缓"月经压力"很重要。当然，严重的痛经建议去看医生，不要讳疾忌医，以防治器质性疾病。

这部分内容是否男女分开教学？笔者的建议是不必分开，因为这是男生也应该了解的知识。坦然谈论生理现象本身，就是对月经的去污名化。如果学情比较开放，有男生知道一些这方面的知识，也可以鼓励男生讲。如果女学生不好意思，而男学生有特别的表现，组织者就应该借机引导，让学生们培养坦然面对生理现象的态度。当然，如果是以往从来没有进行过性教育的班级，让女生公开回答如何面对痛经的问题，也许确实会让学生感到不适，那样的话，这个自由发言的环境就应该取消，而改为组织者介绍相关的措施。

▶ **教学点六**

读书，不死读书

【教学目的】 让学生理解，用功总是有回报的；不要死读书，要保持创造力和独立思考能力。

【教学过程】

组织者：影片中有这样一个情节，柯景腾对沈佳宜说："敢不敢和我打赌，我可能十年后连英文 LOGO 是什么都不知道，但我还是会活得好好的。"沈佳宜表示同意。沈佳宜甚至也同意，学习不好的同学未必没有美好的未来。这时，柯景腾说："那你干嘛还这么用功读书？"沈佳宜说："人生本来就有很多事是徒劳无功的啊。"

不知道各位同学，对这个观点有什么看法？

【教学提示】

让学生自由发言，呈现更多的观点，并可以进行相互讨论、分析。

通过讨论，让学生意识到，学习不好的同学，未必没有好的前程，这在现实生活中非常常见。不要看不起那些学习不好的同学，他们未来可能比现在学习优异的同学还要出色；同时，学习优异的同学也不要自满，人生的成功与读书时的学习成绩有关，但并不能够画等号。

沈佳宜那句"人生本来就有很多事是徒劳无功的"，是在说，人生不必有那么多功利的思想，很多事情，看起来没有直接的回报，但人生所有的努力，都会得到报答，所以，努力很重要。虽然可能报答的形式不一样，但没有什么事是会徒劳无功的。比如，一个具备努力学习精神的人，可能所学的知识在成年后未必都用得上，但他的智力、思考能力被开发了，这将有助于他做其他的事情；他的勤奋、敬业习惯被养成了，这将使他在未来的工作中孜孜以求；他的认真、细致精神得到了培养，这同样会深刻影响他未来的工作和生活……所以，好学习的习惯，一定会在未来得到好的回报。

柯景腾之所以现在成为著名的网络作家，与他在中学时期沈佳仪帮助他形成的学习习惯，不能说没有联系。如果柯景腾一直像影片开始时那样很颓废，很懒惰，无所事事，我们能够想象他创作出那么多优秀的作品吗？

另一方面，也要告诉同学们，在用功读书的过程中，不要读死书、死读书，还应该多关心社会，多读课外书，不要使自己的头脑变得僵死，而要保持独立思考的活力，保持特立独行的精神，这样的人更可能具有创造力，在未来的职业生涯中做出成绩。

▶ **教学点七**

吾爱吾师，吾更爱真理

【教学目的】 培养学生勇敢坚持正义的精神。

【教学过程】

组织者：影片中还有一段情节：班费丢了，教官让大家写出怀疑偷钱的同学的名字。

一个学生先站起来说:"您不可以这样,不可以让我们怀疑自己的同学。"接着,一个又一个学生相继站起来了,包括"好学生"沈佳宜,也站起来反对老师了。大家想一想,如果是你们,你们会怎么做?而对于这些台湾学生的反应,你们怎么看?

【教学提示】

让学生分组讨论,每组将主要观点在全班进行分享。

这段内容的教学对多数组织者是一个挑战。我们的学校习惯于培养规训的学生,教师习惯于树立自己的绝对权威,不允许学生任何的反抗行为。但正是在这种规训中,我们培养着没有独立思考能力,没有质疑精神,不敢于坚持真理和正义的学生。最后,还是我们的社会受害。

建议每位组织者都读一些福柯关于权力的论述。福柯将学校视为规训人的重要场域,而后现代主义致力于解构这种权力控制。后现代主义教育观对师生新型关系的建构也卓有贡献,有兴趣的组织者可以在这方面深入阅读。

在课程最后,组织者可以进行表态:"虽然我也是老师,但老师做错的时候,欢迎你们提出来,表示反对。任何人都不可能永远正确,我们都要以虚怀之心,听取别人的批评。有一句名言:'吾爱吾师,吾更爱真理。'与同学们共勉。"

【教学参考】

影片中,学生们面对教官的不合理要求,勇敢地站出来反抗。正如他们说的:"不可以让我们怀疑自己的同学。"他们在维护的,是每一个同学的尊严;他们在反抗的,是利用教官(教师)权力所施加的不合理的要求。

一个同学站出来了,又一个同学站出来了,当所有的同学都站出来的时候,我们看到的不仅是团结,还是相互的支撑。这些都是我们面对不公正时要学习的。

但是,学生们将书包集体砸向教官的做法,则有些没必要,也过分了。领头的几个学生受罚,应该是因为这个。

同学们在未来的生活中,一定会或多或少遇到各种不公正的待遇。是选择忍耐、顺从,还是选择反抗?每个人都可以做出自己的选择。但是,要提醒大家的是:选择反抗的时候,要注意策略,要保护好自己。

【教学参考】

一些电影外的信息:2005年,九把刀把写完后的小说拿给沈佳仪看,她写了一封长信给他:"谢谢你柯景腾,谢谢你写了这样一个故事,让我觉得自己是一个特别的人。"在电影里,所有人物的名字和故事地点都没有变,唯有女主角的名字改动了一个字,九把刀对沈佳仪说:"请你原谅我这一次。虽然改了一个字,因为想要保护你,但是发音一模一样。因为我想要让柯景腾穿着制服在大雨中喊,沈佳宜我喜欢你!我想要看见,想要听见。"

最后,组织者可以和学生一起总结一下,我们从这部影片中都有哪些领悟……

▶ **家长课堂**

【教学提示】

　　这部影片中一些情节也适合用来对家长进行性教育。柯景腾在家里，父母也是很疼爱的，但父母对他的性教育是比较开放的。一次全家人聊天，父母问他有没有喜欢的女孩子，他说，"没有，我不喜欢女孩子"（明显是搪塞），家人一愣（以为他是同性恋），他也一愣，马上明白过来，说"我也不喜欢男孩子啦"；一次是他在自慰，母亲进来，就只是嗔笑他用纸用得太多，给了他一包面巾纸，说"省用着"……父母对孩子在性方面的成长与探索比较坦然，可以营造一个更加和谐的家庭关系。

初恋红豆冰

推荐教学对象：中学生

影片介绍

▶ 电影简介

《初恋红豆冰》(*Ice Kacang Puppy Love*)，马来西亚影片，2010 年出品。片长 105 分钟。

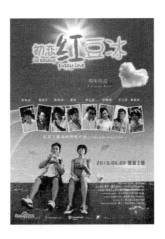

▶ 剧情梗概

还记得红豆冰的味道吗？赤道国家炎热的下午，吃进口里的红豆冰，冰凉清甜，甚至把嘴巴冻得有点疼，但是来不及再继续感受，它就已融化了。还记得初恋的滋味吗？甜蜜却又苦涩，把心刺疼了，像红豆冰一样，还来不及再感受，就已经融化了，只能在记忆里留下那味道和深刻的刺痛。

20 世纪 90 年代初，马来西亚的一个小村落，一群年轻人在成长、恋爱。

少年 Botak 的家里开了一家咖啡店，一天，一位母亲带着女儿周文琪来到这里，借住在他家楼上，靠炒粿条维持生计，Botak 和周文琪青梅竹马，一起长大。Botak 暗中喜欢周文琪，持续地画周文琪的头像。与他们一起长大的，还有一群小镇的少男少女，喜欢欺负人的马麟凡和他的妹妹马丽冰。马麟凡的两个"帮凶"，瘦的那个叫炸鸡；Botak 的妹妹肥妹，喜欢穿一身白的"白马王子"……

进入了青春期的周文琪非常强悍，对于欺负她的人一向以拳相向，所以被称为"打架鱼"。

Botak 暗恋打架鱼，马丽冰喜欢 Botak，马麟凡追求打架鱼，肥妹暗恋白马王子，白马王子的梦中情人是马丽冰，而炸鸡喜欢的是肥妹……

所有人中，除了马麟凡无所顾忌，死皮赖脸地追求打架鱼之外，其他恋爱中的人都处于青涩的暗恋中。肥妹委托马丽冰转交给白马王子一封求爱信；马丽冰在影片中自始至终一言未发，只是用她的眼神和小动作传达对 Botak 的喜爱；炸鸡也是在同伴的"押解"下才拦住肥妹，最后还是同伴替他说出"心中的秘密"……

当然，影片主要表现 Botak 对打架鱼的暗恋。从在墙上画打架鱼头像，到在纸上画出无数她的素描头像，而这素描头像后来竟然得了全国大赛的第一名；一封情书，几次想烧掉，最终偷偷送出了，却阴错阳差，最终也没有让打架鱼读到；打架鱼被母亲弄坏的一盒录音带，Botak 精心地帮她一点点修复……打架鱼曾说，将来要去找爸爸，然后便会去"很远很远的地方"。这句话成了 Botak 心中挥之不去的阴影，总在担心她会永远离去……

最终，打架鱼去见了父亲，也决定去远方。Botak 还是没有说出心中的爱。影片中的人们，没有一个和自己爱、也爱自己的人拉手。

多年之后，Botak 走在吉隆坡的街头，仍然会产生一丝错觉：某个擦肩而过的女孩子，就是当年的打架鱼……

 教学流程

▶ 性教育关键点

难以表白的羞涩的初恋，初恋是成长的驿站；处理单恋、失恋等情感的能力；主流文化对于苗条的身材美的强调，同样是性别暴力的一种表现形式，学会欣赏他人的内在美；单亲家庭充满爱，处理好离异家庭中的各种问题。

▶ 教学点一

接受那份青涩的爱

【教学目的】 帮助学生分析为什么"爱在心头口难开"，以欣赏的态度接纳初恋的青涩。

【教学过程】

组织者：每个人心中都有一个所爱，影片中，男主人公内心深爱着女主人公，另外几个少年也都各有所爱。但是，他们普遍都难以说出心中的爱。我们同学是否也有人经历过这样难以说出口的感情呢？通常是什么使我们难以说出来？为什么呢？

【教学提示】

学生们自由发言。

青春期少男少女难以将爱说出，可能是因为羞怯，可能是因为担心对方拒绝，可能是因为不知道如何说，还可能是因为社会文化对"早恋"的压力，或其他一些个人原因。教学中，第一个环节是鼓励学生将各种"难以启齿"的理由呈现出来，第二个环节便是请大家针对这些顾虑集思广益，各抒己见，看看不同的顾虑应该如何面对，如何处理。在第一个环节中，组织者的鼓励很重要，可以先从鼓励大家对电影中人物心理的理解，过渡到学生对自己内心感受的表达，无论是怎样的答案，组织者都要对其勇敢的阐述和表达进行鼓励。

组织者不必让学生得出应该示爱或不应该示爱的结论，只需要让学生自由讨论与思考便可以了。不同学生一定会有不同的结论。

【教学过程】

组织者：影片中，男主人公最终也没有对女主人公说出心中的爱，多年之后，走在街头，他还会产生遇到女主人公的错觉。影片还安排了这样一个镜头，繁华的街头，男主人公转身离去时，女主人公其实正在他身边，两人就这样擦肩而过，失之交臂。初恋无疾而终，是否算一份遗憾呢？

【教学提示】

让学生充分讨论。

像这样没有表白的初恋，在青春期非常常见，不能够简单地以缺憾来评价。暗恋同样是情爱成长的过程，在这个过程中，青少年的情爱世界慢慢打开。所以，重要的是，鼓励青少年珍惜这份感情，无论这份感情以什么样的方式演进。影片的海报上有一句话，可以拿来与学生分享："初恋像一袋红豆冰，转眼便溶掉，能回味的，是藏在心里略带青涩的甜。"

青涩不是一种欠缺。青涩也是一个味道，一种美，一份感动，一份记忆。

▶ 教学点二

如果开展追求，如何面对后果

【教学目的】　培养学生处理单恋、失恋等情感的能力。

【教学过程】

组织者：并非所有的初恋都难以启齿，初恋情感的表达也各具情态，结局也可能完全不同。分析影片中有哪几句初恋的表达，效果如何？你如何看待这些不同的情感？

【教学提示】

学生分组讨论，然后汇总交流。

组织者引导学生充分讨论这几段感情应该如何处理，鼓励学生观点的呈现，引导学生注意到这些问题：要自尊并尊重他人，不勉强，不强求；对于自己不喜欢的人，要明确而坚定地表示拒绝，但要有礼貌；不要长时间陷于单恋的痛苦中，要努力走出来，相信属于自己的爱情在前面；等等。

本书电影《海上钢琴师》《歌剧魅影》《四月物语》等也从不同角度谈到了如何面对"失恋"的问题，可参考之。

【教学参考】

影片中的相关情节有：

马麟凡追求打架鱼，被拒绝后仍然死缠烂打，没有自知之明；马丽冰一再暗示Botak，Botak明显看出，但仍然假装不知，回避躲闪，意思已经很明确，但马丽冰仍然不放弃；肥妹暗恋白马王子，白马王子明确表示和她完全没有可能，但她仍然痴心不改，面对追求者炸鸡仍然大喊自己只爱白马王子……

▶ 教学点三

反思"苗条暴力"和"美貌暴力"

【教学目的】 让学生认识到，主流文化对于苗条的身材美的强调，同样是性别暴力的一种表现形式，要学习欣赏内在美。

【教学过程】

组织者：影片中，"肥妹"一度被作为一个调侃、取笑的对象。这种将胖体型者作为取乐对象的情况，在许多影片中都存在。请大家说一说，这样做有什么错误？背后的影响因素是什么？

【教学提示】

让学生充分发表看法。但这部分应该具有清楚的倡导性，而不再只满足于学生不同观点的呈现和各自态度的形成。这部分在本书电影《穿着 PRADA 的恶魔》《珍爱人生》中也有提及，可参考。

【教学参考】

主要观点如下："肥妹"这个名字本身具有羞辱性，因为中文中"肥"是负面词，与"胖"的中性含义是不同的。影片更是把肥妹塑造成了一个搞笑的、不自量力的，甚至有些愚蠢的形象。这种对不符合"苗条"标准的女性的嘲弄，是一种"苗条暴力"，可以视之为性别暴力的一种表现形式。媒体中充斥着苗条、漂亮、可爱的女人形象，不符合"美丽"标准的女性成为讥讽对象，这些不仅是对这些不"美丽"的女人的伤害，也是对所有女性的污辱，因为这样的文化将女性的价值建立在她们的外貌标准上。

一位诗人说过："不是因为美丽才可爱，而是因为可爱才美丽。"比外貌更重要的是内在的精神世界。所以应该倡导学生反思、批判主流文化中对女人美貌标准的建构，鼓励关注女人的内心世界。

一个人无论长什么样，都有机会遇到喜欢你的那个人。就像影片中，炸鸡暗恋着肥妹一样。

但是，炸鸡是一个非常瘦的男人，这样的男人通常被认为"不够男子汉"，也不符合理想的男性形象。一个男人味儿不足的男孩子，爱上一个被认为没有女性魅力的女孩子，也许编导无意，但仍然让人难免怀疑其有偏见与调侃的味道。

同时，对于身材和样貌并不符合主流"美貌"标准的学生来说，要建立自信，相信自信、善良的人格能够给自己的魅力加分。

【教学过程】

组织者：同学们，我们试着再找一找，身边有哪些关于"美丽"的暴力标准（这些标准让我们觉得自己"不够美"）？

【教学提示】

可以让学生尽可能把基于外貌的负面性评价列举出来，比如青春痘、身材矮小、罗圈腿等。同时，让学生理解，用这样的"美貌暴力"对待身边的同学，会对他人造成伤害，而我们每个人身上都有可能有着不符合主流"美貌"标准的部分，要学会接纳自己"不够美"的身体。

可以用随机配对的形式，俩人一组进行配对（不拘性别），然后对对方说一句具体赞美的话。注意，不要泛泛的赞美，而是要有具体的针对对方内在特点的内容。比如，不要说"你很可爱"，而要说"你笑的时候甜甜的，很可爱"；不要说"你好聪明"，而要说"你知道那么多课外知识，真聪明"。这部分互动主要是为了让学生学习欣赏他人的内在美。

▶ 教学点四

理解家长的选择

【教学目的】 理解家长离异、再婚等个人生活的选择，处理好离异家庭中的各种问题。

【教学过程】

组织者：打架鱼从小便被母亲带着离开了槟城的父亲，到小镇上生活。她一直很怀念父亲，不理解母亲。母亲面对闲言碎语，想再婚，打架鱼非常反对，令母亲伤心。母亲自言自语："我嫁错了一个男人，又不会教育女儿，我活得好累。"那一刻，我们感觉到一个女人的不易。

打架鱼后来找到父亲，很多梦幻破灭。父亲确实是一个充满暴力的人，父亲打新妻子，甚至对女儿说：如果你在，我也可能打你了。他还很有理由："女人不听话，就要打。"

打架鱼离开了父亲，给母亲打电话，说："对不起。"那一刻，是女儿对母亲的选择的理解，也是她自身的成长。

在我们的生活中，离婚率越来越高了，可能有些同学的家长也离婚了。离婚不是坏事，离婚不能被认为是失败，而只是生活的一种形式。家长离异更不意味着他们不爱自己的孩子了，只意味着他们彼此很难相处了。离异对他们双方都是一种解脱。

但是，离异家庭的孩子，在与家长交往中确实可能出现一些问题。

下面，我们就针对一些最常遇到的问题，大家展开讨论。

问题1：为什么说家长离异，他们仍然是爱我们的？

问题2：如果不和我们住在一起的那个家长，很少和我们见面，但我们很想念他或她，我们应该怎么办？

问题3：一个家长总对我们指责另一个家长，怎么办？

问题4：单亲家庭，家长更忙，可能较少关心到我们，我们怎么办？

问题5：离异的家长要再婚，我们怎么办？

问题6：如果有人因为我们是单亲家庭或再婚家庭的孩子而讥讽我们，我们应该怎么办？

【教学提示】

学生就上述问题自由讨论。

这部分是本部影片可以着重进行教学的内容。因为针对青涩的初恋，还有一些影片展示过，但关于单亲家庭中的孩子的成长，却较少影片涉及。

此阶段可以鼓励学生畅所欲言，即使是非离异家庭的学生，也可以设身处地，替别人着想。教学中要绝对避免以单亲家庭的学生为例，要随时注意观察学生们的情绪状态，如果事先知道本班有来自离异家庭的孩子，要鼓励更多的同学在这个问题上提出正面的看法，而不以他为讨论对象；如果有学生出现特别的反应，很可能是来自单亲家庭的，要特别关照他的情绪。课后有必要的，可以对来自离异家庭的孩子进行单独的谈话、疏导。

通过讨论，启发学生们认识到：离异家庭也是一种家庭形式，并不是残缺，离异家庭也可以充满爱；孩子应该尊重家长的选择，家长有选择自己生活方式的权利；告诉爸爸和妈妈，你爱他们，你想念他们，希望常见到他们，希望他们都能常陪伴你；应该和不在一起的离异家长定期见面，如果条件不许可，也应该常通电话，交流生活和思想；告诉离异家长，你爱他们每个人，你不希望看到他们互相指责；单亲家庭的孩子更要体谅家长，在学习和生活等方面更多地自我负责，减轻他们的精神负担；支持家长再婚的决定，理解他们需要伴侣，自己也不要惧怕开始一个新的家庭生活；自尊、自信、自强，对于别人的讥讽采取蔑视的态度，使其自觉无趣，必要时也可以告诉家长和老师，请家长和老师处理。

让孩子理解，通常情况下，离异后单独带孩子的家长更多操劳，更加艰辛，更需要孩子们体贴、关心家长。正像影片中打架鱼所说："我以为我自己是打架鱼，现在发现，我妈妈才是打不败的打架鱼。"

早熟

 影片介绍

▶ 电影简介

《早熟》，中国香港电影，2005 年出品。片长 107 分钟。

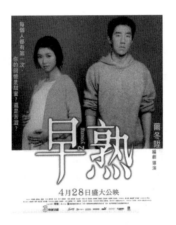

▶ 剧情梗概

　　家富生长于劳动家庭，父亲是一名读书不多的小巴司机，母亲是一名酒楼接待员。家富在公共屋村长大，家境虽然清贫，但倒也过得自在快活，一家人相亲相爱。若男在富裕家庭中长大，父亲是一个声名显赫的大律师，母亲是一个公益界的活跃分子，若男自小在家长严厉悉心的安排下，每天用功读书，规律地练习钢琴，被训练成为一个淑女。若男的家长经常出门公干，若男犹如笼中鸟，在种种的束缚下，若男渴望享受自由自在的爱情。

　　家富喜欢上若男，总偷偷去若男的学校门口看她。若男也开始接近家富，家富把若男带进一个她向往不已的自由世界。若男不理家长的反对，坚持与家富在一起。他们偷尝禁果，若男意外地怀孕，二人曾一度想堕胎，但最终也决定把孩子生下来。家富母知道这个突如其来的消息，当场晕倒了，家富父更激动得说要拿刀斩亲儿！

家富的父母当年也是奉子成婚，家富父不想家富步自己的后尘，更不想若男跟着家富挨苦。家富父最终被家富和若男的真情打动，他相信二人是真爱。家富父母硬着头皮去找若男父母，冒昧地提亲，若男父怒不可遏，一口咬定家富勾引未成年的若男，决定要起诉家富，誓言要将他送进狱中！

若男被软禁在家中，不许与外界接触。强大的压迫力，反而激发起若男的斗志。她决定离家出走，却被若男母发现。若男苦苦哀求，若男母一时心软，放走若男。家富和若男带着有限的现金，来到一个荒废的村落。这个地方虽然没有自来水，没有电，但环境清幽，恍如世外桃源，家富和若男决定住下来，静待孩子出世……二人过着简朴的生活，家富为了赚钱，甘于做粗活、做苦力，若男挺着大肚子，也吃尽了苦头，家富和若男咬紧牙关，抵抗着贫穷和饥饿，希望能撑到最后一刻！

家富父母找到二人，若男被送进医院的产房，家富却被警方押走了。在法庭上，若男的父亲主动为家富辩护，承认自己错了。

 教学流程

性教育关键点

爱情需要承担责任，年轻的肩膀可能难以承受；性爱要注意安全；爱情的力量远没有传说中的强大，反思浪漫主义爱情观。

教学点一

浪漫的重荷

【教学目的】 让学生懂得爱情意味着需要承担责任，鼓励他们做出负责任的选择。

【教学过程】

组织者：爱情是浪漫的，中学生的爱情同样是浪漫的。但世界上没有什么事情，是只需享受，而无需付出的。浪漫的爱情，同样也需要承担责任。在这部影片中，许多地方表现了家富与若男一起承担责任的艰辛。请同学们一起，把这些情节找出来，并说说怎么理解这些。

【教学提示】

学生自由发言，组织者鼓励学生分析并看到情侣彼此之间相互的责任以及所承担的社会责任。

这些情节可能包括：

（1）怀孕后，两人曾到私人小诊所要做手术。若男因为害怕，最后关头跑掉了。

（2）两人到郊外废屋居住，开始了看起来浪漫的生活，但马上就知道，浪漫没有这么简单。两人很快便没钱生活。

（3）若男除了煮面，什么都不会。家富外出找工作，在建筑工地当过搬运工，帮人搬过煤气罐，想帮人擦车还被地痞打了……没有文化，他找工作都困难；没有体力，找到这些卖力气的工作也干不了几天就被开掉。

（4）若男在家里的日子也不好过，洗衣做饭，还要独自爬到屋顶去给漏水的房子铺毡布。在高高的梯子上，她不敢下来，哭了。

（5）家富赚不到钱，为了给若男弄些吃的，甚至到小店去偷窃，被店主追赶，又推倒抓捕他的警察跑掉……

（6）在生活的重压下，渐渐的，两人之间也变得没有话说了，甚至开始争吵。

…………

对于承担的责任的艰辛，可以参考以下分析。也有学生可能会认为，这些艰辛本身就是爱情的一部分，确实如此。因此可以说，责任、生活、现实，本身就是爱情的一部分，爱情不仅仅只有浪漫。

【教学参考】

从这些情节，我们不难看出，浪漫不是简单的事，爱情的重要组成部分便是责任。要对自己负责，对自己爱并且爱自己的那个人负责。这对于未成年人，或像电影中主人公这样刚刚成年，在生活和工作上都没有独立的人而言，是很难做到的。

家富找工作时，一位老人便这样对他说："离家出走的？吃了苦就知道家里好了。"确实，不久家富便深有感触地对若男说："明白了爸妈为什么不让我们那么早恋爱。"

影片中，家富父之所以反对儿子恋爱，也是因为自己读中学时恋爱，家富母怀孕，奉子结婚。家富父认为，如果自己当年好好读书，没有过早承担养育妻儿的责任，也就不会让妻子跟着自己受一辈子的苦，因此非常自责。"怕你走老爸走过的路！"可谓发自心声。

所以说，在现实生活可能的困境下，也许爱情并不是大家想的只有浪漫，而更多是一种生活方式的选择。

▶ 教学点二

安全的代价

【教学目的】 鼓励学生进行安全性行为，意外怀孕要在家长帮助下做终止妊娠的手术。

【教学过程】

组织者：家富和若男相恋不久，若男便怀孕了。他们之间的麻烦，是由怀孕开始的。通常组织者和家长都会主张：未成年最好不要发生性关系，如果发生，也应该是安全的性行为，一定要避免意外怀孕。那么，大家知道有哪些方式可以避免意外怀孕吗？

【教学提示】

学生们自由列举，组织者补充。

主要的方式包括：男用安全套、女用安全套、避孕药等。

关于各种避孕措施的知识，可以参照本书电影《朱诺》的有关内容。

【教学过程】

组织者：如果发生意外怀孕的情形，在中国目前的情况下，大家认为怎样处理比较好？

【教学提示】

学生们自由举例，组织者补充。关于怀孕后的商议和处置，可参见本书电影《新娘15岁》的有关内容。这里依然要强调的是，女性的怀孕对男方而言有不可推脱的责任，双方应相互尊重协商处理，在不能达成一致意见的情况下，以女性意愿为先（因为孩子在女性肚子里，女性对生产所要承担的风险和责任实际上都大于男性，因此女性有优先决定权）。以下是根据本电影议题提出的参考。

【教学参考】

如果意外怀孕，一个挽救措施就是及时终止妊娠，去做流产手术。虽然影片中家富和若男选择了生下孩子，但这在中国大陆目前的国情中并不适用，因为大陆的合法结婚年龄是男性22岁，女性20岁；而受到计划生育政策的制约，非婚内生育者在生育过程和抚养孩子的过程中都将承受更大的困扰。在校学生特别是中学生（大学生符合法定结婚年龄者被允许结婚）还将面临可能被学校处罚的命运。这些困境本质上并不是怀孕双方造成的，而是社会政策导致的客观现实。

如何去做流产手术，是需要认真对待的一个问题。家富和若男自己去私人门诊做手术，这是非常危险的。私人门诊设施不齐全，安全措施不到位。以前发生过怀孕的中学生在私人门诊做手术，大出血，得不到及时救治而死亡的情况。而且，手术如果进行得不好，对女性今后的健康影响也非常大，甚至可能导致终身不孕。我们主张，应该去正规的大医院做手术，在怀孕初期还可以做药物流产。

最重要的一点是，如果发生意外怀孕，就应该告诉家长，在他们的帮助下解决这个问题。这样才能够减少手术带来伤害的可能性。因为家长更有经验，也能够给予物质的支持，在术后进行必要的照顾。如果试图瞒过家长，就必然会手术后继续上学，继续进行日常的许多事情，这样可能对健康是有伤害的。

虽然告诉家长可能惹他们生气，可能被训斥，但是，到了怀孕的地步了，就一定要告诉他们了。在他们的帮助下解决这件事，才是对当事者双方都最有利的选择。

【教学过程】

组织者：同学们，我们看到了电影中这对男女主人公在爱情和现实的夹缝中所受到的磨难，那么有没有同学进一步想一想，我们能否从对社会政策制度反思的角度，来分析他们所受到的困境？

【教学提示】

这部分内容在于进一步反思社会政策和文化层面存在的不公平现象导致的对未成年人恋爱、性行为以及怀孕造成的困境。启发学生认识到，只有在社会公共政策层面消除不公正的待遇，才能从根本上改善社会环境。但是，这部分内容的讨论并不意味着对个人责任的消解。

可以采用自由讨论，并以组织者进行启发、鼓励的方式开展讨论。

【教学参考】

影片中是否存在一些细节，反映了这对学生之所以意外怀孕后在现实生活中遭遇了格外多的磨难，部分原因有社会政策不公的成分？当然是这样。实际上，家富的父亲年轻时的遭遇也同样折射了这个层面的问题。

如：（1）由于未成年人的恋爱并不能得到和成年人一样的鼓励和支持，因此，他们从小也没有机会学习如何处理恋爱、性、学习等方面的关系，这样使得他们碰到现实困难就更难承受；（2）社会的用工制度不用未成年人，虽然是以保护青少年为出发点的，但实际上以年龄一刀切的方式，否定了未成年人能力和成长的多样性，从而使得他们没办法找工作，从某种程度上，有一定的年龄歧视的成分；（3）社会没有给那些为了生活而辍学的未成年人提供在将来能够更好学习的机会，以致让他们在面临类似问题时不得不进入二选一的困境……

过早地步入社会，这一经历令家富和若男尝尽了生活的艰辛，体味了生存的磨难，但值得欣慰的是，他们学会相互扶持，懂得了为人父和为人母的苦衷与责任。若男的父亲是这样评价家富的："错在年轻，幼稚，冲动，但做对了一件事，他尽力去承担自己的责任……"从这一点看，未成年人在成长过程中更需要的是学习各种生活能力、处理关系的能力，以及自己思考、面对、选择生活方式的能力。而成年人更重要的是为他们提供更多这样的成长平台，而不是一味把他们"圈养"起来，使得他们永远都处于"未成年"状态。

▶ 教学点三

爱情的力量

【教学目的】　让学生认识到：爱情的力量不足以改变一切。

【教学过程】

组织者：当若男拿着行李，同家富离家出走，开始二人世界时，两人都意气风发，觉得终于冲出了家庭的束缚，可以开始新生活了。虽然知道有种种艰难，但他们相信，爱情的力量是无比巨大的，有爱情在，便没有什么克服不了的困难，没有什么不能逾越的难关。可是接下来他们面临的问题，可能并不是仅仅是"爱情"就能解决的。

大家想一想，我们以前所认识的"爱情"有哪些与若男和家富的观念是相似的？而这些观念在现实情况下，可能存在哪些问题，而对他们今后的相处造成一定的隐患？

【教学提示】

这部分内容并不是要刻意否定中学生的爱情，而是要帮助中学生反思"浪漫爱情至上"的观念可能带来的困扰。组织者可以鼓励学生从分析二人的恋爱观来反思这样的"浪漫爱情至上"观念本身存在的问题。

学生可能未必同意这样的观点，这部分重要的目的在于启发学生看到某一种单一爱情观至上的情况都会让我们看不到现实的复杂性。

【教学参考】

青年恋人由于受到浪漫主义至上的爱情观的影响，普遍存在的心理是，爱情的力量无比巨大，只要有爱，万般皆有可能——而这种观念使得人们看不到爱情中的现实层面以及复杂性。

这种爱情观过分夸大了爱情的力量，认为只要两人相爱，一切障碍都可以解决。特别是一些女孩子，明明知道男友有一些她无法容忍的缺点，但认为只要自己爱他，他就一定能改变。其实，事情并不那么简单。爱情是美好的，但爱情的力量远没有热恋中的人想象的那么大。改变一个人非常困难，特别是那些长期养成的生活习惯、价值观念。

比如，有一个女孩子很不喜欢男友不思进取、得过且过的生活观念，但相信结婚之后，他有压力了，再靠着爱的力量，就会改变。但是，责任感并不会因为婚姻而自发获得，结婚十几年后，丈夫仍然是老样子，两人过着有今天没明天的生活。女孩子很后悔，说这不是她想要的婚姻和家庭。

影片中，若男和家富来自不同的社会阶层，完全不符合"门当户对"的婚恋模式。所以，双方家长一开始都是反对的，特别是地位高的女方家长。只是后来孩子都生出来了，生米煮成熟饭，没办法了，大律师才换了态度，不再反对了。因为再反对下去，女儿就成单身妈妈了。所以，家长态度的改变，其实是基于现实的一种无奈的妥协。

那么，婚恋幸福真的需要"门当户对"吗？从浪漫主义爱情观的角度看，当然不是。只要有爱情，何必问出身？这是浪漫主义的态度。但是，社会学有一个社会网理论。通俗地讲，整个社会都是一张大网，把每个人联系在一起。我们互动最频繁的人，一定是和我们处于同一或相近社会阶层的人。因为，社会阶层越相近，说明所受的教育、关心的事物、价值观、人生观等越相近，越有共同语言，越谈得来。有学者曾用这个理论对200多对夫妻进行了调查，在他们结婚十年之后访问他们。结果是，那些原本来自同一社会阶层的夫妻，他们自我报告婚姻满意率远远高于那些原本来自不同社会阶层的夫妻。也就是说，结婚时夫妻双方家庭背景、社会阶层越接近，他们十年后感觉自己的婚姻家庭生活越幸福。

这并不是说，来自不同社会阶层的夫妻就一定不幸福，也不是说，所有来自同一社会阶层的夫妻都幸福，而是说，在总体比率上，越是"门当户对"，婚姻越和谐。其实道理非常简单，每个人从小成长的环境、接触的事物不同，受家庭的影响、形成的价值观和生活方式都可能不同。原生家庭的影响，在许多方面持续一生。带着这样的差异走入婚姻，婚姻自然会面临更多挑战。

靠着爱情，靠着双方的努力，有些情侣可以对自身做出许多改变。但是，彻底改变很难做到。有些情侣也会宽容彼此的差异，或这些差异原本不会对感情和婚姻构成威胁。但是，毕竟更多的人有难以改变的东西，更多的人可能因此受到威胁。

在法庭上，那位法官也说过，很多家长因为孩子已经"生米煮成熟饭"，便支持"奉子成婚"，"让孩子去承担人一生的责任"。而这并不一定会带来幸福生活，多数人不到三年就离婚了。

在影片中，同居的家富和若男，也已经显示出来自家庭差异的矛盾。虽然他们彼此都很努力了，但还是在短暂的同居关系之后便开始了争吵。想象几年下去，前景是堪忧的。

我们不是主张只有"门当户对"的两个人才能恋爱，而是希望大家能够清楚了解、深刻理解彼此差异可能对未来产生的长远、持久的影响，充分评估这种影响的负面性。在充分知情的情况下，经过深思熟虑，仍然愿意承担种种风险，推进这份感情，才是负责任的态度。我们反对的只是：被浪漫激情冲昏了头脑，被"有爱万般皆有可能"的幻象主宰着，做出盲目的选择，那将会付出更沉重的代价。

最后，组织者请学生们课后收集一些材料，用以说明"爱情不是万能的"，帮助学生进一步走出浪漫主义爱情观至上的误区。

▶ 家长课堂

【教学提示】

作为家长，至少可以从这部电影中得到如下几点启示。

（1）要帮助孩子自主地选择生活，而不是代替他们选择。

若男的父亲非常严厉，每天给若男排的时间满满的，让她感觉像是在"坐牢"，虽然有豪车、豪宅，却没有一点自由。若男从小就一个人睡觉，父亲美其名曰这是为了培养她的独立性。父亲和女儿讲话时非常严厉，像个领导在训斥女儿，掌握绝对的权威，根本不听女儿说什么，甚至不给女儿说话的机会。

若男的父亲很奇怪女儿为什么不领情，他很委屈地说："我们为你安排好一切，这有错吗？"但是，若男也说得非常清楚："那只是你喜欢的，安排好了我的一切，但从来不问我的感受。"

家长都希望儿女生活得好，以为基于自己的人生经验，帮他们安排出最好的前途，这是家长爱心的体现。这没有错。但是，爱，还有会爱的问题。理想的教育方式，是帮助孩子理解责任，学会承担，帮助孩子具备做出负责任行为所需的技能，在他们在这个基础上进行自主的选择，而不是代替他们选择，更不是把家长的选择强加给他们。

毕竟，只有是孩子自己想要的，他们才会发自内心地去努力争取；毕竟，家长不可能永远替孩子选择和决定，帮助他们成长，对自己负责，才是最好的"安排"。

若男父亲在法庭上说的一段话，可以作为总结：

> 我们自己年轻的时候，其实和现在的年轻人没什么分别，都是充满激情，追求浪漫，不顾现实。所以或多或少地都犯过错。转眼之间，我们已经为人父母，当然不希望自己的儿女重蹈覆辙。于是我们就想尽办法为他们安排一切，心想只要他们按我们的计划去做，将来就一定会幸福。我从来没有去想过她的感受，一切违背着她的意愿。我不知道我对她的要求越高，会为她带来越大的压力。我不知道，对她过分的压迫，会对她的心理造成很大的影响……我现在才明白，人生是需要经历的。任何人如果没有经过酸甜苦辣，就不会得到真正的成长。

（2）在孩子恋爱后，正确的态度是关注和引导，而非训斥和放任自流。

电影中，当若男和家富的恋爱关系为双方家长所知后，双方家长表现得都不是很好。若男的父亲大声训斥女儿，使女儿的内心更加远离父母；家富的父母只顾着开心，没有告诉家富应该注意些什么。

当孩子已经恋爱后，强行的反对没有任何意义，不仅无法将他们拆散，反而会使他们以为家长是他们的"敌人"。这将使得家长失去许多与孩子平等沟通、交流的机会。青春期的一对恋人，越是面对反对的力量，往往结合得越加紧密。

　　家长负责任的态度，是把恋爱中的责任告诉孩子，让他们懂得对自己和他人负责。其中重要的一点便是性的自主权，以及性的安全。一方不想发生性关系，另一方不能强求；如果发生性关系，就要采取安全性行为；等等。

　　若男和家富的离家出走，最让双方家长提心吊胆了。但是，如果他们对儿女的态度好一些，不是打骂，而是倾听、理解和关爱，还会有离家出走这事吗？

罗马假日

推荐教学对象：中学生

影片介绍

▶ 电影简介

《罗马假日》（*Roman Holiday*），是 1953 年由美国派拉蒙公司拍摄的浪漫爱情片，影片由格利高里·派克和奥黛丽·赫本联袂主演，取得了巨大的成功，成为好莱坞黑白电影的经典之作。奥黛丽·赫本也因该片获得了她一生最重要的奖项——奥斯卡最佳女主角奖。电影上映后，片名成为很多商号争抢的名字，也有用"罗马假日"作为品牌的摩托车。影片获第 26 届奥斯卡金像奖最佳剧本、最佳女主角、最佳服装设计。片长 118 分钟。

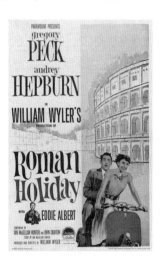

▶ 剧情梗概

某国公主安妮莅临罗马，宫廷的桎梏已经令她十分痛苦，当她愤怒地抱怨这样的生活之时，被医生打了镇静剂，以便让她安静下来。她趁人们不注意，偷偷跑出戒备森严的官邸，径直到了罗马街头。夜色里，她体验到了从未有过的自由。但因为镇静剂的作用，她在街头石阶上昏昏睡去，穷记者乔·布莱德里恰好经过这里，以为这是一个在狂欢中被灌醉的少女，就租了一辆出租车想把她送回家。可是公主睡得特别沉，怎么也叫不醒，无奈，乔只好把她带回了自己的住所。

第二天早晨，当乔得知这竟然是公主之时，他开始了名利熏心的"工作"，要记录公主在罗马的生活，以便写成报道卖钱。他编造了一个假身份，一步不离地跟着公主，表面上带她去游玩，实际上在通过谈话进行"采访"。乔还叫来了朋友欧文偷偷拍照，欧文也指望大捞一把。

但是，乔渐渐地被善良、纯真的公主所感染，公主也喜欢上了这位帅气、成熟的记者，两人坠入爱河。

公主的失踪引起了人们的惊慌，国王秘密派出了许多便衣四处寻找公主的下落。对外则宣称，公主病了。公主无意中听到电台里的广播，称公主的生病正令"她的国家和人民忧心忡忡"。公主开始想到自己的责任，她在出走第二天的晚上，回到了官邸。

第二天，公主举办记者招待会，乔和欧文都到场了。乔最后一次看到美丽的公主。而高高在上的安妮痛苦地装作不认识他，但眸子里射出的依恋的光随时都通过空气照射到他心上。乔的朋友欧文在和公主握手后决心抛弃功成名就之良机，将偷拍的照片送予公主留念。

最后，在深情的四目对望中，公主轻轻地对乔说了声"再见"。公主的矜持既不允许她流露欣喜，也不容许她有一点哀伤，但她的内心在激荡。乔伤心地凝望着公主离去后的前台，那天真的女孩留给这位记者的震撼太大了。在短暂的一天里，他体验到比疲于奔命寻找新闻更珍贵的追求，那便是自由和爱一个人。

 教学流程

▶ **性教育关键点**

富有和地位并不必然带来幸福；人不是因为美丽才可爱，而是因为可爱才美丽；仅有热烈的爱情是不够的，还需要时间的考验和努力的经营；每个人都对社会和他人承担着一定的责任，要学会承担责任。

【教学提示】

观影前组织者可以提示学生，一边看一边思考以下几个问题：

（1）公主有哪些烦恼，又因为什么快乐？

（2）公主为什么最后主动回到官邸？

（3）公主和记者的恋爱，有哪些值得学习，又有哪些不值得效仿？

▶ **教学点一**

女孩子夜里单独上街，危险吗？

【教学目的】　无论性别，都要学会自我保护；去除女生针对自身性别的不必要的弱者感。

【教学过程】

组织者：影片中，安妮公主晚上一个人上街，后来被乔发现送回了自己家。但有人可能会认为，幸亏安妮遇到了乔，如果是坏人，就很危险。现实中，我们很多家长也会对夜归的女孩很担心，甚至不让女孩子夜里单独上街，认为很危险。大家如何看待这个问题？

【教学提示】

让学生开展讨论，尽可能呈现多种多样的答案。学生可能的回答有：

（1）是很危险。像公主，一个人倒在街上睡了，遇到坏人怎么办？

（2）男人也不都是坏人呀。男主人公不就是一直很正经，而且照顾公主，对她完全没有歹意。不要把男人污名化。

（3）这是演电影呀，电影就一定会编出一些不可能的浪漫情景让人幻想。现实中，怎么可能有这样一个美女睡在自己床上而不动心的男人呢？

（4）男人和女人在某种情境下都会有风险，重要的是遇到什么人，而不是男人或女人。风险不只属于女人。

…………

通过讨论，让学生意识到，风险不分性别，每个人都会有，因此人人都要有自我保护的意识。

【教学过程】

组织者：问问女生，你们的家长以前是不是对你们说过女生可能面临的危险？家长是怎么说的？你们听后是怎么想的？

【教学提示】

让学生自由发言，特别是鼓励女生谈出对这类要求的感受，组织者和其他学生要倾听而不要进行评价。

从学生的发言中，可能会看到一些家长过分强调女性独自外出的危险性，甚至会告诉她们：男人都想占女人的便宜，所以要躲着男人。这些诉说可能隐含着对某个性别的特别的"保护"会给"受保护者"带来不安。

【教学过程】

组织者：这样过分强调夜间单独外出对女生而言的危险，甚至强调周围环境对女生不友好，会给我们带来怎样的影响？

【教学提示】

让学生自由发言，并且鼓励学生呈现不同的看法，开展讨论。

学生提到的正面影响可能有：使女孩子小心谨慎，学会自我保护。

组织者也要引导学生注意到负面的影响：女孩子可能会慢慢形成"身为女性我非常弱"、"我总是被欺负，我只能躲"、"周围世界对我而言很危险"、"男人都不能信任"、"男人都是色狼"等这样的片面认识。

【教学参考】

提高自我保护意识，学会自我保护是重要的，但是，如果形成了这些过于片面的认识，则可能会影响我们的健康成长。女孩子不要轻易否定自己，女孩子并不一定都是弱者，女孩子在许多方面甚至强于男性。并非男人都是色狼，很多男人都是可以信任的，就像有些女人也并非值得信任一样。是否可以信任，好人还是坏人，这些与性别无关。

过分对女孩子强调周围世界不安全的态度，最严重的后果可能是导致女性出现对社会不信任的心理状态，同时也强化了她们自身的"弱者"地位，这种强化可能导致她们在很大程度上丧失挑战挫折的勇气，形成依赖的人格，等等。

【教学过程】

组织者：只强调外界世界对女性的风险，不强调对男性的风险，这本身对男性可能有什么不好的后果？

【教学提示】

学生自由发言、讨论。通过讨论，让学生意识到，这样的错误教育使男性不知道规避风险，同时也是造成男性不必要的"大男子汉气概"、"勇敢至上"的原因之一。同样，也可能使一些男性觉得女性是弱的，是可以被欺负的，从而不懂得尊重女性。

▶ 教学点二

他们因何相爱？这爱情存在什么风险？

【教学目的】 帮助学生领悟，爱情不仅基于美貌，更基于良好的品格。

【教学过程】

组织者：男主人公先想靠公主的隐私赚钱，后来又放弃了这一计划。是什么使他做出了改变？又是什么让他爱上公主呢？乔又有哪些可爱之处呢？为什么公主会爱上他呢？

【教学提示】

学生讨论、回答。可能的回答有：

（1）相爱，让乔改变了原先的计划。

（2）因为公主漂亮、美丽。

（3）因为公主的身份高贵。

（4）因为在交往过程中，乔发现了公主的善良、纯真。

（5）乔长得英俊、成熟。

（6）乔是一个好男人，不把公主弃之街头，带公主回家，不侵犯公主。

…………

通过讨论启发学生认识到，人相爱的原因很复杂，美貌未必是最重要的，内心的善良和品格的美好更重要。

【教学参考】

有大量研究显示，两人相爱，当然有外貌吸引的原因，但更重要的还是善良的品格、内心精神世界的吸引。只有美貌是不够的。

比如，周恩来总理非常英俊，但他的妻子邓颖超却相貌平常，不符合现在公认的美女的标准。但是，邓颖超当年也是一个学生运动领袖，与周恩来有共同的理想和追求，两人有着共同语言，一生相濡以沫。

托尔斯泰有一句名言："人不是因为美丽才可爱，而是因为可爱才美丽。"

所以，爱情一定不能仅停留在外貌吸引，还要关注心灵的美好，关注精神世界的一致。因为再美的人生活在一起久了，也没有感觉了。但性格不合，人品不好，生活在一起却麻烦越来越多。

【教学提示】

组织者给每位学生发一张小纸，请他们分别用三个词写下自己理想的恋人的标准。收上这些纸条，请学生把这些词语抄在黑板上，进行归类。要注意的是，这里最好按照词语涉及的内容分类，而不必按照性别进行归类，因为美好的精神和品格是不分性别的。

可以启发学生们边看边想：我是否具备了别人所喜欢的这些美好的品质？如果我还没有，我该如何努力？并且把这些想到的内容，记录下来，保存起来。

不必进行集体讨论，学生们自己思考的过程是最重要的。

▶ 教学点三

他们相爱，为什么分手？

【教学目的】　使学生对爱情与地位差异的问题有初步的思考，认识到传统的"般配"标准是刻板的，但仅有爱情也是不够的，幸福是需要努力的。

【教学过程】

组织者：从影片看，公主和记者真心相爱，但为什么会分手呢？

【教学提示】

启发学生思考，分析悬殊的社会地位对爱情和婚姻的障碍。学生可能答：

（1）因为地位相差太大，公主和穷记者没办法在一起。

（2）不一定，现在很多王室和平民结婚了。

…………

【教学参考】

影片拍摄于 20 世纪 50 年代，那个时候社会风气比现在要保守许多，王室与平民的婚姻是无法被社会接受的。但后来就发生了很大的转变，比如英国的查尔斯王子以及他的儿子威廉王子，还有荷兰王子、不丹国王等，都先后娶平民女子为妻。日本公主也嫁给了平民男子。组织者如果事先准备相应图片，向学生展示，就更好了。

【教学过程】

组织者：大家想一想，为什么王子娶平民的事例多，而公主嫁给平民的事例却非常少呢？

【教学提示】

让学生自由发言。

引导学生认识"般配"的文化标准的刻板性和内含的性别不平等。而随着社会的发展，男强女弱的"般配"标准也越来越出现松动，婚姻的幸福未必建立在这样的模式基础上。

【教学参考】

传统社会性别文化认为，男性在任何一方面都比女性优越，才是般配的，否则二人就是不般配的。比如说，男人要在身高、收入、地位、学历等许多方面都比女人高。如果自己的妻子在许多方面比自己强，男人就会觉得没有面子。所谓的般配实际上是复制了"男强女弱"的社会文化。

我们的社会文化确实在变化中，许多女比男强的婚姻同样是非常幸福的。但是，重要的是当事人要有正确的认识、清楚的自我判断，要对于来自社会文化的各种压力有足够的心理准备。所以，一个婚姻幸福与否，并不单纯取决于谁强谁弱，而应该是当事人都清楚地知道自己想要什么，为什么要这个，以及在恋爱和婚姻中做出足够的努力。

【教学过程】

组织者：大家设想一下，如果公主和记者乔不分开，而是继续恋爱，甚至结婚，他们的未来会幸福吗？

【教学提示】

让学生自由讨论，充分呈现各种观点。可能的观点包括：

（1）会幸福，他们相爱呀。

（2）不会幸福，毕竟存在很大的地位差别。

（3）不会幸福，只是一天的激情而已，彼此完全不了解，各自的感觉很可能都是错觉。

（4）很难说，毕竟只相处一天时间，交往久了才会有更深了解，许多问题才会暴露出来，也才是考验他们爱情的时候。

无论学生说什么，组织者都不要进行评价，而尽可能促进学生间不同观点的碰撞与交流。鼓励学生具体展开自己的观点，比如当学生做简单表态时，组织者可以跟着问一句：为什么呢？这样的启发式提问，让学生思考，相爱的两个人未必能永远相爱，也未必能永远幸福；社会地位相差很远的两个人，可能因为价值观、生活方式不同而有更多的困难。幸福有各种因素，也要靠人为努力。

【教学参考】

一对恋人相爱了，并不等于他们会永远相爱。他们也可能会发生矛盾，可能失恋；即使结婚，也可能因为种种不和谐而离婚。这些都是正常的现象。

地位相差很大的人在一起生活，更是有风险的，因为彼此从不同的原生家庭中走出来，受着自己所属阶层的生活习惯的影响，与另外一个阶层的人会有很多不同，包括价值观和行为方式。但这种差异并不注定这段感情没有好的未来，因为人是不断学习的，爱情也是需要经营和操练的，两人只要努力，差距就会减小。

所以，无论地位相差是否大，最重要的是要在慢慢熟悉、了解的过程中发现彼此是否适合，在学习、成长的过程中进行调整，达到和谐。

▶ 教学点四

公主的生活快乐幸福吗？她想要什么样的生活？

【教学目的】　让学生理解富有和地位并不必然带来幸福。
【教学过程】
组织者：大家想一想，公主为什么出逃？
【教学提示】
学生可能的回答是：公主早已经厌烦了身为公主的不自由生活，向往做一个普通人的自由。这在影片中有多处进行了充分的展现。
组织者进一步引导学生思考：为什么公主拥有几乎所有人羡慕的富贵生活，却不幸福？引导学生回忆电影中的一个细节，公主在官邸的床上抬头看到屋角精美的雕饰；在乔的床上，抬头看到的是屋角粗糙简陋的管道。
让学生进行思考并回答。
引导学生认识到，并非所有看似光鲜亮丽的生活都是幸福的，富贵与地位并不必然带来幸福。别人看着的幸福未必幸福，幸福取决于内心的感受。公主跑出官邸一天，没有豪华的宫殿，没有奢华的服饰，没有精美的食物，也没有贵族的舞会，但是，她过得非常开心，非常快乐，非常幸福。

▶ 教学点五

获得自由的公主，为什么又主动回到官邸？

【教学目的】　引导学生懂得承担责任的重要性，学会承担责任。
【教学过程】
组织者：为什么公主获得了自由，又要回到官邸，回到她自己不喜欢的生活中，甚至不惜为此放弃爱情？
【教学提示】
让学生自由讨论，在讨论中认识到，公主向往自由的生活，但是为了责任，她最后还是决定放弃自己的自由，重新过上自己不喜欢的生活。因为，人人都有免不了的责任，为了责任做出一些牺牲，有时候是必要的。
组织者可以进一步引导学生思考，对学生以"努力学习"为责任的看法，就是否快乐，如果不快乐该如何办，进行思考，并且在全班进行分享。
【教学参考】
影片中公主听到广播中说，她的病让她的国家和人民非常担忧，她的责任感被唤起了，知道自己不能只为了自己快乐和开心。公主回到官邸后，对将军和公爵夫人说了一句话："我深深知道自己对国家和人民的责任，不然我永远不会回来……"
公主为了责任，放弃爱情，放弃自己想要的生活。这些都是公主善良的一面。无论贵为公主还是普通平民，人人都有自己的责任，重要的是对自己负责。

▶ **教学点六**

公主有哪些成长?

【**教学目的**】 让学生懂得自己做主的重要与快乐。

【**教学过程**】

组织者：公主"出逃"一天，貌似又回到了原来的生活中。这一天真的就这样过去了吗？从影片中看，她有哪些改变和成长呢？

【**教学提示**】

让学生思考并回答。学生可能的回答有：

（1）公主恋爱了一次。

（2）公主懂得了责任。

（3）公主享受了自由，有了难忘的记忆。

…………

组织者可以进一步引导学生回忆：影片开始时，公爵夫人让公主临睡前喝牛奶，她不想喝也得勉强喝；而影片结束时，她坚定地拒绝了，公爵夫人也只能无奈地退下去。影片最后的新闻发布会上，将军等人还是习惯性地希望公主按着他们预定的内容回答记者提问，但是公主却发出了自己的声音，比如，她说自己最喜欢的城市是罗马……

这些变化说明了公主学会对自己的事情做主了，她也有勇气和能力为自己做主了，这就是她在罗马一天经历中的成长。

自己做主是快乐的，但自己做主是需要能力的。所以有时我们还要听从家长和老师的要求。但对于那些我们明显不想要又不必要的压制，也可以慢慢学习说"不"。但家长和老师是爱我们的，和他们交流时，要注意语气、态度。

最后，组织者请学生们总结：我们从这部影片中学到了哪些东西？

▶ **家庭作业**

可以进一步让学生以家庭作业的方式，写"自己心目中的幸福是什么"，并且通过怎样的方式来努力获得。以启发学生认识到，幸福可以通过努力来争取的。

四月物语

推荐教学对象：中学生

 影片介绍

电影简介

《四月物语》（四月のヒアノ），日本影片，1998 年出品。片长 67 分钟。

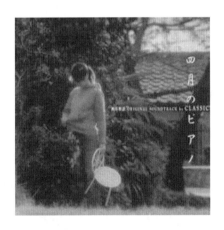

剧情梗概

每年樱花飘飞的四月，是日本大学开学的日子。与父母家人告别后，北海道少女榆野卯月只身来到东京武藏野大学开始了新的生活。陌生的城市、崭新的环境以及新结识的同学和邻居都有点让她不知所措。班里组织新生作自我介绍，当被人问到为何选择武藏野大学时，卯月突然表现得十分紧张。原来高中时代的卯月一直暗恋着比自己大一届的同学山崎，正是由于山崎去年到武藏野大学上学，卯月才追随而来的。卯月经常怀着这份暗恋之情前往山崎打工的武藏野书店，最后她终于在一个雨天与山崎进行了交谈。离开书店后，卯月在雨中突然想到成绩不佳的自己竟然通过努力考到了著名的武藏野大学，这真堪称爱的奇迹。

教学流程

▶ 性教育关键词

可以让爱情促进学习；有爱就要说出来；面对失恋要坚强；爱情不应该成为人生唯一重要的选择。

▶ 教学点一

爱情，有时不妨放一放

【教学目的】 向学生提倡让爱情等一等——无论是已经挑明的爱情，还是暗恋中的爱情，将更多的精力投入到学习中。

【教学过程】

组织者：请同学们一起来回忆，并且用三句话叙述整部电影讲述了什么。

【教学提示】

影片故事简单，情节含蓄，回忆与复述的过程便是帮助学生理清思路、深入了解情节的过程。

在分享对影片的叙述中，和学生一起理清这样的情节线索：女主人公暗恋一个男生，而这男生考入了东京一所著名大学，她为了和男生在一起，也努力学习，从北海道考进东京这所大学。连她的老师都说，她能考上是一个奇迹。她自己说，如果是奇迹，是爱的奇迹。

【教学过程】

组织者：进入青春期，对另一个人有好感，感觉自己爱上对方，是非常自然的事情，是正常的情感。但是，老师和家长都非常害怕学生恋爱，即便是单恋也害怕，大家想一想，这是为什么？

【教学提示】

让学生来讨论并且分享这个问题。学生可能的答案有：

（1）因为怕学生影响学习。

（2）因为怕学生把握不好，出现伤害，比如怀孕什么的。

（3）认为中学生的感情不成熟，不可能有结果。

（4）怕学生陷进去，第一段感情如果有挫折对未来不好。

…………

通过讨论让学生意识到，老师对学生恋爱的担心，更多是基于对学生的爱情的不放心，而要让老师对学生的恋爱放心，则需要学生拥有更强的自我能力：包括对感情的理解和把握能力，对谈恋爱、学习、生活的安排能力，以及对失恋、恋爱可能的危机事件的处理、化解和求助能力。

像电影里的女主人公这样，爱情不仅没有成为学习的阻碍，还成为学习的动力，最后考上了知名的大学，这样的爱情恐怕老师和家长就会较少反对了。

这里可以启发学生认识到，爱情的力量是巨大的，而人可以处理好爱情。把爱暂时搁置起来的做法，不等于就是妥协了、不爱了，也不是不勇敢，有时候反而是更成熟、理智的表现。为了梦想去追求，往往会取得超出自己预想的奇迹。

【教学过程】

组织者：但问题是，这样的故事并不多见。请大家分组讨论一下，为什么这样的中学生爱情例子并不多见？

【教学提示】

学生分组讨论，将结果总结汇报，组织者进行归纳，并和学生一起分析。

学生分析的原因可能包括：

（1）社会、教师和家长太害怕中学生恋爱了，所以根本注意不到这样"成功"的例子。

（2）这样成功的例子太少了。

（3）中学生刚有恋爱的苗头，教师和家长便如临大敌，进行打压，学生们的情绪都受影响，加上正值反叛的青春期，更不可能专心学习了。

（4）他们根本就不算开始恋爱了，只是一个学生单方面的暗恋而已。

…………

通过讨论启发，学生认识到，成功的例子需要文化环境的培养和允许，也需要学生自己的努力。

【教学过程】

组织者：确实，影片中只是一个女生的暗恋，而没有真正开始恋爱。那么，现在请大家再次讨论一下：如果女主人公在中学时便向男主人公表白了爱情，会有什么结果？

【教学提示】

学生讨论后呈现主要观点，并进行课堂交流和分享。学生们呈现的观点可能包括：

（1）男生拒绝，女生失恋，痛苦，影响学习。

（2）男生拒绝，女生失恋，痛苦，发愤图强，考上好大学。

（3）男生接受，两人陷入热恋，影响学习。

（4）男生接受，两人陷入热恋，为了爱情，为了能和男生在一起读大学，女生努力学习，考上好大学。

…………

通过讨论启发，学生认识到，如果女生在中学时便示爱，无论男生拒绝还是接受，都存在两种可能：影响学习或者促进学习。但是，哪一种可能性更大呢？这关键要看当事人如何处理。不过，以往的经验显示，中学阶段的恋人更有可能因为恋爱关系而分心，影响到学习。因此，把爱当作动力，当作目标，投入到学习当中，是非常好的办法。

如果已经把恋爱关系挑明了，开始恋爱了，那双方就一起努力，相互督促，相互监督，把精力放到学习上。恋爱的时光更多是在自习室、图书馆，在学习中度过，这将让你们在爱情中共同创造未来的美好生活。当然，做到这一点很难，但只要努力，不断克服惰性，就一定能够取得成功。

▶ 教学点二

有爱可以说出来

【**教学目的**】 鼓励学生有爱可以说出来，暗恋也是一份美好的情感。

【**教学过程**】

组织者：这部影片为我们呈现了一个羞涩纯情的暗恋故事。最让人动情的，是女主人公一直把这份感情埋在心底，埋了很久，最终含蓄表达出来的过程。

其实，并非所有的暗恋者都会像女主人公这样，最终表达了内心的感情。有些人选择一直不表达，可能是因为自卑，可能是害怕被拒绝，也可能仅仅是因为害羞。大家来想一想，如果你的好朋友有了一份暗恋的情感，你会给他怎样的建议？

【**教学提示**】

尽可能让学生发言，提供多种多样的建议，不需要有标准答案，重要的是在讨论中分享对待单恋的经验。

让学生了解，有爱可以说出来，说出来并不代表自己很卑贱，被拒绝也是给自己的情感一个交代；表达了，就有成功的希望，没有表达就永远没有成功的希望了。但同时，暗恋也是一种美，在暗恋中，也可以体验情感的另一面。

这里还要重点呈现传统性别文化在两性交往中对双方的规范：在传统文化中，总是男性向女性示爱，女性主动示爱可能会被认为是不符合女性形象的。但这是社会性别的刻板印象，这样的文化已经改变了，女性也可以主动表达自己对男性的爱情。同样，女性表达爱情的方式，也可能是直白的或含蓄的。正如男性向女性表达爱情，也并不都是直白的一样。无论谁表白，无论用什么风格或方式表白，都是好的，都是正视自己感情的表现。

▶ 教学点三

坚强面对失恋

【**教学目的**】 教导学生遇到失恋时，如何面对。

【**教学过程**】

组织者：影片演到女主人公向男主人公示爱时，便结束了，我们并不知道二人的故事下一步如何展开。如果男主人公也有意，他们可能就会开始一段浪漫的爱情故事。但是，也有可能男主人公已经有恋人了，或者男主人公对女主人公不来电。现在就请大家分组设想一下，如果女主人公被拒绝了，她可能有哪几种反应，你给她一些什么建议？

【**教学提示**】

学生分组讨论，每组派代表呈现讨论结果，组织者引导学生进一步进行全班讨论。

学生可能认为，女主人公的选择有：

（1）放不下男主人公，继续纠缠。

（2）独自品尝失恋的痛苦，长久难以释怀。

（3）放下这份感情，仅作为内心情感的一份记忆。

（4）为了摆脱失恋的痛苦，尽快开始另一次恋爱。

…………

对每种方法进行分析和建议，让学生意识到，失恋，是一件非常痛苦的事情。但是，失恋又是一件非常平常的事情。生活中失恋到处都是，任何一个人也不能保证自己永远不会失恋。所以，重要的是学会如何面对和处理失恋。

本书电影《海上钢琴师》、《歌剧魅影》、《初恋红豆冰》等也从不同角度谈到了如何面对"失恋"的问题，可参考之。

【教学参考】

没有人被拒绝时会不痛苦，也没有人遇到失恋时会轻松应对。表面看起来的轻松应对，要么是没有真爱过，要么是做出来的轻松。有些人会选择自杀，这是最错误的。为了不爱你的人去死，不如为爱你的人活着。你的家长爱你，还有许多人爱你。选择自杀的时候，你一定认为今生不会再有真爱了，但真爱也许就在前面等着你。

纠缠对方也不是一个好办法。中国古话说："强扭的瓜不甜。"纠缠不仅让对方不胜其扰，甚至连原本的好感都荡然无存，只留下避之唯恐不及的惶惶之心。在纠缠对方的过程中自己也受伤，纠缠的时候你要投入更多的情感和精力，又看不到希望，这些都使你内心更加痛楚。而对别人的纠缠，就是一种骚扰，更是不尊重对方的表现。被表白的一方，如果不愿意接受感情，要明确拒绝。而被拒绝的一方，要尊重对方的意见，不要再骚扰对方。

尽快开始另一次恋爱，可能是一个好的选择。但是，不要为难自己去爱一个并不爱的人。那样，也许下一次失恋就在不远处等着你呢。

失恋就和别的挫折一样，不是没有面子、不可言说的事情。当我们觉得痛苦而一个人难以承受的时候，不要关起门独自苦想。可以走出去，和朋友们说一说，把你的烦恼倾诉，把你的眼泪挥洒，在这个过程中，那失恋的痛苦也将一点点消散，而新的爱情一定在前面。

▶ 教学点四

爱情只是人生的一部分

【教学目的】　为爱追求诚然可贵，但不要把爱情当作人生中唯一重要的追求。

【教学过程】

组织者：影片表现女主人公，为了爱情努力学习，最终考上好大学。动机是好的，结果也是好的。但是如果反过来，得到了爱情，或者失去了爱情之后，女孩子就不再有动力学习了。如果是这样，大家如何评价？

【教学提示】

学生通过讨论女主人公对爱情的态度，意识到：爱情是生命中非常重要的价值，但不应该成为最重要的价值，更不是唯一重要的价值。这无论对于男生，还是对于女生，都是一样的。

【教学参考】

很少有男孩子把爱情当作自己人生中最重要的价值，但是，不乏一些女孩子，认为爱情和婚姻是自己生命中最重要的。为了爱情，她们什么都可以牺牲，其中包括对学业、对事业的追求。这种观点是危险的。

爱情，有赖于另一个人的配合。把爱情当作唯一的追求，就等于把自己全部的价值寄托在需要别人一起合作的一份感情上，而那是不保险的，因为我们没办法确保另一个人会永远爱自己。对学业、事业的追求，是在丰富你自己，提升你自己，你从中获得的就永远不会离开你。独立自主的人生，对每个人都是很重要的。

影片没有告诉我们，女主人公报考了那所大学的什么专业，这专业是否是她喜欢的。也许，她为了来到自己暗恋的男生所在的高校，选择了一个自己不喜欢的专业。如果是这样，那又为她的未来埋下了一个危险的种子。我们可以为了爱情去追求，但不能为了爱情去牺牲同自己人生理想、未来事业紧密相关的那些东西。实现自己的人生价值是第一位的。不要因为爱情而放弃自己人生的成长，而要努力将二者结合在一起，那才是事半功倍的选择。

最后，组织者请学生们一起总结：这部影片对我们的爱情观有什么启迪？

蓝色大门

推荐教学对象：高中生

 影片介绍

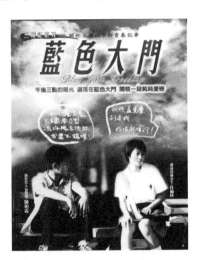 电影简介

《蓝色大门》，中国台湾电影，2002 年出品。片长 85 分钟。

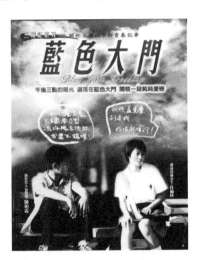

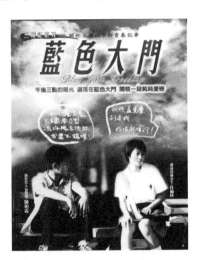 剧情梗概

孟克柔是一位 17 岁的高中女生，父亲去世了，母亲开一个小饭馆。她有一个无话不谈的同班好友，叫林月珍。月珍告诉克柔，自己喜欢上了一个叫张士豪的男生，要求克柔帮她接近张士豪。结果张士豪以为喜欢自己的是孟克柔，月珍给士豪的情书，还不敢署自己的名字，署了克柔的名字。这事让克柔一度很生气。

张士豪深深地喜欢着孟克柔，克柔却极不愿意承认她与张士豪之间是恋人的关系。但是，孟克柔仍然想和张士豪接吻，问："你想吻我吗？"张士豪不好意思，回避了。孟克柔在街上碰到自己的体育老师，也问："老师，你想吻我吗？"老师也回避了。

克柔将月珍和士豪介绍到一起。但是，面对月珍的表态，士豪只是说："对不起。"士

豪无法理解克柔，问她为什么这样。克柔要求士豪先说出一个秘密，士豪说，自己小便分叉。克柔便告诉他，自己喜欢的人是月珍，所以不能再喜欢士豪了。士豪说，那你为什么还要我吻你。克柔说："如果我可以过了和男生接吻这一关……我就不是（同性恋）了。"士豪飞快地和克柔碰了一下嘴唇，算是亲吻，克柔懵懂地没有什么感觉。

士豪建议克柔对月珍明确说出自己的感情，克柔说："告诉她，我们可能连朋友都做不成了。"但是，克柔还是想尝试对月珍说出来，并且也飞快地吻了她一下，但月珍明显地回避了克柔的示爱，举步离开了。克柔内心酸楚，问母亲："爸离开的时候，你是怎么活过来的？"

影片的最后，克柔和士豪开心地在一起骑车，向往着未来的人生。

 教学流程

▶ **性教育关键点**

坦然面对同性情谊；慎待青春期感情；抓紧青春时光，积累未来；尿分叉的医学解释。

▶ **教学点一**

不要被性倾向焦虑困扰

【**教学目的**】 帮助学生坦然面对青春期的同性情谊。

【**教学过程**】

组织者：有人说，这是一部关于同性恋的影片，同学们觉得它是关于同性恋的影片吗？

【**教学提示**】

学生自由发言，陈述不同的观点。

影片虽然涉及克柔喜欢月珍，担心自己是同性恋的情节，但是，这并不是一部典型的讨论同性恋的影片。这是一部关于青春期的成长、困扰、向往与追求爱的影片。但影片涉及了"性倾向焦虑"这个问题，里面隐含着"同性恋恐惧"。

【**教学参考**】 像克柔这样的学生，无论女生还是男生，都有，并不罕见。他们因为喜欢同性别的同学，而怀疑自己是同性恋，于是很烦恼。有的人也像克柔一样努力想办法让自己不再喜欢同性。

我们的社会中，越来越多的人认为同性恋和异性恋是平等的，同性恋不是病，同性恋者应该获得和异性恋者完全一样的对待。但是，必须看到，这远未成为所有人的共识，仍然有非常多对同性恋的歧视存在。因此，也就存在着"同性恋恐惧"。大部分的同性恋者都是在青少年时期开始注意到自己与众不同的性倾向，但是由于整个社会环境是以异性恋为主体，再加上同性恋者从小被灌输许多同性恋是肮脏的、不道德的等负面概念，以致在许多同性恋者的内心深处常存有不能接受自己性取向，并压抑或排斥自己的焦虑反应。这可以引起一生的忧郁、自信心低下以及不美满的爱情生活和性生活。一些心理学家和精神病学家把这视为同性恋青少年较高自杀率的原因。

【教学过程】

组织者：同学们想一想，这部影片中有哪些细节，表现克柔被自己的性倾向焦虑深深困扰着？

【教学提示】

学生们列举情节。可能会包括下面这些：

（1）孟克柔想和士豪，甚至体育老师接吻，因为："我总以为，如果我可以过了和男生接吻这一关……我就不是（同性恋）了。"

（2）士豪问克柔："你不是喜欢林月珍吗？"克柔一遍遍地说："我不能喜欢林月珍……我就是不能喜欢林月珍！……我不能喜欢女生。"

（3）克柔在海边的沙滩上写着："我是女生，我爱男生。"

（4）克柔在学校的墙上一遍遍写着："我是女生，我爱男生。"

（5）克柔压抑着自己的感情，将月珍和士豪引到一起。

…………

组织者可以启发学生分析这些性倾向焦虑的表现及其背后的心理。在这部分课程中，组织者要注意削弱可能存在的性倾向焦虑。

【教学参考】

其实，在青春期，陷入这种性倾向焦虑是很常见的，但也是可以减少和避免的。

青春期是渴望友谊、寻求友谊的阶段，青春期男女通常都会发展出非常深刻的同性间的友谊。对于许多情窦未开的人来说，对异性没有特别的兴趣是很正常的现象。多数情况下，男生喜欢和男生一起玩，女生也喜欢和女生一起玩，人总是对自己的玩伴有一份关爱的情感，但这并不等于同性恋。这部影片对克柔感情的刻画，其实也向我们同学解答了这个问题。克柔并非完全不喜欢士豪，只不过她更喜欢月珍而已，她便自我断定自己是同性恋，自觉地回避与士豪的交往，让自己陷入痛楚之中。

而即便是同性恋，也不需要太苦恼。因为，随着人的成长，社会价值观也在快速地变化着。也许几年后，人们对同性恋会更加宽容。同时，坦然地面对自己当下的感情，也可以让自己更好地接受自己的性倾向。这对于每个人都是很重要的。喜欢一个人，又何必管他或她的性别呢？

当代的性学理论认为，人的性倾向并非僵死不变的，有些人可能是开放的，在不同情境中会发生状态的变化。其实在电影的结尾处，克柔已经开始幻想着士豪和一扇蓝色大门在未来等着她，这是否预示着她对士豪的感情呢？

当爱情还是个朦胧而又抽象概念时，就先不要定义自己的性倾向身份吧。对自己持宽容和放松的心态，反而能让自己的未来呈现多种可能性，也有利于自我接纳。

但是，影片中有一句话也很值得我们思考。克柔说："告诉她，我们可能连朋友都做不成了。这世界上，不是每个人都能像你一样。这世界其实是很不公平的。"克柔的话，正是对那些歧视同性恋的人和现象的批判。而这些歧视也正是造成性倾向焦虑的社会文化原因。因此，要真正消除这样的焦虑，需要我们同学自己从不歧视和伤害同性恋者开始，这可以改变那个让我们焦虑的社会文化。

▶ 教学点二

青春期的感情是美好的，青春期需要慎待感情

【教学目的】　给自己一些时间成长，少受一些青春期青涩情感的伤害；珍惜青春时光，塑造自己的未来。

【教学过程】

组织者：这部影片里有三份所谓的"单恋"，大家想一想，是哪三份？喜欢上别人的人，分别为别人做了哪些"傻事"？

【教学提示】

学生发言，一起分析这些感情情节。这三份情感是：

（1）月珍对士豪的感情。

（2）克柔对月珍的感情。

（3）士豪对克柔的感情。

这三份感情是美好、纯净的，也是青涩的；这三份感情是投入、真挚的，也是没有结果的。三个同学在感情中成长，也在感情中受创伤，正如克柔的那一声叹息："好想这一切快一点过去。"美好的感情，可以先埋在心底，让它沉寂一下，让自己再成长一步，也许，几年之后，当我们都已经成年，我们会更好地处理这份感情，更多一些美好，而少一些挫折和创伤。而同时，我们也要看到，这份青春期的感情也正因为青涩而美丽，所以，没必要贬低它，它是人生的必要经历，坦然面对就可以了。这可能是这部影片带给我们的启示。

【教学参考】

月珍对士豪用情不可谓不深：收集他的东西，甚至不惜去偷，如喝过水的空水瓶、鞋、篮球、蛙镜、圆珠笔、周记本……林月珍给孟克柔看自己偷偷搜集的有关张士豪的一切；叫她戴上自己偷拍的张士豪的照片扮演他；叫孟克柔去帮她表白，却在知道答案之前跑得无影无踪；叫孟克柔去帮她送信，却在她给张士豪的信里留了孟克柔的名字 —— 这执着而胆小如鼠的青春。

她一遍一遍用士豪的笔写着士豪的名字，她说："如果我用他的圆珠笔……一直写他的名字，把水写干了，他就会爱上我。"

让克柔陪她到士豪游泳的泳池边，克柔说："什么都看不到。"但林月珍说："你可以听他游泳的声音啊。"

当被士豪以"对不起"三个字拒绝后，月珍烧掉了所有那些"收藏品"，也烧掉了青春期的一份单恋与稚气。

孟克柔对林月珍的感情，正如她自己对张士豪所说："我真的对月珍很好，老帮她的忙，帮她到游泳池找你，帮她送信还要帮她背黑锅，其实我一直帮她是因为，因为我真的很喜欢她，我想，我喜欢的是女生，所以我根本不可能喜欢你了，你真的是一个很好的人。"

当月珍第一次对克柔说自己喜欢士豪，问她士豪是否会喜欢自己，她就说："不喜欢。"每一次月珍求她帮忙，她也都说："不要啦。"但是，最终她都无法拒绝月珍的请求。

最后克柔把不可能喜欢自己的月珍和自己不可能喜欢的士豪推到一起，也是为了他们好。

当月珍回避了自己的示爱，克柔知道自己最好的朋友也许以后都不会再理她时，她回到家，问妈妈："爸离开的时候，你是怎么活过来的？"妈妈说："我不知道，就这样活过来了。"克柔忧郁精致地叹息一声："好想这一切快一点过去。"

士豪对克柔的喜欢，在那飞车的身影里表现出来，在那一遍遍傻呆呆地重复问"你什么意思？"中流露出来，在鼓励克柔对月珍表白的支持里透出来……

▶ 教学点三

珍爱我们每个人的"蓝色大门"

【教学目的】　提示学生珍惜青春时光，为未来加油。

【教学过程】

组织者：请大家想一想，影片的片名"蓝色大门"，可能有些什么寓意，谁能说一说？

【教学提示】

学生自由发言，通过分析和交流，认识影片预示的对青春、未来和理想的珍惜。蓝色大门是对未知未来的美好理想的启发点，是少男少女们梦的源头，是献给青春最纯净的礼物。

【教学参考】

对蓝色大门的解读可能包括：

影片中，游泳馆的门便是蓝色的，游泳馆是克柔和士豪的天地，通过蓝色大门，两个懵懂少年萌发了纯纯的情感，所以蓝色大门是一扇通向成长的门，或是通向未知的门。这代表一扇开启和关闭青春的门。

蓝色代表忧郁，以及未知和青涩的少年时代，大门分隔了17岁和以后的成人之间的地带，少年踟蹰着，怀疑着要不要推开门，一探成人的生活，却又迷茫着找不到答案……蓝色是海洋，是天空，是青春短暂的颜色。

影片结尾，有这样一段对话：

孟克柔：夏天都过完了，我们什么都没有做。

张士豪：是啊，我们就只是跑来跑去，什么都没有做。

"留下什么，我们就变成什么样的大人。"这是这部电影中一句意味深长的话！这其实是两个同学内心的觉醒，他们知道，在这个属于青春的夏天，他们本还有更多重要的事情可以去做。我们每位同学也不妨开始审视一下自己，你的青春给你留下了点什么？你未来想成为一个什么样的人？这些都要从今天开始积累。

影片最后，士豪骑车远去，克柔内心独白：

小士，看着你的花衬衫飘远，我在想一年后，三年后，五年后，我们会变成什么样子呢？由于你善良、开朗又自在，你应该会更帅吧，于是，我似乎看你站在蓝色大门前，下午三点的阳光，你脸上仍有几颗青春痘，你笑着，我跑向你，问你好不好，你点点头，三年，五年以后，甚至更远以后，是体育老师，还是我妈，虽然我闭上眼睛仍看不见自己，但却可以看到你。

是的，一年、三年、五年之后，我们都将不一样。那时，我们再相会于"蓝色大门"前吧！每个人的心中，都有这样一扇蓝色的大门，让我们珍视，在该推开它的时候推开它。

▶ 教学点四

男性尿分叉是怎么回事？

【教学目的】 了解尿分叉的生理知识，必要时及时去医院诊治。

【教学过程】

组织者：影片中，克柔要求士豪先说出一个自己的秘密，才敢说出自己的秘密。士豪说："我尿尿都是分叉的啦。莲蓬头，喷水式，从来都不会一直线。我也不知道为什么，可能是开口太大了。"士豪自己的解释肯定是不对的，那么，男生尿分叉是怎么回事呢？请了解的同学说一说。

【教学提示】

这部分可以事先作为预习布置给学生，让学生自己去查找资料，然后再到课堂上进行分享。

【教学参考】

尿分叉可分为正常和不正常两种情况，偶尔出现尿分叉可以自行恢复正常。如果长期出现不正常的尿分叉，那就很有可能是患上前列腺炎了，需要到医院进行诊断治疗。临床上，将尿分叉分为以下两大类。

（1）生理性尿分叉：生理性尿分叉是偶发或一时性的症状，这与疾病没有太多的关系。引起男性生理性尿分叉主要是由于前尿道或尿道开口处临时有阻塞。例如，因为一整夜没有排尿，尿积存于膀胱内，膀胱内压力大，尿排出时力量大，使尿道口形态暂时改变，引起尿分叉。另外，也有可能是男性射精后因部分精液还残存在尿道中，海绵体充血尚未完全消失，导致尿流不畅而引发尿分叉现象，这样的话男性朋友也不必过于担心。

（2）病理性尿分叉：病理性尿分叉为经常或长期性排尿分叉。这很可能是前列腺炎的表现。男性长期排尿分叉大多是由于后尿道或尿道口处过于狭窄，或因慢性前列腺炎症后形成瘢痕，因而导致尿液不能通畅排出的症状。需要指出的是，如果只是流量小时才有分叉情形的男性，不要过于担心，只需平时多留意是否有尿频现象，正常情况下一天内便会恢复。如果是由于尿道充血、肿胀、分泌物增多而影响尿液通畅，出现分叉现象，这时就需要前往正规医院治疗。

影片中士豪的意思是，他尿尿时总是分叉的，这就需要去医院检查了。

如果有同学也有尿尿分叉的情况，可以先根据上面的介绍进行自我判断，必要的话去医院检查一下，医生会给予合理的建议。

最后，组织者请几位学生复述从这部影片中学习到的东西。

艺术家

影片介绍

▶ 电影简介

《艺术家》(*The Artist*)，是 2011 年法国的一部黑白浪漫爱情默片，由法国导演迈克尔·哈扎纳维希乌斯执导，法国演员让·杜雅尔丹和贝热尼丝·贝乔主演。故事发生在 1927 年到 1932 年的好莱坞，讲述一位走下坡路的男演员和一位正在崛起的女演员之间的感情故事。《艺术家》完全采用了传统的好莱坞叙事手法。2012 年 2 月 26 日获得第 84 届奥斯卡金像奖的五项大奖。片长 100 分钟。

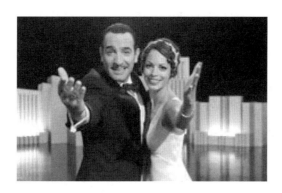

▶ 剧情梗概

1927 年，好莱坞的当红默片巨星乔治·瓦伦丁，才华洋溢，无人不识，偶然机会下邂逅了小影迷佩皮·米勒。佩皮热爱表演，立志要在演艺圈干一番事业，可是苦无机会，因缘际会下乔治非常热情地提携她，使得她的才华得以施展，终由籍籍无名的小配角摇身一变成为万人新偶像。

与此同时，随着有声电影的崛起，默片逐渐被淘汰、遗忘，影片公司不再雇用乔治。他不甘心失败，声称"我是艺术家"，所以不愿意去拍有声片。乔治自己出资，拍了一部默片。但是却非常失败，首映时影院中观众寥寥无几。同一天，也是佩皮主演的影片首映的日子，观众在电影院外排起长队。影片的失败，再加适逢经济大萧条，乔治破产了，他的太太将他扫地出门，他只能在一个简陋的小房里艰难度日。与此同时，佩皮的身价蒸蒸日上，二人出现地位大逆转。

佩皮一直默默关注着乔治，在他的财产被拍卖时，让自己的两个管家扮作两个买家，相互抬价，买下乔治的全部物品；在乔治拍的电影上映时，买票到电影院观看，又到他家送上祝贺；当乔治因家中失火受伤时，立即赶往医院，还将他接到自己家中养伤；更要挟老板，必须给乔治一个角色，否则她也不演了……

饱受挫折的乔治一蹶不振，在佩皮家中养伤时，无意中又发现了一整间屋子都放着自己的拍卖品，佩皮偷偷帮助自己的事真相大白。乔治感到内心无法承受，跑回自己的小屋，试图自杀。而此时佩皮赶来，对他说："我只是想帮助你，照顾你……"

在佩皮的帮助下，乔治重返电影界……

 教学流程

> ### 性教育关键点

不要过度关注绯闻，应尊重别人的隐私；亲人间遇到误解，应该多交流和沟通，女性在婚姻中应该有独立意识；人生随时可能有挫折，应该勇敢地迎接挑战；大男子汉气概有时会使男人更受伤，虚伪的自尊其实是一种自卑；友情或爱情都需要对自己和他人负责，重要的是相互信任、支持，负责任的爱更美好。

> ### 教学点一

我们应该如何对待绯闻？

【教学目的】 让学生懂得过度关注、传播绯闻是不好的做法，应该懂得尊重别人隐私。

【教学过程】

组织者：乔治与佩皮意外碰撞的新闻占据了报纸头条，乔治的妻子很不高兴，总在报刊上丈夫的照片上画框恶搞；乔治的老板也抱怨绯闻淹没了对电影本身的报道。如何看到这个绯闻事件？

【教学提示】

让学生讨论回答。学生可能的答案有：

（1）因为丈夫太出名、太成功了，乔治的妻子有不安全感。

（2）因为乔治的妻子看到报纸上有丈夫和其他女人的绯闻报道，所以很生气。

（3）制片公司老板也说那报道是绯闻，但那报道真的是绯闻吗？不是呀，只是一个影迷对明星的追捧，不应该从绯闻角度思考。

（4）媒体喜欢报道这些八卦新闻。

（5）因为读者喜欢看绯闻，喜欢八卦。

（6）喜欢看绯闻很正常，因为艺人是公众人物，又都英俊漂亮，他们自己也喜欢制造绯闻吸引公众眼球。

（7）关注绯闻挺无聊的，特别是我们中学生，追星，八卦，没素质。

（8）关注演艺人士的绯闻，不能够使我们从中学习到任何有价值的东西，而且影响了我们对艺术本身的关注。

…………

组织者尽量让各种各样的观点呈现出来，让学生在讨论绯闻的形成、绯闻是否有价值、我们该如何面对绯闻的过程中，认识到关注艺术家作品的重要性；同时，也认识到绯闻对个人隐私可能造成的伤害。

教学点二

婚姻中出现猜忌，应该怎么办？

【教学目的】 使学生懂得，在爱情和婚姻中，应该相互信任、交流、支持。并且让学生意识到，在婚姻中，女性也要保持独立意识，要有自我。

【教学过程】

组织者：面对并不存在的绯闻，乔治的妻子表现得很激动，为什么？你们如何评价乔治和妻子的互动？

【教学提示】

让学生自由发言，学生的观点可能会包括：

（1）有一个万人迷的老公，老婆担心是很正常的。

（2）乔治已经做了努力了，不断给他的太太送昂贵的礼物。

（3）乔治确实做得不好，影片中根本没见过他和太太交流，太太同他说话，他也不愿意搭理。

…………

组织者可以引导学生思考：这对夫妻理想的做法应该是什么？应该做什么努力？可以给每位学生发一张纸条，写下建议的关键词，然后贴到黑板上，大家分享。

组织者引导学生理解夫妻交流的基本原则是：充分交流、彼此尊重和信任，相互体谅、支持，彼此帮助。

【教学参考】

（1）乔治的妻子在丈夫太出名的压力下，有那样的想法是正常的；但是，夫妻之间还是应该相互信任。

（2）遇到出现误解的时候，应该解释清楚，进行充分的交流和沟通。乔治面对妻子的猜忌只是不断地送贵重的项链，是错误的处理。

（3）当妻子抱怨自己不快乐的时候，乔治因为自己当时即将失去工作，也很不快乐，所以回答得简单粗暴，没有真的关心伴侣的内心感受，这也是不对的。

（4）双方正确的处理方式，是一起坦率地交流，消除误解。

（5）当乔治破产后，他的妻子将他扫地出门，也是非常错误的。这是他们婚姻长期不和谐的结果，也可以看作他们的婚姻缺少爱的基础。爱是理解，爱是支持，爱是信任，当一方心情不好的时候，当一方出现重大人生挫折的时候，更应该多关心对方，支持对方，一起渡过难关。

【教学过程】

组织者：如果我们进一步从社会性别视角深入讨论，请大家思考一下：为什么乔治的妻子总是不快乐，总是猜忌，总是不满足？

【教学提示】

学生充分发表看法。引导学生们认识到：婚姻中的女性也要有独立意识和自我意识。乔治的妻子在婚姻中"没有自己"，我们看不到她属于自己的生活、自己的追求，这最容易出现心理和情绪问题。反过来，佩皮虽然一直很崇拜乔治，但她始终是以积极正面的完善自我、提升自我的方式来经营人生的，因此，她一直就是快乐的。通过这些分析，启发学生特别是女学生的独立意识。

▶ 教学点三

乔治为何一蹶不振？

【教学目的】 使学生懂得人生随时可能有挫折的道理，明白面对挫折应该继续努力，不屈不挠；对新鲜事物要敞开胸襟，不要故步自封。

【教学过程】

组织者：乔治面对人生挫折，曾经一蹶不振，为什么？你们能不能给他出点主意，帮助他振作起来？

【教学提示】

学生自由讨论，可能的观点包括：

（1）他习惯了过去风光的生活，很难适应跌到谷底的状态。

（2）事业失败，倾家荡产，又被伴侣抛弃，谁也承受不了这样的挫败。

（3）昔日自己扶持的人，现在都比自己强，人生出现大换位，心理上肯定受不了。

…………

请同学给乔治出的主意可能有：

（1）要跟上时代。

（2）在哪里跌倒了，就从哪里爬起来。早就应该去尝试有声片了。

（3）昔日著名的演员，再落魄也可以去一些酒吧之类的地方表演呀。

…………

组织者可以进一步引导大家讨论：为什么乔治不愿意去拍有声电影或者用其他方式来生存？鼓励大家在讨论中认识到，没有努力过，就认为自己不行，这是不自信的表现；社会变化越来越快，我们永远要以开放的心态面对新鲜事物，拥抱新鲜事物。

▶ **教学点四**

面对佩皮的帮助，乔治为什么反应冷漠？

【教学目的】　引导学生认识到二元对立的性别文化造成的双重标准，认识到对所谓"大男子汉气概"的追求可能是伤害男人自身的。

【教学过程】

组织者：佩皮千辛万苦为乔治争取了一个演出机会，老助理给乔治送来剧本时，他却反应淡漠地将剧本弃之一旁；当发现佩皮拍下了自己的全部私人物品时，乔治的反应竟然是要去自杀。为什么？请大家注意影片中的一个细节，当乔治将剧本弃之一旁时，老助理对他认真地说："你要小心你的自尊！"这句话告诉了我们什么？

【教学提示】

学生自由发言，可能涉及：

（1）乔治无法接受佩皮对他的救助，所以会去自杀。

（2）佩皮原本是乔治扶持起来的，现在转过来由她来扶持他，他更加感到自己的失败，心理上接受不了。

（3）可能因为乔治内心也暗恋着佩皮，觉得在她面前丢面子了吧。

…………

面对佩皮的帮助时，乔治的反应，其实是一种脆弱的、虚弱的心理的表现。表面的"自尊"，其实是自卑。

【教学过程】

组织者：如果换过来，一位女性遇到事业大挫折，有一位男性默默帮助她，她发现了，通常会如何反应？也会想到要去自杀吗？

【教学提示】

学生自由发言，可能涉及：

（1）会的，因为对自尊的伤害是一样的。

（2）不会的，因为女人接受男人的帮助似乎不会伤害女人的自尊。

…………

这里重要的不是标准答案，而是引导学生认识到，二元对立的性别规范，特别是阳刚／支配性男性气质的要求对男性同样有损害。关于男性气质部分的内容，可参见本书电影《天水围的夜与雾》的有关内容。

【教学参考】

文化对男人有格外严格的要求，他们不仅要事业成功，而且人生处处都不能失败，还要处处比女人强。男人事业失败就不是一个成功的男人，男人不如女人更是一件应该令他们感到羞耻的事情，更何况接受女人的帮助呢？所以在影片中，面对佩皮的帮助，乔治不是激发起进取的雄心，反而更加感到自卑和失败，甚至要去自杀。而如果男女角色对调，因为女性并不被要求处处成功，女性接受男性的帮助，在我们的文化理解中也不损害女性的"自尊"，相反女性会主动去寻求男性的帮助，所以，女性通常会比较坦然地接受男性的帮助。

"大男子汉气概"、男性的虚伪的自尊，是不利于男性心理健康与自身成长的。男性并不天生就比女性强，男性一样会有挫折和失败，女性也可以帮助男性。

【教学过程】

组织者：佩皮又说："相信我，我觉得至少有一件事你应该去试一下。"从这句话中，你想到了什么？

【教学提示】

学生自由回答。组织者引导学生认识到，再挫折，再失败，也一定可以找到自己擅长的地方，努力去争取改变。组织者可以再举一些名人在遇到人生挫折时，不屈不挠，继续进取，最终取得成就的例子，比如勾践的卧薪尝胆，等等。

▶ 教学点五

是爱情，还是友情？

【教学目的】 让学生理解，无论爱情还是友情，重要的是对自己和对方负责，相互关爱、支持。

【教学过程】

组织者：请大家讨论下，佩皮与乔治之间的感情，是爱情，还是友情？为什么？

【教学提示】

学生自由发言。可能的回答包括：

（1）是爱情，因为只有深爱的人才会这样在乎对方，帮助对方。

（2）是友情，因为他们一直没有表达过明确的爱情，甚至没有恋人间的接吻。

（3）是友情，佩皮对乔治更多是感恩。

（4）是彼此的暗恋，因为电影有许多细节展现了他们间内心的情爱涌动。比如佩皮多处表现出来的对乔治的爱恋，像将胳膊套进他的袖子里抱着自己；乔治几次看到佩皮与其他男人在一起时露出酸酸的表情；他在大火中拼命保护与佩皮合拍的电影的胶片；这些都是爱的蛛丝马迹……

（5）但是，这些也可以是友情的表现，在这个爱情脆弱易碎的时代，将这样深刻的感情归为爱情，实在是太贬损这种感情了。

…………

组织者不需要列出一个标准答案，主要是引导学生认识到人类情感的复杂性，对对方负责的关心和爱护都是美好的感情。

【教学参考】

显然二人间是有很深的感情的，对这感情如何理解，不同的人会有不同的想法。这感情中肯定有感恩，感恩也可以发展成爱情；这感情中可能有爱，但爱是以深厚的友谊的方式表达的；有些感情，不必然要发展成爱情，只需要默默地关注对方，帮助对方，就是很美的……

伟大的感情不一定是爱情，但一定是长久的、默默的支持。

所以，一定要分清楚乔治和佩皮间的感情是爱情还是友情，其实是没有意义的。重要的是，他们之间有持久的、对彼此负责任的、相互支持的深刻感情。

【教学过程】

组织者：在乔治自导自演的电影结尾，他陷入沙丘淹没而死，临死时对自己的女伴说："我从来没有爱过你。"大家想想，他为什么要设计这样说？

【教学提示】

学生自由发言。从学生的发言讨论中，启发学生意识到，爱一个人的表现很复杂，有时候为了不让一个人痛苦，就会牺牲、压抑自己的情感，也会撒谎，站在对方的立场上，为对方今后的生活考虑。这是男主人公对女主人公爱的表示。爱不是占有，而是为了对方着想，为了对方好。但同时，我们也可以质疑，女主人公听到对方说从未爱过自己就会好受些吗？就会轻易相信男主人公的话吗？她今后会不会一直纠结于这个没有解决的情感疑惑呢？

这段教学的目的在于，让学生懂得：爱的形式很多样，爱可以不说，但爱需要责任，需要相互的支持。

组织者也可以根据班情，决定在这里是否直接加入对中学生恋爱态度的引导。如果要加入，可以举一个中学生"早恋"影响学习的例子，再找一个中学生间有了感情，但把感情埋在心底，彼此间互相鼓励、努力学习，取得好成绩，待考上大学后，才把感情挑破，才让爱情开花的例子来进行鼓励和启发。

最后，组织者请学生们总结：我们从这部影片中，都学习到了什么？

成长教育

 推荐教学对象：高中生、大学生

影片介绍

▶ 电影简介

《成长教育》（*An Education*），美国电影，2009 年出品。片长 95 分钟。

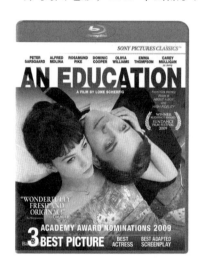

▶ 剧情梗概

1961 年，16 岁英国女孩珍妮学业成绩出众，深得文学教师喜爱，她的人生理想是进牛津大学学文学。珍妮有一个喜欢的男孩子叫格兰汉，但珍妮的父亲却不喜欢他，觉得他太不成熟。

一个雨天，珍妮在路上遇到风趣幽默、彬彬有礼的成年男子大卫，大卫恰到好处的殷勤、得体的举止使她一下子放松了警惕。

大卫带珍妮出入各种高档场所：音乐厅、拍卖会、高级餐厅、赛狗场，等等。全新的生活在珍妮面前打开了，她很快坠入情网。珍妮偶然发现大卫和他的朋友丹尼夫妻会顺手牵羊地偷东西，还会从事其他一些不光彩的营生，但是，这并没有影响她继续和大卫交往。

甚至连对珍妮管教十分严格的父亲，也被大卫上层社会的生活、成熟的气质所迷惑，一再允许他带珍妮外出过夜。

珍妮坚持要到17岁生日之后再结束处女身，大卫非常绅士地说："这是对的。"珍妮17岁生日后，大卫带她去巴黎玩，并且发生了性关系。

大卫向珍妮求婚，珍妮征求家长意见。一直让她把人生理想定为考取牛津大学的父亲，面对大卫这个"有钱、成熟"的男人向女儿求婚，改口说，读大学与否并不重要，并且爽快地答应了这份婚事。

与此同时，珍妮的学习成绩一日不如一日，欣赏她的老师感到痛心，因为她原本是"牛津种子"，校长也找她谈话。但是，珍妮不屑地说，读了牛津又能怎样，难道要过像老师和校长这样的无聊生活吗？她想要的美好生活，现在已经得到了。珍妮退学了，一心准备结婚。

正在这时，珍妮发现，原来大卫是已婚男子，还有一个儿子。大卫的妻子告诉珍妮，之前已经有许多像她这样的女孩子被骗了。

受伤的珍妮觉悟到自己的错。她重返校园，努力学习。一年后，她收到了牛津大学的录取通知书。

 ## 教学流程

▶ 性教育关键点

"大叔"的吸引力因何而来，如何看待这种吸引力；女学生是否选择"大叔"，应在充分知情的基础上自我负责地决定；"嫁得好"与"干得好"哪个重要。

【教学提示】
针对这部电影，为了让女生们充分展示自己的内心世界，可以只谈"大叔"和小女生的关系。

但是，组织者也可以根据学生的实际情况和本身对这方面问题的把控能力，回避"男大女小"的模式，涉及"女大男小"的"忘年恋"。非异性恋的"忘年恋"在内在理念和结构上也是相似的，也可以进行进一步讨论。需要注意的是，"女大男小"的模式、同性恋忘年恋的模式可能背负的污名比"男大女小"更甚，前者有颠覆传统社会性别角色分工之嫌，后者有同性恋污名，因此，要更深一步讨论。

▶ 教学点一

"大叔"魅力何在？

【教学目的】 帮助学生理解"大叔"的吸引力来自何方，从而对这种吸引力做出自己的理解和判断。

【教学过程】

组织者：虽然有许多人只喜欢同龄人，但还是有一些人会喜欢和自己年龄相差很大的人。比如在我们的生活中，有许多女孩子，像珍妮一样，喜欢找年长自己许多的男人做男朋友，特别是在校的学生找已经事业有成，甚至已经结婚的男人做情人。这些女孩子，用现在的流行语说是"大叔控"。当然也有喜欢比自己年龄小很多的。那么，年长者哪些地方吸引了这些年轻人呢？或者说，他们比同龄的对象有哪些"优势"呢？请大家结合影片中的格兰汉和大卫，谈一谈自己的看法。

【教学提示】

这部分不是难点。学生们应该都可以列举出"大叔"与同龄男生相比的魅力所在。例如："大叔"更成熟，不像同龄男孩子那样青涩；"大叔"更懂女孩子的心理，比同龄男孩子更能够花言巧语讨女孩子欢心；"大叔"经济条件更好，可以送给女孩子礼物，领她们去高档场所消费，满足女孩子的好奇心；"大叔"可以带女孩子进入成人的生活世界，开阔她们的视野，从而获得更多对生活的认识，更多了解社会和人生……

【教学过程】

组织者：同学们列举出的这些"大叔"的特点，听起来确实蛮有吸引力的。但是，和"大叔"深入交往，会有哪些缺点与风险呢？两者相比，你更看重哪些？

【教学提示】

学生们各抒己见。可能会列举出：

（1）"大叔"经历丰富，思想复杂，小女生 hold 不住他。

（2）"大叔"可能只想要性，并不想和小女生长久恋爱。

（3）"大叔"可能已婚，小女生要面对各种风险。

…………

组织者引导学生对"大叔"的正反效应进行评估，充分表述自己的看法。组织者应该避免提供一种"结论"，更不要确定一种"正确"的观点。

▶ 教学点二

可以选择"大叔"吗？

【教学目的】 让学生懂得充分知情、自主选择的重要性。

【教学过程】

组织者：接下来我们来讨论这个问题：年轻女孩子找年长已婚男人做情人，你怎么看？请大家说说。

【教学提示】

学生自由发言、讨论。

对于年轻女孩子找已婚男人做情人，有学生会谴责，可能认为这是贪图享受、好逸恶劳的行为；也有学生可能会支持，认为只要是个人自主的选择就可以。

组织者引导学生把各自的认识以及理由充分表达出来，促进不同观点之间的碰撞，同时要注意引导学生逐步认识到：每个人都有自主选择自己生活方式的权利，我们不应以多数人的道德标准对少数人的选择进行道德谴责，应该尊重每个人的自主决定。但是，这个自主选择一定是在充分知情基础上的自主选择，像已婚的大卫假称未婚追求珍妮，珍妮是被欺骗的，不是自主选择。充分知情还包括，要对你的行为选择的意义和后果知情。比如自愿地选择已婚男人做情人，就要知道这在社会主流文化中是一件带有污名的事，这个选择将可能把你放在主流价值观的对立面，使你承受各种可能的压力；因为对方在婚，你的感情需求可能得不到充分的满足，甚至你对约会时间都无法控制；等等。如果在对于这些都非常清楚的情况下，慎重思考，仍然决定做一个"大叔控"，那就应该尊重个人的选择。

可能有学生会说：即使是现在选择的，未来也可能觉得后悔、受伤，怎么办？这说明未成年人还是不宜自己做出这样违反主流的选择。

组织者引导学生们对此问题进行讨论。应该会有不同的观点呈现出来，比如有学生会支持上述观点，也可能有学生会反对，认为任何一种选择，即使是成年人的、符合主流价值观的选择，仍然可能存在未来后悔、受伤的可能。我们都没有办法对未来可能发生的事情进行预估，重要的是，每个人在当时情境中的自主、认真的选择。在未来情况与自己意愿不相符合的时候，一个自主的人，也将有能力对自己负责，进行很好的处理和调整。

有同学可能认为，让珍妮选择大卫的，不仅是她自己对"大叔"的迷恋，也有其家人的纵容。她的家长因为自己穷和虚荣，才会让女儿用走捷径的方式获得"成功"。组织者可以启发学生认识到：每个家长都是爱自己的孩子的，但是家长爱的方式不一样。有些家长的教育理念也未必是正确的，这无关他们是穷还是富。同时，穷家长未必虚荣，他们对财富的渴望与他们的现实生活条件确实有一定的关系，但是，这很大程度上也与我们社会财富的分配不公有关。比如，富人有钱的同时，可能也更有尊严；穷人有时候得不到基本的社会尊重；穷人和富人的孩子，发展机会往往不平等……这些背后都有深层次的社会结构问题，所谓"穷人爱钱"主要是指他们希望改变现有的社会地位。每个人都没有办法选择自己的父亲和母亲，因此，尊重自己的"穷爸爸"和"穷妈妈"，这也便是从自己做起，改变社会不公的开始。

珍妮的遭遇当然和家长的教育责任有关，但归根到底，是因为家长在之前并没有教会孩子该如何选择以及选择的方法，一味的管束反而剥夺了孩子自主的能力。在这一点上，也并不是所有的穷人都会这样，很多富人也一样。因此说，并不是家长穷，导致虚荣，才让孩子走弯路，而是因为缺少正确的教育理念，才没有能够很好地帮到孩子。

▶ 教学点三

生活没有捷径

【教学目的】引导学生懂得幸福人生要靠自己努力进取。

【教学过程】

组织者：珍妮因为和大卫"大叔"在一起，逐渐影响到学业。文学教师和校长都几次劝告她，校长曾警告珍妮不要丢失最重要、最好的东西。但珍妮不为所动，最后竟然退学了。结合影片内容，说一说珍妮为何会做出这样的选择？

【教学提示】

学生们自由发言。可以启发学生以分析影片中的一些情节的方式来分析珍妮的内心世界。

【教学参考】

珍妮和文学教师有一段争论。文学教师说，你是我挖掘出的最好的学生，你聪明、有知识，可以上牛津，等等。珍妮说，上牛津又怎么样，还是回来进行这样无聊的教学，而我想得到的，现在没上牛津就已经得到了，比如去高档餐厅、听音乐会，等等，而我现在得到的一切，读完大学也不一定能得到。珍妮还说，你的男友会在意你是否聪明吗？

从中可以看到，珍妮想要的是一个好的生活，而如何得到这个好生活并不重要。珍妮在走捷径。遇到一个上流社会的好男人，可以立即使她省去许多年的奋斗，得到她想要的好生活，这就不难理解她为什么会退学了。但是，影片最后，珍妮说："我想要的生活，没有捷径。"

补充一点可能会用到的知识：在英国，16岁便可以结婚。只不过，在英格兰和威尔士，不满18岁结婚要征得家长同意，在苏格兰则没有这样的规定。

【教学过程】

组织者：在中国，也曾存在"嫁得好"与"干得好"，哪个更重要的争论。对于一个女孩子来说，是找到一个有钱有地位的好男人嫁掉重要，还是自己努力奋斗，增长才干，追求自己的事业成功更重要呢？我们就搞一次小型的模拟辩论会吧。认为"嫁得好"重要的，请站到教室这一面；认为"干得好"重要的，请站到教室另一面。想不好的同学，可以当他们的"亲友团"，暂时坐在中间，在他们的争论中思考，最后决定站到哪一面。

【教学提示】

这个小型辩论会相当于设置了一个情境，让两种观点的学生交锋，从而促进学生们在交锋的过程中思考，形成自己的态度。通常情况下，组织者只协助引导话题不断递进，不作价值观的表态。

这样的辩论会也可以事先布置，让学生有充分的时间准备，从而能够更深入地讨论。

经过辩论会，一定会有学生认为"嫁得好"远比"干得好"重要，也一定会有学生持相反的观点，甚至会呈现出更多元化的态度。只要辩论得到充分展开了，各种可能性得到充分呈现了，学生的思考被充分激发了，就可以了。我们没有办法替学生做决定，更没有办法安排他们的人生，性教育要做的，只是帮助学生了解人生的多条道路，以及每条路的前面是什么。

▶ **家长课堂**

珍妮的家长，特别是她的父亲，既值得同情，又让人愤怒。

值得同情的一面是，珍妮的家长是经济条件比较拮据的普通市民，会为女儿上大提琴课等的开支精打细算。珍妮的父亲希望女儿有好的生活，他对此说得非常清楚："我一生都在担惊受怕，不想你也这样。"大卫给车加油的时候离开，珍妮的父亲会焦虑是不是需要自己付油费。这就是社会底层人们的生存压力与人生理想。所以，在我们面对他们让人愤怒的那一面时，不能简单地责怪他们，而忽视了社会制度上的不平等。

珍妮家长让人愤怒的一面是，他们都拥有很强的虚荣心，没有给女儿很好的人生引导，反而伤害了她。

珍妮的母亲被大卫几句甜言蜜语便夸得找不到北，晕乎乎地成为他一步步勾引她女儿的帮凶；面对珍妮曾喜欢的男孩子格兰汉，父亲认为他不成熟，面对貌似有钱、结识许多名人的大卫，则五体投地，其攀富心理暴露无遗；珍妮17岁生日时，大卫带许多礼物进来，全家人立即前呼后拥，对于只带一本字典作为礼物的格兰汉不再理睬，典型的嫌贫爱富……

这对家长一开始只知道约束女儿，不让她晚回家，不让她和别的男孩子出去玩，不让她在外面过夜，等等；但是，从来没有想过要培养孩子自我决策、自我保护、自我负责的能力。这种约束也就注定是虚伪的，当面对来自上层社会的男人的诱惑时，珍妮的父亲一次又一次地放弃自己的既定规则，甚至自己找借口，如在大卫要带珍妮去巴黎的时候，问大卫："你姑妈也去吗？"

大卫向珍妮求婚，珍妮有过迟疑。她试探家长的想法：读牛津，结婚，应该选哪一个？父亲当时说的是：牛津不是非去不可。那时，珍妮眼中的光泽弱了下去。

珍妮问，那你们以前让我努力学习是为什么，让我读牛津是为什么。

父亲说，如果你很笨，也不会有男人喜欢你。

言外之意，努力学习也好，做聪明女孩子也罢，甚至读牛津大学，目的都不过是为了找到一个有地位、有钱的男人来喜欢，为了"嫁得好"。

说到底，珍妮家长的虚荣心害了女儿。这也就难怪珍妮谴责家长鼓励她自毁前程，并问：当一个小女生被年长男人诱惑时，你们在干什么？

电影中珍妮的家长也是为珍妮好，希望她有好的生活，但是，这种"好"更多的在于女孩子嫁得"好"比自我人生价值的实现更重要。而这里的嫁得"好"也非常狭隘，仅仅限于财富和物质。

我们认为，无论是男孩还是女孩，都既要让他们吃苦，也要让他们享福。吃苦的目的在于历练，提高自己的能力；享福的目的在于拓宽视野，扩大对世界的认知。而这些，对于不同地位的家长而言，在自己力所能及的范围内能否做到呢？

这些都留给我们很多思考的空间：我们应该如何爱孩子，怎样做才真正是为了孩子好。

雨人

推荐教学对象：中学生、大学生

 影片介绍 ─────────────

> **电影简介**

《雨人》（*Rain Man*），巴里·莱文森 1988 年执导，获 1988 年奥斯卡最佳影片奖。片长 133 分钟。

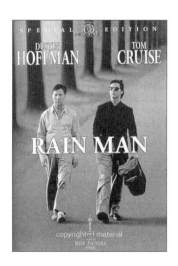

> **剧情梗概**

查理是洛杉矶一名青年汽车商，正陷入经营困境中。这时，他的父亲突然去世。查理的母亲在他两岁时去世，而父亲对他管教甚严。查利十六岁时，一次不顾父亲的禁令，擅自将父亲最喜爱的 1949 年产的"别克"牌白色敞篷车开出去带同学兜风，不料父亲故意报警说车子被盗，以致查理和他的同学被警察以"偷车"罪名拘留，查里的同学们很快被各自的父母保释，而查理的父亲为了给他一个教训，让查理在警察局关了两天。由此，父子反目，查理愤而离家出走，之后拒绝以任何形式与父亲联系。

查理父亲在遗嘱中留下了那辆导致他们父子反目的白色别克轿车以及他获奖的嫁接玫

瑰花丛给查理，至于他的房屋及其他共值三百万美元的遗产，则被列为信托资金，由被委托人为这笔遗产的受益人托管。

　　查理大失所望，极其愤怒，他原以为自己是父亲唯一的财产继承人。他决定把父亲留下的巨额遗产的去向查清，争得属于自己的遗产。

　　顺藤摸瓜，查理和女友苏珊娜找到疗养院，并见到了遗产受益者、长期住在该疗养院的雷蒙。雷蒙患有自闭症，是查理的亲哥哥。查理这才知道他还有一个哥哥。为了争得对雷蒙的监护权，从而争得遗产，查理私自将雷蒙带离疗养院。苏珊娜对查理利用雷蒙的做法很不满，愤然离开了他。

　　查理只得独自带着雷蒙踏上旅程，一路上波折不断。也就是这充满一连串摩擦争执和别扭的旅程，使兄弟俩逐渐萌生出手足情，或者说找回了从前的亲情。

　　一次，雷蒙看到浴缸里注入的热水，突然又一次情绪失控，大喊着："热水会伤到小宝宝，绝不能伤害查理。"查理才知道，原来存留在儿时模糊记忆里的"雨人"就是雷蒙。英文中"雨人"是 Rain Man，与雷蒙（Raymond）音似，所以查理小时候会读错。儿时，每当小查理害怕时，"雨人"会唱歌给他听，安慰他。一直以来，查理以为"雨人"只是自己儿时幻想中的朋友，而眼前这个脆弱的需要被保护的人却曾经保护过他、安慰过他，也因为差点伤到他而被父亲送入疗养院……查理这才知道他曾经得到过多么深切的关爱和呵护，父母和哥哥为他做出了怎样的牺牲……

　　一向对亲情观念冷淡的查理被深深触动了，对父亲的怨恨也冰消雪融。眼前的雷蒙，是他骨肉相连的哥哥，见证着他的家庭对他深沉的爱。而查理对雷蒙表现出的感情也使苏珊娜看到查理真实的内心世界，他本来的情感和与生俱来的美德。他们的爱情也更深更浓了。

　　影片结尾，查理最终没能赢得雷蒙的监护权，不过，这回查理在乎的不是那笔遗产了，他担心的是不能再次见到雷蒙……

 教学流程

▶ 性教育关键点

亲情需要理解、沟通和表达；不歧视弱者，善待残障人士；避免陷入赌博。

▶ 教学点一

亲情

【教学目标】　亲情是生命中最宝贵的财富，学会沟通与呵护；当青春期碰到更年期，双方要多些理解与宽容。

【教学过程】

　　组织者：这部影片的主题是关于亲情的。请大家想一下，这部影片有几条线索，表现了哪几类亲情？分别是怎样交织与发展的？

【教学提示】

学生回答，并分析其中的人物心理与亲情的变化线索，以进一步加深对电影的理解。

电影关于亲情，有两条线索。明线：查理与雷蒙的兄弟之情；暗线：查理与父亲的父子之情。

【教学过程】

组织者：那辆 1949 年产的"别克"牌白色敞篷汽车成为体现父子之情线索的主要道具。查理 16 岁因为私自开车出去，父亲报警，查理情感受伤，离家出走，拒绝再见父亲。即使在父亲死后，他也没有原谅父亲。对于雷蒙，查理一开始也毫无感情，只是想利用他。但相处后，当亲情被唤起，特别是发现雷蒙就是小时候给自己唱歌的"雨人"，而小时候把自己烫伤的也是雷蒙；父母正是为了不让雷蒙再误伤自己，才将他送进医院……这些都使得查理对父爱开始重新体会。最后同雷蒙分别的时候，查理心中不舍，傻乎乎的雷蒙主动让两人的额头相贴，暗示着两人间的亲情与默契。

你们如何看待当 16 岁的查理偷偷开车出去时，父亲报警说汽车被盗，之后不保释他，让他在警局被扣了两天？

【教学提示】

让学生自由发言。学生的观点可能有：

（1）父亲做得有些过分，可以只报警说车被儿子开走了，何必说是被盗呢，让自己的孩子背黑锅。

（2）父亲不同意他开车走，查理还开车走，父亲一定暴怒，他报警是可以理解的。

（3）无论如何，父亲爱车胜过爱儿子，是缺少父爱的表现。

（4）父亲并非爱护那辆车，或者说并非爱护到同儿子反目的地步，他可能只是想通过这事教训一下儿子。

（5）父亲不善于表达自己的爱。

（6）那他也太严厉了，16 岁还是未成年人，要多呵护，少惩罚。

（7）他的严厉是可以理解的，已经有了一个需要照顾、不能独立的儿子，他不希望自己健全的儿子成为生活上的废物。

············

在讨论中，各种各样的观点之间会形成碰撞，组织者的任务是引导学生把各种观点呈现出来。

【教学过程】

组织者：大家想想，查理当时是 16 岁的未成年人，16 岁是人生的什么时期呀？那个时期的孩子有什么特点？

【教学提示】

学生们应该可以想到：青春期。

青春期是心理叛逆的时期，喜欢挑战家长的权威，不守规矩。所以，查理不顾父亲反对开车出去出风头，是和他这个年龄相吻合的行为。

【教学过程】

组织者：另一方面我们推算，查理的父亲当时约 50 岁，这个时期正处于人生的什么时期呀？

【教学提示】

学生们应该可以想到：更年期。

组织者这时简要介绍一些更年期的知识，告诉学生们：更年期的人脾气更容易暴躁，无法控制自己。

当青春期的孩子遇到更年期的父亲，问题可能更严重，有时会无缘由地发生争吵。家长是"爱之深，责之切"，而孩子想要获得足够的尊重与独立。他们的冲突可能会增加，但他们内心相互的爱其实同样是很深厚的。这个时候，一定要避免过激事件的发生，比如查理与父亲因为私自开车出去而断绝往来这件事，便是青春期撞上更年期所带来的负面影响，不能低估。

父亲不善于表达自己的感情，表达自己对孩子的爱，造成许多误解，这也是许多父子、父女关系中非常遗憾的地方。无论是父亲还是母亲，都应该学会表达感情，这一定会创造更大的幸福感。

最后，组织者可以让学生总结与家长交往中的注意点。

【教学参考】

与家长交往中的注意点有：

（1）永远不要忘记：亲情是生命中最宝贵的感情。

（2）青春期的理解更年期，更年期的也要理解青春期。

（3）家人有矛盾应该积极沟通，不要以极端方式处理。

▶ 教学点二

善待弱者

【教学目的】　让学生发现生活中对残障人士不够尊重的地方，从自身做起，善待残障人，进而引申到对所有弱者的平等与关怀。

【教学过程】

组织者：大家来举例说说和雷蒙有关的种种神奇的情节。

【教学提示】

引导学生尽可能多地列举出雷蒙的"特异"之处，可能有：

（1）雷蒙准确地数出地上的火柴。

（2）雷蒙超强的心算能力。

（3）雷蒙超强的记忆能力。

…………

雷蒙表面上看是一个残障人士，似乎和常人相比有缺陷；但人的生命就是有这么多奇妙之处，在某一方面残障，在另一方面却可能有突出的才能。不只残障人士如此，我们每个人都是一样，从某个角度看我们可能存在很多"残障"，但从另一个角度看，我们却可能是出色的。每个生命的价值都应该得到平等的尊重。我们要学会欣赏别人，当然，首先要学会欣赏自己，看到别人和自己最好的一面。

【教学过程】

组织者：影片中，有一些情节反映了雷蒙作为残障人士受到的伤害。大家想一下有哪些。然后，我们分成几个小组，每组成员适宜在 5 ～ 8 人之间，每个小组内部讨论，想一想我们生活中有哪些对残障人士不够尊重的地方。每个小组要选出一个书记员，负责记录；讨论后还要选出一个代表向大家汇报。

【教学提示】

小组讨论结束后，组织者请每组的代表进行汇报，同时有一人负责将各组想到的对残障人士不够尊重的地方写到黑板上，从而唤起对残障人士的尊重。

学生们想到的可能包括：

（1）学校教学楼无障碍通道缺少或者被占用。

（2）停车场没有残障车的专属停车区。

（3）卫生间没有残障人士的专属单间或者被占用。

（4）街上的盲道中央，竟然有许多电线杆，盲人沿着盲道走很容易撞上。

…………

大家可以注意到，实际上在我们生活中还有这么多对残障人士不公正的地方。

【教学参考】

我们国家对残障人士使用的词汇有一个变化的历史。20 世纪 90 年代之前都叫"残废"，这个词汇的歧视意义非常清楚。后来我们鼓励使用"残疾"，就是说残障人士没有"废"，他们虽然"残"了，但不是"废"人，只是有"疾病"的人。近来有人开始使用"残障人士"，这里强调的是"障"，他们因为身体有残疾，遇到了一些障碍。这个词更强调的是他们的困难，以唤起人们对他们困难的关注，解决他们在日常生活中遇到的障碍。

【教学过程】

组织者：让我们进一步回忆电影中的情节，查理和他的女友苏珊娜在对待雷蒙的态度上，有哪些不同？

【教学提示】

同学们自由发言，一定可以认识到，苏珊娜对雷蒙一开始就具有平等精神，而且有更深刻的人文关怀。比如，当雷蒙没有约会到"女友"时，苏珊娜为了安慰他，在电梯里同他一起跳舞，还教他如何接吻……

残障人士同其他人一样，具有平等的权利，包括性的权利。雷蒙虽然是自闭症患者，但他仍然对异性有渴望。我们应该尊重他们的基本人权。而很多时候，当我们以平常人的心态看待残障人士的时候，我们会发现，他们的能力并不因残障而比我们低下，他们身上一定有和雷蒙一样的各种"奇特的能力"。

如果是针对高中生或大学生放这部电影，可以在这里深入讨论残障人士的性权利问题。这个话题，在本书电影《亲密治疗》中也有涉及，可参考之。

组织者可以进一步启发学生认识到，生活中还有别的弱者需要我们平等地对待他们。

【教学参考】

我们今天对残障人士的平权有了更多的理解，其实，我们生活中还有许多"弱者"，他们未必天生就弱，造成他们"弱势"原因有很多，其中一个重要的原因就是源于我们文化的歧视。而这些人，同样需要我们以平权、关怀的眼光来对待。比如：未成年人，老年人，农村人，打工者，流氓者，赤贫者，性领域的弱势者，如同性恋、变性人、性工作者，等等。人人生而平等的人权，应该成为我们思考和面对这些问题时的出发点。换一个角度看，我们每个人，在某一方面，也都是弱者。爱别人的同时就是爱自己，关怀别人的同时就是关怀自己，伤害别人的同时也就是伤害自己。在一个社会中，只有当所有的弱者都能够得到平等的对待之时，和谐社会才能够真正实现。

▶ 教学点三

不要陷入赌博

【教学目的】 让学生领悟赌博之害，自觉避免陷入赌博，认识到要对自己负责。

【教学过程】

组织者：查理和雷蒙在赌场中大赚了一把。试想一下，如果他们不离开，一直在那里赌下去，结局将会怎样？

【教学提示】

学生进行讨论，可能的观点有：

（1）他们赚钱的时候，赌场的人已经在监视和研究他们了，保安部长还找他们谈话，威胁他们必须离开了。

（2）赌场通常都有黑社会背景，赌场只会赚不会赔的。

（3）查理和雷蒙能够这样拿着钱全身而退已经是万幸了。

…………

引导学生认识到，赌场是有高风险的地方，特别在我国，赌场是非法所在，不受法律保护和管理，因此可能风险更大；而赌博本身，也是具有高风险的。陷入赌博中的人都有这样的心理：如果赔了，还想赚回来；如果赚了，还想赚得更多。但这往往会让人越陷越深。

一些人对赌博有好奇心，也可以理解。但作为学生，因为还没有独立的收入，因此，至少在自己工作之前，不要涉足赌博。当自己成年了，可以自立了，那就应该对自己的行为负责了。而现在，不要去输家长的钱。

所谓自我负责，还包括要想清楚做这事可能的各种后果，并且有承担一切后果的能力。

【教学参考】

如果只是为了满足好奇，对自己负责任的人应该要想到：如何控制住自己不陷进去。有没有自救措施？比如，控制自己的一个办法可以是，为了满足好奇的赌博可以选择在出国旅游的时候，去国外的合法赌场。这样无论输赢，你可能都没有机会第二次进去了。这样在客观上起到了一定的自我约束作用。

【教学提示】

我们给学生提供了一个"至少工作之前不能去赌博"的选项，是鼓励他们自己对自己负责。这部分的教学在于鼓励学生培养自我负责的精神，让学生能够对自己的行为负责，承担后果。这种精神会促使他们认真思考，更可能使他们不去做不负责任的事。

组织者请学生们一起总结：我们从这部影片中学习到了什么？

▶ 家庭作业

（1）记下你与父亲交往的点点滴滴，你的快乐，你的伤感，你的期望，然后交给父亲。

【教学提示】

这个家庭作业应该鼓励学生挖掘自己的真情实感。如果对父亲有不满，就全都写出来；有爱也全都写出来。事实上，写出不满也许更利于父亲和孩子未来的关系，是一次沟通的过程。更重要的是，这是一次促使学生学习表达感情的机会。而父亲看了这样的文字，也会激发出他们的感情表达，而不是只选择"沉默的爱"。

要注意的是，这个作业可能会对因各种原因而没有和父亲生活在一起的学生造成伤害，组织者要根据具体情况进行调整和取舍。

（2）给同学们留一个家庭作业，回家在纸上列举一下，你有哪些不如别人的地方，以及哪些比别人强的地方。

（3）让我们来针对刚刚提出来的这些社会上还存在的对残障人士而言的"不便"之处，分别写信给负责的部门，请他们改正。比如，给学校的总务处，请他们解决教学楼无障碍通道的问题；写信给市政部门，解决盲道上有电线杆的问题；等等。我们需要几位同学别给不同的部门写信，然后大家一起修改，自愿署名寄出去。请学生自愿报名、分组实施。

这个家庭作业可以视学生的具体情况进行分组，鼓励学生自己策划、组织和行动，以此亲身投入到推动社会进步的具体行动中。

三、反性骚扰主题

熔炉

推荐教学对象：高中生

 影片介绍

▶ 电影简介

《熔炉》（*Silenced*），韩国电影，2011 年出品。片长 125 分钟。

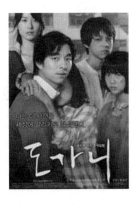

▶ 剧情梗概

　　来自首尔的哑语美术老师仁浩来到雾津，他的老师介绍他到慈爱聋哑人学校任教。天降大雾，他意外撞车，维修时邂逅了人权组织成员柔珍。仁浩妻子早亡，8 岁女儿天生哮喘，由祖母照看，所以他不辞辛苦谋职养家。然而，双胞胎的校长与教导主任竟然向仁浩索贿 5 千万韩元。同时，仁浩逐渐发现学校笼罩着一种紧张压抑的气氛，令人窒息。尤其有三个孩子引人关注：聪颖的金妍斗和贪吃的陈宥利总是躲闪；全民秀的弟弟自杀身亡，他自己总是满脸淤青。下课后，仁浩还听到女厕所中有呼喊与哭泣……在门卫的阻拦下他未深究。之后，他目睹了教导员毒打民秀、宿导溺罚妍斗的行径。进一步，仁浩发现妍斗和宥利被校长性侵犯，而民秀和他的弟弟也被老师性侵。

仁浩和柔珍将这事捅向媒体，引起社会关注，校长等人被送上法庭。但是，很有权势的校长家族利用各种关系，试图逃脱法律的制裁。仁浩本人也受到种种压力，失去工作，没有收入，女儿的生活费和治疗费都没有着落。介绍他来这所学校任职的老师也出来说情，对方律师要给他一大笔钱，连自己的妈妈也出来反对……但是，仁浩最终都坚持了下来。

校长家族利用金钱，收买了两个孩子的贫困的、有智障的家长，同意私下调解；证明校长强暴女生时，证据录像光盘又被自己一方的律师隐藏……最终，法院对校长一行人做出非常轻的判决……

本片改编自韩国作家孔枝泳的同名小说。该小说以 2005 年发生在光州一所聋哑学校的真实事件为蓝本，讲述了该学校新到任的美术老师从校长和其他教师魔掌中拯救受虐学生，揭露为人师表者人面兽心一面的残酷。部分人权团体也针对小说中反映的现象展开了相关调查，引起极大的社会反响，甚至惊动了相关政府机构，给予高度重视。

教学流程

▶ 性教育关键点

要有反抗性骚扰、性侵犯的意识；反抗性骚扰、性侵犯时应该有技巧，有自我保护意识；受到性侵犯者没有任何错，也没有"贬值"。

【教学提示】

如果组织者事先知道该班有遭遇性骚扰或者性侵犯经历的学生，要注意学生隐私和尊严的保护。

关于性骚扰的课程，组织者的心态和态度很重要，既要让学生知道这个事情是需要我们来防范的，又要让学生感觉到，这实际上是身体伤害、权力关系，而和贞操无关，和耻辱无关。在防范性骚扰的课堂上，如果加强性的贞洁感，那是很可怕的，也是和我们基于性人权与性别平等基础的性教育理念背道而驰的。

关于性骚扰的论述，在大学电影课程《北国性骚扰》、《叛逆性骚扰》两部影片的教学中更为丰富和深入。本课程考虑到中学生的接受能力，所以只有简要涉及，但组织者备课时可以参考那两部影片的课程。

▶ 教学点一

反抗性骚扰、性侵犯，追求公正

【教学目的】　让学生懂得不要对性骚扰和性侵犯保持沉默，懂得追求正义本身是一件美好的事业。

【教学过程】

组织者：这部影片呈现的是校园性骚扰与性侵犯。我们能不能想一想，如果在我们身边发生了这样的事情，我们该怎么办呢？假设你是那个被性骚扰的人，你是否有这样的担心呢？那么，我们应该如何做呢？是选择沉默，还是怎样？好，现在就请大家发表看法。

【教学提示】

让学生分组讨论，各小组派代表分享本组讨论的观点。组织者要尽可能让更多观点呈现。学生的观点可能有：

（1）不能沉默，要站出来，这样才能伸张正义。

（2）最好和好朋友说，或者和家长说。

（3）告诉警察，或者向上面举报他们。

（4）但是这件事情怎么说得出口呢？别人可能不会相信的。

（5）说了可能会更麻烦，会受到打击报复，毕竟他们是老师、校长，他们是大人呀。

…………

【教学过程】

组织者：如果面对暴力采取沉默和不拒绝，大家想想，可能会导致怎样的结果？反过来，如果说是勇敢的反抗呢？

【教学提示】

让学生充分讨论。启发学生认识到反抗暴力的正义性。

【教学参考】

面对暴力的沉默或不拒绝，可能会导致实施者认为你是愿意的，或者你害怕了，这就会鼓励他们采取进一步的行动；作为知情者，面对暴力的沉默，可能会换回暂时的平静，但长远来看，受损的是我们这个美好的校园环境，甚至有一天，也会影响到我们自己。这些都可能会影响到我们今后的心理成长。

反抗会让我们在斗争中积累经验，成长自我，会有更强的维权意识，在未来人生的许多时候都会知道如何更好地保护自己，这本身也是收获。影片中的孩子说："我们也和其他孩子一样，有人爱。"影片结尾说：法律的判决结束了，人民与良心的判决远远没有结束……

面对不公正，是否起来反抗，还影响我们对正义的理解。仁浩也是一个小人物，面对来自生活、工作和家庭的压力，他仍然选择坚持正义。美国著名的人权斗士马丁·路德·金曾说过："信仰就是在看不到整个楼梯的时候迈上第一个台阶。"影片的结尾，主人公说道："我们一路奋战，为的不是改变世界，而是不让这个世界改变我们。"这句话略有一些不足，我们一路奋战，当然也是为了改变世界，为了使我们自己，包括我们的亲人、我们爱的人，生活在一个更加和谐美好的社会中。

顺便说一下，这部影片的英文译名就叫"沉默"，是一语双关的。

▶ 教学点二

如何更好地反抗性骚扰与性侵犯

【教学目的】 让学生有技巧地应对性骚扰与性侵犯。

【教学过程】

组织者：不对性骚扰与性侵犯保持沉默，是我们的立场。但是，在这个过程中如何效果最大化，更容易取得胜利呢？这就需要我们多动一下脑子，有一些技巧。

针对以下几种情况，请同学们想一想，可以有哪些应对技巧？

【教学提示】

组织者可以先让同学讨论关于性骚扰的总体概念以及应对的态度。然后以分组讨论的形式，每小组一个记录员，把小组讨论的结果记录在纸上。各小组的记录最后都贴到黑板上，每小组有一个人上来介绍本小组的讨论内容，组织者在每个情境中可以着重针对几个关键点进行讨论。

【教学参考】

关于性骚扰的总体上的理念和应对态度：

学校是充满权力关系的场所，教师对学生拥有权力。有权力差异的地方，就可能会出现不公平的事情。性骚扰与性侵犯便是其中之一。

像这部影片中受到性侵犯的学生，他们不仅是聋哑儿，而且要么是孤儿，要么家长智障，使得他们更难得到家庭的有效的保护，也就更容易成为那些恶魔教师攻击的目标。

在现实生活中，不乏教师性侵学生的情况，很多时候，性侵也不像影片中表现的这样明目张胆，而可能是隐晦的形式，以种种借口来实施，比如检查身体等。这就更需要我们警惕。

性骚扰和性侵犯的对象，不一定只是女生，还可能是男生；不一定只是来自异性，也可能来自同性。所以，并不只有女孩子才面临这个问题。

作为学生，我们要对性骚扰和性侵犯保持警惕，能够辨别性骚扰与性侵犯。这对于我们中学生来说应该不困难。凡是那些针对我们身体的，让我们感到不舒服、不愉快的触摸，都应该立即拒绝。

具体情境下的应对原则：

情境一：遭遇在校园里来自师长的性侵犯和性骚扰，应该怎么办？

应对原则：

面对校园性侵犯，保护自己的人身安全、明确拒绝是最关键的。

鼓励采取的措施包括：凡是我们感到不舒服、不愉快的身体触摸，都应该立即拒绝，拒绝的态度要明确、清楚；及时回避实施性骚扰与性侵犯的个人，保护自己的人身安全最重要；注意保存证据，包括目击证人；及时向教师或家长报告；等等。

情境二：在公共场所我们会还遇到陌生人的性骚扰与性侵犯，如在公共汽车上。这时，我们又应该如何做呢？

应对原则：

　　一些同学在公共场所遇到性骚扰的时候，会吓哭了。但你越害怕，对方越胆大。所以，遇到性骚扰与性侵犯时，最重要的是保持冷静，才能准确应对。再次强调，注意自己的人身安全。在身边没有人的情况下，不宜采取激怒对方的方式，可以尽快逃开，或者假意安抚对方，伺机逃开。

　　鼓励采取的措施包括：躲开，回避；大声地说出来；狠踢对方的要害部位；迅速向可以信任的人靠拢；拨打110报警；等等。

　　情境三：除了学校、公共场所，在家庭环境中，我们也可能遇到来自熟人，甚至家人的性骚扰与性侵犯。大家想一想：如果我们被家人性骚扰或性侵犯，我们应该怎么做？

　　应对原则：

　　在家中受到性骚扰，第一步是告诉最信任的亲人。按照中国人情伦理，一般报案不是第一选择，第一选择还是告诉家长；有时告诉老师也是可以的，向老师求助，老师和自己家长沟通起来可能比自己更有办法。

　　一些人会利用自己和这个孩子的亲近来进行性骚扰，一方面是讨好以获取机会消除警惕，另一方面，一旦事发，家长可能会不信。所以，要尽量避免与实施性骚扰的人单独接触，而且也没有必要碍于对方是长辈而害怕，而是一定要表现出自己很讨厌他。

　　鼓励采取的措施包括：明确拒绝、尽量躲开，并且向信赖的其他家人投诉，向信赖的长辈，包括老师投诉；必要时报警；等等。

　　情境四：如果你的同学受到了性骚扰或性侵犯，你如何对待他？

　　应对原则：

　　保护他的隐私（除了向警方和老师报告之外，不向别的同学散播他的隐私），在他需要支持与帮助的时候坚定地和他站在一起，仍然一如既往地爱他，知道受到性骚扰和性侵犯不是他的错，他也没有因此"贬值"。

▶ 教学点三

这不是你的错

【教学目的】　让受到性骚扰和性侵犯的孩子知道，这不是他们自己的错。

【教学过程】

　　组织者：大家想一想，如果一个人受到了性骚扰或性侵犯，是否有可能是他自己的错呢？

【教学提示】

　　让学生充分表达观点。学生可能会认为受骚扰者没有错，也有学生可能会认为是有错的：

　　（1）自己太漂亮了，或自己穿得太性感了，勾引到了别人。

　　（2）自己不乖，老师惩罚自己。

　　（3）自己没有足够的反抗，不够勇敢。

　　…………

　　组织者要强调，受到性骚扰或者性侵犯，无论如何，都不是那个受害者的错。错的是那个做坏事的人，遭到性侵害的人是受害者，他（她）的价值也没有因为这件事情受到任何贬低。性侵犯，本质上和偷、抢、殴打等侵犯一样，是一种侵犯行为。

【教学参考】

如果自己遭到了性侵犯和性骚扰，一定要保持有自信，女生要大胆，勇敢，不能唯唯诺诺。这样的气质培养是从性别上平衡原有的权力关系，改变女生在以前的教养中所提倡的退缩气质。普遍来说女生现在比以前勇敢、主动多了，在对待与性有关的问题上，也能同样具有进取意识，有不被侵犯的意识，这很重要。

男生在面对性侵犯时也同样要勇敢、自信。遭到性侵犯不等于自己的男性气质受损。

人的一生要经历许许多多的事情，如果遭遇了性侵犯，就好比经历了一次其他伤害，虽然疼痛，但也会启发我们自我保护，教会我们认识到这个世界的复杂性，教会我们去思考以往可能被忽视的关于自己生命和性别的种种内涵……影片的名字叫"熔炉"，也暗示了人生的成长就好像在熔炉中不断历练，有欢乐也有痛苦，经历了，就成长了。

【教学过程】

组织者：我们社会上有一个存在很大争议的话题：如果一个女性因穿着比较暴露而受到性骚扰，她自己是否有责任？认为当事人自己有责任的人主张，穿着暴露就是对别人的"勾引"，被性骚扰就是"罪有应得"。一些人认为，建议女性穿着"得体"是为了保护女性不受性骚扰的伤害。但也有人持不同的观点。大家对此有何看法？

【教学提示】

组织者分别在两张纸上写"有责任"、"无责任"，放在教室的两边，让学生根据自己的观点站队。认为当事人应该对自己穿着暴露而受到性骚扰负责任的，站到"有责任"的字条一侧；反之，站到另一侧；认为说不清或者不确定的，站到中间。

组织者引导两面的学生分别说出自己的观点，形成碰撞，鼓励他们之间相互对话。

在讨论比较深入后，组织者再安排一次"重新站队"的机会，即问在场的同学是否改变了观点，如果改变了，你可以站到不同的队伍中。然后，还可以请那些改变立场的同学说明自己为什么改变立场。

【教学参考】

认为穿着暴露的女性对于被性骚扰甚至性侵犯应该承担责任的观点，背后的逻辑是：女性对自己的身体没有充分的自主支配权，她没有权利决定穿什么。要求女性穿着"得体"，实在不是一个新鲜的要求：封建社会便要求女人"上得厅堂，下得厨房"。今天，即使在现代社会的公共空间话语中，女性身体的审美权及其标准，仍然不由女性说了算，一套所谓女性的得体着装的标准，其实是在男性眼光下被审视的产物。在这样的逻辑下，不仅施暴者得以成功逃脱罪责，更让受害者自我检讨，内化这种暴力逻辑，从而成为他者的奴隶。

以"保护"的名义要求女性进行着装自我审查，恰恰是一种限制的方式。更重要的是，它可以特别方便地规训女人的身体、姿态、意识和表达。

另一方面，人们认为女性穿着暴露必然会引发男性实施性骚扰，也是将男性视为性的奴隶——似乎所有男性在遇到穿着暴露的女性时都无法自持。这实际上也是传统性别文化的一部分：男性的性欲旺盛是被鼓励的，而且是被鼓励成不需要节制的。而这样的"鼓励"实际上也对那些没有"冲动"的男性造成了压迫。以性别暴力为核心的文化成为男性气质的一部分而被固化。

【教学过程】

组织者：通过学习这堂课，你有什么收获或者学到了什么？

【教学提示】

可以以当场讨论的形式，也可以以事后布置作业的形式，阐述本次课程的学习心得。

【教学参考】

这个世界上绝大多数的人都是好人，都不会做性骚扰和性侵犯的事。所以，我们也不必杯弓蛇影，不必过分紧张和焦虑。

▶ 家长课堂

【教学提示】

可以利用家长会的机会，或者其他家长与老师沟通的环节，向家长介绍关于性骚扰和性侵犯的基本知识，以及家长在面对孩子受到性侵害时应采取的态度和措施。

【教学参考】

孩子受到性骚扰，家长的态度非常重要。现实中，不乏女生家长仿佛天塌了一般的反应，特别是强调女孩子"不再纯洁"的观点，这无异于对孩子的二度伤害，这是最需要警惕的。

对于家长来说，如何处理和面对孩子受到性骚扰或者性侵犯？以下几点供家长参考：

（1）仔细询问孩子发生了什么，视情况报警或者报告学校。

（2）第一时间带孩子去医院检查确认身体有没有受伤，并治疗。整个过程要保持一定的平静，不要过分紧张，要和平时就医一样。

（3）告诉孩子那不是他的错，不要责备孩子。

（4）一些处理的决定要和孩子商量，让孩子参与这件事情的部分决策。但如直接与校方及当事人的交涉等场合，要避免孩子的直接参与，以免让孩子受到二度伤害，或者感觉自己是导致事情发生的麻烦。

（5）鼓励孩子要有自信，依旧要好好学习。

（6）进一步帮助孩子建立良好的同伴关系。

四、同性恋与跨性别主题

暹罗之恋

推荐教学对象：高中生

 影片介绍

▶ **电影简介**

　　《暹罗之恋》(*The Love of Siam*)，暹罗(暹逻)是泰国的旧称，泰国电影，2007 年出品。片长 150 分钟。

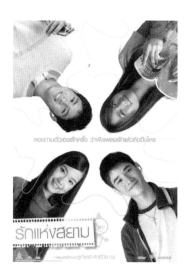

▶ **剧情梗概**

　　Mew 和 Tong 小时候是邻居也是同校的好朋友。Mew 被同学称为"娘娘腔"，有一次在厕所里，一群同学要扒他的裤子看他阴茎大小，Tong为了保护Mew被打得鼻青脸肿的。

有一次Tong全家人去清迈旅游，Tong的姐姐与朋友到森林野营，却在森林里失踪了。Tong的父母很自责，其父更因此终日酗酒不理正事，Tong的母亲一人辛苦工作支撑整个家庭。不久后为了忘记不愉快的往事，Tong搬家至别处。Mew与Tong从此失去联系。

数年后Mew在就读的学校组了个名为August的乐团，乐团的自录专辑卖到断货。而Tong搬回曼谷，交了一个名叫Donut的漂亮女朋友。Tong无意间听到August的歌曲，十分喜欢，但专辑已卖断，却正巧在CD店前见到Mew，两人重新有了联系。

Mew正在创作圣诞演出的新歌，其经纪人希望他能写首温馨的情歌，但Mew说自己从未恋爱过，不懂写情歌。Mew的邻居Ying一直暗恋着Mew，就算整条街道的人都传说Mew是个gay也毫不在意，但Mew似乎毫无感觉。因为遇到Tong，Mew最后写出了那首歌曲——那首专为Tong而写的感人情歌，并在Tong家举办的聚会中首次演唱，赢得宾客的一致赞赏。同时Tong也终于开始正视自己的情感，在聚会结束后吻了Mew，却被前来收拾碗碟的Tong的妈妈看到。

Tong的妈妈是一个基督教徒，多年来一个人辛辛苦苦，不仅要照顾还在念书的Tong，也要照顾已堕落成酒鬼的丈夫，同时她的心里也在为自己女儿的走失而自责。当她发现Tong和Mew的情感，她开始害怕Tong会走上一条不归路，害怕自己唯一的儿子会离开他，而此时酒鬼丈夫多年宿醉造成肝脏功能损坏，集多重压力于一身的她终于崩溃。她去找Mew，让他中止和Tong的"不正常"关系。此时Ying就在门外听着……

圣诞节就要到了，Mew努力回避着Tong，没有Tong的日子他无法再唱出情歌。Tong在母亲、家庭与Mew之间两难。两人迷失在Siam街头，不知该何去何从。与此同时，Mew无意间发现Ying房间藏了很多自己的照片，才知道Ying暗恋自己很久。Ying借着翻译一首中文老歌的歌词鼓励Mew：只要你去爱，你就还有希望。

Tong的妈妈最后和Tong说：自己的事情自己做决定。Tong先是和Donut说：我们不要在一起了。随后又找到Mew，说：我可能不能和你在一起，但这并不意味着我不爱你。Mew说了谢谢，最后回家了。

电影以Mew的眼泪作为结束，暗示着两人的分离。

 教学流程

▶ 性教育关键点

同性恋恐惧；懂得承担责任；如何处理单恋。

【教学提示】

由于本片比较长，可让同学事先查阅关于"同性恋恐惧"、"国际不再恐同日"等相关资料。观影前，简单介绍影片梗概。可以根据实际教学时间，选择观看影片中的关键部分的情节，边观看边进行教学引导活动。

如果组织者事先知道本班有同性恋的学生，要注意尊重学生的隐私和尊严。

▶ 教学点一

警惕同性恋恐惧

【教学目的】 了解、警惕同性恋恐惧。

【教学提示】

根据课堂时间，可重点观看两个片段：小学时 Mew 被同学在厕所扒裤子；中学时学校进行急救训练，Mew 和男同学进行人工呼吸。

【教学过程】

组织者：影片中，小学的时候，一群男生在厕所里拦住被称为"娘娘腔"的 Mew，要扒掉他的裤子，检查他阴茎的大小。

在中学，学校正在进行急救训练，安排一个男生对 Mew 进行人工呼吸。那男生表现得非常不情愿，不想做，但老师说必须做。男生便硬着头皮对躺在地下装受伤的 Mew 进行了人工呼吸。结束后，他大叫着："你为什么把舌头伸进我嘴里呀？" Mew 很委屈，说："我没有呀。"那男生说："你有呀。"旁观的众人哄笑，Mew 一再声辩："我没有！"那之后，一些同学见到 Mew，便起哄说：听说你和某某激吻了？弄得 Mew 难堪又气恼。

这些学生为什么这样做呢？因为他们觉得同性之间的身体接触是不好的，对此是抵触的，而且对"娘娘腔"男生进行霸凌，这里面是同性恋恐惧在起作用。下面，就请同学来为我们介绍一下，何谓"同性恋恐惧"。

【教学提示】

学生上讲台介绍，相互补充。这部分教学内容，在本书电影《断背山》中有详细的展示，组织者可以参考该部影片内容进行教学。

【教学过程】

组织者：谢谢同学为我们介绍了关于"同性恋恐惧"的知识。我们从影片中就已经看到了"恐同"的存在。"恐同"显然是错误的，是一种不平等的、歧视的态度。为了唤醒人们对"恐同"的警惕，国际上有一个"国际不再恐同日"。下面，有没有同学查到关于这个日子的资料，可以和大家分享一下？

【教学提示】

学生上讲台介绍，相互补充。这部分教学内容，在本书电影《断背山》中有详细的展示，组织者可以参考该部影片的内容进行教学。

▶ 教学点二

同性恋者如何面对家庭压力

【教学目的】 帮助学生懂得爱与责任的重要。

【教学提示】

可以根据课堂时间，重点观看关于 Tong 的母亲知道儿子恋情后的反应，以及两位少年的商量、应对的电影片段。

【教学过程】

组织者：影片中，Tong 的母亲意外撞到儿子和 Mew 接吻，便找到 Mew，让他远离 Tong，因为"不想看他走歪路"。她还说："结婚、生子、白头到老，这才是人生的道路。"这是同性恋者通常会遇到问题，两位少年是如何做的呢？大家对他们的做法有什么看法吗？谁能想一想，说一说。

【教学提示】

学生自由发言。学生总结的内容可能包括：

（1）Mew 不再接 Tong 的电话，为了不影响他的未来，将内心的爱深埋。影片在这之后，表现了两个男生都魂不守舍的情境。

（2）Tong 为了母亲的感受，再次去努力接近 Donut，想借此忘掉 Mew，使自己更像一个异性恋。但是，他还是不能真心地爱 Donut，最后还是和 Donut 说清楚分手了。

（3）Tong 也不想再让已经承受太多生活打击的母亲难受了，所以，他对 Mew 说："我可能不能和你在一起，但这并不意味着我不爱你。"

…………

尽可能让学生的评价呈现多元化，不要对他们的评价进行评判，可以引导他们进行更加多元的思考。他们的想法可能有：

（1）Mew 对 Tong 的爱情很伟大，为了 Tong，他宁愿不和 Tong 在一起也不要影响Tong。

（2）他们俩好懦弱，应该为了爱勇往直前。

（3）他们太年轻了，未来还有很多可能性，没有必要为了现在不成熟的感情耽误了人生。

（4）Tong 为了不让母亲伤心，选择自己承受失恋的痛苦，他长大懂事了。

（5）Tong 是懦夫，不敢真爱，屈服于世俗的压力。

（6）Tong 太对不起 Donut 了。

（7）很多爱情都不能在一起的。

…………

这部影片，关于责任，关于爱的启示，不仅是针对同性恋的，还应该为我们每一个人所体味，领会……

【教学参考】

Mew 选择为爱情做出牺牲。他不是不再爱 Tong，而是不想让 Tong 的日子太难过，所以才将爱埋在心底。这也是爱，是站在对方的角度、不让对方为难的爱。Mew 懂得，人是有责任的，生活中不仅有爱情，于是他最后站到了演出台上，和整个团队在一起，承担着自己的那一份责任。这是一个既懂爱，又懂责任的男孩子。

Mew 的"懦弱"可能源自他们的年轻，源自他目前还没办法承担起一份"爱情"，也源自我们外人对于"爱情一定要在一起"的想象。实际上爱情是很多元的。

Tong 也对家庭承担着责任，姐姐的走失已经给父母带来无法去除的阴影，他不想再因为自己让母亲心焦。所以，他选择了离开 Mew，但把爱放在心里。这是他对家庭的责任。另一方面，他最终也决定离开 Donut，这是他对自己和对 Donut 的责任，对社会的责任。如果 Tong 单纯为了顺应妈妈的意愿，而选择欺骗 Donut，将来再结婚，那就既害了自己，也害了女孩子。现在中国社会上许多"同妻"，就是这样的伤害的结果。

Tong 对家庭的责任一定不仅限于顺应母亲的意思。随着他的长大，他对"爱"的理解的成长，以及他的家庭的变化，若干年后 Tong 一定会用别的方式来承担家庭责任，处理好对家庭和对自己以及对伴侣的爱的关系。

有责任感的人，其实是会得到好的结果的。影片给了我们一个有期盼的结尾。圣诞节到了，母亲给 Tong 一对布偶，一男一女，叫 Tong 挂到圣诞树上。Tong 问："妈妈，我这样挂好吗？"母亲的表情是复杂的，但她还是说："自己的事情自己做决定。"Tong 心里很开心，挂上了那个男的布偶。而母亲，尽管心里还是不愿意，却学会了对儿子微笑。谁能保证，未来的某一天，她不会最终理解儿子的选择呢？同样，谁又能保证，Tong 与 Mew，未来的某一天，不会再续情缘呢？毕竟，主人公们还都很年轻，未来的路还很长，很长……

【教学过程】

组织者：最后，谁来总结一下：如果你的一份感情，一个愿望，一件事，为家长所反对，你应该怎么做？

【教学提示】

学生们自由回答，让学生尽可能地表达自己的想法。

这部分虽然是由一份同性情感被家长反对谈起，但笔者希望组织者的授课，可以引导到学生对爱与责任的思考，帮助学生理解责任，承担责任，而不仅是在爱情的领域，更不仅是针对同性爱情。

责任不等于压抑，不等于屈服。在成长的过程中，难免要面对来自家庭、社会的反对，这时候，顺服和反抗都不等同于责任，我们每个人都要做既懂爱，又有责任的人。责任应该包括：对家人的爱，对自己的爱，对喜欢的人的爱，对社会的爱……同样，这责任，也包括对家人的责任，对自己的责任，对喜欢的人的责任，对社会的责任……最重要的在于，不要伤害他人，也不要伤害自己。要用发展的眼光看待自己的人生。

影片中的两个男主角，终于能正视他们的爱情与社会的责任。爱，并不一定要在一起，这样的大彻大悟，从一个即将成年的少年口中说出，或许，这就叫做不完美中的完美吧。因为这意味着，他们成熟了。

▶ 教学点三

当你爱上同性恋者

【教学目的】 爱上一个不爱自己的人时，学会如何处理。

【教学提示】

观看两个片段：表现 Ying 暗恋 Mew 的情节，表现 Ying 对 Mew 和 Tong 之间的同性情感表示支持和鼓励的情节。

【教学过程】

组织者：Ying 是影片中的一个不可或缺的人物，一些同学看了之后都说，很喜欢 Ying。其实，Ying 的情节主要表现在两方面，一方面是她对 Mew 的暗恋，另一方面是她在知道 Mew 是同性恋后，对 Mew 的支持与鼓励。

下面就请同学们分别说一说，如何看待 Ying 的暗恋以及她后来对 Mew 的支持？

【教学提示】

让学生讨论关于暗恋和单恋的表现。学生可能的观点有：

（1）暗恋是很酸楚的，但也是快乐的。

（2）单恋是不完美的，所以最好不要。

（3）单恋还是要表达出来，说出来就死心了。

（4）不要单恋，要主动追求！

（5）碰到不喜欢自己的人，要赶紧抽手，不要陷入太深，否则伤害很大。

（6）但是单恋也是甜蜜的，因为还可以爱。

（7）知道对方不爱自己还去鼓励对方，很伟大。

（8）Ying 很傻，她应该尽快去追求自己新的爱情，这样痛苦就会少一点。

…………

【教学参考】

Ying 知道自己与 Mew 无望之后，不是陷在痛楚里不能自拔，更不是将爱转化为仇恨，而是心甘情愿地做 Mew 的朋友，祝福他。Ying 完成了角色的转变，从她身上，我们看到了她内心的纯净与善良。

如果有一天，你暗恋着一个人，却永远不可能得到对方的爱，你会怎么样呢？她给了我们一个榜样。

如果你爱上了一个不爱你的人，无论他是异性恋还是同性恋，都应在心底默默地祝福他，只有这样，才会使你的那份没有着落的爱升华。

如果说，一个暗恋或单恋者在等待和寻找，那么，谁又不是呢？这部影片向我们揭示了我们每个人一生都在做的事：寻找，等待。这是人生难以逾越的两座桥梁。Mew 说得对，离别是生命中的一部分。但有一天，我们爱的人离我们而去了，我们真的可以释怀吗？我们必须接受的是，无论我们去到哪里，所爱的人都已不在身边……Mew 的奶奶在等待阿公，生的等待换来死的追寻；Tong 一家人无法面对 Tong 的姐姐的失踪，他们的内心一直在等待与寻找；那个扮演过 Tong 的姐姐的女孩子，也选择去找寻属于她自己的归宿……也许，我们应该学会"放下"，去勇敢面对新的生活。这同样是一种负责！

【教学提示】

组织者布置作业，请同学们回家写一篇观影感，题目是《爱与责任》。

少年不戴花

推荐教学对象：中学生、大学生

 影片介绍

▶ **电影简介**

《少年不戴花》，中国台湾电影，2007 年出品。片长 37 分钟。

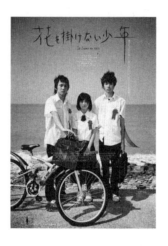

▶ **剧情梗概**

中学生黄士宽有着天生的自然卷发，却总被人误认为是烫发所致。为此，宽经常自己用离子夹将头发拉直。宽与女生容出双入对，新来的同学陈诚问他们是否是男女朋友，宽的回答是否定的，而容的回答则是肯定的。

宽的内心，其实是在抗拒自己的同性恋身份。在与诚接触后，这种抗拒变得更强了。诚不是同性恋者，他用普通朋友的方式对待宽，只是更暧昧一些。

容其实很喜欢宽，但通过女生特有的敏感，知道他其实是同性恋。片中有她给宽涂睫毛膏的片段，后面她解释，因为知道他是同性恋才这样做。

容一直希望宽变为异性恋，因为她喜欢他。当看到他无法"改变"，她很伤心，黯然地离去。

影片最后，容和诚都接纳了宽是一位同性恋者的事实，三人平静地继续做好朋友。

 教学流程

▶ 性教育关键点

异性恋文化垄断及其产生的歧视和偏见给同性恋者带来的压力和烦恼；自我悦纳是同性恋者的最佳出路；所有人都应该尊重同性恋者，给他们提供支持。

【教学提示】
如果组织者事先知道本班有同性恋的学生，要注意尊重学生的隐私和尊严。

▶ 教学点一

弯的只是头发吗？即使弯又何妨？

【教学目的】　认识到身为同性恋者的内心苦闷，以及痛苦的来源。
【教学过程】
组织者：宽是怎样一个人？影片中，他的自然卷发象征着什么？他有什么样的烦恼？
【教学提示】
学生结合电影情节自由回答，组织者可以进行引导。
【教学参考】
影片中的宽是一位同性恋者。自然卷发只是宽的表面烦恼，真正困扰他的是同性恋者身份。宽提到："最近经常梦到一片麦田，麦田里有一只兔子，可是他看起来很落寞。"兔子，在华人世界具有同性恋者的象征意涵。
影片中一些台词说明了宽的烦恼，比如："我心里有个魔鬼，我赶不走它，我不想做我自己。""我想拉直的不只有头发，她也不是我的离子夹。""它长出来一定还是卷的。那才是我自己，改变不了的。"
影片中宽的卷发象征着他的同性恋者身份，他一直想将其拉直，说明他一直想隐瞒自己的同性恋者身份，想把自己改变成异性恋者。"弯"、"直"，在华人同志社群的语汇中，便分别是同性恋、异性恋的代称。
【教学过程】
组织者：为什么身为同性恋者，会感到这些苦恼和压力？
【教学提示】
同学们自由讨论。
同性恋者的烦恼来自同龄群体、工作场所、家庭、社会和整个异性恋文化。人们对同性恋者的歧视、偏见、不包容，是他们烦恼的真正根源。
这部分在本书《断背山》等关于同性恋主题的电影中有相关教学提示，可参考。

▶ **教学点二**

我弯，我可以很快乐

【**教学目的**】 身为同性恋者或其他性多元者，悦纳自己是最好的选择。

【**教学过程**】

组织者：这部影片讲的就是一个男孩对自己的同性恋倾向从否认、隐瞒、回避到自我认同的过程。同学们想一想，宽在影片中的哪些话说明了他最终的自我接纳？

【**教学提示**】

同学们举例说明。这些话包括但不限于以下内容：

（1）"剪掉头发本来是想逃避，可是剪完就投降了。我知道它长出来一定还是卷的。那才是我自己，改变不了的。"

（2）"就算头发拉直了，外表改变了，看不见的地方永远改变不了。"

（3）"无限，就像一条弯曲的路，走到终点时，却看见了起点。这并非徒劳无功，而是能看得更清楚，就像我明白我的自然卷，是永远都拉不直了，这种感觉真的很简单，很强烈，很坦然。"

（4）"很自然、很坦然、很强烈"，表述的是宽自我接纳后的放松与自然。

…………

【**教学过程**】

组织者：作为一个同性恋者，或者其他的性多元者，让自己摆脱压力和烦恼最好的办法是什么？

【**教学提示**】

学生自由回答。

有的学生可能会说，"治疗"、改变，才是最好的出路；也有的同学会说，自我接纳是最好的办法，像影片中的宽一样。组织者要帮助这些不同的声音呈现出来。

如果在学生的讨论中，没有涉及同性恋"治疗"和"改变"的知识，组织者应该有所介绍。比如，大量的研究与实践证明：性倾向是不可改变的。有人主张：即使能够改变，又为什么要改变呢？"治疗"和"改变"本身将同性恋视为一种病，认为是能够，而且需要"矫正"的，这是对同性恋者的污名化。更重要的是应该尊重同性恋者的平等权益，等等。

如果讨论中，有学生能够意识到，"自主寻求改变"本身也是压制的结果，就最好了。

组织者要注意的是，这里对同性恋者提出"悦纳"自己的建议，并不是一味要求同性恋者进行自我调适，而是要强调，社会的每个人都有责任为自己和别人建设一个平等、和平的环境；同性恋者也可以为自己争取权益而做点什么，融入社区、一点一点改变自己身边环境的过程，也就是自己逐步悦纳自己的过程。

组织者并不必让所有学生都接受某一种观念，但一定要把这些信息呈现出来，以免信息不全或信息错误等情况对学生的误导。

▶ **教学点三**

做一个"直同志"

【**教学目的**】　接纳、支持同性恋者及其他性多元者。

【**教学过程**】

组织者：如果有一天你发现你的同学，或者朋友，是一个同性恋者，你会怎么做？

【**教学提示**】

学生自由讨论。

学生在讨论过程中可能会呈出多种观点，有人可能会说继续做朋友，有人可能会说回避，有人可能会说"不支持也不反对，中立"，等等。组织者应该鼓励学生就这些不同的观点展开彼此间的提问与讨论，促进大家讨论：哪一种态度更好？为什么？为什么另一种态度不好？

如果有人说会对同性恋的同学采取回避的态度，组织者可以启发同学们思考：当我们回避一个同性恋同学的时候，他内心会有什么样的感受？我们的行为对别的同学的影响是什么？等等。

如果有同学说"不支持也不反对，中立"的时候，组织者可以启发同学们思考："不支持也不反对，中立"这种态度的背后是什么？这种态度体现在行动中将是什么样子的？对一个长期处于污名、歧视状态下的人群或现象，这种"中立"的态度是否可能？它又暗示着什么？如果在讨论中，有学生能够意识到，中立其实是不可能的，对长期受污名群体的"中立"便是一种熟视无睹，是歧视的一种体现，那就最好了。

如果有学生说，会继续和同性恋的同学做朋友，组织者可以启发同学们思考：如何做朋友？只是表面声称是朋友，还是真心实意与他们像与异性恋好友一样友好和亲密相处？如果是后者，是否会有所顾忌？如果有顾忌，又如何处理和对待？同性恋者最需要的好朋友是什么样的？帮助学生意识到，做同性恋等被污名群体的好朋友，最重要的是给他们精神支持，在他们面对污名、歧视、压制的时候，能够和他们坚定地站在一起，就是对他们最好的支持。

【**教学参考**】

"同志"是华人同性恋运动中称呼同性恋者的用词，"直同志"的意思是那些支持同性恋的异性恋友人。也许，我们每个人都可以做一名"直同志"！

盛夏光年

影片介绍

▶ 电影简介

《盛夏光年》，中国台湾电影，2006 年出品。片长 95 分钟。

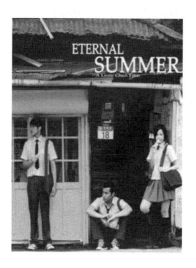

▶ 剧情梗概

　　余守恒和康正行在小学便是同班同学。守恒是个性顽皮的小孩，而正行则是品学兼优的班长。因为太淘气，没有人愿意和守恒一起玩。守恒的母亲来到学校向老师说明：守恒在小时候被医生诊断为多动症，如果有朋友会有助于他改变。老师于是要求正行负责陪着守恒，希望他能够慢慢地影响守恒。虽然正行心中并不愿意，但又不敢拒绝老师，只好答应。于是两人就在学校中成为"被规定"的好朋友。

　　长大后两人又就读同一所高中，每天早上守恒都会来正行家叫他起床，并用脚踏车载他上学，真的成了形影不离的好朋友。守恒参加了篮球校队，而正行每次都会去看他打球。有一天，学校转来一名新的女同学——杜慧嘉。由于慧嘉的头发长度超过学校的服装仪容规定，因此在升旗时，被老师叫上台，当着全校的面剪了她头发。慧嘉头发被剪后，一个人难过地到顶楼散心，正行也在旁边安慰她，并且帮她修剪头发。在慧嘉的提议下，两人决定翘课搭火车前往台北游玩。旅途中，慧嘉开始对正行产生好感。他们住进台北的旅馆，在电视上色情影片的气氛感染下，两人"试着"要发生性关系，关键时刻正行却突然感到不舒服，躲到厕所，两个人之间的关系开始有微妙的变化。

后来在学校中，正行和慧嘉相处的时间变多，守恒因为从小到大的朋友被"抢走"而有所不满。但慧嘉渐渐开始发现，正行似乎并不喜欢自己，她询问正行之后，证实了正行喜欢的是守恒。发现了正行的秘密之后，慧嘉十分难过，而正行也因为面对自己喜欢上守恒的事实而感到害怕，并开始刻意躲着守恒。之后守恒和校队一起来到台北进行篮球比赛，正行却没有前来观看，反而是慧嘉一个人前来球场。两人之间也开始渐渐产生好感，守恒要求和慧嘉做恋人，但慧嘉说"等你考上大学以后再跟你交往"。

正行因为情绪上的不稳，联考（相当于大陆的高考）时的成绩表现不佳，上了与守恒同样的私立大学，同时打算上重考班。而守恒和慧嘉也依照约定开始交往，但是却向正行隐瞒。守恒还是像以前一样，早上会来叫正行起床上学，时常要求正行陪他做许多事情；但正行却因为自己无法将感情说出口，又必须面对重考的压力，因此经常拒绝守恒的邀约。一天晚上，守恒到重考班去找正行，希望正行陪他兜风。在机车上时，正行在守恒的手机中发现了慧嘉的来电，而守恒也承认自己正在跟慧嘉交往。正行听到之后无法承受这个事实，他推开守恒，一个人坐上公车哭着离开。极度沮丧的正行来到同志场所，和一位陌生男人发生了一夜情。

守恒仍旧总来找正行，一天，伤心的正行对守恒说："我又不是自愿要当你朋友的！我是从小被强迫的！"这句话令守恒非常难过，当晚心不在焉地骑车，出了车祸。正行在家中接到通知电话，赶到警局去接出了守恒，带他回到自己家中。准备睡觉的时候，守恒却突然主动与正行发生性行为。

隔天一大早正行就离开了家中，并打电话给慧嘉请她来接守恒。而守恒也向慧嘉坦承，自己从小因为寂寞，而变得非常依赖正行，而现在慧嘉也出现了，他没有办法失去两人中的任何一个。

一天，守恒开车带着正行、慧嘉出行，三人来到海边。守恒认为正行有事隐瞒，两人还打了起来，过程中慧嘉受伤，独自回到车上。而正行再也无法忍受这样复杂的三人关系，于是下定决心，向守恒说出自己对他的感情；而守恒也对正行说出自己从小到大的寂寞，以及感谢正行的陪伴，并说"你是我最重要的好朋友"。此时，慧嘉在默默地注视着两个人……

 教学流程

▶ **性教育关键点**

爱上同性怎么办；被同性恋者追求怎么办；爱上同性恋者怎么办；酷儿理论。

【教学提示】

如果组织者事先知道本班有同性恋、跨性别等多元身份的学生，要注意尊重学生的隐私和尊严。

▶ 教学点一

爱上一个同性，应该怎么办？

【教学目的】 引导学生认识到主流社会对同性恋的污名，训练学生面临两难选择时的抉择能力。

【教学过程】

组织者：正行爱上守恒，但是不敢说出来。不说出来，却一直很痛苦。影片结尾处，他最终对守恒说出来的时候，也说出了内心的顾虑：他担心说出喜欢守恒，连朋友也做不了。为什么他担心说出来会连朋友也做不成？

【教学提示】

学生讨论，自由发言。

组织者鼓励学生呈现各种观点，组织者可以请学生们彼此去判断各自的主张是否正确，并进行讨论。在这个过程中，引导学生认识到：除了因为年少羞涩，没有勇气表达感情，最根本的原因，还是社会对同性恋的污名化。

【教学过程】

组织者：爱上一个同性，说，还是不说？你给守恒提一个建议吧！

【教学提示】

学生讨论，自由发言。

无论学生们提供怎样的建议，组织者都应该请他们说明这样建议的理由。任何一个选择都可能是双刃剑，组织者应该鼓励同学们说出他们的建议的利与弊，以及如何应对弊的一面。比如，如果有学生说："应该大胆地告白。"那就要引导学生设想：如果对方"报告老师"怎么办？如果满城风雨怎么办？进一步对告白后的各种可能性提出应对策略。

重要的不是告诉学生决定告白与否，而是让学生在对后果充分知情的基础上，了解和掌握充分的应对策略。他们自己会做出决定。这种训练的意义将远远超出情感告白的层次，而是帮助他们在面临任何选择的时候都培养审慎的思维、充分的预备，以及最终果断的决策能力。

▶ 教学点二

被同性追求，该怎么办？

【教学目的】 同性恋和异性恋是一样的感情，无论被同性还是异性喜欢都应该尊重对方，这也是尊重自己。

【教学过程】

组织者：如果你被一个同性追求，但你自己不喜欢同性，而是异性恋，你会怎么办？请大家讨论。

【教学提示】

可以通过贴题板的方式，让更多同学的观点呈现出来，并进行分类。持不同观点的同学可以进行相互的辩论。

比如，有的学生可能会表现出对同性的追求很反感，组织者可以让其他同学发表对此的看法，引导学生们意识到：同性恋和异性恋的喜欢是一样的，我们应该采取一致的态度。一个人追求你，说明喜欢你，这是美好的感情。即使你不喜欢他，也不应该伤害一个喜欢你的人。对于自己不喜欢的人的追求，无论他是同性还是异性，都应该做到清楚、明确、友好地拒绝，千万不要勉强自己接受不想接受的感情。

有同学可能会说，太明确的拒绝会伤害对方的心，怎么办？组织者引导学生讨论，什么样的拒绝方式，才不会伤害对方。

有同学可能会说，太含糊的拒绝，可能给对方造成误解，以为你还有意，怎么办？组织者引导学生讨论，什么样的拒绝既友好，又清楚明确。

在这个过程中，其实也引导学生学习了判断对方的拒绝态度。

有学生可能会说，自己也没有想清楚是不是要接受这个人的求爱，怎么办？组织者引导同学们讨论，在这种情况下应该如何处理。可以让学生们列举出多种选择方案，逐一进行分析。

可以引导学生讨论：如果被动地、勉强地接受了一份自己并不想要的感情，会怎么样？让学生各抒己见，一方面让学生认识到这不是一种明智的选择，可能给自己和对方都带来很多烦恼。另一方面也让大家看到假使接受了一份勉强的感情，也不是特别坏的事情，可以从整个过程中学习与人相处，学习拒绝，学习失去。或者，即使一开始是勉强的，也可能后来会发现对方的好，有一天会爱上对方……爱情有非常多的可能性，没有哪种更好，也没有哪种更坏，重要的是，尽量避免伤害别人，也要清楚每种选择背后的责任。

▶ 教学点三

异性恋爱上同性恋者，应该怎么办？

【教学目的】　学会处理单恋的情感问题。

【教学过程】

组织者：慧嘉爱上正行，正行却是一个同性恋者。慧嘉是怎么做的？哪些做得好，哪些可以更好？一不小心爱上一个同性恋者，这是任何人都可能会遇到的事情。如果你是慧嘉，你认为最理想的办法是怎么做？

【教学提示】

学生自由讨论。

影片中，在台北的宾馆里，当正行在亲密接触中突然中止时，慧嘉便已经有所猜测了，后来又逐渐证实。慧嘉对正行说："放心吧，我不会告诉别人的。"但是，她还是没有从这份感情中很快走出来，还经常陷入不能自拔的窘境。慧嘉也希望促进正行和守恒之间的友谊。但是，她又陷入了和守恒的爱情关系中，这使得情况更加复杂。

组织者请学生说出他们认为遇到这种情况时最好的处理方式是什么，为什么。持每一种观点的同学都可以问一问其他同学的意见，从而帮助学生在这样的多元呈现与讨论中，逐渐形成自己的观点。这其中，应该就尊重、平等、自制等原则达成共识。

组织者可以问学生：异性恋者爱上一个同性恋者这样处理，那么，爱上任何一个不爱自己的人呢？让学生讨论。这其实是在引导：上述讨论不一定仅适用于处理爱上一个同性恋者的情况，还可以用于处理所有爱上一个不爱自己的人时的情况。这部分教学的应用性就更强了。同时，这也是进一步对同性恋的"平常化"，不把同性恋当作一个特殊的事情来对待。

可能有学生会说：爱上一个人之前，就要先弄清楚他是不是同性恋。组织者可以问同学们：同性恋是看得出来的吗？如果有同学说是能够看出来的，并且列举诸多"识别"同性恋的办法，组织者便可以引导：同性恋者都是这样的吗？有没有不是这样的呢？或者有没有有这些表现，但不是同性恋者的呢？这部分重在引导学生去除关于同性恋的刻板印象。

▶ 教学点四

守恒是同志吗？

【教学目的】 了解酷儿理论的基本观点。
【教学过程】
组织者：一些同学可能会对影片中守恒的性倾向感到困惑。他一方面和慧嘉恋爱，另一方面却在车祸的当晚主动同正行发生性关系；一方面委婉拒绝了正行的同性恋情感暗示，另一方面又渴望与他亲近。守恒到底是同性恋，还是异性恋呢？
【教学提示】
对于这一点，建议大家在课后，查阅有关性倾向的相关材料，特别是酷儿理论的论述。

对守恒性倾向的理解，可以从酷儿理论的角度着眼。酷儿理论颠覆了同性恋与异性恋的二元划分，认为性倾向是变化中的。组织者如果对这部分有深入理解，可以举例讲述，或另找机会和学生讨论；但如果自己也理解不深，或不太信服此理论，可以仅让学生知道有这样一种论述观点就可以了。

关于酷儿理论的介绍，在电影《断背山》中有所涉及；本书介绍的另一部影片《天使的性》也对酷儿理论有比较生动的解读。从某种意义上，《天使的性》可以视为《盛夏光年》的"升级版"。

男孩别哭

推荐教学对象：高中生、大学生

 影片介绍

▶ **电影简介**

《男孩别哭》（*Boys Don't Cry*），美国影片，1999 年出品。片长 118 分钟。

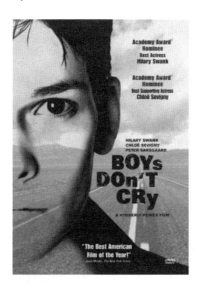

▶ **剧情梗概**

布莱登生着女性的身体，却自我认同为男性。他无法忍受在家乡林肯市的压力，便到美国中部一座小城法奥斯，以男性的身份生活，这里没有人知道他是女儿身。

布莱登在法奥斯交了几个粗犷的男性朋友，如汤姆、约翰，他们常在一起喝酒；布莱登还有两位女性好友：糖糖和兰娜。布莱登更与兰娜坠入爱河。布莱登幻想在做过变性手术之后，同兰娜结婚。

但是，因为超速驾驶，布莱登是女儿身的事实被法奥斯的警察发现了，于是他的朋友们也都知道了。

兰娜继续爱着布莱登，并且决定和他一起出走。但兰娜的母亲却无法接受布莱登这个"变态"。约翰和汤姆更觉得布莱登欺骗了他们，将他强暴了。布莱登在被强暴后报警，约翰和汤姆将他残忍地杀害了。

影片根据真实事件改编。现实中，约翰被判死刑，汤姆被判终身监禁。

 ## 教学流程

▶ 性教育关键点

针对跨性别等性别多元实践的暴力也是性别暴力；支配性男性气质对自己、他人、社会的伤害；爱情可以超越二元划分的性别模式。

【教学提示】

如果组织者事先知道本班有同性恋、跨性别等多元身份的学生，要注意尊重学生的隐私和尊严。

▶ 教学点一

这也是一种性别暴力

【教学目的】　了解跨性别的相关知识，明白对跨性别者的歧视与伤害也是一种性别暴力。

【教学过程】

组织者：影片中，对于布莱登有各种各样的称呼，有说他是同性恋的，有说他是"变态"的，还有说他有"性别认同障碍"的。事实上，在专业名词中，他属于过去变态心理学教科书中所称的"易性癖"或"易性症"，即不认同自己生理上的性别，心理上认为自己是另一个性别，一部分"易性"者希望通过外在形象或者手术来改变自己的性别身份。

像影片中布莱登这样的人，在"易性癖"或"易性症"的定义中，就是一种疾病。但跨性别理论则认为，布莱登属于男女之外的另一种性别：跨性别。准确地说，布莱登是女跨男的跨性别，或者可以称为"易性恋者"。这样的称谓，将社会对那些不认同"男女二元性别"的人的污名去除了。

影片充分展示了在缺少对跨性别者的包容的态度下，人们对布莱登的歧视与伤害。这同样是一种性别暴力。请同学们列举影片中有哪些暴力表现，为什么说这也是性别暴力。

【教学提示】

请学生自由发言。

假设此电影的教学是第一次讲述跨性别理论，组织者可以先行介绍。对于此前讲过跨性别知识的班级，则可以让学生来对布莱登的性别选择进行讨论和定义。

假设此电影的教学是在讲述过性别暴力的相关内容之后，可以直接让学生对影片中的性别暴力进行分析。如果是在没有讲过性别暴力的班级进行教学，应该先补充这部分的内容。关于跨性别的理论，也可参见本书电影《雌雄莫辨》、《窈窕老爸》、《假小子》等涉及的内容。

在学生自由发言中，组织者引导学生认识到：对布莱登的暴力，本质上是针对他的性别实践与性别选择的暴力，所以，同样是性别暴力。这些表现在整个社会文化对跨性别者的障碍设置上。关于性别暴力的内容，可以参照本书电影《珍爱人生》、《穿着 PRADA 的恶魔》、《初恋红豆冰》等，但这部电影显然突破了人们传统上认为的针对女性的性骚扰、强奸等"性别暴力"的意义，组织者对此要进行深入一步的准备。

可以让同学们举例在现实生活中，特别是公共资源配置方面对跨性别者的忽视乃至剥夺（有条件的，可以在跨性别社区中寻找自我认同较好的跨性别者来现身说法）。

当然，影片也让我们看到当时社会上仍然存在对跨性别的尊重和理解，布莱登被强暴后给他检查伤情的那个女医生便是这样，更不用说兰娜了。

组织者应该在教学中倡导对性别多元实践的理解和尊重。

【教学参考】

电影中的性别暴力体现在：在变性手术方面的障碍；布莱登亲哥哥对她的态度；兰娜母亲对布莱登的态度，如她曾说："我不想它出现在我的房子。"这里她使用的是"它"；约翰与汤姆的强暴与谋杀；警察在接到布莱登报案后，执著于布莱登身体细节的、与强暴本身无关的提问，等等。

生活中的公共资源配置对于跨性别者的不便有：比如，厕所设置的二元性别划分（更人性化的设置最好是单人的不分性别的厕所）；跨性别者很难进入公共游泳池；网络中对跨性别者的窥视和嘲讽等等。

布莱登成为性别偏见、性别歧视、性别暴力的牺牲者，对他的施暴，暴露着施暴者内心的恐惧——他们没有办法理解和承受有男女之外另一种性别的存在，认为这非常"恶心"和"变态"，所以布莱登成为他们发泄内心恐惧的对象。

▶ 教学点二

男性气质的张扬

【教学目的】　反思支配性男性气质。

【教学过程】

组织者：影片中很多细节突出了支配的、主宰的、阳刚的男性气质。这样的情节有哪些？这些情节与影片所表现的对跨性别者的伤害之间有什么样的关系？

【教学提示】

学生自由发言，组织者引导。

假设此电影教学是在学习过关于"男性气质"的知识之后，则可以直接就电影中的情节进行分析。

男性气质，应该是多元性别气质的一部分，但是当这样的男性气质成为一种文化强势的时候，也就是说，当文化鼓励、崇尚，并且视这样的性别气质为"优秀"的、"高级"的性别气质时，就构成了对人的伤害，既伤害男人又伤害女人。

布莱登，虽然自我认同为男性，虽然也曾努力做出阳刚的样子以便在环境中掩饰自我，但是，影片许多地方显示了他内心柔软的一面。比如他宁愿自称"孬种"也不愿意进行自残，比如他几次依偎在女友兰娜的怀中，而这些都体现了人的性别气质的多元性。

假设此电影教学还没有讲述过"男性气质"，那么须先补充这部分知识，也可以结合本书中有关男性气质的其他影片的教学内容一起进行。

【教学参考】

影片中关于支配性男性气质的情节可能有：比如，酒吧里，布莱登身边的男人都充满了大男子汉的男性气质，他们都抽烟、喝酒，孔武有力。影片中的男人，几乎是香烟和酒瓶不离手的。他们脏话连篇，一句话不和便出手打人。他们在公路上与人疯狂赛车，甚至与警车赛跑。他们放火，他们自残，比试谁自残时更"勇敢"。他们玩"卡车冲浪"，将安全置之度外……所以这些，都是阳刚、主宰、支配性男性气质的表现。

阳刚、主宰、支配性男性气质的弘扬过程，是建构父权制文化的手段之一。阳刚的男性气质下，柔弱的男性、阳刚的女性、同性恋、跨性别等一切不符合传统的二元划分的性别实践都受到贬损。约翰与汤姆在这种性别文化的操纵下，内心无法容忍与此相冲突的性别实践的存在，他们对布莱登的施暴行为，正是这种文化的产物。强暴，是支配性男性气质最突出的表现。当然，文化的影响并不能够成为替他们开脱个人罪责的借口。

▶ 教学点三

爱情不分性别

【教学目的】 爱情是基于心灵的，不是基于二元划分的性别模式的。

【教学过程】

组织者：兰娜并不知道布莱登是女儿身，陷于同他的爱情。但当她知道布莱登有女人的身体之后，并没有表现出过分的惊异，而是非常自然地接受了他。她甚至拒绝"检查"他的身体，说这完全没有必要，她爱的是他的人。你理解兰娜的选择吗？为什么？

【教学提示】

尽可能让学生自由发言。

这部分的教学，启发学生思考爱情与性别的关系。

【教学参考】

兰娜的妈妈曾质问布莱登："我请你来我家，你却向我的女儿展示你的病态！你曾经考虑过兰娜知道全部真相后会怎样吗？"布莱登的回答是："是的，妈妈。她是我考虑的全部。"

在歧视跨性别者的心目中，布莱登的感情是"变态"，但是，兰娜与布莱登之间的感情，是真挚的，是自然而然发生的，也是深刻的。影片最后，布莱登留给兰娜的那封信，提到兰娜的爱情是他生存的精神依靠。依哉斯言。

布莱登无疑是影片的主角，他在努力寻找爱情以及自我。但是，这部电影不能忽视的另一个情感中心是兰娜，她与布莱登恋爱的时候并不知道他的真实性别身份，但知道后仍然义无反顾地爱着他。兰娜让我们真的懂得：爱情是属于心的，而不是只属于身的；爱情是针对"人"的，性别只是这个"人"身上的一部分，所以并不重要。

面对约翰等人的质疑，兰娜说自己并不是同性恋。确实不能简单地用同性恋的标签来解释兰娜对布莱登的爱情，她只是在爱着这个人而已。在得知布莱登的女儿身后，兰娜主动与他做爱，并且要为他做些什么。"我想让你舒服。"她这样说。

人类的爱情并不是简单的男女相爱，各种亲密关系的组合都同样可以是真挚的、美好的、深刻的。

费城故事

推荐教学对象：中学生

 影片介绍

▶ **电影简介**

《费城故事》（*Philadelphia*），美国电影，1993 年出品。片长 125 分钟。

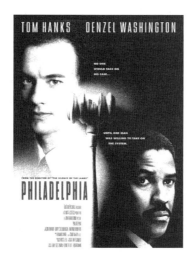

▶ **剧情梗概**

安德鲁和米勒是费城的两名年轻律师，他们工作努力，都有美好的前途。但是，安德鲁不敢告诉老板自己是一名同性恋者，并且染上了艾滋病。就在他刚获提升不久，却因老板发现了秘密而以他丢失文件为由把他解雇了，安德鲁找到米勒希望他接受这个案子。米勒本来拒绝受理，但在妻子露易丝的责怪和自省下还是勉强答应了。

安德鲁的家人支持他走上法庭。开庭审理时，众多示威者聚集在法院门外，要求给同性恋者合法权益，不准歧视艾滋病病人，当然也有同样多的人在集会咒骂同性恋者，谴责他们。在法庭上，被告坚持不承认是因艾滋病解雇安德鲁的。安德鲁衰弱的身体已无法承受剧烈的抗艾滋病药物的静脉注射，他预感到自己快不行了。但他仍坚强地挺过了激烈的法庭辩论。

到了审判的日子，陪审团终于宣判原告安德鲁受到不公正解雇，被告应负责赔偿损失。安德鲁终于获胜了。米勒奔赴医院将这一消息告诉了安德鲁和他的家人，但安德鲁却不能再支持下去了，他告别了这个世界。

 ## 教学流程

▶ 性教育关键点

艾滋病的相关知识；不应歧视艾滋病病毒感染者和艾滋病病人；由艾滋病思考平等、人权等议题。

【教学提示】

如果组织者事先知道本班有同性恋的学生，或者本身或其家庭成员是艾滋病病毒携带者的学生，要注意尊重学生的隐私和尊严。

▶ 教学点一

认识艾滋病

【教学目的】　尽可能多地了解艾滋病的相关知识，包括传播与预防知识。

【教学过程】

组织者：影片中，有哪些情节显示了人们对艾滋病的恐惧，以及对艾滋病传播渠道的无知？为什么？请结合艾滋病病毒的传播途径进行说明。

【教学提示】

这部分的教学重点，是让学生们熟悉艾滋病的传播途径。组织者事先请同学们准备关于艾滋病病毒的传播途径、潜伏期等知识，在课常上进行交流分享。

【教学参考】

艾滋病传播途径：血液传播（输血，共用针头注射）、性传播、母婴传播。日常生活不会传播艾滋病病毒，也就是说，一起工作、共餐、共浴、共厕具、握手、拥抱、谈话、打球等，均不会传播艾滋病病毒。影片中，安德鲁的上司因为他是感染者而开除他，是没有道理的；米勒同安德鲁握手时，被告知他是感染者，便紧张地抽出手，也是多余的；在图书馆，同桌的人得知安德鲁可能与艾滋病有关便纷纷离开，也是不必要的。而他们的这些反应都源于对艾滋病的不了解和恐惧。

【教学过程】

组织者：20世纪80年代艾滋病被发现之后，正是六七十年代性革命运动不久，反对性革命的势力便称这是上帝对性革命、同性恋的惩罚。正如影片中也说到，有人称艾滋病为"同性恋癌症"。同性恋与艾滋病有必然的关系吗？

【教学提示】

让学生充分讨论，尤其是启发学生讨论为什么艾滋病和同性恋会被紧密联结在一起，让学生认识到这是一种对同性恋的恐惧，也是基于对性革命的恐惧。

【教学参考】

艾滋病不是同性恋的"专利"，性倾向与艾滋病没有必然联系，影片主人公安德鲁的男友便没有被传染。女同性恋则是最安全的性行为。在中国，20世纪八九十年代时，共用针头静脉注射毒品与不洁净血液的使用，一直是艾滋病病毒最重要的传播渠道。21世纪以后，性传播的比例才开始上升。同性恋者只要进行安全的性行为，就不会传播艾滋病病毒。如果有危险性行为，异性恋者一样可能传播艾滋病病毒。

现阶段的国家权威统计数据显示，男同性恋者是艾滋病传播和感染的高危人群，这其中的原因很复杂，一方面是因为男同性恋者之间的性爱方式容易造成皮肤粘膜破损而导致病毒传播，但是更重要的是因为他们采取了不戴套的不安全性行为。往更深层次说，这也是与主流社会对同性恋的误解和歧视有关的，这些误解和歧视使得同性恋者寻找伴侣的渠道和途径远远不如异性恋者，他们之间的关系和情感也不易稳定，他们的性和情爱关系没有受到法律保护的同时，也就失去了制度框架下可能的交往安全。安全套同时又是卖淫等"非法性行为"的主要"证据"……这些都是男同性恋人群使用安全套比例不高以致艾滋病感染率升高的复杂的原因。

▶ 教学点二

反歧视

【教学目的】　培养学生对于艾滋病病毒感染者和病人的平等意识，对于同性恋者的平等意识。

【教学过程】

组织者：好莱坞以拍娱乐片著称，1993年的这部影片标志着好莱坞也开始关注社会问题。它向我们讲述的并非一个艾滋病病人争取权益的简单故事，它直面"同性恋"这个在当时的美国社会中受到正统道德鄙夷的话题。影片中安德鲁为维护自己的利益而诉诸法律。请大家从反歧视的角度，说一下这部影片给我们哪些启示？

【教学提示】

可以让学生充分表达自己的看法。以下内容供参考。

【教学参考】

在高度歧视同性恋与艾滋病的文化下，平等是不可能实现的。米勒便曾对安德鲁说：当你从出生起，便被灌输着各种歧视同性恋和艾滋病病毒感染者的信息的时候，怎么可能不培养出歧视的态度呢？这提示我们，消除歧视是一个文化改造的工程。

安德鲁公司老板所讲述的海军中对同性恋士兵的暴力，以及他们在泡澡时对同性恋的讥讽谈话，包括法庭门外那些咒骂同性恋者的人，都告诉我们这种歧视的普遍存在。在影片中，安德鲁和他的伴侣受到他家人的支持，他的母亲说："无论怎样，都不能改变我们以你们为荣。"这让人感到格外温暖。但是社会的偏见依然存在，更令人心寒。

安德鲁最终赢了这场官司，这对于教育公众是有好处的。律师米勒经历了这场官司，完成了自身的巨大转变。但公众的改变是一个漫长的过程，不可能指望偏见很快改变。正是经由许多人的努力，针对同性恋和艾滋病病毒感染者的污名，才逐渐被消除。今天中国也正经历这个过程。

片中的故事及其结局并不复杂，却向世人提出了一个道德问题，对于艾滋病病人应该像其他病患者一样给予爱护和帮助，这才是一个尊重人权的社会应有的态度。1995年，笔者便在《艾滋病逼近中国》（吉林人民出版社）一书中明确写道：患病本身没有过错，疾病的状态不触犯法律；疾病不是对某个人的惩罚，而是全人类共同的敌人；艾滋病病毒感染者和病人同样是人类的一员，是我们的兄弟和姐妹；帮助他们的同时也在帮助我们自己，伤害他们的同时也在伤害我们自己；无谓的歧视与排斥，终将被健康、正确的心态取代；"平等"常常被用来解救人类的困境，这一次也一样……

▶ 教学点三

基于人权的思考与讨论

【**教学目的**】 促进学生基于人权的思考能力。

【**教学过程**】

组织者：在讨论艾滋病病毒感染者的权利之时，一些具体的权利经常被提到。其中，许多是有争论的。对这些具体权利的讨论，有助于我们深入理解人权、平等的议题。下面就请同学们分组讨论，下面这些权利中，艾滋病病毒感染者应该享有哪些权利？有哪些权利应该受到限制？为什么？

这些权利包括：就业权、上学权、就医权、性权利、婚姻权、生育权、上保险权、出入境权……

【**教学提示**】

感染者无疑享有上述所有权利，但是，其中一些权利在学生的讨论中可能是有争议的。组织者引导学生就这些争议点进行充分讨论，使学生在讨论的过程中对于权利有更深入的理解。

讨论中可能还会涉及一些理念及知识，比如：性权利、婚姻权均会涉及另一方的知情同意权，以及当事人是否可以在知情的基础上决定自己的生活方式，等等；生育权涉及对艾滋病病毒进行母婴隔绝的医学进展；对出入境权的限制是基于将所有感染者均定义为入境后会有意识传播艾滋病病毒的人；等等。课前学生和组织者对相关知识准备得越充分，便越有助于充分讨论，达成基于人权基础的共识。

最后，组织者可以做一些积极的总结和引导，比如告诉学生们：人类历史上曾经历许多"世纪之疫"，包括十三四世纪的麻风病，十五六世纪的梅毒，十六七世纪的黑死病，十八九世纪的霍乱、黄热病、肺结核，20世纪的癌症，21世纪的艾滋病。人类一次次地战胜了这些疾病，这一次也将一样。在这个过程中，需要我们以人权、民主、平等、尊严为出发点，共同努力！

五、社会性别主题

珍爱人生

推荐教学对象：高中生、大学生

 影片介绍

▶ 电影简介

《珍爱人生》（*Precious: Based on the Novel Push by Sapphire*），又译《珍爱》《新方向》、
《天生不是宝贝》等，美国电影，2009 年出品。片长 109 分钟。

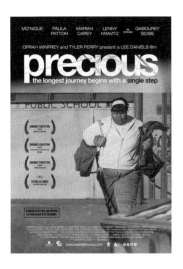

▶ 剧情梗概

克拉丽思·琼斯是一个 16 岁的女孩子，她幻想自己有英俊的男友，是众人追捧的电

影明星，和潇洒的数学老师是一对夫妻，生活在上流社会居住区。但是，她只是纽约黑人聚居区一个体重超胖的女孩儿，在学校里、街头上、社区中，都被人嘲笑和欺负。她知道自己太胖、太黑，又太丑，有时恨不得自己死了。她给自己起名"珍爱"。

16岁的琼斯因为第二次怀孕，被请出了学校。但她没有男朋友，母亲的男友、琼斯的亲生父亲一直在强奸她，琼斯的两个孩子都是自己父亲的。而母亲，对她非打即骂，用语十分恶毒。母亲什么事都不做，靠琼斯和她女儿的社会救助金生活，每天只是坐在电视机前，等琼斯回家做饭给她吃，还动不动就打骂琼斯。当父亲强奸她时，当母亲咒骂她时，当别人欺负她时，琼斯的眼前都会出现自己是一位电影明星，正享受人们欢呼的幻象。她在以此逃避现实生活。

从普通中学出来后，老师推荐她进入一所"一对一"学校。这里的女教师瑞恩小姐非常有耐心，教她阅读和写作，使她的能力有很大提高。同时提高的，还有她对生活的信心。这里的同学们也相互帮助，相互支持。第二个孩子出生后，因为无法忍受母亲的打骂，琼斯第一次离家出走了。瑞恩老师帮助她，让她住在自己家里，又帮她住进了政府的"中途之家"。琼斯将自己的爱倾注给了自己的孩子。

正在新生活刚刚开始的时候，母亲找到琼斯，告诉她，她的父亲死于艾滋病。琼斯的眼前再次出现自己被作为明星追捧的幻象……琼斯体检的结果是，她也被传染了艾滋病病毒。她万念俱灰，仍然是瑞恩老师和同学们鼓励她再次唤起生活的热情，为了所有爱她的人。"你的孩子爱你，我也爱你。"瑞恩老师说。

在同社工的一次谈话中，琼斯的母亲吐露实情：琼斯只有三岁的时候，男友（也就是琼斯的父亲）便对她进行性侵犯，琼斯的母亲感到是琼斯夺走了男友对她的爱和关注，所以开始怨恨自己的亲生女儿。社工问她为什么不阻止男友对自己女儿的性侵犯，她哭着说，自己不敢。琼斯带着自己的两个孩子离开，她最后对母亲说："你以后再也不会见到我了。"

琼斯抱着一个孩子，手拉着一个孩子，三人走在人群中。她仍然是那样胖、那样黑、那样丑，但是她的步履中有一种坚强、自信、果断的美。

 ## 教学流程

▶ 性教育关键点

反思女性美的标准，每个人都是有价值的、不可替代的；人们之间不应该歧视，应该相互爱；反思性别暴力，如何面对暴力；由男护士思考性别气质。

▶ 教学点一

每个人都是珍贵的

【教学目的】 帮助学生认识到，无论多么不符合主流社会美的标准，经历多少失败与悲剧，每个人的生命都是宝贵的。

【教学过程】

组织者：琼斯是一个"丑女孩"，被同学嘲笑、欺负。她也认为自己很丑。大家想想，琼斯"丑"在哪里？

【教学提示】

学生自由发言，说出琼斯"丑"在哪里，为什么被欺负。会有同学谈到：黑人、肥胖、丑陋，这三个词沾上一个，就会被置于社会的角落中。何况，琼斯同时具备了这三个。

组织者要进一步引导同学逐一讨论：为什么黑人被认为是丑的？为什么肥胖被认为是丑的？为什么眼睛小、厚嘴唇这些都会被认为是丑的？美的标准是什么？这个标准又是谁制定的？

在学生的开放性思维能够得以充分激发的情况下，他们会认识到：主流社会关于美的标准是文化建构起来的，是具有历史性的，也并不一定符合所有人心目中美的标准。组织者可以适时地抛出一位著名黑人说过的话："在我的眼中，黑色是最美的色彩。"再比如，中国的唐朝就是以胖为美。

有的同学可能还会说，琼斯又蠢又笨，感觉上有一些弱智。这时，组织者便问学生：为什么会有这样的感觉？肥胖者是否必须是蠢和笨的？面部表现不生动，是否就是蠢的？即使琼斯真的不聪明，学业也不好，又是什么造成的？她参加"一对一"学校的入学考试时成绩非常低，但不久之后就提高了很多，可见，在友爱、支持的环境下，以适合她的方式进行教学，她就会成长得非常快。

【教学参考】

片中出现了琼斯、琼斯的妈妈、琼斯邻居小女孩的妈妈三个肥胖女性的形象，她们代表了父权审美标准下的受害者。没有人会先去关注她们的品德、才能、心灵如何，仅仅是肥胖的外表就足以引来他人的嘲笑和歧视。琼斯幻想着自己能上杂志封面，成为耀眼的歌星，出演电影，有一个帅气的男朋友，这些与琼斯的真实生活形成强烈反差的幻想在影片中反复出现。而我们清楚：如果不改变这种父权视角下的审美标准，这一切也只能是幻想，很难成为现实。

当代主流社会的以瘦、白、大眼睛等作为女性美的标准的背后，是中产阶级的、白人的、男人的标准，主流社会通过一系列手段将美的标准强加给人们。现在社会中仍然到处充斥着出于男性视角的女性审美标准，在电视电影、广告、选美选秀活动、电脑游戏人物形象等各方面随处可见。

【教学过程】

组织者：绝大多数人符合主流社会美的标准吗？这个标准给不符合它的人带来了什么？

【教学提示】

学生自由讨论，发言。

在深入讨论的过程中，组织者引导学生们认识到：绝大多数人是不符合这个审美标准的，这给他们带来压力、自卑，甚至创伤。女性越来越多地减肥瘦身、美容化妆，归根究底不是因为女性自身的偏好和取向，而是由于父权审美标准被社会和传媒不断强化，使女性在潜意识中自觉接受了这种标准，做着"女为悦己者容"的事。而不符合这一审美标准的女性无疑要承受巨大的压力，这也迫使她们不得不做出符合这种标准的改变。

组织者可以引导学生关注影片中的两个镜头：第一个是，琼斯在家中照镜子，从镜子里面看到的是一个苗条、漂亮的白种女人；影片尾声，也有一个镜头，琼斯抬头挺胸，坦然面对镜中真实的自己。那一刻，显示了琼斯心灵的成长。组织者引导学生思考：是什么使琼斯发生了变化？在自尊和勇敢建立起来之后，我们每个人都会对自己的外表更加自信，或者说，我们不会因为自己的外表不符合主流社会的审美标准，就感到自卑。

【教学过程】

组织者：16岁的琼斯身上，仿佛集合了一个女孩子所能承受到的所有不幸。除了所谓"不够美丽"之外，被亲生父亲强暴，被亲生母亲打骂，两次怀上孩子，被学校开除，走在街上都被人欺负，感染了艾滋病病毒……但是，瑞恩老师仍然鼓励她要"为爱你的人活下来"，因为"你的孩子爱你，我也爱你"。这让我们想到了什么？

【教学提示】

学生自由讨论、发言。

在讨论中启发学生认识到：每个人都是独一无二的。每个人都有自己的优点。每个人都会被别人所需要，即使只被很少一些人所需要，但他也是不可被替代的。每个人都有存在的价值，每个生命都是宝贵的。

【教学参考】

琼斯给自己起名字叫"珍爱"，本身便具有强烈的寓意。我们每个人都应该认识到，无论我们经历了多少创伤，有过什么样的悲惨经历，我们都应该珍爱自己。当我们珍爱自己的时候，我们就能够焕发出美丽的光彩，生命也将显示出它原本的价值。

▶ 教学点二

不歧视，相互爱

【教学目的】　教育学生不要歧视别人，要相互尊重和爱。

【教学过程】

组织者：影片中，同一个琼斯，由自卑、颓废，到自尊、自信，这中间经历了什么？或者说，是什么使她发生了这样的改变？为什么？

【教学提示】

学生自由发言、讨论。组织者根据电影情节启发学生思考，认识到关心、倾听、友谊、爱，这些都是促使琼斯改变的力量。

【教学参考】

影片中，琼斯在现实生活中面对两个世界。一个是歧视、伤害她的，一个是支持、帮助她的。前者，包括她原来的学校和一些同学，包括街头的小混混，包括她的父母；后者，包括"一对一"学校里的老师和同学。在面对第一个现实世界的残酷时，她躲到自己幻想中的世界里，享受着在幻想中被人们追捧和热爱的感觉，逃避现实中的创伤。在"一对一"学校中，瑞恩老师致力于帮助有过创伤经历的女孩子们学习自尊、自爱，也学会爱别人，尊重和帮助别人，琼斯和同学们建立起了深厚的友谊，这是她后来走向自强的重要影响因素。

影片中有一个情节，当琼斯谈到她的梦想的样子时，她说希望自己能很苗条、皮肤白一点、有长头发、能再漂亮些。瑞恩老师对琼斯说：你已经很漂亮了。因为她关注的不是琼斯的外表，而是她在悲惨的生活中依然能向前看的精神，是她很少得到关爱却依然对别人付出爱的美好心灵。正是在瑞恩老师的帮助下，琼斯最后走向自我悦纳，走向自信自强的自我。

【教学过程】

组织者：影片中，琼斯住到教师瑞恩小姐家中，得知她是同性恋，和女友生活在一起。琼斯的妈妈曾经告诉她，同性恋者都是坏人。但琼斯不这样看，为什么？

【教学提示】

学生自由发言。这段内容目标在于进行针对同性恋的去污名化教育。

【教学参考】

瑞恩老师是一位公开的同性恋者，也是一个尽职的好老师。她让琼斯品尝到了学习的乐趣，学会了表达自我，重拾了自尊心和自信心。她对琼斯甚至对所有选修学校里的学生都十分关心，十分温柔。以至于在瑞恩教授琼斯学英语时，她的语气十分温柔，与琼斯父亲的暴行和母亲肮脏的语言辱骂、拳打脚踢形成了鲜明的对比。是瑞恩开化了琼斯，使琼斯敢于表达自己，敢于说出自己的心声。特别是在圣诞节前夕，琼斯与母亲闹翻后，满身是伤，带着小儿子阿杜离开家里时（家里待不下去了，琼斯的母亲捧阿杜，与琼斯厮打，甚至用电视机砸琼斯），琼斯没有工作、没有收入、没有落脚点，是瑞恩为她想办法，把她带回家里过圣诞节。瑞恩和自己的"另一半"卡瑟琳住在一起。卡瑟琳并不认识琼斯，但对琼斯却更关心，更好（她把猫关起来，以免伤到小孩，而琼斯的母亲也有一只宠物猫），还送圣诞礼物给琼斯，让琼斯感觉到温暖，让琼斯过了一个难忘的圣诞节。瑞恩告诉琼斯："什么都不要害怕。"这些都和琼斯母亲告诉她的"同性恋者都是坏人"的说法完全相反。同性恋者教了琼斯很多在学校没有学到的东西，她们不是对琼斯施暴的人，也不是黑人社区卖毒品的坏人。

琼斯把自己的生活比作了一条黑暗的隧道，而要想继续前行，继续生活下去，内心的光亮是最重要的，而内心的光亮是需要别人来点亮的。而瑞恩就是琼斯生命中这样的人，她照亮了周围的人。

影片中的同性恋者，是爱别人的，是尽职尽责的……

【教学过程】

组织者：影片中，当琼斯父亲死于艾滋病后，琼斯也检查出 HIV 阳性。这时学校里的人对她是什么态度？这种态度给我们什么启发？

【教学提示】

学生自由发言。

组织者可以根据影片情节问学生：教师瑞恩让女孩子们写日记，这是为了什么？对于琼斯的成长有什么帮助？

组织者启发学生认识到：写日记不仅是锻炼了女孩子们的读写能力，更是帮助她们审视自己的生活，正视自己的生活，通过写作来反思，从而增长力量。

组织者启发学生通过分析和分享认识到：歧视和伤害别人，会给别人带来什么样的创伤；而相互的友爱与尊重，会如何帮助一个人改变。重要的是，琼斯自己在这个过程中也一直在努力。正像每个人都一定会在某一方面优秀，每个人也都会在某一方面是弱势，所以，讥讽、嘲笑、歧视别人，也是对自己的歧视。让我们不要歧视，彼此关爱。

【教学参考】

发现感染了艾滋病病毒，对琼斯来说，人生刚刚有一点儿起色，就遭受了如此重大的打击。当琼斯在课堂上写了"Why me"时，她绝望了，这时是瑞恩老师过来开导她，告诉她大家爱她。同学们没有人回避和疏离她，也没有人轻视和歧视她，而是一起鼓励她。女孩子们在教室中相互关爱的场面，令人感动。

在影片的结尾，琼斯对社工说"我要读高中，然后读大学"，她面带笑容地带着两个孩子离开，走向新的生活。影片塑造了一个积极向上的艾滋病病毒携带者的形象，而不是衰弱、消极、阴郁的形象，借此提醒人们应该改变对艾滋病病毒携带者的错误印象和歧视。

▶ 教学点三

认清性别暴力

【教学目的】　帮助学生理解性别暴力，懂得面对暴力时反抗、自我爱护。

【教学过程】

组织者：性别暴力有多种形式。请大家结合性别暴力的相关知识，来分析一下琼斯面临了哪些形式的性别暴力？

【教学提示】

学生自由发言。

组织者应该在课前让学生去查阅性别暴力的相关资料，以方便此时的讨论与交流。

学生们通过分析，可以认识到，琼斯承受了强奸、苗条暴力、家庭暴力等多种形式的性别暴力。其中，别人对她肥胖身体的讥讽，她因为自己体型的自卑，就是"苗条暴力"。这部分在本书电影《穿着 PRADA 的恶魔》《初恋红豆冰》中也有提及，可参考。

【教学参考】

性别暴力是指基于性别的暴力，是基于性别之间权力关系的一种暴力。国际社会中，性别暴力又通常以"针对妇女的暴力"来替代。

1993 年联合国通过《消除对妇女的暴力行为宣言》，其中指出，针对妇女的暴力行为应理解为包括但不限于下列各项：在家庭内发生的身心方面和性方面的暴力行为，在社会上发生的身心方面和性方面的暴力行为，国家所做或纵容发生的身心方面和性方面的暴力行为，无论其在何处发生。其表现形式包括：性骚扰、强奸、拐卖、生命权的剥夺、"苗条暴力"、家庭暴力等。

以家庭暴力为例，又分为肢体暴力、性暴力、精神暴力、经济控制等。琼斯显然经受了家庭暴力中的所有形式：父亲对她的性暴力及肢体暴力，母亲对她的精神暴力及肢体暴力，母亲对她的经济控制，等等。

【教学过程】

组织者：性别暴力并非都是男人针对女人的，在这部影片中，女人（母亲）针对女人（女儿）的暴力也令人发指。母亲不只扮演了暴力的帮凶，更是暴力的直接实施者。影片中哪些情节反映了这一情况？大家如何理解这种"帮凶"？

【教学提示】

学生自由发言。从父权文化的传承角度进行分析，可以进一步理解文化的沿袭。

【教学参考】

琼斯的父亲是父权文化的代表，她的母亲则是父权文化的帮凶。

琼斯的母亲对男友有很强的依附，这种依附不是物质和经济上的，而是情感和观念上的。她说自己看到男友性侵女儿时内心很痛苦，但不是因为女儿受了伤害，而是因为她觉得男友是属于她的而不是女儿的。她说："我有男人，我有孩子，我两个都要照顾。难道我希望我的男友碰我的孩子？"但实际上当两者产生冲突时，她选择了牺牲女儿，顺从男友。为了不失去男友，她愿意压抑内心的自我意愿和选择，完全以男友为中心。

在男友离开后，琼斯的母亲把全部罪责都归于女儿。女儿是父亲性暴力的受害者，而母亲却完全没有责怪男友，反而认为是女儿抢走了自己的男人，因而恨她、虐待她。在琼斯的母亲看来，男友不需要对这场家庭悲剧负任何责任，男友强奸女儿完全是因为女儿勾引了男友，是因为女儿没有反抗。这种不合理的指责充分体现了她缺少性别意识，是父权文化的帮凶。

从影片最后琼斯的母亲与社工的对话中可以看出，她虽然承认了对男友强奸女儿的纵容，但她认为社工不应该坐在那里"审判"她，不应该用异样的眼光看待她，因为她认为她的做法没有错，她这样做是为了维护家庭、留住男友，这是对她的家庭、对男友和女儿来说最好的选择。可见父权思想在她头脑中是根深蒂固的。但不可否认的是，琼斯的母亲也同时是父权文化的受害者。她对男友的精神依赖，她对琼斯的冷漠……这些背后都是她本人在这个父权体制下受到伤害后的反应。

【教学过程】

组织者：影片中，琼斯一直在容忍、逃避，每次受到伤害时眼前都浮现出自己作为明星被追捧的幻象。她产后回家时，面对来自母亲的暴力，她第一次反抗。大家想一想，如果是你，面对这些暴力的时候，你会怎么办？

【教学提示】

组织者可以让学生们分组讨论，分别写出面对以上几种暴力时可能采取的相同及不同的应对建议，然后将这些不同的建议呈现到黑板上，与大家分享。

组织者要做的，是尽可能激发学生的思想。

在这个过程中，有学生可能会提到，因为害怕而不敢反抗。组织者这时便要引导学生讨论：因为害怕不敢反抗的结果是什么？我们在怕什么？面对恐惧最好的办法是什么？我们如何在反抗中规避可能的风险？在深入讨论的过程中，学生们便会清楚什么是自己应该做的。

最重要的是引导学生认识到：自助者，人助之，天助之。而一味地逆来顺受，只会使处境更加糟糕。同时，也让要学生清楚，反抗的时候要注意自我保护，懂得寻求最有效的帮助。

【教学参考】

以面对家庭内部的性侵犯为例，可以采取的措施有，严厉警告侵犯者，向家庭中可以信赖的长辈求救；如果这些渠道都行不通，可以考虑向警察、老师、社工求助。

家庭暴力是隐蔽而顽固的，很多人深陷其中也深受其害。对于遭受家庭暴力的青少年，与家长相比他们自己的力量很弱小，反抗很可能招致更严重的暴力，何况他们还要依靠家长才能生活。所以除了青少年自身的努力，周围亲人、学校、老师、社会所持的态度和采取的措施，都会对他们能否摆脱家庭暴力产生重要影响。家庭暴力不是一个家庭内部的事，而应该得到更多人的关注。

对于像琼斯这样遭受性侵犯、怀孕的女学生，学校又应该持怎样的态度？一味地批评甚至因此而开除学生是不合理的，这只会让学生感觉受到歧视，增加内心的羞愧和自卑，也会让更多的学生不敢说出自己的遭遇而选择默默忍受。学校的支持和正确引导才是帮助学生勇敢面对现实、走出心理阴影的最好方法。

▶ 教学点四

男护士

【教学目的】 反思社会性别刻板印象。

【教学过程】

组织者：影片中出现的男性角色很少，其中一个是在琼斯生第二个孩子时照顾她的男护士。琼斯的朋友第一次见到他时都一致认为他是医生，当得知他是护士时非常惊讶。这段情节，从社会性别的角度，可以给我们什么启发？

【教学提示】

学生自由发言。

这一情节可以用来帮助学生反思社会性别刻板印象。

【教学参考】

我们理所当然地认为医生应该是男性，而护士应该是女性。在传统的性别观念中，男性被认为是刚强、独立、大胆、有创造性、理性的，而女性则被认为是温柔、体贴、细心、依赖、感性的。人们会把这种性别观念与特定的职业对应起来，即认为男性更适合担任领导，更适合从事技术工作，更适合做科学家、医生等，而女性更适合从事服务行业，更适合做护士、幼儿园教师等。另一方面，由于长期以来"男主外、女主内"的分工模式，女性更多地在家庭中做照顾家人的工作，因而可以看到人们印象中适合女性的工作在本质上与女性在家庭中的工作相似，是家庭工作的延伸。社会性别刻板印象会直接表现为在职场中的性别歧视，性别歧视无疑会阻碍女性在很多行业中的发展。

这部电影以一个男护士的形象引发我们思考，性别歧视不仅使女性受到不公平的对待，同样也影响了男性的职业选择和发展。社会性别刻板印象的存在会限制所有性别的个体对职业的自由选择，从事不符合传统性别观念的职业就会招来疑惑、误解和嘲笑，女性想做经理或警察会被称为"男人婆"，男性想做护士或幼儿园教师会被认为没有"男子气概"。

社会性别刻板印象的影响不仅表现在职场中，在生活的各个方面，男性和女性都会受到社会所期望的性别行为规范的制约。女性要表现出顺从和依赖，不应该独立和反抗；而男性则要表现出坚强和理性，不能轻易表现出自己的情绪。这让所有性别的个体都生活在社会的压力和限制中，得不到自由的发展。因而性别平等并不是单纯削弱男性的权益来维护女性的权益，而是对所有性别都有利的。性别平等应该是所有性别共同追求的目标，并且也只有通过所有性别的个体共同努力，这一目标才可能实现。

（陈思思参与本文写作。）

永不妥协

 影片介绍

▶ 电影简介

《永不妥协》（*Erin Brockovich*），美国影片，2000 年出品。片长 131 分钟。

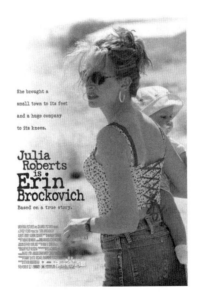

▶ 剧情梗概

　　埃琳是一位经历了两次离婚并拖着三个孩子的单身母亲，在一次十分无奈的交通事故之后，这个一贫如洗、既无工作、也无前途的女人几乎到了走投无路的绝境。万般无奈之下，埃琳只得恳求自己的律师埃德雇用她，在律师事务所里打工度日。

　　一天，埃琳在一堆有关资产和债务的文件中很偶然地发现了一些十分可疑的医药单据，这引起了她的困惑和怀疑。在埃德的支持下，埃琳开始展开调查，并很快找到线索，发现了当地社区隐藏着的重大环境污染事件，一处非法排放的有毒污水正在损害居民的健康，是造成一种致命疾病的根源。可怕的是居民们对此并未察觉，甚至起初对埃琳的结论表示怀疑。但是不久他们就被埃琳的执着和责任感打动了，大家在一个目标下紧紧地团结了起来，埃琳用自己的行动赢得了全体居民的信任，成了他们的核心和代言人。邻居乔治在整个事件中是埃琳的一名坚定的支持者，他俩的爱情成了支持埃琳的重要精神支柱。埃琳挨家挨户地做动员工作，终于得到了 600 多个人的签名支持。埃琳和埃德在一家大型法律事务机构的帮助下，终于使污染事件得到了令人满意的赔偿，创造了美国历史上同类民事案件的赔偿金额之最，达 3.33 亿美元。

 教学流程

▶ **性教育关键点**

与"爱情"相比，女性的自我成长也非常重要；女性面临职业和家庭的双重压力，男性参与是促进社会性别平等的重要力量；反思社会性别对女性的建构，思考关于女性的社会性别刻板印象。

▶ **教学点一**

女人不应该成为"爱情"的附庸

【教学目的】"爱情至上"要不得。

【教学过程】

组织者：埃琳是曾经的选美皇后。她想过学医学，还曾对地质学非常着迷，这些最后都因为结婚放弃了。埃琳高中没读完便糊里糊涂辍了学，两度婚姻，连生三子，但这些并没有给她带来幸福。影片开始，她一个人带着三个孩子，存款不足一百美元，电话费交不起，被各种账单催着，而孩子们的父亲完全不承担责任。

没有任何专业特长的埃琳开始艰难地求职。最终，她靠着自己无比坚韧的毅力，克服难以想象的困难，向世人证明了一个"弱女子"的价值，在人生的道路上开辟了一片新的天地。

请同学们讨论、思考，埃琳的人生经历，给我们什么样的启示？女性应该为了爱情放弃自己的人生追求吗？女性为了爱情放弃理想就一定能够得到幸福的人生吗？女性在婚姻、事业均失败的情况下，如何开创新的人生？请大家谈谈。

【教学提示】

组织者在这部分，要引导学生们认识到：将爱情、婚姻作为人生中最重要的价值，甚至不惜为此牺牲自己喜欢的专业、追求的理想，是错误和危险的。任何时候不要被"爱情至上"冲昏了脑袋，爱情和婚姻完全可以不是自己生命中最重要的东西，不要为"爱情"牺牲自己的人生追求。一句话：任何时候，都不能放弃自我，成为"爱情"的附庸。

【教学参考】

设想，以埃琳的聪明与勤奋，如果她一直努力学习，追求自己人生的发展，就不会有影片开始时的窘境。她为了爱情牺牲了自己的追求，但爱情只留给她三个被父亲所抛弃的孩子。

在社会文化对女人的束缚中，很重要的内容就是要求一个女人为她的男人牺牲，而把这样的牺牲定义为爱情的伟大。但是，对于男人而言，牺牲自我的"爱情"却不是最重要的，事业、社会地位远比"爱情"更重要。因此作为女人的埃琳，她的牺牲没有换来男性的珍惜。除了事业的牺牲、辛苦的家务劳动，社会还要求女性对自己的丈夫轻声软语、善解人意，所以在电影中，当乔治发觉埃琳已经整整六个月忙于工作而没有对他"温声细语"时，他很失望，想离开埃琳。

影片中，当男友乔治对她说"要么换个工作，要么换个男人"的时候，埃琳选择了让乔治离开。她说："我这辈子都为男人屈服，为男人牺牲。"表示自己从现在开始不会再这样牺牲了。这标志着她自我觉醒的开始。

埃琳的可贵之处在于，她于逆境中不自暴自弃，而是相信自己，坚韧不屈地努力，最终取得成功。这也再次证明，女性完全可以自己在事业上取得成就，而不需要去依赖那无法依赖的不可信的男人。

在为官司奔波的过程中，埃琳重新发现了自我，信念亦在个体的新生中发生了巨变。

▶ 教学点二

女性的母职与男性参与

【教学目的】　理解女性承担家庭和社会双重责任的艰难，培养男性参与的意识。

【教学过程】

组织者：影片中，埃琳是三个孩子的母亲，在经历失业之后又成为一位成功的职场女性。她为了在职业上的作为，付出了很多，包括牺牲了很多和孩子们在一起的时光。影片对此有哪些表现？这些表现对于我们理解女人的母职与职场角色，有什么样的启发？

【教学提示】

学生自由讨论。组织者要鼓励学生以社会性别角度讨论女性职业形象与家庭责任的关系。这部分内容，也可以参考本书电影《穿着 PRADA 的恶魔》。

【教学参考】

称职的好母亲与出色的职场女性，对于许多女人来说是一个艰难的选择，她们往往需要同时背负这两个压力。这是传统的社会性别分工决定的。传统社会性别分工认为，对女性而言，妻子和母亲的角色最重要，而家务和母职则是角色的重要任务。因此，无论女性在事业上多么繁重，都没有办法摆脱家务和母职的责任。相对的，对男性而言，事业则更为重要，这也是传统社会性别规范中男性承担家庭义务最重要的体现，因此，不鼓励男性参与承担家务和照顾孩子。相对于单纯承受职场压力的男性而言，现代职业女性承受着"三重大山"：家庭、孩子、工作。

在电影伊始，女主角埃琳就曾对诊所的医生说："后来我不得不离职，因为我儿子出水痘，发烧到104华氏度。"埃琳车祸后，在法庭上说"我还要照顾小孩，所以不能吃止痛药"等，也显示了女性作为母亲的许多付出。

三个孩子的父亲，没有承担孩子们的抚养责任，仿佛带孩子是女性的职责似的。

埃琳外出求职或工作的时候，便将孩子托付在邻居家，有时找不到托付的人，她不得不带着孩子们外出工作，这些场景突显了女性面对家庭和工作时的两难。

开始调查污染案子后，埃琳总是天黑才回家，而这时孩子们已经睡了。

有一天埃琳回来晚了，她的儿子对她有不满，她去安慰儿子，说："我知道让你理解这些很难，但我是为了我们一家人。"还有一次，埃琳周末要带孩子一起去上班而不能陪他们去郊游，也让儿子不快。但是，一天早晨，儿子看到她的材料，里面一个受污染生病的女孩子的年龄和他一样大，她的母亲也生病了……儿子那一瞬充分理解了母亲的付出，而埃琳也为儿子的理解而感动。

埃琳小女儿会说的第一句话，竟然是"球"，而不是"妈妈"，因为妈妈总是早出晚归，她几乎看不到妈妈，所以自然第一句话不是"妈妈"。埃琳听到女儿会说话的消息，既兴奋，又心酸，流出了复杂的泪水。

【教学过程】

组织者：在社会运动界和学术界，如何减轻女性压力、把女性从繁重的家务中解放出来，一直就是重要议题。人们想过很多办法，包括家务职业化、社会化、科技进步等，但还有一个重要的途径便是"男性参与"，即男性参与到推进社会性别平等运动中来，参与到传统上由女性承担的家庭和社会职责中来。影片中，埃琳的男友乔治总体来说是一个男性参与的好榜样，虽然他也出现过犹豫和退缩。结合影片情节，说说乔治是如何做到男性参与的？

【教学提示】

学生发言、讨论。组织者启发学生认识到，男性在参与过程中有退缩，有其自身的原因，也有社会性别文化建构的原因。在整个社会的性别文化之下，个人可以做的转变是很困难的。

【教学参考】

乔治是一个很正面的角色，他欣赏埃琳的"特别"，喜欢她的坚强和顽强，也接受她的满口粗话。

埃琳发现保姆擅自把孩子送回没人的家中，乔治好心地帮埃琳带孩子，并主动说以后都可以帮埃琳看小孩，让埃琳去工作。乔治是在现代思想的影响下觉得女性也应该去工作，自己可以帮她照顾小孩，这便是男性参与的体现。

当埃琳第一次失去律师事务所的工作时，乔治也替埃琳愤愤不平，并认为她是一个特别的女人。并且在埃琳彻底投入案件之初，乔治对埃琳也给予了很多的支持。

可是当埃琳接到了恐吓电话时，乔治担心了，他觉得埃琳工作过了头，轻视了他，也不管家里的小孩。

乔治第二次表示不满是因为埃琳带他们一起去参加辛克利的聚会，埃琳忙于在聚会中做调查而忽略了乔治，乔治觉得埃琳过于专注工作而置他和小孩于不顾。这里有一个重要的镜头，即乔治看着一群摩托车手风驰电掣地骑车而过，脸上的表情很复杂。因为乔治自己也是一个摩托车手，但是为了帮助埃琳照顾孩子，他放弃自己的爱好许久了。

乔治的最后一次爆发让他决定离开这个家，他让埃琳在他与工作之间做出选择。但由于埃琳不愿放弃她的工作，于是乔治头也不回地离开了。

便是这样一个在男女平等上已经相对思想开化的人，还是没有办法接受让埃琳整日忙于工作而自己在家带孩子这件事情。乔治虽然作为"新男人"愿意承担在家带孩子的工作，却也无法接受女友的忙碌，更受不了丝毫的轻视，并最终要埃琳选择"要么换个工作，要么换个男人"。

当然，最后乔治又"回归家庭"了。影片最后，埃琳带着乔治去通知那些受害人法院的赔偿判决，就是为了让乔治了解，他的付出如何间接帮助到了许多人。

【教学过程】

组织者：想一想，关于男性参与，我们可以在自己现实的生活中做些什么？请男生列出一份自己的"参与性别平等计划书"，把近期自己可以做的一些事情详细计划出来。

【教学提示】

鼓励学生多发言，尽量呈现多种多样的视角。这里可以重点启发男生多思考、讨论这个问题，也可以让女生为男生出点子，通过分享彼此的看法，形成具体的"参与计划"。这个计划要尽可能具体，有时间、具体步骤、行动者、求助对象、"意外的备案"等。

【教学参考】

比如，男生回家协助做家务，鼓励父亲做家务，鼓励父亲来开家长会，需要家长陪伴外出做事的时候多找父亲，等等。

▶ 教学点三

女性同样很能干

【教学目的】 深入理解社会性别建构，反思社会性别刻板印象。

【教学过程】

组织者：影片中许多地方体现出社会文化对女性的要求，对女性的刻板印象。结合影片情节，说明这些在影片中如何表现，以及给我们的思考。

【教学提示】

鼓励学生讨论，发言。更多地找出影片中的相关情节并进行思考分析。

【教学参考】

女人多次离婚会被认为道德是有问题的。埃琳为车祸出庭时，当陪审团成员听说埃琳两度离婚的时候均表情错愕，体现着主流社会对离婚女性的道德贬损。

女人说脏话更是不能被接受。电影一开始埃琳就因为在法庭上开口说脏话而输掉了官司，而在律师事务所工作时埃琳也多次因为说脏话而让其他同事瞠目结舌。

埃琳的穿着也引起了很多非议。埃琳总是穿着暴露，埃德就提醒过她这个问题，但埃琳却回答说:"我认为我这样穿很好看,只要我还窈窕动人,我爱怎么穿就怎么穿。"

埃琳为了工作到处奔波,回来却被老板开除了,甚至说:"看起来像一天到晚玩乐的人。"体现着针对女性的社会性别刻板印象。

女性的工作能力是受到质疑的。影片最后,大律师寇特波特以及他的助理泰瑞纱对埃琳能搜集到 600 多人的签名和取得关键证据感到惊奇,埃琳也只幽默地说:"我只好出卖我的肉体,在 5 天内帮 634 个人吹喇叭。"

看过影片便知道,事实是,埃琳非但不是一个没脑筋的大胸美女,还是一个十分聪明、勤奋的女人,富有同情心和正义感。

【教学过程】

组织者:社会上存在一些针对女性职场能力的常见态度,我们现在就来讨论以下这些态度,哪些正确,哪些错误,错在哪里。

(1)女人"干得好不如嫁得好"吗?

(2)"男主外、女主内"的性别分工合理吗?

(3)"全职太太"是对女人的恩赐吗?

(4)母职角色是必需的吗?

(5)男性不适宜哺育婴儿吗?

(6)男女两性谁适合做家务?

(7)家务劳动价值是否可以"有偿化"?

(8)女性为什么大多在职业分层较低的领域?

(9)什么是"女人味"?

(10)"女人味"对女人意味着什么?

【教学提示】

组织者可以依据课时情况,对上述话题有选择地进行讨论。讨论过程中应该进行具有正确的社会性别意识的引导,以帮助学生理解社会性别建构,反思社会性别刻板印象。上述这些话题的讨论均可以结合本影片展开。

【教学参考】

(1)女人"干得好不如嫁得好"吗?

错。"嫁得好"将女人置于第二性的从属地位,将自己定位于"贤妻良母"而非独立个体。"干得好"才是女人自己的价值体现。

(2)"男主外、女主内"的性别分工合理吗?

不合理。个体差异大于群体差异,有些男人适合主内,有些女人适合主外,反之亦然。僵死的二元划分限制了个体的自主选择,强化了女性在私领域的从属地位。

(3)"全职太太"是对女人的恩赐吗?

不是。是否做全职太太,应该由不同女人自己选择决定,应该建立在她自己对于职业、婚姻、家庭、自我的充分权衡的基础上。全职投入私领域,远离公共社会,可能使女性失去进入公领域的机会和能力。也可以有"全职丈夫"。社会更应有义务为"阶段性就业"者提供平等的就业机会。

（4）母职角色是必需的吗？

不是，应该是可以依据具体情况自主选择的。父亲也可以承担更多母亲承担的职责。

（5）男性不适宜哺育婴儿吗？

不是。男性可以学习带孩子，女性也不是天生就会带孩子的。

（6）男女两性谁适合做家务？

都适合。学习了，就都适合，都能够学会。认为女性更适合，是社会性别刻板印象。在这种刻板印象下，学习家务仿佛成了女性的天职，而男性远离家务，自然也就做不来了。

（7）家务劳动价值是否可以"有偿化"？

可以。但不是必须。重要的不是形式上的"有偿"，而是从思想上理解、认可、尊重家务劳动这一不创造交换价值，但创造使用价值的劳动付出，尊重私领域工作者的平等性。

（8）女性为什么大多在职业分层较低的领域？

因为社会更多将女性归于私领域，使她们在受教育、求职、培训、升职、承担重要工作等许多方面，都处于同男人相比更不利的位置，升职时面临"玻璃天花板"——表面上男女平等，女性没有升迁障碍，但事实上文化中的偏见存在，无形当中阻碍着女性的发展。

（9）什么是"女人味"？

社会性别刻板印象中的"女人味"即所谓女性气质，包括温柔、细腻、体贴、多情、感性，等等。

（10）"女人味"对女人意味着什么？

传统的女性气质是对女性的规范与约束，忽视女性个体的差异性，以及多样发展的自由空间。"女人味"的规范，强调女性柔弱的一面，要求女性在私领域扮演温柔的、照顾者的角色。这一规范同时强化了男性在性别关系中的主导和支配地位。

舞动人生

推荐教学对象：中学生

 影片介绍

▶ **电影简介**

《舞动人生》（*Billy Elliot*），又译《跳出我天地》、《芭蕾之梦》等，法国、英国合拍影片，2000 年出品。片长 110 分钟。

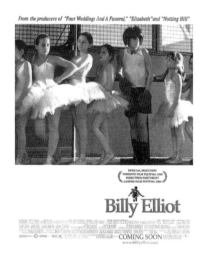

▶ **剧情梗概**

11 岁的小男孩比利·艾略特被做煤矿工人的父亲骂作"娘娘腔"。母亲去世了，他从小就和他的父亲、兄长生活在英国的北部小镇。他每周要拿着自己祖父、父亲用过的拳击手套去上拳击训练课。一天，在上训练课时，他偶然接触了芭蕾舞，这美丽绝伦的艺术立刻深深地迷住了他。而这个男孩也让严厉的芭蕾指导老师威尔金森夫人眼前一亮，她发现比利是一个很难得的、极具天赋的芭蕾苗子，于是全身心地培养比利。

然而比利学习芭蕾的事情始终瞒着他的父亲和专横的兄长。矿上的罢工工潮，使他们在为吃饱肚子而努力地挣扎着。当他们发现比利把学习拳击的学费浪费在了毫无男子汉气概的芭蕾上时，父亲大发雷霆，哥哥奚落讽刺，一场家庭危机爆发了。

比利只能从他的好朋友迈克尔那儿找到一丝安慰，迈克尔既喜欢同性，又喜欢易装。与此同时，威尔金森夫人也积极鼓动比利去报考伦敦的"皇家芭蕾学校"，她认为在那里，比利可以得到更好的训练，也可以彻底摆脱家庭环境对他的巨大压力。

圣诞夜，比利勇敢地站在父亲面前尽情地跳着，燃烧自己的激情，最终感动了父亲，不仅同意他去伦敦参加皇家芭蕾学校的甄选，还为了筹集学费复工，被其他罢工的工友所鄙视，也被大儿子所误解，最终还是靠各位工友的资助才筹集到足够学费去参加甄选。

考官问比利跳舞时的感觉，比利说：就像电流一样，其他一切都不存在了。比利被录取了。父兄送他远行伦敦。

几年后，比利在皇家剧院演出，父兄到场观看，还有比利的好友迈克尔。

 ## 教学流程

▶ 性教育关键点

尊重性别多元实践，如"娘娘腔"；与同性恋者做朋友；处理好单恋的情感；执着追求理想。

▶ 教学点一

"娘娘腔"

【教学目标】 帮助学生理解性别实践的多样性，尊重别人的选择，坚守自己的选择。

【教学过程】

组织者：影片中，比利的父亲和哥哥称他是"娘娘腔"，说他"不像个男人"。大家想一想，他们为什么这样说比利？

【教学提示】

学生自由讨论。组织者可以启发学生根据影片对比利角色的塑造进行性别气质的分析。

【教学参考】

比利与父兄的形象形成鲜明对比。

煤矿工人的刻板印象便是刚强、坚硬、粗犷，甚至"蛮横"的。影片用许多情节表现了父兄的粗犷和"男人味"，比如崇尚武力，待人粗暴，等等。

即使在罢工期间，经济困难的情况下，父亲还是每周凑上 50 便士，让比利去学习拳击。比利的拳击手套，是父亲用过的，而这又是父亲的父亲给父亲的，也就是说，这种代代相传至少经历了三代了。传的不只是手套，而是男人要做粗犷的硬汉的理念。但比利和祖父、父亲不同，他不喜欢拳击。

比利选择了芭蕾，在许多人心目中，芭蕾是典型的女性运动。正像比利父亲说的，男孩子应该去学习拳击、足球、摔跤，而不应该学什么芭蕾。比利学习芭蕾，这在父兄看来不仅不可理喻，而且是一种羞耻。

【教学过程】

组织者：大家觉得比利喜欢芭蕾，是不是"不像个男人"的表现？为什么？

【教学提示】

学生自由讨论。组织者在学生讨论的过程中，应该通过问"为什么"来引导学生的讨论深入。比如，学生说："确实不像个男人。"组织者应该问："为什么？有同学有不同观点吗？"如果学生说："喜欢芭蕾和是不是男人没有关系。"组织者也应该问："为什么？有同学有不同的观点吗？"然后引导学生就不同的观点发表看法，促进观念交锋。

【教学过程】

组织者：一个人喜欢做传统意义上认为异性才适合或喜欢做的事情，是否就可以说他不是一个对自己和家庭负责任的人呢？比利是这样的人吗？

【教学提示】

学生自由回答。

通过讨论和对电影情节的回顾，启发学生们认识到，性别角色的不同实践，并不能说明这个人是不负责任的人。

【教学参考】

学生们应该可以注意到影片中相关的情节。比如：比利每天照顾外祖母，早晨给自己和外祖母准备早餐，作为一个年仅11岁的少年，这些都体现着他对家庭责任的承担。有一个细节：父兄送比利去伦敦，出家门的时候，父亲要帮比利拎大箱子，比利说："我自己拎。"这说明比利是一个懂事的、有独立意识的孩子。

【教学过程】

组织者：想一想，有哪些是传统上女性的职业，如果男性做了会被轻视？还有哪些是传统上男性的职业，女性通常会被认为不适合承担？

【教学提示】

学生自由发言。

学生们一定会列举出许多传统上女性从事的行业，如护士、幼儿园老师，以及传统上男性从事的行业，如煤矿工人、科学家，等等。组织者这时要引导同学们进一步思考：为什么这些职业主要都由女性或男性从事呢？做好这些职业需要什么条件？男性或女性是否也可能适合这些不同的职业呢？

比如，如果有同学提出，做护士需要细心、耐心，组织者可以引导学生思考：是否有的男性同样会细心和耐心呢？是否所有女性都一定细心和耐心呢？如果有同学提出，做科学家需要更强的逻辑思维能力，所以男性才适合，那么组织者也可以引导学生思考：女性的逻辑思维就不如男性吗？有哪些大家知道的伟大的女性科学家呢？女性科学家少，是因为女性天生能力不如男性，还是因为别的什么原因？在这个过程中，提出社会性别的概念。

学生也可能会提出，诸如煤矿工人这样的强体力劳动，女性在身体上不合适。这时可以肯定，煤矿工人这样的职业，在过去，或者在现在一些生产形式工业化、自动化程度还不是很高的地方，确实需要强体力，但是在一些自动化程度很高的地方，就不那么依赖体力了。同时，也有一些女性在身体上很强壮，能够胜任高强度的体力劳动，那么就不应该以"性别"作为职业区分的标准，而是一方面要改善劳动者的就业环境，消除"性别"作为行业中区隔的因素，另一方面也要尊重劳动者自己的选择。

【教学过程】

组织者：影片中，比利并非完全没有受文化和父兄的影响，他忍不住去学习芭蕾，但事后觉得自己不应该去；然后到下一次，又忍不住去。我们每个人都受社会环境的束缚，想一想，如果比利当时服从这种束缚，真的没有再去，结果会怎样？

【教学提示】

学生自由发言。

在讨论中，可能有学生会说，比利不学习芭蕾也会很出色；有学生说，比利不学习芭蕾就体现不出出色的地方，每个人都应该选择自己的优势，自由发展，选择做不一样的自己。这里重要的并不是揣测比利今后会怎样，而是让不同的声音充分地呈现出来，同时，启发学生，尝试摆脱束缚，认同自我，这本身对每个人来说就是成长，也是多了一种生命体验的经验。

▶ 教学点二

同性恋？易装恋？

【教学目标】 学会和同性恋同学友好相处，不歧视；理解同性恋、易装恋等不同的概念。

【教学过程】

组织者：比利和同学迈克尔，是一对好朋友。迈克尔是怎样一个人？比利和他的友谊是如何发展起来的？

【教学提示】

学生自由发言。组织者根据影片情节和发展启发学生了解友情并不取决于性取向。

【教学参考】

在一个寒冷的日子，比利手冷，迈克尔便将他的手放入自己的怀中，为他取暖。迈克尔还吻了比利的面颊，比利意识到迈克尔是同性恋，抽出了手，说："我喜欢芭蕾，并不等于我是同性恋。"

这时的比利，对于迈克尔是有所回避与提防的。但随着剧情的发展，迈克尔一直坚定地支持着比利，带给他精神温暖，两人间的友谊和信任在增加。

一天，比利去迈克尔家，看到他穿着女装，打扮得非常漂亮。迈克尔很坦然地承认自己喜欢穿女装，甚至还给比利涂口红，比利也没有拒绝。

迈克尔还说，自己的父亲在自认为家里没有人的时候，也会穿上女装。

比利甚至将迈克尔带去跳芭蕾舞，还给他穿上女用的芭蕾裙，这些都表现着他对迈克尔的接纳。

比利离开小镇去伦敦时，迈克尔送行，比利一如当年那个寒冷的日子里他吻自己一样，也吻了他。

虽然比利是异性恋，迈克尔是同性恋，但这并不影响他们成为好朋友。

【教学过程】

组织者：比利和迈克尔的友谊，给了我们什么启示？什么样的朋友才算好朋友？如果我们身边有一个同学是同性恋，我们应该如何与他相处？

【教学提示】

学生自由发言。这里可以让学生举出切实的例子以及点子，分享彼此对友谊的感受和经验。启发学生意识到，真正的好朋友，就是接纳对方的与众不同，理解对方的思想和追求，在对方面对压力的时候坚定地站在对方身旁，给他以精神的支持。

有学生可能会困惑：迈克尔到底是同性恋还是易装恋？从影片所呈现的情节看，他既是同性恋，又是易装恋。

组织者在这部分也应同时讲解同性恋、易装恋、易性恋、跨性别等不同的概念。组织者应该提示学生不要将同性恋与跨性别混为一谈。

【教学参考】

迈克尔支持比利，比利也支持着迈克尔。

影片最后，皇家剧院里，比利的演出即将开始，比利的父亲和哥哥到了，发现身边坐的就是迈克尔。迈克尔穿着女人的衣服，打扮成女人，坦然地坐在剧场里，告诉比利的父兄："我是迈克尔。"虽然有一些吃惊，但比利的父兄并没有表现出歧视。那一刻令人感到很温暖，暗示着不仅迈克尔更加坦然地接受自己和面对世人，比利的父兄也变得更加宽容了。

性倾向、性别身份的选择是每个人的权利，我们应该尊重别人的选择，不歧视，不伤害，遇到别人歧视、伤害和我们不一样的同学时，应该勇敢地站在他们身边。

【教学参考】

同性恋：情爱与性爱指向同性。

易装恋：喜欢穿异性服装。

易性恋：不认同于自己的生理性别，认为自己是另一个性别，想变性。

跨性别：包括易装恋、易性恋、生理间性人等，他们曾经被污名化，被认为有病，被称为"癖"、"症"。而跨性别是一个去污名化的称呼，承认他们作为和男性、女性平等的第三种性别的存在。

▶ **教学点三**

单恋

【教学目标】 正确处理单恋；克制不该做的事。

【教学过程】

组织者：同学们列举一下：影片中有哪些表现单恋的情节？

【教学提示】

学生自由讨论。影片中表现单恋的情节可能有：

（1）芭蕾指导老师威尔金森夫人的女儿，一位与比利同龄的女孩子，喜欢着比利。两人曾在她的床上嬉戏打闹。

（2）比利要离开小镇去英国读书时，女孩子更明确地向他示爱，问他是否喜欢自己。比利表示，他对她没有情爱的感觉。

（3）从影片一开始，便有一个女孩子，在比利家门外，靠墙而立，目送着比利离家，又回家。在比利去伦敦那天，她主动道别，比利仍然同以往一样，没有看她，便远去了。

（4）迈克尔对比利，也有这样的情愫。

【教学过程】

组织者：比利和威尔金森夫人的女儿在床上嬉戏，当比利在女孩子身上，两人紧贴在一起的时候，看起来像要发生一些什么，但是，最终什么也没有发生。在比利即将离开小镇的时候，这个女孩子对他说："如果你想，我可以让你看看我的屁股。"比利拒绝了。相似的情节还有其他。对于这两件事，你怎么看？

【教学提示】

学生自由讨论。

有的学生可能会说：两人在床上嬉闹不好，女孩子对男孩子说"你可以看我屁股"的话，非常不自重。组织者可以问是否有同学持不同的观点。如果没有，组织者可以抛出问题让大家讨论："也许有人会认为，每个人有自己表达爱的方式，包括使用自己身体的方式，所以，让自己喜欢的男孩子'看屁股'也是女孩子的权利，我们不应该嘲笑她，大家怎么看？"

一定有同学会说：青春期，产生性渴望、性冲动，在一起嬉闹，包括想看到异性身体，都是非常正常的。

也一定有同学说：在这过程中，不应该有任何勉强，一定是双方自愿的，不应该成为一种强迫，否则那就是性骚扰了。

组织者的目的是让这些不同的声音呈现出来。

【教学过程】

组织者：对于单恋这种感情，你怎么看？如果你单恋上一个人，应该怎么办？

【教学提示】

学生自由讨论。

组织者引导同学们呈现出关于单恋的不同态度，进一步引导学生讨论每种不同的态度可能导致什么后果，以及应该如何处理。组织者并不提供一个"正确"的态度和方法给学生。

▶ **教学点四**

执着

【教学目标】 鼓励同学发现自己的兴趣和特长所在，认识到执着是成功的必要条件。

【教学过程】

组织者：比利的父亲为什么最后同意比利去参加舞蹈学校的入学考试，而且不惜为此复工、卖亡妻的首饰、接受工友的捐助？

【教学提示】

学生自由讨论。启发学生意识到，除了家人的爱，自己的执着、勇敢对争取自己的空间很重要。

【教学参考】

比利父亲的改变，与注意到儿子的执着有关系。改变始于圣诞夜，比利被父亲撞到在跳芭蕾，他索性勇敢地在父亲面前尽情舞蹈。这中间有两层影响因素：比利勇敢地接受自己，面对父亲；比利的执着。

影片中许多情节，表现了比利非常热爱舞蹈，比如他随时随地练习舞蹈，舞蹈对他而言不是一份要学习的功课，而是一种娱乐、一种游戏。

【教学过程】

组织者：比利对芭蕾的热爱，最终改变了他的人生。比利的故事给我们什么启发？

【教学提示】

学生自由讨论，发言。

有的学生可能会意识到：每个人都应该找到一件让我们感到被"通电了"的事情，找到自己所热爱的事情，并投入其中，那将是幸福的感受。组织者引导学生充分呈现就可以了，意识不到，强行灌输也是没有用的。

第三编

大学适用

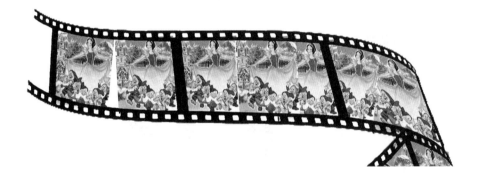

一、友谊、爱情主题

海上钢琴师

推荐教学对象：大学生

 影片介绍

▶ **电影简介**

《海上钢琴师》(*The Legend of* 1900)，意大利影片，1998 年出品。片长 160 分钟。

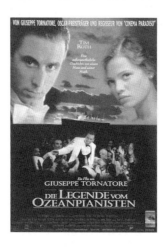

▶ **剧情梗概**

　　1900 年，邮轮弗吉尼亚号在纽约港靠岸，在梦想的鼓动下，黑压压的人流涌下船，迎接充满可能性的美好未来。喧嚣过后，添煤工人丹尼·博德曼偷偷跑到头等舱餐厅搜罗客人遗落下的贵重物品，结果一无所获，却意外地在钢琴架上发现一个被遗弃的漂亮婴儿。丹尼·博德曼对这个意外收获十分惊喜,于是收留了这个孩子,起名丹尼·博德曼·T·D·雷蒙,又叫1900,以纪念这孩子在新世纪的第一年出生。

丹尼·博德曼十分疼爱小1900,教他识字,从不让他受苦。但因为没有任何出生证明之类的文件,丹尼·博德曼害怕1900会被别人抢走,所以不许他离开船舱一步。1900八岁时,一次意外事件中丹尼·博德曼丧生。有一天,1900看到船上钢琴师在弹奏,被深深吸引。某天深夜船上的众人被优美的琴声所惊醒,循着琴声而往,居然是无师自通的1900在钢琴前忘我地演奏着,动人的旋律打动了众人,从此,1900展开了在海上弹奏钢琴的旅程。

成年的1900成了弗吉尼亚号乐队的钢琴师,虽然他从未下过船,但是却能在钢琴中幻想世间的一切。他的演奏不拘一格,即兴创作,却魅力无穷。1900与小号手麦克斯十分投缘,成为一生的知己。麦克斯十分欣赏1900的音乐才华,但同时也对他不肯下船登上陆地感到困惑。他希望1900能向世人展示自己的才华,名利双收,过上好的生活。但对1900而言,世人向往的生活对他而言根本不具备诱惑力。

人们对1900的音乐才华广为传颂,爵士乐的始祖杰瑞自认自己的才华无人能及,因而向1900发起挑战,最终1900获胜。唱片出版商希望为1900录制唱片,并保证他会名利双收。那天他正在录制唱片,一个女孩子走到窗户外,借着窗户玻璃的反光整理外形。窗内正在演奏的1900看到了这一幕,对她产生了感情,随兴而发弹奏了一曲柔情似水的曲子。唱片录制完成,出版商把唱片放给1900听,他没有把唱片给出版商,因为他不允许别人把他的音乐从他身边带走。他犹豫再三,想把唱片送给那位素不相识的女孩,却没能如愿以偿。1900无法掩饰自己的哀伤,他失望地毁了唱片,把碎片扔在垃圾桶里,与爱情失之交臂。这唱片的碎片后由麦克斯藏到了1900的钢琴中,这是1900唯一留下的音乐记录。

1900依旧弹着钢琴,但心里却一直牵挂着女孩。终于,对爱情生活的憧憬打动了他,某个春天他突然决定下船,登上陌生的陆地。那天所有的船员都和他拥抱告别,他穿着麦克斯送给他的骆驼毛大衣,缓慢地走下船梯。但当他走到船梯的一半时,茫然地看着偌大的纽约市,凝视了一阵,突然摘掉头上的礼帽并将之抛了出去,然后转过头,返回到了船上。他对麦克斯说,我再也不下船了。

许多年后,二战结束,早已离开弗吉尼亚号的麦克斯偶然发现破旧的弗吉尼亚号就要被炸掉,他坚信1900在船上,便上船苦寻。可是1900并没有露面。船马上要被炸毁了。麦克斯拿着修复好的当年1900的那唯一一张唱片到船上播放,1900才在角落里现身。但是1900执意不肯下船,他说出了当年他未能下船的原因:世界太广阔了,那些城市里的街道无边无际,他宁可退出生命的舞台,给自己一个尽头。麦克斯无法劝他下船,最终悲伤地离去,在远处目送弗吉尼亚号和1900一同被炸弹粉碎,沉入海底。

教学流程 ━━━━━━━━━━━━━━━━━━━━━━━━━━━━━━━━

> **性教育关键点**

事业之心，更重要的是做自己；爱情的价值在于充实人生的过程，而不仅仅是在一起；友情是理解与支持。

【教学提示】

学生分成三个小组，在观影后分别以"事业"、"爱情"、"友谊"为题进行讨论，总结、感悟出主人公 1900 在这三个方面的独特经历，以及给观众的启示。然后由小组分别派代表，到课堂上与同学们分享。同学们也可以补充每个小组的观点，或发表自己的感受。

> **教学点一**

关于事业

【教学目的】 所谓事业，不只是名利上的成功，更重要的是做自己。

【教学过程】

组织者：请各小组总结在电影中表现 1900 对事业和生命的独特认识的有关电影对白，并讨论一下这些对自己有什么启发。

【教学提示】

小组汇报。组织者评点、引导。

组织者要求学生先总结出那些能够表现出 1900 对于事业、生命的独特认识的电影对白，呈现给全班同学。这样的对白可能包括：

> 陆上的人喜欢寻根问底，虚度了大好光阴。冬天忧虑夏天的姗姗来迟，夏天则担心冬天的将至。所以他们不停四处游走，追求一个遥不可及、四季如夏的地方……我并不羡慕。

> 所有那些城市，你就是无法看见尽头。尽头？拜托！拜托你给我看它的尽头在哪？……阻止了我的脚步的，并不是我所看见的东西，而是我所无法看见的那些东西。你明白吗？我看不见的那些。在那个无限蔓延的城市里，什么东西都有，可唯独没有尽头。根本就没有尽头。我看不见的是这一切的尽头，世界的尽头。

> 键盘有始有终，你确切知道 88 个键就在那儿，错不了。它并不是无限的，而音乐，才是无限的。你能在键盘上表现的音乐是无限的，我喜欢这样，我能轻松应对！

你把我推到舷梯上然后扔给我一架有百万琴键的钢琴，百万千万的没有尽头的琴键，那是事实，麦克斯，它们没有尽头。那键盘是无限延伸的。然而如果琴键是无限的，那么在那架琴上就没有你能弹奏的音乐，你坐错了地方，那是上帝的钢琴。

天啊！你……你看过那些街道吗？仅仅是街道，就有上千条！你下去该怎么办？你怎么选择其中一条来走？怎么选择'属于你自己的'一个女人，一栋房子，一块地，或者选择一道风景欣赏，选择一种方法死去？

那个世界好重，压在我身上。你甚至不知道它在哪里结束，你难道从来不为自己生活在无穷选择里而害怕得快崩溃掉吗？

我是在这艘船上出生的，整个世界跟我并肩而行，但是，行走一次只携带两千人。这里也有欲望，但不会虚妄到超出船头和船尾。你用钢琴表达你的快乐，但音符不是无限的。我已经习惯这么生活。

陆地？陆地对我来说是一艘太大的船，一个太漂亮的女人，一段太长的旅行，一瓶太刺鼻的香水，一种我不会创作的音乐。我永远无法放弃这艘船，不过幸好，我可以放弃我的生命。

请学生们就上面这些内容，展开分析，说出对自己的启发。组织者加以引导，可能包括但不限于下面三点：（1）1900拒绝功名的诱惑，保持着艺术家的纯洁；（2）1900虽然将自己的身体囚禁在船上，却保持着心灵的自由；（3）每个人有选择生活方式的自由，应该被尊重。

【教学参考】

在学生表述及组织者的引导中，应该包括一些详尽展开的分析。以下是参考的内容。

（1）拒绝功名利诱，做单纯的艺术家。

1900是一个与这个世界完全不相称的存在，人世间的种种诱惑、功名利禄，对他而言似乎都是不存在的。当移民们怀着梦想乘船来到新大陆，在看到自由女神像之际惊喜地叫"America！"时，孤寂的1900看着旅客上上下下的冷漠似乎在映衬着这种喜悦的虚无……

1900孤寂落寞的经历，使其更能敏锐地看透人心，并借此弹奏、创作出感动人心的乐曲。但他一生面对海洋、面对钢琴，陆地上的一切，对他来说有着太多的不确定性，正如他所说："我看不到陆地的尽头。"

对于拒绝登上陆地的1900，你可以理解为他在逃避一种陌生生活的挑战，他惧怕那无边无际的城市，所以蜷缩到他熟悉的船上，不敢越雷池一步；但是，你也可以理解为，他沉湎在自己纯粹的、简单的世界中，满足于音乐本身带给他的魅力，不愿意走入那充斥着无边无际欲望的生活。显然，编导想留给我们的印象，是后者。

同样是演奏钢琴，1900与影片中出现的爵士乐的创始人不同。后者是用音乐来完成对生命的依托，拥有功名富贵的生活；而1900却是用音乐去解读生活，感悟人生。虽然他们对音乐都有异乎常人的感悟力，但却有着不一样的执着。对于1900来说，音乐就是他的语言，他用心灵演绎融入了世间百态的乐曲。

在斗琴那一段，1900完全不是因为争强好胜而答应要和杰瑞斗琴，一切只是因为他好奇。他甚至会为对手感动，而真心地想要下注买对手。1900最后的那段台词中，还多少影射了人的一些贪婪欲望，一些大得无止境的空想。而1900本身是没有多少欲望的，他甚至都没有竞争的心思。

影片中的"陆地"更多的是一个隐喻。陆地上纵横交错的令1900感到"恐惧"、"崩溃"的城市街道，不可确定的种种，是人类的欲望。这没有尽头的欲望，正是使艺术家们迷失自我的真实原因。但他表示拒绝，不愿陷于这巨大而虚无的漩涡。这是深层次理解电影的重要线索。"欲望没有尽头"——这是1900下船时突然止步，继而终于回身的真实原因。如果下了这个船，他将会拥有一切：金钱，名望，地位，巨大豪华的房子，美丽高贵的妻子……但他可能将失掉灵感，失掉他赖以驱动敲击琴键的灵敏手指的灵魂的敏感。作为一个纯粹的艺术家，处身于无尽而不可知的欲望深渊之中，便失掉了真实的自己，也失掉了真正的音乐，于是便失去了其作为钢琴师的价值。这正是除了生于斯长于斯的恋旧情结之外，他不惜决定与船共亡的另一个重要原因。

在现实生活中，拒绝名利诱惑的生活并不容易，但同样有着非常高贵的价值。出世，还是入世，是两种不同的生活态度，也必然带来不同的生活方式，重要的是，选择合适自己的。

（2）坚守自由，放飞心灵。

在金色大厅演奏的时候，小提琴手多次提醒1900，要按谱子弹奏，可是他还是受不了这样的循规蹈矩，最后依然是弹着弹着，就弹到了自己的调调上，然后一发不可收拾。其实我们何尝不是在生活中做着一些被束缚的事情，像是命题作文，用题目束缚你，你只能写这个题目；像是上课，有的课你喜欢，有的课你不喜欢，但是你却还是得上；像生活中的很多时候，我们想说"不"，却碍于情面，最终说了"是"；像面对一些人和事，我们内心感到厌恶或厌倦，但是，为了所谓前程，我们仍然会堆起笑脸，做出很喜欢的样子……我们无时无刻不在被束缚着。而1900，在体验着他的自由之路！

影片中我们经常看见自由女神像，见到人们对着她激动地喊叫。但是真的是到了美国就自由了吗？或者，自由其实就在这个永远不上岸、永远将自己"囚禁"在船上的人的心中？

值得一提的是，1900虽然没有到过陆地，但他似乎对陆地上的一切都了若指掌，那段对雾天街头行人的描述，令人惊奇。他的身体没到登上过陆地，他的心灵却仿佛已经遍游世界。

在现实的社会，每个人若想生活在社会里面，就一定得穿着一个不属于自己的外套，戴着面具，蒙住自己的脸，说违心的话。在参议员给1900做完采访后，1900的一个回答正强调了此点:"如果我回家,我会在巴黎埃菲尔铁塔的下面,等待落日余晖,看路上的行人褪去自己的面具……"我们每个人都何尝不是一定要伪装自己,让自己圆滑,才能过活。

1900与外界电话的对谈,也是1900对外界印象再次恶化的佐证。1900本来是以心比心,觉得城市的人应该也是美好的,但是最后经证实他失败了,也失望了。

从某种意义上讲,1900"囚禁"了自己的身体,却放飞了自己的心灵。

当然,所有自由都是有代价的,比如,拒绝音乐离开自己,也就无法让自己的音乐在生命结束之后延续。每个人要决定的是:你想要什么。

(3)选择自己的生活方式,尊重别人的选择。

船就是1900用来保护自己、"囚禁"自己的地方,同时也是他与红尘隔离的地方。

他是纯粹的天才,他的个性是天才与幻想交融。他没有下船,他选择了他的幻想世界,他似乎有些不正常,有些不可思议。但什么是正常的?最起码,他选择了自己的路,为自己而活。说同情1900,我们真没有资格。疲惫地奔波于这个纸醉金迷、物欲横流的世界,让我们拷问自己灵魂的深处:我们为了什么而活,我们怎么活,又是什么支撑着自己?

1900确实很反常,不是说他的行为,而是说他的存在——堪称人类的特例!他是一个未受污染的人,纯洁得几乎无法让他与凡人同类。

1900选择了一种独特的人生,这是我们这些生活在"陆地"上的人所难以理解的。但是,他在这种人生中感到充实、快乐,而且富足。每个人都有选择自己生活方式的权利,无论我们觉得多么不可理喻,都应该尊重别人选择的权利。

现实生活中,对于别人的选择,我们有时会感到匪夷所思,就像这部影片一样,可能很多人也不解他的这种选择。但无论是谁,无论他作出怎样的选择,无论在我们看来是多么的荒谬、多么的不明智、多么的让人不解,这都是他的选择。这个选择一定有他的理由、他的思考,你不是他,你没有经历他所经历的,你没有了解他所想的,那么我们唯一可以做的事情,不是述说我们的不解,而是尊重他的选择。同样,如果我们自己选择了不一样的生活,也不必理睬别人错愕的目光。

但丁说:走自己的路,让别人说去吧。我们对1900说:坐你的邮轮,让别人下船去受苦吧!

【教学提示】

教学目的不只是让学生读懂影片在表达什么,而是要通过组织者的引导,让学生认识到,1900的选择,也可以是我们的选择:拒绝名利的诱惑,过简单的生活;拒绝伪装,做真实、自由的自己;选择自己喜欢的生活方式,不被世俗的力量左右和改变。同样的,如果有人选择了和我们不一样的生活方式,我们即便不认同,也应该尊重。

▶ **教学点二**

关于爱情

【教学目的】 帮助学生辩证理解"一见钟情",深入了解的爱情更可信赖;有些恋人从开始便注定要分开，分开时尽量悦纳；美好的爱情意味着曾令我们感动，让我们的生命更有力量，但不一定是"终成眷属"。

【教学过程】

组织者：影片中的 1900 优雅而又才华横溢。他沉浸于钢琴演奏之中，众人无不为之痴迷，他的美名远远传出这条船。按常理，他一定令无数美女为他倾情，但影片都没有表现。我们所能够看到的，只是当 30 岁的 1900 见到了那位无名少女之后，他一见钟情了。我们回来看一下影片是如何展现 1900 的情窦初开的。

【教学提示】

组织者可以让讨论"爱情"的小组的学生来表述这一段，并且可以回放影片中的片段：

1900 正在弹琴，隔着窗，灰蒙蒙的雾，少女没有看到他，但 1900 的心已经随着她走了。没有一句话，甚至没有一个眼神的对视，1900 陷入了情网……

1900 远远地看着心上人，不敢走近。

1900 走近心上人，但是，自由的他此时变得如此羞怯，不知如何开口表述爱情。

1900 走进雨中，走到甲板上，去接近心中的人，仍是爱在心口难开，任凭雨水将自己淋成落汤鸡，然后看着暗恋的人远去。

1900 进到船舱里，在黑暗中找到恋人，勇敢地低下头去吻，但一旦惊醒了恋人，却慌忙地逃跑，不知所措。

如果不是面临永远没有机会说出爱的风险，1900 可能仍然不会在少女即将上岸的最后时刻，勇敢地追上她。但即使如此，那份感情仍然存在心底，没有说出……

1900 决定把自己最珍爱的音乐、不想让它离开自己的音乐，送给这个女孩子。

【教学过程】

组织者：请这组同学来分享一下，你们如何看待"一见钟情"？

【教学提示】

鼓励学生说出对"一见钟情"的看法，组织者不必进行评价。如有不同意见，组织学生进行讨论，呈现这些不同的看法。

【教学参考】

一见钟情是有一定科学依据的，因为一个人的性格气质、生命阅历许多时候都会写在脸上，所以，凭借相貌和气质以及谈吐，人们可能在短时间内相互吸引。但是，一见钟情有时又是盲目的，因为人类在变化和情境中，深入的了解和情感的经营仅仅凭直觉也并不可靠。所以，既不要否定一见而动情，也不要执着于一见钟情。

人类的爱情有很多种，一见钟情是其中的一种，它会让人们感觉到浪漫。但在现实生活中，这样的情感也不是一定就带来幸福，现实是复杂而多元的。同样的，别样的爱情也未必就不珍贵。

【教学过程】

组织者：对于这段着墨不多的爱情，"爱情"小组的同学有什么心得？特别是对你们理解爱情有什么启发？

【教学提示】

"爱情"小组派代表进一步汇报他们的心得。

学生的观点可能更多地集中在：这是一段非常纯洁的爱情，这是一段没有结果的凄美的爱情，这是一段感人至深的深刻爱情，等等。

组织者还可以进一步引导学生慢慢认识到：我们可以把这段爱情看成对传统"美好爱情"定义的挑战。

【教学参考】

其实，1900 的这段爱情从开始就已经预示着将是一个传统意义上的"悲剧"。1900本身是无法下船的，他恐惧陆地上的一切。而这个姑娘却是要下船的，他们一定会分开。其实，我们生活中的许多恋爱也是一样，从一开始就注定了我们一定会分开。比如，两人有着完全不同的生活轨道，有着迥异的人生背景，有着完全不同的价值观，等等，都注定了两人分开。甚至，两人生活在不同的城市，聚少离多的异地恋本身就是一个分开的理由。当我们开始恋爱的时候，或者我们没有意识到这些，或者我们曾坚信可以改变，但当我们最终不得不放弃努力、接受命运安排的时候，我们是否能够调整好心态，悦纳这一切？

换个角度讲，1900 这段没有结果的暗恋，真的是悲剧吗？爱情悲喜剧的定义，不应该以是否"终成眷属"为标准，而应该以这段感情是否曾温暖我们的心，是否在我们的生命中留下无法抹去的印痕为标准。这样的爱情让我们更有力量，让我们与此前有所不同，丰富了我们的生命。如果以这样的标准看，1900 的这段爱情，是何等的成功，有那唱片中优美的音乐为证。

1900 最终与自己的爱情擦肩而过，但它仍然有如此巨大的动人的力量，划过每一位观众的心头，经久难忘。

▶ **教学点三**

关于友谊

【教学目的】 朋友，贵在理解、支持，特别是在所有人都不理解、不支持的时候。

【教学过程】

组织者：1900 是幸运的，因为有了小号手麦克斯这样一位朋友。下面就请讨论"友谊"的小组，汇报一下你们的分析与感悟吧。

【教学提示】

学生代表发言，让学生参与互动和讨论关于友谊的价值。

【教学参考】

这部影片是一个没有女主角的电影。两个男人间的那份友情，足以温暖 1900，也足以感动每一位观众。麦克斯理解 1900，麦克斯敬重 1900，麦克斯也尊重 1900。我们都不妨问一下：我有麦克斯这样的朋友吗？我自己属于麦克斯这样的朋友吗？

与麦克斯的友情是 1900 除了大海与音乐外的最重要的感情寄托，也正是由于这个老友的存在，我们才会觉得他这孤独的一生有了些许的温暖。

麦克斯对 1900 除了友情，还有一部分感情是钦佩。最后他穷困潦倒，却为了自己的朋友，整日奔波努力，受尽白眼；他把自己所剩无几的钱给了炸船工人，想要救出自己的好朋友。当麦克斯抱着唱机，播放着柔情似水的无名乐曲，在即将被炸毁的弗吉尼亚号上寻找 1900 时，随着影片的剪辑，麦克斯与柔情的音乐出现在了船上的一些旧地，这时与其说他在寻找，倒不如说是在缅怀，缅怀与 1900 一起走过的日子，缅怀对过去光影的留念。

两个男人间一直没有诉说如何是"好朋友"之类的甜言蜜语，但相知、相助在不经意的一瞥之间。1900 对麦克斯说："反正没人记得我存在过，而你是例外，麦克斯，你是唯一一个知道我在这里的人。你是唯一一个，而且你最好习惯如此。"这貌似平常的一段话，背后却是让人无比感动的友谊。

麦克斯最终没有劝阻 1900 的最后决定，理解地面对他对不归之路的选择，这是一种什么深度的感情？当麦克斯默默地含泪离开即将炸毁的弗吉尼亚号时，1900 叫住了他，给他讲了一个不好笑但动人的笑话，让我们发觉男人之间的倾诉竟也可以如此感性、动人、伤感。

麦克斯作为 1900 最好的朋友，他理解 1900，他知道 1900 下了船之后一定会是生不如死的。如此的知心与理解，一生能有一个这样的朋友也足矣！

这让我们进一步理解了好朋友的标准：不是"你好我好大家好"的彼此吹捧，不是物质的相互授予，不是掩饰对方错误时的哥们儿义气，更不是无聊时的酒肉朋友；而应该是深刻的理解，默默的支持，困境中的一双手，顺境中的一个微笑。

你，是这样的朋友吗？你，有这样的朋友吗？

【教学提示】

最后，组织者可以让学生对整节课分享后的感受做总结，作为作业。

（本文引用了互联网上多篇影评的片段，特此说明并向原作者致谢。）

邦尼和琼

推荐教学对象：大学生

 影片介绍

▶ **电影简介**

《邦尼和琼》(*Benny & Joon*)，又译《帅哥娇娃》，美国影片，1993 年上映。片长 98 分钟。

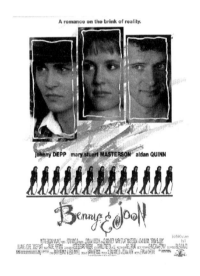

▶ **剧情梗概**

琼是一个智力有点弱的女孩，喜欢画画。她从小和哥哥邦尼一起生活，而邦尼也为了照顾妹妹一直单身。医生建议邦尼送琼去住专门的疗养院，然后开始自己的新生活，但是邦尼坚决不同意。

有一天，琼在与邦尼的朋友打扑克时输了，对方把自己的堂弟萨姆硬塞到了邦尼家做房客。萨姆行为怪异，比如用熨斗烤面包，惟妙惟肖地模仿卓别林的一些喜剧动作，等等，但是，已经 26 岁的他还不会写字。

邦尼遇到了自己心仪的女孩，可照顾妹妹的责任感又让他对这段恋情有所顾忌，无法开始自己的生活。

琼和萨姆每天相处，擦出了爱情的火花。但是，出于对琼的关爱，邦尼要严厉扼杀这份感情。他认为妹妹不适合恋爱。琼非常痛苦，于是，萨姆带着琼私奔了。可是，在汽车上，琼因为压力而开始发疯，她被关进了医院。

邦尼开始认识到自己对妹妹的爱，成为妹妹的一种束缚，甚至伤害了妹妹。他和萨姆一起到医院找琼。邦尼同意琼自己另行居住，开始自己的生活，琼非常兴奋。

影片结尾，邦尼去琼的公寓看琼，琼正在和萨姆一起用熨斗烤面包。邦尼把准备送给琼的花儿放在了门前的地板上，悄悄离开。他也开始了自己的爱情……

 教学流程

▶ **性教育关键点**

爱，还要会爱，要给别人自主选择的权利；每个人都有自己的优点；爱是心灵的默契。

▶ **教学点一**

每个人都有权选择自己的生活

【**教学目的**】 让学生们懂得，每个人都有权选择自己的生活。进一步引申到：彼此相爱的人也应该有自己的空间。

【**教学过程**】

组织者：请同学们谈谈，这部影片给了我们什么启示？

【**教学提示**】

学生各抒己见，最可能成为共同认识的便是：每个人都应该有权利决定自己的生活。

组织者可以引导学生们一起回忆影片中的细节。

例如，影片快结束时，邦尼去医院看琼，琼说："我厌倦了每个人都告诉我，我该干什么。"邦尼也说："我不会再为你做决定了。"这些都说明，自己决定自己的生活很重要。

【**教学参考**】

每个人都应该有权利选择自己想要的生活，即使是爱他的人，以爱他为目的，也不能强迫他接受自己不喜欢的生活。邦尼一直非常爱自己的妹妹琼，但这种爱更像是一种不理解和束缚。他企图用自己的方式爱琼，但这却正是不被琼所接受的。爱而不会爱，不如不爱。即使是一个智力低下的人，也不想被当做木偶一样对待。特别是，在琼恋爱之后，哥哥的反对让她无法忍受了。

【教学过程】

组织者：请同学们想一想，这对我们的生活有什么启示？大家在自己的生活中如何看待别人对自己可能造成的"限制"？我们又该怎么办？大家不妨分组讨论一下，每组选出一个记录员，然后向大家汇报。

【教学提示】

学生分组讨论，讨论结束后进行全班分享和汇报，组织者引导大家分享如何应对这些要求、压力和限制。

可能被提到的启示包括：

（1）父亲和母亲虽然爱我们，但是经常干涉我们的生活，比如让我们学我们不想学习的专业，即使上大学了也每天打电话问我们的学习和生活，让我们感到压抑。

（2）父亲和母亲反对我们自己选择恋爱对象，似乎恨不能回到"父母包办"的时代，这就是对我们的个人选择权的压制。

（3）老师整天让我们做这做那，嫌我们学习不够努力，但我们已经是成人了，可以自主选择了。

（4）女朋友（男朋友）对我控制很严，整天和我缠在一起，我感到没有自己的空间，很烦。

…………

【教学参考】

首先，每个人都需要有自己的自由空间，就像影片中展现的，智力发育不良的琼尚且如此，何况一般人呢？所以，像恋人之间过于纠缠在一起，表面上是热恋的表现，但到一定时候，一定先有一个人感到厌倦，觉得太累了，没有自己自由呼吸的空间。所以，热恋的人要注意保持一定的距离，距离产生美。

其次，在父亲、母亲、老师的眼里，我们似乎永远是小孩子，即使已经读大学了。过分的干预是不对的，但同时，我们也能理解他们的爱与期望。我们可以直接向他们解释，有些爱护已经变成了压力，是我们不堪承受的。但更重要的是，我们要通过行动让他们放心，让他们知道我们长大了，成人了，他们可以放心地不必为我们操心了。

当然，同时，我们也真的需要具有能够为自己的决定负责任的能力，这就需要我们不断提升自己，完善自我。

▶ 教学点二

每个人都有自己的优点

【教学目的】　让学生懂得平等对待社会的边缘人。

【教学过程】

组织者：琼和萨姆，前者智力较低，后者被认为是怪异的。二人都是这个社会的

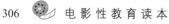

边缘人，甚至在某种意义上说是主流社会的"弃儿"，但是，事实上他们都有自己的优点。大家想一想，他们各有哪些优点？

【教学提示】

学生自由发言，可能会涉及这些：

（1）弱智的琼，竟然有一颗能够读懂水果的心，她说"葡萄干是被榨干了的生命"，多么具有哲理，哪里像一个弱智者呢？

（2）萨姆那些古怪的举动，是一般人所无法做到的。他的心是自由的，他的一些怪异动作更像是卓越的艺术表演，以至于曾在街头获得阵阵喝彩。

（3）为了混进琼的病房，萨姆向三位魁梧男士飞奔过去，双膝跪地，张开双臂，大呼："Mommy！"从而误导他们以为是病人逃出来了，给萨姆去看琼赢得了时机。他是何等的机智呀！

…………

和学生一起讨论，启发学生认识到：每个人都有自己的优点，不要看不起任何人。即使是智力发育不良的人，即使是残障人士，也一样有自己的优点。某些行为举止"怪异"，甚至思想观点与众不同的人，可能他们只是特立独行而已。首先，我们不要歧视任何人，对任何人都不能有偏见；其次，我们要努力去欣赏、理解别人，发现他们的优点。

▶ 教学点三

爱是心灵的默契

【教学目的】 让学生懂得，爱是彼此心灵的真正欣赏。

【教学过程】

组织者：恋爱的时候，我们很容易被对方的外表所吸引。这其实没有什么错。但是，仅仅因为外表吸引开始的爱情，还要经受心灵的考验。如果彼此心灵缺少共同点，缺少默契，这份爱情就难以持久。请学生们分组讨论，琼和萨姆为何会堕入爱河？

【教学提示】

学生分组讨论后，全班一起分享这些观点，可能会包括：

（1）琼和萨姆同属于社会边缘人，他们惺惺相惜。

（2）两颗不被世人接受的孤独灵魂，找到了彼此，找到了生活的方向和乐趣。这样的理解才是琼一直以来寻找的，是琼真正需要的关怀。

（3）萨姆理解琼，琼也欣赏萨姆。萨姆从来没有把琼当做不正常的病人来对待，在他们的世界里，他们知道对方是正常的。

（4）他们相互关心。琼给萨姆一杯混着土薯粉的牛奶，一个将自己的最爱分享，另一个即使觉得难喝也欣然接受，只为让对方觉得舒服。

…………

组织者通过引导，启发大家认识到一个共同点：他们彼此是真心的欣赏，彼此能够读懂对方，他们给对方的也正是对方需要的。这就是心灵的默契。只有建立在心灵相通基础上的爱情，才可能是美好和持久的。就像萨姆用熨斗烤面包这样一个在别人看来十分荒唐的行为，琼却很欣赏，而且影片结尾，是琼向萨姆学习着一起用熨斗烤面包。别人眼中的荒唐，却是相爱的人眼中的正常，这就是基于心灵默契的爱情。所以，大家恋爱的时候，要找什么样的人，就再清楚不过了。

最后，组织者总结：这部影片让我们领悟到了哪些东西？

剪刀手爱德华

推荐教学对象：大学生

 影片介绍

▶ **电影简介**

《剪刀手爱德华》（*Edward Scissorhands*），美国电影，1990 年出品。片长 105
分钟。

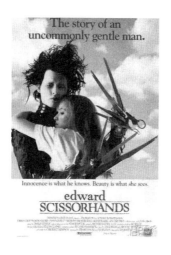

▶ **剧情梗概**

古堡中住着一位发明家，造出了一个机器人，并给他起名叫爱德华。发明家对这
件作品倾注了全部的心血，他教爱德华人类的礼仪和诗歌，何时微笑，何时沉默。然
而，没有等到机器人最后完成，发明家就去世了，留下已有人类心智却残留着一双剪
刀手的爱德华独自在古堡生活。不知过了多少岁月，一位推销化妆品的中年女子佩格
误闯城堡，发现了形象古怪的爱德华。好心的佩格怜其孤独，把他带回了自己的家。

佩格住在一个色调明丽的小社区里，女邻居们都喜欢调情、窥探以及搬弄是非。
爱德华的出现，给她们百无聊赖的生活增添了新鲜的刺激，所以大家都对他表现出了极大的友好甚至亲昵。爱德华很快展露出用剪刀手修剪植物、设计发型的才华，全镇的人几乎都为他癫狂了，把他当成了明星一样的宠儿。爱德华有自己的痛苦，那就是爱上了佩格的女儿、美丽绝伦的金。金早已有了男友，而且对这位家庭新成员一直有抵触情绪。为了金的一个请求，爱德华硬着头皮潜入金男友父亲的豪宅，不慎被警察逮捕后也没有吐露真相，唯恐连累心上人。虽然他由于"没有判断是非的能力"被释放，但周围的人都把他看成蓄意抢劫财物的危险分子，对他以及佩格全家敬而远之。在这一过程中，金逐渐看清了男友的丑恶嘴脸，与他决裂，并对爱德华产生了好感。

　　圣诞夜大雪纷飞，矛盾达到了最高潮，爱德华越想做好事就反而被误会得越深，全镇居民都要求驱逐他。爱德华回到古堡，金也来看他，金恶毒的男友追赶来，在古堡的打斗中，爱德华杀死了金的男友。金接受了爱德华的爱情，吻了他，然后为了保护爱德华而回到了自己的生活中，爱德华却永远隐藏进了不为人知的角落，在那里修剪他的植物、冰雪和爱情……

 教学流程

◉ 性教育关键点

　　影响爱情的多重因素；"男主外、女主内"性别模式的反思；对非支配性男性气质的理解；主动追求性满足的女性不应该被污名化。

◉ 教学点一

　　怎样的爱情是美好的？

　　【教学目的】 帮助学生认识到很多现实因素影响着爱情，开始和处理恋爱关系时必须考虑这些。
　　【教学过程】
　　组织者：关于这部影片中爱德华对金的爱情，许多评论都强调了这份爱的无私、纯粹、没有被现实世界"污染"。大家如何看待"爱情"的纯粹性和现实性？纯粹的爱情美还是现实的爱情美？
　　另外一个要讨论的是：电影表现的是两个物种之间的"爱情"，给它安排的结局也是"没有结果"的，大家想想，为什么爱德华的爱情是"没有结果"的？你们怎么看待这种"没有结果"的爱情？
　　【教学提示】
　　这里的重点在于让学生自由讨论，发言。呈现出对"纯粹"爱情和"现实"爱情的不同看法。以下几个重点思考问题可以供参考：
　　（1）电影中表现的爱德华的爱是无私和纯粹的，这主要表现为他对金的一见钟情，以及他在金提出撬房门的要求时，明明知道这样做是不好的，只因为是金提出来的，所以仍然做了。那么，这样无私纯粹的爱好吗？

（2）如何评价爱德华对金的感情？是以貌取人，还是一见钟情？以貌取人和一见钟情各有怎样的利弊？

（3）有同学可能认为，金最后爱上了爱德华，这与其说是爱情，不如说是被感动，只因为爱德华比她的前男友更善良。那么，感动可以是爱情的理由吗？

（4）两个物种的爱，差异太大。当金吻爱德华后，说："抱我。"爱德华说："我不能。"物种与身体的差异隔离了两个人，但在现实生活中，许多情侣之间原本就存在无法逾越的障碍，也是不无自持地坠入爱情，明知没有结果依然要投入，怎样看待这样的"非理性"爱情？所谓"不求天长地久只求今天拥有"，如何看待这样的感情？

（5）延伸到现实中，实际上也有类似"不可能"的爱情，比如：原生家庭居住在不同城市的两个恋爱的大学生，毕业时面临去哪里就业的问题，这就可能拆散一对恋人，或者一人为另一人做出牺牲，多年后却发现并不值得；来自不同家庭背景的学生，还面临着原生家庭对个人价值观、生活习惯的影响，一定会为以后的相处埋下阴影；家人坚决反对的恋爱关系，也是一样……

这里的关键是，呈现爱情的多元性和多重可能性。让学生理解，青少年时代很多爱情未必能修成正果，但不等于这些爱情都是不好的、不能要的，也不等于能结婚的就是好的爱情，不能结婚的就是不好的爱情。让学生意识到，有机会尝试爱、经历爱，那都是人生体验，人生的很多事情不是一定以"成功"为唯一动力和目的的。要担起爱的责任，不要伤害别人。

▶ 教学点二

居家的女人

【教学目的】 思考社会性别角色分工。

【教学过程】

组织者：电影中有两个有趣的场景：早上俯瞰全镇汽车从车库中出来排成一字上班，女人们下午聚首在街头聊天直到有车回到镇上才回到家中。这里表现的是"男主外、女主内"的社会性别分工。影片中唯一有工作的女人就是卖雅芳化妆品的金的母亲，但她的工作又似乎非常不顺利。

请大家讨论：这样的性别模式好不好？会给我们的生活带来什么有利或不利影响？理想的性别模式应该是怎样的？

【教学提示】

学生自由讨论，充分展开观点。有学生可能认为，这种生活很好，没有压力；也有学生会认为，这种生活充分体现了无聊……对这些观点都可以进行讨论，关键是，电影用一种刻板化的描写手法来呈现这种生活方式，背后体现了怎样的性别观念？

【教学参考】

影片表达了居家女人的无聊生活，影片中的女人几乎都充当家庭主妇的角色，没有职业，每日在家中无聊度日，而这种无聊孤寂感在一个一成不变的小镇中更显得尤为突出。她们每天的生活都是在等待负责家庭经济来源的晚归的男人们。在这样的生活方式影响下的女人们，因为无聊而需要很多生活调节剂。她们渴望新鲜事物的出现，渴望寻找刺激，渴望寻找发泄的方式。她们或利用与陌生男人的调情、性欲，或利用窥探和打听别人的生活，或利用聚众搬弄是非和八卦等方式作为消遣。

电影还体现了女性欠缺独立思考的能力并有严重的趋众性心理，这主要体现在对爱德华的态度上。从刚开始看见爱德华的新鲜刺激并办了一个很热闹的烧烤宴会，到爱德华展露手艺让人人爱不释手，再到她们认为爱德华是小偷因此孤立他，最后到圣诞夜上看见爱德华误伤人而驱逐他。这一切都是有人发言便竞相跟随，她们看见的，通常都是她们愿意看见的样子而也许并非事实的样子，听说便足以让她们相信。

以社会性别的视角看，电影将居家的女人简单地描写成没有头脑的、无聊的一群人，是污名化的。在家做家务、照顾孩子，同样是一种对家庭和社会的奉献。女性家务劳动的价值，应该受到重视。

另一方面，"男主外、女主内"的性别分工，也是需要检讨的。我们主张男女平等，妇女就业权是强调女性也有外出工作的权利。但是，女性可以自主选择是否外出工作。同理，男人也可以居家，做"家庭主男"，只要他愿意。而且，男性承担家务应该受到鼓励。也就是说，当"男主外、女主内"成为一种僵死的模式限制男人和女人的自由时，便是需要批判的。

▶ 教学点三

男性气质

【教学目的】 理解非支配性男性气质的实践。

【教学过程】

组织者：分析一下爱德华的男性气质呈现是什么样的，影片中的男人和女人对于他的态度，与这种男性气质有什么关系？

【教学提示】

分组讨论。启发学生对爱德华的男性气质作多元化的分析。

分析的重点在于。影片塑造的爱德华除了长了一双不具有攻击性的剪刀手之外，他的整个形象也是不具有攻击性的、"没有判断是非的能力"的机器人，对整个人类社会的规则，包括性别规范都是完全无知的。可以说，爱德华之所以没办法被人类社会所接纳，也恰恰是因为他的"不合主流"——具有非支配性男性气质的男人就好像爱德华一样，和这个主流社会格格不入，即使他不伤害别人，也因为他的性别边缘气质而受到主流的排斥。

【教学参考】

面色苍白的爱德华显然不是一个"大男人"，而是一个女性化的、似乎一捅就破的男人。

男人们对于爱德华多为同情、嘲笑；而女人们则认为爱德华是与众不同的、神秘的，甚至是具有强烈的性吸引力的，她们争先恐后地给爱德华喂吃的。其中的差异性同样可以用传统性别角色理论进行解释。爱德华较之传统、主流的支配性男性气质要显得软弱，同时他被主流的支配性男性气质认为是一个"残疾人"，因此其他男性对于他都报以同情，因为他们在心理上会觉得自己是健全的、是强势的、是符合男性气质的，所以具有很大的优越感。他们在表达同情时，甚至会嘲讽爱德华的残缺。这种残缺一部分来自身体上的残疾，但很大程度上是男性气质方面的。说得更直白一点，他们认为爱德华在某种程度上不算一个男人。

男人们纷纷向爱德华介绍可以治疗残疾人的医生。一位先生说："我也是残疾人，在二战中我的腿被子弹射伤，从此之后就没了感觉。"这里可以理解他是同情爱德华被当成残疾人而安慰他；也可以理解为，是一个具有支配性男性气质的男人对具有女性气概的爱德华的炫耀——同样身为"残疾人"，但我是因为战争受伤的，而你的残疾是因为你根本不是个真正的男人。但很不巧，爱德华因为"没有判断是非的能力"而对残疾不残疾的这种标签满不在乎，对是不是男人也不在乎。

而爱德华这样一种"另类"的男性气质，会特别吸引女性的注意。这样的"小受"形象特别能够激起女性的保护欲和母性光辉。这些女人见惯了传统的支配性男性气质，见到另外一种男性气质的男人，就自然而然地觉得新鲜，甚至想要和他发生一些关系。

也有不被爱德华所吸引的，甚至是对爱德华厌恶至极、恐惧之极的女人。那个信仰宗教的女人经常在重复"撒旦派了一个人来诱惑我们，你一定要赶走他、远离他，驱逐这个违背大自然的恶魔"。她的这句话充分体现出她在影片中的作用，即传统性理论的代言人。她知道多元化的男性气质会更加吸引女性，所以她说"撒旦派了一个人来诱惑我们"。她在影片中是一个忠实的宗教信徒，她对"上帝"的忠贞是近乎癫狂的，以致小镇上的人们都觉得她是个神经病。这里的"上帝"与其说是宗教里的上帝，不如说是包括主流男性气质在内的性别角色；而"撒旦"象征着多元化的男性气质。所以她让大家"赶走他、远离他，驱逐这个违背大自然的恶魔"。

说他是一个男人，还不如说他是一个小男孩儿，爱德华在电影中被赋予了这样一个像男孩一样的男性气质。

性角色理论区分了男性气质与女性气质的不同。与男性联系在一起的，是进取心、主动、竞争力、抽象认知等；而与女性气质联系在一起的，是自然感情、亲和力、被动等。与传统支配性男性气质相比，爱德华具有的男性气质更像是同性恋中的"小受"，比较具有传统的女性气质，待人接物、对待爱情都很被动，而且对待他人都很谦和。这样的男性气质是不被主流性理论所接受的，虽然在开始的时候会让人觉得有新鲜感、很有吸引力，但是最后仍然逃不出被驱逐的厄运。小镇男女最后成群结队地将爱德华赶回来原来居住的城堡，从心理学的角度看，正象征着将具有女性气质的男性气质从主流性理论中驱逐出去。而爱德华在经历了一次历练之后，举起自己的剪刀手，为了保护自己心爱的女性，在她受到前男友殴打的时候，用剪刀手刺死了他。这时的爱德华已经完全具备了主流男性气质所倡导的气质：攻击性、保护欲、好斗等。导演在影片的结尾塑造了这样一个场景，在让人感叹爱德华与金的悲剧爱情故事的同时，其实也是变相地向主流屈服。

爱德华在给小镇的女人们剪头发的时候，每个女人都是一副特别沉醉、特别享受的表情，偶尔还会发出舒服的呻吟声。其中有一个镜头从上到下推近，一个女人的脚一直紧绷着，身体僵直。这样的场景就像是做爱时达到性高潮一样。虽然没有裸露、没有直接的性行为，但是那种浓烈的情欲色彩却让观众一览无遗。乔伊斯甚至在剪完头发后大呼"这是我一生中最令人兴奋的经历"。其实，与其说是兴奋，不如说"性奋"更加贴切。在传统性角色理论中，女性面对支配性的男性只能一味服从、讨好，她们永远处于一个服务、取悦男人的地位；而爱德华这样一个"阴柔"的男性出现，开始服务、取悦她们，为她们修剪草坪、为狗狗做造型，甚至是贴心地为她们设计发型，这种地位的彻底颠覆，也难怪她们觉得这是"一生中最令人兴奋的经历"。

▶ 教学点四

对女性性欲的污名化

【教学目的】 不要将性主动的女性污名化。

【教学过程】

组织者：影片中，乔伊斯是一个非常耐不住寂寞同时敢于寻找突破的女人，有很多镜头都向观众说明了她希望通过性欲来发泄。如电影刚开始时她调戏水管工，并说"家庭主妇也很寂寞"，又如爱德华为她剪头时意淫的性高潮，再如她后来意图强奸爱德华未遂，这些都说明了她努力地在找各种性欲发泄途径。

我们应该如何理解这一人物形象？

【教学提示】

在鼓励学生对乔伊斯做人物分析的同时，要注意启发学生反思在评价过程中可能存在的"性污名"，并且能看到，影片在塑造人物形象的时候，将主动追求性的女人刻画成低俗、丑陋甚至有点恶毒的人，这是和我们主流社会对性的污名一脉相承的——积极、主动追求性的人在道德、个性或者人品上有瑕疵。影片的塑造恰恰反映了这点。

【教学参考】

乔伊斯色诱爱德华，将爱德华骗到里屋，让他坐在凳子上。自己打开了音乐，一边抚摸自己，一边向爱德华靠近。最终跨坐在爱德华的身上，并用他的剪刀手剪开了自己的衣服。而面对这样赤裸裸的性暗示，爱德华从一开始的迷茫，到最后的逐渐恐惧。当乔伊斯跨坐在他身上的时候，他浑身发抖不知该如何是好。直到最后他急匆匆地逃离美容院。诚然，在影片中，乔伊斯是一个反面人物，这点在最后她造谣爱德华拿他的剪刀威胁要强奸她时就可以看出来。但笔者认为，其实这是从另一个侧面反映出对传统性别角色定义的颠覆。比如女人也可以跨坐在男人的身上，也可以在性上很强势，让男性不知所措。她最后诬陷爱德华的时候，也是利用了人们心目中根深蒂固的性角色定位。男人才可以威胁女人，特别是在性侵犯上。因为男性气质就是强势、主动，甚至是强暴；而女性气质就是被动、屈服。假设爱德华为自己辩解说出事实，深受传统性角色理论"毒害"的小镇居民又有几个人能相信是乔伊斯试图强暴爱德华呢？

影片始终将在性方面呈现主动姿态的乔伊斯塑造成"坏女人"形象，一直在丑化她。但她主动寻求满足这本身，又何错之有呢？而在电影中，她却被彻彻底底地污名化了。这正是因为她大胆追求性爱的行为与主流性别意识中女性应该有的"贞女"形象相冲突。

我们需要换一个视角看待乔伊斯了！

但是，主动追求并不等于强奸，乔伊斯追求不成及说对方是强奸，就这一点来说，是值得质疑的。对女性而言，利用原有的性规则，反转性权力关系，这是一种颠覆；但是追不到就反过来利用性污名去伤害他人，这是值得反思的。

（车文婷参与了此文的写作。）

歌剧魅影

影片介绍

▶ 电影简介

《歌剧魅影》(*The Phantom of the Opera*)，英国、美国合拍电影，2004 年出品。片长 143 分钟。

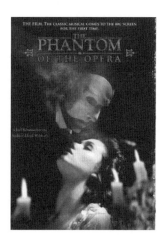

▶ 剧情梗概

1870 年，在巴黎歌剧院的地下深处，住着一名相貌丑陋、戴着面具，却学识渊博的音乐天才，多年来他神出鬼没，躲避世人鄙夷的目光，被称为"魅影"。

幼年丧父的克莉丝汀被吉理夫人带到巴黎歌剧院接受舞蹈训练，成为一名芭蕾舞女。当深夜无法入睡时，克莉丝汀总期盼父亲向她许诺过的音乐天使出现。"魅影"假扮音乐天使，隔着墙对她说话，安慰她幼小的心灵，并教她歌唱的技巧。就这样九年过去了，年轻貌美的克莉丝汀在"魅影"的帮助下，凭借美妙的歌喉一夜成名。克莉丝汀内心非常依恋、崇拜"魅影"。

在演出歌剧《哑仆》时，"魅影"指示要让克莉丝汀饰演主角，而让名角卡洛塔饰演仆人，可是剧院并没有遵从。演出时，"魅影"让卡洛塔失声，无法继续演出，克莉丝汀出演主角。演出后，"魅影"将她带到自己的地下宫殿，表达了自己的深情，克莉丝汀也用痴迷的眼光看着多年来自己的精神支柱。

歌剧院的新赞助人劳尔，是克莉丝汀幼年青梅竹马的朋友，两人重逢，一见钟情。克莉丝汀和劳尔跑到剧院屋顶定情，却被"魅影"发现。"魅影"对克莉丝汀有强烈的占有欲，他决定要夺回自己的所爱。

面对两个男人，心烦意乱的克莉丝汀半夜奔至父亲坟前倾诉，"魅影"也出现在墓园。正当克莉丝汀一步步走近"魅影"时，劳尔追了上来，与"魅影"拼剑，劳尔战胜，但克莉丝汀阻止他杀死"魅影"。

在《唐璜》首演当晚，"魅影"杀死男主角，亲身改扮上场，与克莉丝汀演对手戏。克莉丝汀的神情越来越痴迷。在戏演到最高潮时，克莉丝汀当众扯下他的面具，"魅影"启动机关让歌剧院的吊灯坠落，剧院付之一炬，他还将克莉丝汀掳至他的地下密室。劳尔追踪至地下，和"魅影"展开对决，却被他用绳索勒住，"魅影"借此要挟克莉丝汀答应他的求婚，并给了她一枚结婚戒指。

为了保护劳尔，克莉丝汀毅然倾身。"魅影"意识到他们的深爱，决定放走这对恋人，自己在痛苦中悄然隐去。

1919年，巴黎，年迈的劳尔坐着轮椅到破旧不堪的歌剧院里参加拍卖，拍到了一个玩具猴的音乐盒，这正是"魅影"留下的珍贵物品。劳尔把音乐盒带到了克莉丝汀的墓前，却发现墓前还有一枝绑有订婚钻戒的玫瑰花，而那就是当年"魅影"要送给克莉丝汀的钻戒……

 教学流程

▶ **性教育关键点**

选择精神，还是选择物质；崇拜是否等于爱；面对恋人离去，我们该怎么办？社会性别视角的分析。

▶ **教学点一**

选择精神，还是选择物质

【**教学目的**】 提出理想与现实、精神与物质的多重选择，让学生自己思考决定。
【**教学过程**】
组织者：克莉丝汀到底是爱劳尔，还是爱"魅影"，这可能是许多人看这部电影所思考的第一个问题。其实仔细分析，不难发现，克莉丝汀对两个男人都有感情。这两种感情有不同的象征意义，大家对此怎么看？理想与现实，精神与物质，克莉丝汀的爱情对我们的情感生活有什么样的启示？如果你是克莉丝汀，你将选择劳尔，还是"魅影"？为什么？

【教学提示】

学生们自由表态，组织者进行适当提问、引导、鼓励，帮助观点呈现。

这是一部两个男人争夺一个女人的情感戏，克莉丝汀明显对两个男人都有感情，但感情又有所不同。克莉丝汀最后的选择具有象征意义。与其说那是两个男人，不如说是女人面对的人生的两个侧面，一者象征着精神世界，而另一者属于现实生活。

通过讨论，让学生意识到，人有可能会爱上不同人的不同侧面，那可能都是自我需要的一部分，常常难以区分孰重孰轻。

无论哪种态度，组织者都不做评判，只激发学生对感情问题进行深入思考与讨论即可。

【教学参考】

"魅影"陪伴克莉丝汀长大，成了克莉丝汀的精神依赖。你说这个天使或幽灵对克莉丝汀的意义有多么重要？无论是"魅影"第一次突然出现，还是克莉丝汀被带进地下水城，抑或"魅影"拥抚她的身体，甚至"魅影"的"丑面"被她揭开，克莉丝汀对他从来都没有表现过畏惧。每当他的歌声响起，克莉丝汀都被深深打动和吸引，就像着了魔法一样。她看他的眼神，一直是充满痴情与爱怜。她更是这样唱道："他的声音丰富了我的灵魂，我的灵魂透过音乐飞翔。""他将永远在那里，在我的脑海里唱歌。"

"魅影"与克莉丝汀的精神世界是相通的。"魅影"致命的吸引力像磁石一样对她一呼即应。她早已意识到，这个丑陋男人的声音能直达她的灵魂，让甜美悠扬的音乐使她灵魂飞翔，白日里，睡梦中，无时无刻不伴随着她……这脆弱的灵魂对天使的任何一次邀请都毫无招架之力。

最后，克莉丝汀在舞台上等待"唐璜"出场。她应该从他唱的第一个音符就听出，来者是她的音乐天使，所以之后在大庭广众下投入地歌唱和表演，就很难说不是内心肆无忌惮的展现。那一刻，他们真的"跨越了无归路的起点"，她完全忘记了未婚夫的存在。

然而，"我的头脑在拒绝你，灵魂却顺从你"。为什么呢？我们不妨想一想，如果克莉丝汀接受了"魅影"的爱情，与她的精神世界生活在一起，会怎样？——"魅影"习惯了离群索居，在世人不会去的黑暗地下苟活，克莉丝汀难道从此也要喜欢暗无天日的囚禁生涯？没人自愿进监狱，即使打着爱的旗号。

也就是说，精神世界虽然吸引力很大，但是，有时是人们不敢触碰的。

但另一位，剧院的赞助人劳尔则完全不同。这是一个乏味的男人，又缺乏大脑和吸引力，他的歌声从头到尾都四平八稳，倒是颇能安抚一颗充满恐惧又被不合理激情所扰乱的单纯少女心。他英俊，富有，年轻，是天下无数女人都会选择的理想丈夫。

我们时而看到克莉丝汀对"音乐天使"的迷恋，使而又看到她对劳尔的痴情。她一直在两个男人之间摇来摆去。这看似矛盾，又是何等正常的事情呀，这个女人其实是在现实与理想之间挣扎。故事将我们许多人内心都会面临的冲突与矛盾，生动地揭示了出来。

克莉丝汀恰恰也是一个非常普通的女人，她也会像所有女人一样，选择这个现实中的好丈夫。虽然，劳尔其实并不懂得也不真的关心爱人内心深处的欲望与灵性；同样，克莉丝汀理解并深深同情着"丑陋"的"魅影"，却从不曾试着去了解未婚夫劳尔的灵魂。

表面上，物质世界打败了精神世界，克莉丝汀从"魅影"的地下室里逃脱，嫁给了劳尔。但是，精神世界中的那个男人，一直活在女人的内心中。

影片最后，已经满头白发的劳尔来到克莉丝汀的墓前，将属于"魅影"的八音箱放在她的墓地上。有一点可以肯定，她从未忘记过她的天使，当丈夫看到墓边居然停放着一枝绑着黑丝带的红玫瑰——那是"魅影"爱情的信物，只是多套了枚"魅影"曾打算送她的订婚钻戒——丈夫并不感到特别吃惊，观众看到了他的成熟和对爱妻真正的理解。

▶ 教学点二

崇拜是否等于爱

【教学目的】 提出爱情与崇拜的关系，让学生自己思考判断。

【教学过程】

组织者：另有一种观点认为，克莉丝汀对"魅影"的感情，是崇拜，而不是爱情。大家对此怎么看？

【教学提示】

学生自由发言。

显然，有充分的证据可以论证说，克莉丝汀对"魅影"的感情是崇拜而非爱情。比如，她更多是感动于他多年的教诲，痴迷于他的歌声，依赖于他的指导。

但另一方面，也可以问一问，爱情和崇拜是矛盾的吗？为什么不可以因为崇拜而生出强烈的爱情呢？痴迷于一个人某方面的天才（如"魅影"的音乐天才），不可以是一种爱情吗？

组织者鼓励学生就爱情与崇拜进行观点呈现，列出他们认为的爱情与崇拜的不同之处，再讨论这些不同之处是否真的是不可以跨越的。

生活中，是否有一些爱情产生于崇拜，当生活在一起的时候，却出现不和谐呢？这是崇拜本身的问题，还是两人个性中其他的因素使然？

不必有结论，深入讨论即可。

▶ 教学点三

恋人移情别恋，你怎么办？

【教学目的】 提倡尊重对方的选择，自己调整感情，度过情感危机。

【教学过程】

组织者："魅影"发现克莉丝汀与劳尔在屋顶许下爱情誓约，内心妒火中烧。他开始出现一系列越轨之举。回味影片在这方面的表现，并说一说你的理解。

【教学提示】

组织者鼓励学生说出自己的想法，不要否定和批评学生可能有的负面情绪，当学生表现出特别的宽容和豁达时，也要试着问问对方准备如何应对可能的困难……讨论尽可能开放、深刻。

这部分一方面要承认失恋痛苦的客观存在，另一方面也要鼓励学生从失恋中走出来，学会尊重"失去"，才能更好地面对未来。

【教学参考】

"魅影"幼年受尽凌辱，奋起反抗杀死恶人，藏身到歌剧院地下室，在孤独、痛苦、绝望、仇恨中独自成长，直到他听到一个同样孤寂的小女孩的声音，他的音乐天才被激发了，他投入全部身心教导她，她成了他在世上的梦想与希望，成了他生活中唯一美好的东西。所以，他是她的"音乐天使"，同时，她也是他的"音乐天使"。

但是，克莉丝汀与劳尔恋爱后，"魅影"感到被背叛了，他对人世间的仇恨再度被激发，这一切都令他发狂。除了耳听歌剧，他没受过别的教育，道德和社会对他毫无约束力，绝望和强力又造就了他的占有欲。越绝望的人越是疯狂，克莉丝汀是他唯一的光明，这唯一光明的离去是他无法忍受的。

对于"魅影"做出的"劫掠"、威胁杀死劳尔等野蛮的行为，克莉丝汀表示了同意，并且吻了他。她的吻，唤醒了"魅影"内心深处的善、爱情的理智面，他笑着流泪，做出最痛苦的抉择：放弃自己强迫克莉丝汀跟自己待在永无天日的地窖与音乐度日的狂想。

【教学过程】

组织者：在现实生活中，如果我们爱的人拒绝我们，或者我们的恋人移情别恋，我们应该怎么办？

【教学提示】

学生自由发言，讨论。

主要是引导学生以包容的心态尊重他人的自我选择，相信"强扭的瓜不甜"，感情是勉强不得的，相信自己可以度过情感创伤期。"天涯何处无芳草"，爱我们，又被我们所爱的人，就在前面。

本部分可以让学生提出一些切实可行的调整"失恋"情感低潮期的方法，并进行互相讨论。这里不一一列举，相信来自学生自己的办法是最管用、最合适的。

本书电影《海上钢琴师》、《四月物语》、《初恋红豆冰》等从不同角度也谈到了如何应对"失恋"，可参考之。

▶ 教学点四

性别反思

【教学目的】 培养学生从社会性别视角观察和思考问题的习惯。

【**教学过程**】

组织者：这部影片中，有哪些地方透露出编导是缺少社会性别视角的？或者说，有哪些地方体现出错误的社会性别意识的影响？

【**教学提示**】

在讨论本教学点前，学生应已初步掌握社会性别视角的相关知识和理论，这部分知识可参见本书"社会性别主题"部分影片的有关内容。

让学生自由发言，组织者引导。

【**教学参考**】

（1）两个男人都声称要做克莉丝汀的保护者，克莉丝汀对此也从未质疑，希望得到男人的呵护。女人被置于"被保护"的弱者地位。

（2）两个男人在争夺女人的过程中，都从来没有问过女人自己的感受，没有给予女人独自思考和选择自己究竟想要什么样的生活的空间。

（3）电影中的男人始终是引导者角色：克莉丝汀的歌喉是男人"教育"出来的，克莉丝汀的婚戒是被男人戴上的，她只是被动地跟着男人的步调走。

（4）影片多处强调克莉丝汀内心对"魅影"的顺从，这种顺从是对男人的顺从，对父亲的顺从，将女人置于从属者地位。

…………

欲望都市 2

推荐教学对象：大学生

影片介绍

▶ **电影简介**

《欲望都市 2》(*Sex and the City* 2)，美国影片，2010 年出品。片长 146 分钟。

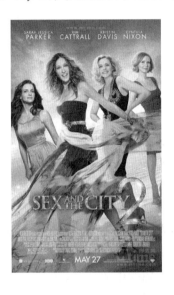

▶ **剧情梗概**

影片开始，安东尼与斯坦福举行了盛大的同性婚礼，好友们悉数到场祝贺。

四位女性好友面临各自的问题。凯瑞与"大先生"在二人世界中，但两人的生活方式不一样，出现了许多矛盾，"大先生"提出尝试每周"休息"两天，各过各的；夏洛特为两个女儿忙得焦头烂额，还日夜担心丈夫哈里会与青春洋溢的爱尔兰保姆艾琳出轨；律师米兰达不满老板对女性的歧视，愤而辞职，但这可以使她及时参加儿子幼儿园的活动；萨曼莎受到阿联酋酋长之邀，去阿布扎比免费度假一周，她自然要带上三个最要好的闺蜜。

一行四人在阿布扎比享受着豪华的接待。在香料集市上，凯瑞重逢多年前的旧爱艾登，两人在晚餐后接吻，令凯瑞非常自责，打电话给"大先生"坦白。萨曼莎与一位帅男撞出火花，二人在海滩激情接吻，触犯当地法律，险些入狱。四人落荒逃回美国。

生活还要继续，大家都学会了调整自己的生活方式，以便更好地生活下去。

 ## 教学流程

▶ 性教育关键点

尊重多元化的亲密关系选择；长期伴侣关系中要维系"激情"不容易；女性主宰自我与传统社会性别角色的冲突。

▶ 教学点一

亲密关系的多元性

【教学目的】 让学生理解，生活方式的多元未必是坏事。

【教学过程】

组织者：这部影片呈现了亲密关系的多种形式。亲密关系的形式是生活方式的一部分。同学们想一想，电影中都有哪些不同形式的亲密关系？

【教学提示】

学生自由发言，组织者启发学生相互补充。

影片中包括的不同的亲密关系形式可能有：

（1）安东尼与斯坦福的同性婚姻；

（2）安东尼与斯坦福"开放"的婚姻，即许可彼此有外遇；

（3）凯瑞与"大先生"二人世界、不要孩子的生活方式；

（4）凯瑞与"大先生"尝试每周"休息"两天、各自生活的生活方式；

（5）夏洛特作为全职家庭主妇的生活方式；

（6）萨曼莎保持单身，但一直有情人，包里永远装着很多安全套的生活方式；

（7）米兰达忘我工作，多由丈夫带儿子，但还是赶去参加儿子幼儿园活动的家庭关系；

（8）阿拉伯联合酋长国酒店中印度服务生与妻子分居两国、每三个月见一面的生活方式；

（9）阿拉伯联合酋长国中人们对性的禁忌；

…………

【教学过程】

组织者：大家列举得很好，下面就请说一说，你们各自对这些亲密关系模式或生活方式有什么看法？你们支持哪种，为什么？反对哪种，又为什么？

【教学提示】

学生自由发言，组织者引导促使不同观点的呈现，最好能够让学生间出现观点的交锋，引导思想碰撞。组织者可以对这些观点进行总结分析。这部分主要理念可以参考本书电影《午夜巴塞罗那》中对性道德和性人权的阐述。以下是对该电影中呈现的性和性别层面的文化的进一步理解和思考，供参考。

【教学参考】

对人的亲密关系或者说生活结伴方式的文化，不同历史时期、不同社会文化下有不同的观念。近现代以来，在世界较主流的文化中，一男一女结合，结婚，生活在一起，生儿育女，男主外、女主内，这样的方式成为主宰，与此不同的生活方式，都会被或多或少地歧视。这些歧视包括：对在社会中不以此为生活方式者进行打压，或者不提供同等便利的社会福利；在国家之间，对不以此为主流方式的国家和文化进行贬低。

比如，相同生理性别的人相爱被视为"变态"，绝大多数国家的法律仍然不保障他们的婚姻权；不结婚，保持单身，或被怀疑是同性恋，或被认为是不负责任的人；年长女性不婚更被歧视，被称为"剩女"，年长男性不婚则好许多，是"钻石王老五"；结婚后不生孩子的夫妻，被人视为"有病"，主流社会不相信有人愿意选择不要孩子的二人世界；异性伴侣关系中应该"男主外、女主内"，而不能倒过来；男人在任何方面都要比女人强许多，才"般配"；对不实行一夫一妻制的国家进行文化和政治上的批判及歧视；等等。

这些偏见与歧视存在，是因为主流社会和文化将异性恋的、一夫一妻制的、男性强于女性的模式，视为唯一"正常"、"合理"，甚至"合法"的模式。非此，便都是"变态"了。

但是，人类个体间存在非常大的差异性，人们的价值观各异，社会文化的变化也非常快，非常多元。用一种生活方式要求所有人遵循，反而是一件非常奇怪的事情，可以视之为一种生活方式的霸权主义。

影片大段情节安排在中东，并非偶然。编导显然也是要展示美国与中东国家间文化的巨大差异，启发人思考。显然美国的主流文化也未必都是可以被接受的，即使"落后"的国家也有宽容、人性的文化，这非常值得尊重。编导选出萨曼莎为代表，告诉人们也许应该学习尊重、理解、接受不同的文化，求同存异。而且片中也出现了拾金不昧的小地摊老板、友善的酒店服务员，让美国观众也放下偏见，用轻松的眼光重新审视，客观地接受这个一直被形容得有敌意的地方。

而且，看起来落后的地方，文化也在变化。在妇女戴头巾、蒙面纱的阿联酋，同样有妇女戴着绣了花的黑头巾，显示出对时尚的追求；同样有妇女结成小组读美国关于女性身体保养的书，在长袍子里穿时尚的服装。这些说明，即使是表面看来非常严格的文化约束，在今天也不再是铁板一块，一定存在松动的土壤。

具有民主精神的社会和个人，应该学会尊重每个人选择自己生活方式的权利。人们对生活方式的选择是人权的一部分，只要不影响其他人，对自己生活方式的选择均无可厚非。随着社会的发展，必然会有越来越多的生活方式被创造出来。影片中多次提到的一句话是：每对伴侣都有权利制定自己的法则。凯瑞与"大先生"思考的不是传统，而是：什么对我们的生活最有利？

如果有人要预测未来人类亲密关系的模式是什么样子的，我们认为：未来将没有模式的垄断。有多少人就可能会有多少种选择。有人选择坚定的一夫一妻制，有人选择同性婚姻，有人选择结婚但在婚姻中保持性开放甚至情感开放，有人选择终身不婚，有人选择在结婚与离婚之间不断转换，有人选择同许多人住在一起发生亲密关系，有人选择购买或出卖性服务……随着社会文化的宽容，必将有越来越多的生活方式被创造出来。其新的形式，是我们今天很难预测的。

因此，有两点是需要我们今天来学习并且认识到的：第一，尊重任何人选择自己生活方式的权利，只要他没有干涉、强迫、破坏别人的选择和生活；第二，选择让自己最快乐的生活方式。

▶ 教学点二

长期伴侣生活的世俗性

【教学目的】 让学生理解长期伴侣生活要维系激情是非常困难的，但不等于不幸福。

【教学过程】

组织者：同学们，谁来描述或者总结一下凯瑞与"大先生"的情感经历？如何理解他们情感关系中出现的变化？

【教学提示】

让学生来陈述影片的这部分。陈述的时候，组织者注意引导学生思考，这对伴侣之间产生的问题是长期伴侣生活的一种常见状态，也可以让学生充分讨论"婚姻"与"激情"的关系。学生可能的观点有：

（1）长期伴侣关系需要磨合，而不是让激情取代一切。

（2）在长期伴侣关系中保持激情是可能的，也是必须的，不然还有什么意思？

（3）凯瑞与"大先生"既然没有激情了，就说明不相爱了，可以选择分开。

（4）婚姻就是要相爱一辈子，谈一辈子的恋爱，不相爱、没感觉了，就可以不用勉强。

（5）没有激情的婚姻同样可以是很好的婚姻。

…………

【教学参考】

凯瑞与"大先生"历经艰辛，终于走入稳定的长期伴侣关系。但是，不到一年时间，两人的问题也暴露出来了。凯瑞喜欢出去参加各种应酬，"大先生"喜欢在家里待着；凯瑞喜欢去餐厅吃饭，"大先生"宁愿买快餐回家吃；"大先生"喜欢看电视，特别是黑白电视，凯瑞却不喜欢……两人为了是否出去参加社交活动、吃什么东西、看不看电视之类的，开始争吵，矛盾渐生。有一句话叫"婚姻是爱情的坟墓"，话虽然有些极端，但也反映出长期生活和热恋是两回事。无论恋爱时如何激情澎湃，长久的平凡相处一定会使二人关系渐渐平淡。影片结尾虽然给凯瑞和"大先生"的关系留下一个光明的尾巴，但在现实生活中，他们的矛盾还会不断出现。

原本有着不同人生经历的两个人走入一个房间里生活，带着各自不同的人生履历与生活习惯，出现各种矛盾是非常正常的。这时就需要调整、妥协，包括做出一些牺牲。这是所有长期伴侣关系都必须经历的过程。凯瑞和"大先生"最终这样做了，他们的关系又恢复了生机。

但是，指望长期伴侣如同恋爱一样会一直有激情，也是不够现实的，这可能会造成更多的失落。

"火花"、"激情"是本片中经常被提到的词汇，这也说明了，长期伴侣关系中"火花"与"激情"是多么难以寻觅。有人说，婚姻走向死亡很多是因为爱情被柴米油盐的平凡生活所代替，人们在习惯中渐渐失去对彼此的激情，婚姻再没有了火花，慢慢熄灭。所以，短暂的分离、一起参与一些活动、想新鲜的点子激发两人对彼此的激情，都可以帮助一些伴侣重新找回恋爱时的新鲜感。

美国心理学家斯腾伯格提出的爱情理论认为，爱情由三个基本成分组成：激情、亲密和承诺。激情是爱情中的性欲成分，是情绪上的着迷；亲密是指在爱情关系中能够引起的温暖体验；承诺指维持关系的决定期许或担保。所以，正是由于激情的出发点在于情绪和性欲，因此，其与新鲜感有着密不可分的联系；而爱情不仅仅只有激情，我们需要以一种新的眼光来看待爱情。

随着在一起的时间日久，激情肯定会被亲情所取代，因为激情不可能是长久的、时时刻刻存在的，而进入亲情状态的爱情恰是最稳定的爱情。

我们看到的主流文化的载体——大众媒体，往往极力宣扬爱情中的激情的美好，并且批判没有激情的伴侣关系是没有价值的，这些实际上遮蔽了长期伴侣关系中亲情的重要性，也使得人们在面对长期关系时，对激情给予了太高的期望，会使得将来自己难以承受失望而受到更大的打击。

有意思的是，凯瑞自己出版了婚姻指导书，指导别人的婚姻生活，然后才发现自己的婚姻面临危机。这也在提示我们：不要太相信所谓"婚姻专家"的话，每个人的幸福生活都在自己的创造中。

教学点三

女性的"自我"

【教学目的】 引导学生思考一些社会性别问题。
【教学过程】

组织者：影片中的一些情节，为我们提供了一些进行社会性别思考的空间。我们接下来根据以下四个小话题结合电影进行分组讨论：

（1）女性的"自我"与伴侣关系和谐；

（2）女性在追求美丽上的"自我"；

（3）女性在情欲上的"自我"；

（4）女性在话语权上的"自我"。

【教学提示】

学生分组进行讨论，每组有一个学生做记录。讨论结束后，再由每个小组派一位代表到前面分享该小组的讨论观点。

四个小议题相关的情节及有关社会性别的分析内容参考如下。

【教学参考】

（1）女性的"自我"与伴侣关系和谐。

凯瑞在伴侣关系中的角色，与主流文化中所希望的女性形象有很大不同。

凯瑞不会做饭，她承认自己"是时装架子，不是法国大厨"。她在家庭事务上也不听"大先生"的安排，几乎每件事情都要自己决定。比如她不顾"大先生"的反对，坚持让他一起去参加晚上的社交活动；她反感"大先生"看电视，要强行关掉；等等。独立、叛逆的个性决定了她不愿意选择像一般女人那样身为人母或下厨房，曾经心太野的她一时间无法习惯"只有两个人闷在家里"的婚姻生活，这与同样有主见的"大先生"碰撞到一起，便形成了种种矛盾。女人在伴侣关系中，是要自我，还是要和谐？这是凯瑞不得不思考的问题。

凯瑞和"大先生"其实都没有做好家庭生活或亲密伴侣关系的准备。两个人在一起生活，意味着要放弃个人坚持的一些东西，多从对方的角度考虑问题。而这是最难以完成的功课，对人的考验也最大。但是如果遇到问题不做努力只想做逃兵，虽然作为个人选择无可厚非，但是并不能从根本上解决问题。要想发展一个长久的健康的关系，离不开尊重、宽容、接纳等理念和价值观。如果一味要求对方对自己喜好的顺从，那良好的亲密关系只能是空中楼阁，或至少也是昙花一现。

当然，影片只是展现了女性视角，但是从"大先生"的角度来看，他一定也有困惑和挣扎，以及他的盲点。如果凯瑞和"大先生"都要各自坚持自己的态度和价值观而不愿意为对方做出妥协和牺牲，那他们的分开也是必然的。这种分开可以是在尊重对方前提下的心平气和的分手。

再来看米兰达。她独立自我，事业成功，始终依赖于管家的帮忙，无法像传统的母亲一样扮演一个全职的好妈妈，不懂平衡工作和家庭。直到她辞职之后，才有时间去参加儿子幼儿园的活动，为获奖的儿子喝彩。要家庭，还是要事业，这也是她面对的问题。

夏洛特原本是最想做所谓"贤妻良母"的了。她生了两个孩子，全职在家当家庭主妇。但当了母亲后方知养孩子的不容易，公主般被娇惯的她越发无法忍受小孩子的哭闹，甚至接近疯狂。这说明，夏洛特在这方面需要下功夫做功课，而不能因此而推论说她原本"贤妻良母"的愿望是不靠谱的，或者说她丧失了自我。人应该为自己的选择负责，不能碰到困难就抱怨、退缩。只有付出了努力，才能真正体会成就感带来的喜悦。

只有萨曼莎，拒绝婚姻，简单地做着自己。这貌似在告诉我们：婚姻和谐与女性自我，是两难全的，你必须牺牲其中之一。真是这样吗？如果是你，你会选择要哪一个呢？

其实萨曼莎也是有苦恼的，例如为自己的衰老，以及性欲和吸引力的降低而苦恼。设想当她年老色衰不再对男人有性的吸引力的时候，她会否盼望一个精神上、生活上相濡以沫的伴侣？所以每种选择都不是完美的，都是伴随着代价的。

其实，这种"两难全"的矛盾，是事先假定了女性应该承担"贤妻良母"的职责，是按着长期以来父权社会中的女性在伴侣关系和家庭中的角色来要求女性，即顺从男人、照顾孩子、全心"顾家"、牺牲自我，等等。

同时我们也应该注意到，另一层原因是一些女性对自己的选择没有充分的思考和思想准备，以及出现了问题时不能心甘情愿地有所放弃和调整，并运用自己的智慧去翻转形势，让自己的伴侣也学会妥协和牺牲。大的社会制度和文化的改变是需要时间的，而每个人的细微努力其实才是促进制度和文化变革的根本力量。

伴侣关系中需要妥协和牺牲，但这应该是相互的，不能让伴侣关系成为女性自我的坟墓。影片中的女性追求自我价值、自我快乐的精神还是值得每个女人学习的。在为伴侣和家庭牺牲的同时，千万不能连自己都丢了，不然就离被抛弃不远了。

（2）女性在追求美丽上的"自我"。

萨曼莎非常关注自己的外表。她处于更年期，但不甘心成为"半老徐娘"，要吃44种维生素与荷尔蒙药片来保养自己，为自己美容。她带的药片在阿联酋的海关被扣下，因为疑似毒品。这种疯狂的美容背后是为了什么？

萨曼莎的欲望背后，有消费主义的驱使，但是更多的，还是女性对自己美貌的追求。这种追求，长期以来被批评为迎合男人的趣味，为了吸引男人，讨男人的欢心。真的仅仅是这样吗？

萨曼莎在阿拉伯世界里毫无男性可引诱，却一直不能忍受遵守伊斯兰教教规、遮掩自己身体的情节更能说明女性着装与女人自身的关系。"美丽是需要展现的"，这是时尚产业推广开的安身立命黄金法则。这条带有明确商业目的的法则，却使得女性对自己的美丽充满足够的信心和骄傲。

在阿拉伯世界里，女性身体的压抑与性的禁忌在男人们的掌控下无处不在——那里的姑娘还得蒙面纱，游泳衣要穿连身带袖子和裤腿的，但是，女人们却在私下欢天喜地地拥抱了西方物质文化。当萨曼莎皮包里的安全套当众掉在集市上，男人们围攻追踪她们的时候，几个蒙着面纱的阿拉伯女人带领四个美国女人逃离现场，将她们隐匿在自己聚会的女性场所。当她们除去黑色的长袍与面纱，里面原来藏着完全纽约式的打扮，她们甚至还拿出了萨曼莎在看的关于女性身体的美国畅销书。这时，我们还能够说"女为悦己者容"吗？如果有一个"悦己者"，那不是男人，而正是女人自己。

（3）女性在情欲上的"自我"。

萨曼莎的问题主要是和更年期作斗争，每天吃雌激素、肾上腺激素、各种维生素推迟更年期，努力保持性欲旺盛。当感受不到性欲的时候，她焦躁而沮丧；当遇到喜欢的男人时，她大胆地色诱他。她的言语充满了挑逗，充满了色情意味，让人听着脸红心跳，但她却非常享受这一切。她的包里永远装着安全套。当她面对阿拉伯男人的集体谴责时，她选择了更激情的回应，举着那些安全套大吼："这是安全套，这就是安全套，怎么了？！"她甚至做出了通常由男性做的色情、污辱人的手势。

萨曼莎是一个勇于正视、追求自己情欲满足的女性的象征，这样的女人在传统的父权文化中被称为"荡妇"，虽然同样这样做的男人被认为是"纯爷们儿"。关于性的男女双重道德标准，长期以来禁锢着女性主宰自己的情欲，而这一切，在萨曼莎这里变得何等不合时宜。

　　同时，我们也应该注意到，女性为情欲所奴役，也不见得是一件好事。

　　女性情欲上的解放，体现在两方面：要那些想要的，拒绝那些不想要的。也就是说：我的情欲我做主！没有情欲的解放，便没有女性真正的解放。

　　（4）女性在话语权上的"自我"。

　　资深律师米兰达的事务所里来了一位新的合伙人，每次她要说话的时候，他都抬起手，不让她说话。米兰达终于决定反抗，她也抬起手，阻止了这位男性合伙人的话，要把自己的话说出来。当然，最后以她的辞职收场，但这是一位女性的反抗。

　　米兰达说："我终于认识到，老板讨厌的不是我的声音，而是我自己的声音。"这位父权主义的男老板，不是剥夺女职员说话的权利，而是剥夺女职员说她自己想说的话的权利。如果米兰达开口便奉承他，对他言听计从，估计她说话的权利就不会被剥夺了。

　　米兰达捍卫的不只是自己的尊严，也是所有女性长期以来被剥夺的话语权。

　　组织者最后可以给学生们布置一个思考题：女性在追求平等、解放的过程中，还有哪些地方可能出现"自我"与传统的社会性别角色相冲突的地方？你的看法又是什么？

　　此外，组织者也可以适时提醒同学注意，这部片子充满了消费主义的味道：美容保健药品的大量使用、奢华的酒店、频繁更换的时装……给人一种不真实的感觉，商业意味太浓。

二、性与成长主题

朱诺

推荐教学对象：大学生

 影片介绍

▶ **电影简介**

《朱诺》(*Juno*)，2007年出品，美国电影，导演贾森·雷特曼，编剧迪亚波罗·科蒂。片长96分钟。

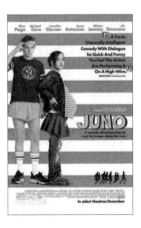

▶ **剧情梗概**

16岁，正读高中一年级的朱诺，在其坚强的外表之下，也只是一个经历着青春期的小女孩而已，和其他同龄人一样，努力地领会和适应周遭的一切和变化。

在一个极度无聊的下午，她决定与一直呈现出一种谦逊的迷人态度的保利发生关系。随之而来的，是计划之外的怀孕。朱诺和她最好的朋友莉娅想到了一个好的方法，那就是为未出生的婴儿寻找一对善良好心的家长。最终，她们共同将目光放在了马克和瓦内萨夫妇的身上，他们生活在市郊，家境颇为富裕，非常渴望能够收养他们的第一个孩子……

幸运的是，对于朱诺意外怀孕的事，她的爸爸麦克和继母布伦除了最初片刻的震惊之后，还是给予了她全力的支持，一家人团结在一起，共同迎接孕育一个新生儿所要经历的点点滴滴。爸爸麦克陪伴着朱诺去审核未来有可能收养孩子的养父母，以便他们不是一些狂热冲动的傻瓜；继母布伦则提供了情感上的支持，帮助朱诺平息因为过早怀孕而受到的不公平对待。

朱诺临产的日子也在一天天逼近，然而正在这个时候，马克和瓦内萨伪装出来的、看似美好的田园生活惊现裂痕，他们即将离婚。朱诺希望给自己的孩子找一个幸福相爱的家庭的梦想破灭了，她陷入焦虑、痛楚之中。但是，最后，她靠着自己的努力，处理好了这个事情，表现出成长中的勇气和智慧。

 教学流程

▶ 性教育关键点

反思中国社会中，学校、家庭针对女学生意外怀孕的不正确态度，倡导意外怀孕后要和家长讲，要到正规医院做流产；每个人都应该努力成长，承担责任；学会安全套的正确使用，学习安全性行为。

【教学提示】

这是一部写中学生的影片，影片并不是要写一个怀孕的16岁女孩的故事，而是想要表述这个女孩怀孕之后，如何决定生下这个孩子，同时还要为孩子寻找一个富裕善良的收养家庭的故事，以及在这个过程中，她的家人如何理解和支持她，她自己又是如何成长的。

影片所表现出来的对中学生爱情与性行为的正视，女中学生意外怀孕后，学校、社会、家庭的宽容，虽然都是中国的性教育中所需要的态度，然而又都是在中国目前国情中所达不到的。这部影片如果作为中学性教育的素材，可能会激起家长和社会的反对，所以我们作为大学性教育素材来使用。

教学过程中，不要过分强调意外怀孕的可怕和对身体的伤害（但也不要淡化这种伤害），也不要对意外怀孕进行道德评价，而应着眼于它是一个人生挫折，本质上和学生平时碰到的比较重大的挫折和困难类似。因此，意外怀孕的学生需要更多的帮助、支持和鼓励，并相信这一困难一定能够过去。如果事先得知所在班级学生有过意外怀孕经历，要注意尊重学生的隐私和尊严。

▶ 教学点一

意外怀孕，怎么办？

【**教学目的**】 反思中国针对青少年意外怀孕态度上的不足；鼓励学生意外怀孕后一定要告诉父亲或母亲，到正规医院求助；双方协商处理关于怀孕后的事宜。

【**教学过程**】

组织者：影片中的朱诺怀孕了，这是一个意外。想一想，如果在座的女生，或者在座男生的女朋友怀孕了，你们会怎么办？你们有勇气对父亲或母亲说吗？如果不说，为什么？

【**教学提示**】

鼓励学生尽可能发言。也可以分组讨论，但是每个组必须既有男生又有女生。每个小组推选代表，把自己小组讨论出来的意见进行全体交流。

学生的看法可能有：

（1）第一时间肯定不和他们说，他们肯定接受不了，不知道会发生什么。

（2）（女生）和男朋友说，和他商量怎么办，毕竟这也是他的责任。

（3）和最亲密的朋友说，商量怎么办；或者在网上、街上的广告里找流产信息。

（4）大概可以和长辈中关系比较好的、能理解的人说。

（5）不能告诉老师和学校，会被处罚（开除）的。

（6）尽量少告诉人，会被宣扬出去的，很丢人。

（7）告诉他们，但是要看怎么说。

（8）不要告诉自己他们，这总是不光彩的事情。

（9）从来没和他们讨论过这类问题，他们肯定接受不了。

（10）可能可以告诉他们中的某一位，另一位难以接受的话要保密。

…………

组织者在和学生的共同探讨中，让学生意识到，在我们的社会中，即使是女大学生怀孕，也很少有人敢告诉父亲或母亲。我们的校园也不会宽容一个女生挺着大肚子坦然地进出教室。这一点和电影有差别，这是文化的差别。

组织者也可以加入批驳市面上那些所谓"快速流产"、"流产无害"广告的内容。那些出于商业目的的广告，淡化，甚至不谈流产带来的伤害，夸大了流产的"便捷"，只是为了吸引消费，而误导了大家对流产的认识。

【**教学参考**】

社会、学校、家庭对未婚受孕（特别是对在校学生）的不宽容，是对这一行为的负面评价，由此导致的后果可能是带有惩罚、污名性质的。这样，会使得意外怀孕的学生没办法更好地面对和处理这个"危机"，诸如中学生把孩子生在卫生间里、大学生到街头私人诊所去做流产导致大出血之类的情况与这种不宽容的文化有关。影片中这个 16 岁的女孩子去做流产时，没有人查她的证件，没有人要她父母的同意函。社会上有专门的机构来为意外怀孕的未成年人服务，她们的隐私得到了保护。对于意外受孕者来说，如果周围给她们足够的支持，她们就可能顺利地从这个挫折中走出来，反之可能对她们造成更大的伤害。

学校在发现学生怀孕之后，会开除、处分她们，这种"惩罚性"一方面使得学生在怀孕后失去了学校这个有力的支持系统，另一方面加重了对"未婚先孕"的污名，"未婚先孕"成为一件被惩罚的"坏事"。一些学校这么做，也许目的在于以儆效尤，希望其他的学生不要再犯，但是这却给这些孩子带来了伤害。

【教学过程】

组织者：请大家假设一下，一旦发生意外怀孕，我们怎样寻找自己周围的支持系统？

【教学提示】

让学生进行"脑力激荡"，想出各种寻求支持系统的方法，并对各种方式的利弊进行讨论。这个环节主要是培养学生寻找支持系统的能力。以下是可能想到的：

（1）告诉父亲或母亲。他们毕竟是最爱我们的人，即使他们观念上一时接受不了，也会给我们帮助和保护的。

（2）告诉自己的好朋友，要充分考量他们保护自己隐私的能力。同时，由于缺乏应对经验，好朋友的建议未必是最合适的。

（3）向学校里靠谱的老师求助，获得帮助。

（4）向家人中开明的、支持自己的、又对父亲或母亲有一定影响力的长辈求助。

（5）咨询和流产，绝对要到正规的、安全的医院妇产科去做，要注意卫生与健康。一些隐蔽的、没有资质的医院，一方面没有完善的医疗设施，另一方面人员的经验不足，各方面诊断、消毒、手术都可能是很危险的。

…………

【教学过程】

组织者：其实，当一个人怀孕了的时候，我们要面对的，绝不仅仅是如何处理怀孕本身的问题，还有相关的心理问题。

比如女生可能有的心理困惑包括：我会不会因此贬值？男朋友会不会不要我？等等。

另外男孩子也要想一想：如果我的女朋友意外怀孕，我该做些什么？影片中朱诺的男朋友戏份太少，但是，这其实是男生不能回避的责任。

现在我们就男女分组，来讨论这个话题。然后每组选一个代表来向大家汇报你们的讨论结果。

【教学提示】

讨论之后，学生汇报，相互点评，组织者总结出经验。学生可能有的想法如下。

对于女生而言，如果怀孕了，她可能的想法是：

（1）真倒霉，我会不会从此患上什么严重的病？

（2）怎样尽快解决这个麻烦？

（3）以后我怎么面对老师、父亲或母亲？

（4）男朋友会不会不要我了？

（5）我以后怎么嫁人？他不要我了怎么办？

（6）没什么，流产后就没事了。

（7）能成功地瞒住老师或者父母亲吗？他们知道了会看不起我吗？我给他们丢脸了吗？

（8）我要不要告诉他们是谁的孩子？

（9）我该怎么告诉他们这一切是怎么发生的？

…………

对男生而言，如果女友怀孕了，他可能的想法是：

（1）真倒霉，怎么办？

（2）她会不会因此有什么危险？

（3）找钱？打胎？去哪里最安全？

（4）她会不会赖上我？

（5）是我的吗？

（6）有没有最快的解决麻烦的办法？

（7）我一定要娶她吗？

（8）以后如果要和她分手该怎么办？

…………

这里需要组织者引导的是，对女生而言，怀孕并不会降低人本身的价值，个人也不会因此而品格低下。这是一个挫折，和生活中的其他挫折一样，如果觉得一时过不去，或者很难过，那是正常的，但一定也能够过去，只要好好面对。如果男友因此离开，那只能说明他原本就不够爱你，也不值得你去爱，真正的爱不会因为这样的挫折而离开；他的离开，也不等于你有错。你怀孕，并不等于你负疚于未来的男友或者丈夫，人不能为一个未知者负责任。这是你的现在，不是你的将来。在怀孕这件事上，你和他有着同样的责任，他并不比你轻。

【教学参考】

如果你是在被性侵犯后怀孕，更不要因此贬低自己，犯错的是那个侵犯你的人（这部分可参考《熔炉》中的相关内容）。建议在保护自己的前提下揭发那个侵犯你的人。

对男生而言，你可以比朱诺的男友做得更好。要更多地关心女友，给她精神支持。不要视这件事为麻烦，也不要视她为包袱。这是你们共同要面对的一个挫折。可以陪她去处理因为怀孕所需要处理的各种事情，可以主动去了解咨询各种关于怀孕和流产的知识及信息，陪伴她、帮助她走过这个艰难的时刻；你可以更好地呵护她，减少她的伤痛……总之，你有你的责任，不要逃避。

在中国，未婚先孕要承担很大的代价，特别是像电影中的中学生这样的未成年人，因此，未成年人怀孕一般都采取流产的办法（也要结合医生的诊断建议）。而由于授课对象是大学生，现在在校大学生在符合法定结婚年龄的前提下，可以结婚，因此，也可以进一步讨论关于是否结婚和生下孩子的话题。

可以一起协商怀孕后的处理方式：流产，结婚并生下孩子，不结婚并生下孩子。不管基于怎样的原因决定生下孩子，以下这些是需要注意的：

（1）你们需共同协商决定这件事的处理方式，不要擅作主张。

（2）要平等、友好地进行协商，不要以各种方式胁迫对方接受你的意见。

（3）对待结婚的态度要慎重，仅仅因为怀孕而结婚可能是冒险的。如果决定要结婚并且生下孩子，需要共同商议好今后的生活，做好心理和物质上的准备，并且争取获得双方父母同意或者支持。

（4）如果决定不结婚但是生下孩子，需要协商今后孩子的抚养责任和义务的分配问题，考虑好今后的学习、生活安排，建议征求双方父母的意见。

（5）如果决定流产，需共同协商决定关于流产的事宜（包括医院、时间、安全、护理等问题），建议争取双方父母的支持。

（6）男女双方对生育都有权利。但是在双方关于生还是流这个问题无法达成一致的前提下，优先决定权在女方。因为孩子经由女方的怀孕周期而出生，女方身体和精神承担得更多，因此具有更多的决定权。男方尊重并配合女方的决定。

【教学过程】

组织者：同学们，若干年后，你们也会当父亲或母亲，你们的孩子也会长大，进入青春期。今天你们听起来也许会觉得那很遥远，但当那天到来时，你们会感叹时间过得真快。当你们当了父亲或母亲的时候，当你们的孩子面对性与情感问题的时候，你们又该如何处理呢？这个问题留给大家思考。

▶ 教学点二

我们需要成长

【教学目的】 让学生学习成长，学习承担责任，学习爱。

【教学过程】

组织者：这部影片貌似讲的是中学生意外怀孕，但看下来会发现，其实讲的是一个年轻人的成长。在意外怀孕之后，她不得不面对各种问题，包括面对成人世界。这期间她的爱情观、处世观都在得到成长。

请同学们举例说一下，影片中哪些情节表现了朱诺的成长？这些成长带给大家怎样的启示？

【教学提示】

让学生们自由发言，可能包括：

（1）朱诺刚怀孕时，便曾说过："我知道，我还没准备好做个母亲。"

（2）朱诺与将收养她的孩子的夫妻的交往，让她对爱情有了新的理解。

（3）朱诺与那对夫妻中的男人的交往，她只是当作平常的人际交往，但那个男人其实对她是有想法的，看起来像要勾引她。

（4）朱诺对爱情有了理解，她发现了自己其实爱那个男孩子。

（5）朱诺懂得了人是要承担责任的。

（6）朱诺面对收养孩子的夫妻的变故，痛哭之后，自己做出了抉择。

（7）面对即将收养她的孩子的夫妻的婚姻变故，朱诺说："我得应付一些对我来讲太成熟的事。""我对人性失去了信心……"

（8）影片结尾时有一个镜头，继母养了一条狗。而此前，为了照顾朱诺的喜好，她一直不养狗，说等到她长大离家后再养。这个镜头说明，朱诺更多地为家人考虑，不想让家人为自己牺牲太多。

....

尽可能让学生谈更多关于怀孕后成长的启示。

【教学参考】

朱诺要面对处理自己的孩子的问题，不得已过早面对成人世界，她在这个过程中表现得勇于承担。许多时候，这些不得已加在我们身上的重荷，对我们也会产生好的结果，我们可以借此成长。任何时候，我们都要做一个负责任的、勇于承担的人。

【教学过程】

组织者：大家想一想，哪些对话表现了朱诺意外怀孕后，家人对她的关怀和爱？哪些给你留下了深刻的印象？

【教学提示】

让学生回忆和列举这些影片中的对话和细节的时候，就是让学生思考的时候。

意外怀孕，就是一个挫折和困难。在遇到困难的时候，家人和朋友的理解与包容显得格外重要。家人的爱以及朱诺自己慢慢成长的责任心把那件"意外"变成了爱的路程。

【教学过程】

组织者：请同学们想一想：如果朱诺的父母听到她怀孕的消息后，非常气愤，打骂她，那结果可能会怎样？

【教学提示】

让学生尽可能充分地回答。

爱是理解，对于挫折中的人，要给予包容和帮助，而不是责难。我们希望父亲和母亲对我们这样，同样，我们也要对别人这样。

▶ 教学点三

安全套、避孕药的知识

【教学目的】 让学生了解安全套的有关知识，学会安全套的正确使用方法，基本了解避孕药的相关知识和使用注意事项。

【教学过程】

组织者：即使社会再宽容，学校和家庭再支持我们，意外怀孕仍然会对我们的心理和身体健康带来伤害。所以，性生活的时候，一定要采取安全性行为，避免意外怀孕或者疾病传染。谁能说一说，你所知道的避孕的方法有哪些？

【教学提示】

鼓励学生分享他们原有的知识，组织者进行补充。

【教学参考】

常见避孕方式有：安全套、避孕药、体外射精、安全期、结扎、避孕环（宫内节育器）、避孕栓、皮下埋植等。

【教学过程】

组织者：接下来有以下几个问题，请大家想一下，想好的举手示意我，说说你的看法。

【教学提示】

供参考的六个问题：

（1）非插入性性交是否会导致怀孕？

（2）安全期是可靠的吗，为什么？

（3）体外射精是可靠的吗，为什么？

（4）未婚女性可以使用宫内节育器吗？

（5）避孕药可以从哪些地方获得？

（6）哪一种避孕方法既可以有效避孕，又可以预防性病与艾滋病？

请学生进行回答，组织者可以进行引导式的发问，也可以请其他同学补充观点，引起讨论。

【教学参考】

六个问题的参考解答：

（1）即使是没有插入的性行为仍然可能导致怀孕，这种情形可能发生在：男性射精排出的精液掉落在女性的阴道口附近、粘有精液的手或毛巾接触女性阴部等，精子从而可以进入女性体内。虽然这种情况发生的几率很小，但也是有可能的。

（2）安全期避孕是通过测算排卵期来避孕的方法。安全期是不可靠的避孕方式。但在实在无法获得避孕药具且发生性行为的情况下，可选择计算安全期方式进行避孕。

（3）体外射精指在性行为中，即将发生射精时，将阴茎抽出，使精液射在女方体外的一种方式。体外射精是不可靠的避孕方式。

（4）宫内节育器的原理是利用机械性刺激或附加化学物质的干扰（铜、缓释避孕药）使女性不怀孕，而且不抑制排卵，不影响女性内分泌系统。不论未婚女性还是已婚女性，只要常年需要避孕，都可以采用，更适合多次重复流产的女性。

（5）避孕药可在药店、医院等地方获得。

（6）在各种避孕方式中，只有安全套既可以避免意外怀孕，又可以有效避免性传播疾病和艾滋病病毒的传播。

【教学过程】

组织者：我们社会上有一个传播很广的说法，安全套广告上也写着，即使使用安全套，也无法做到百分百的安全。其实，如果正确地全程使用安全的安全套，就一定会做到百分百安全。戴安全套又意外怀孕或传染性病，一定是没有正确使用。那么接下来，大家来说说，怎样使用安全套是正确的？

【教学提示】

让学生自由发言和交流，一定有学生说：不会。组织者进行总结，也可以进行现场演示。

现场演示男用安全套的使用，可以取出事先准备的安全套，以及形状接近阴茎的道具，如香蕉，请一位学生自愿地上台来演示。通常，学生的演示总会有一些不足，这时组织者再来演示正确的戴安全套的方法。

组织者一边将安全套戴到器具上，一边解说如何才是正确地全程使用安全的安全套。

组织者讲解和演示之后，再请一位学生自愿上台来重复组织者戴安全套的过程，以便让学生加深印象。也就是说，这节课开始之前，组织者要至少准备三个安全套。

组织者还可以提示学生：如果性爱时没有使用安全套，事后应该及时服用避孕药。

这里要强调的是，许多时候，不是我们不会使用安全套，而我们不愿意使用安全套，特别是男生。有时女孩子要用，男孩子坚持不用，最后往往是女孩子争不过男孩子，妥协了。通常总是女孩子妥协，这说明了男孩子很多时候说话还是很有分量的，也说明他们更多坚持自己的看法，而不愿意尊重女孩子的意愿；女孩子妥协、不能坚持到最后，可能是因为她们对男孩子的爱，或是因为她们不习惯于对男性的要求一直坚定地说"不"。

学会尊重对方的意见，学会坚持自己的意见，都非常重要。这不仅会影响到我们未来的亲密关系，也将影响到我们在社会上的整体发展。尊重他人，坚持自己，就从戴安全套做起吧。性伴侣双方需要同时承担平等的避孕及保护身体健康的责任。

【教学参考】

正确使用男用安全套，应该包括下面这些步骤：

（1）保持双手卫生。

（2）先检查安全套的保质期。如果安全套已经过了保质期，当然不安全了。

（3）将包装袋中的安全套推到一边，然后在另一边小心地撕开包装，不能用牙齿、剪刀等尖锐物品，也要小心指甲，以免损坏安全套。

（4）向储精囊内吹气，检查是否漏了，没有漏气才是安全的。

（5）在确认储精囊没有漏气之后，用指肚轻轻挤掉储精囊内的空气。

（6）在阴茎完全勃起后、性爱开始前，戴上安全套。找到正确的一面，不要戴反。戴的时候要套在阴茎头上，然后向后展开安全套，自然戴上。

（7）要将阴毛向后抚，避免安全套和阴毛卷在一起。

（8）性爱结束后，在阴茎疲软前取下安全套，可捏着环圈根部，以免精液溢出。

（9）检查储精囊，确认精液在其中没有漏出，才是安全的。

（10）用纸巾包好安全套，扔进垃圾桶。

（11）对乳胶过敏者（无论男女），可使用用聚异戊二烯材料制成的安全套，使用方法是一样的。

男用安全套一般都是由橡胶制成的，如果对橡胶过敏，可以选用乳胶或聚氨酯制成的女用安全套以及其他材质的安全套，最好咨询医师。

同时使用两个安全套并不能起到双倍的保护，相反可能因为摩擦更容易破裂，导致怀孕和疾病感染。男用和女用安全套也不要同时使用，而且安全套只做一次性使用。

【教学过程】

组织者：除了男用安全套，女用安全套也是比较便捷、副作用小，而且可以由女性自己主导的一种安全性行为方法。有哪位同学知道如何使用？我们一起来学习一下。

【教学提示】

这部分还是可以邀请学生上来，用事先准备好的女用安全套进行演示。组织者鼓励其他学生一起进行补充、修正，也可以直接用图示的方法启发学生学习。需要强调的是，由于男女生理结构不同，因此，女用安全套的使用需要更多的练习，男生也可以学习如何帮助伴侣使用女用安全套。

【教学参考】

女用安全套是由特殊的聚氨酯材料制成的鞘状套，柔软、透明而且坚固耐磨。长约 17 厘米，厚约 0.5 毫米，最大直径 7.8 厘米。

女用安全套使用方法（参见下图）：

（1）女用安全套使用之前，需要使用者洗净双手，并且注意不要让指甲弄破安全套。

（2）撕开包装的原理与男用一样，注意不要撕破里面的安全套。

（3）女用安全套的形状有点像软管，不过一头是封口的，开口的一端有个较大的塑料环，封口的一端是个较小的橡胶环，套的材料则是透明的薄膜状物。

封口端的小橡胶圈比较粗，弹性很大，这个是要塞入阴道并卡住的，而开口端的那个大圈，则留在体外，防止性交碰撞时把套套整个杵进去。（小点的橡胶圈很有弹性，而那个大圈比较细比较薄，没什么弹性。）

（4）用拇指和中指捏住内环，将食指抵住套底，或紧捏内环即可。

（5）捏紧内环，将套送入阴道内，直至感觉已到正确位置即可。注意：它不会因进入太深而造成伤害。

（6）应确保安全套主体未被扭曲，而且开口环始终置于阴道口外端。外环需覆盖于女性外阴口，一方面可减少性交后出现精液外溢的机会，另一方面可最大限度地防止体液交换，其防病功能优于男用安全套，保护更全面。

（7）为避免精液倒流，要在起身前取出安全套。取出时在捏紧并旋转开口环的同时缓慢地将套拉出。

（8）注意事项：女用安全套由手工放入阴道，它可于性交前数小时放入，也可即时使用，但要注意，和男用安全套一样，需要全程使用。另外，对聚氨酯材料过敏者不宜使用女用安全套。但相信随着科技的发展，女用安全套也会出现更多样化的材质，使得过敏者能有更多选择。

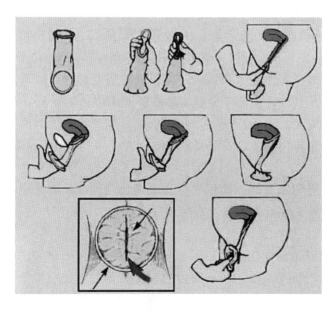

女用安全套的使用方法

【教学过程】

组织者：除了以上避孕方法，还有一些别的常见的避孕方式，有知道的同学可以来和大家分享下。

【教学提示】

请学生回答关于避孕方法的知识，组织者鼓励学生进行讨论，使得知识最大限度地被呈现，也可以适当补充相应知识。

【教学参考】

常见的避孕方法还有：

（1）口服避孕药（具体注意事项见后）。

（2）宫内节育器（上环）：节育器一定要在正规医疗场所由专业医生进行。部分女性可能出现月经量增多，经期延长、点滴状出血以及性交时轻微疼痛等不良反应，如出现这类情况须及时咨询医师。

（3）结扎：指男性输精管结扎术和女性输卵管结扎术。现在，输精管复通术和输卵管复通术也可以帮助恢复生育。相对而言，男性做结扎手术比较容易；输精管结扎不会影响男性的射精（射出的是前列腺等混合液体，精子会在输精管内自动老化死亡）和性快感。

（4）紧急避孕药（具体注意事项见后）。

（5）体外射精：指在性行为中，即将发生射精时，将阴茎抽出，使精液射在女方体外的一种方式。该手段并不可靠。在射精前，阴茎已经分泌了含有精子的体液进入阴道，可能导致怀孕；体外射精很难把握准确的时机，不能及时将阴茎抽出，也会导致怀孕。

（6）安全期避孕：通过测算排卵期避孕。每月在排卵期的前5天和后2天是最易怀孕的，避开这段时期则属于安全期。但月经期不是很准确，且易受客观因素干扰其规律，所以安全期避孕并不安全。

（7）外用避孕药：外用避孕药多具有较强的杀精子作用，如对单独应用时的避孕效果不够满意，与避孕工具同时应用，可提高效果。按照说明书指示使用。有少数女性对外用避孕药膜过敏，如有不良反应时应停止使用。

（8）验孕：使用早孕试纸和验孕棒进行检测的时候最好用晨尿，具体的方法需认真阅读说明书。市面上售卖的早孕试纸、验孕棒，三五元和二三十元的产品效果是一样的（价格昂贵的器具只是因为其使用时更为方便），可在药店、医院、计生用品店等处购买。但验孕并不是一种避孕的方式，只是一种尽早发现怀孕以便采取措施的方式，验孕时一旦发现怀孕了，依然要采取流产等措施。

【教学过程】

组织者：刚刚我们分享的方式中，口服避孕药是比较常见的避孕方式，但是这种方式只能用来避孕，不能用于防止性行为中可能发生的疾病传染。谁能介绍一下关于避孕药服用的相关知识？

【教学提示】

鼓励学生讨论分享他们现有的关于避孕药的知识，组织者进行修正和补充。

需要注意的是，避孕药物的使用不可避免地会对身体有一定的副作用，所以无论从防止疾病传染还是从身体健康的角度，安全套的使用都更加安全、便捷。而一些商家为了使得其产品更有效地推广，夸大了避孕药的方便、无副作用，减少了正确使用避孕药的知识，这也造成了一些误导。

【教学参考】

（以下内容参考百度百科词条。）

避孕药一般指口服避孕药，有女性口服避孕药和男性口服避孕药，也有外用避孕药。避孕药属于非处方药，在一般的药店都能买到。

女用避孕药的使用：

（1）长效避孕药。含人工合成的孕激素和长效雌激素。一般在月经来潮后，第5天服1片，20天以后再服1片。药物进入人体后，会储存在脂肪组织内，之后缓慢地释放出来，抑制排卵，起长效避孕作用。

（2）短效避孕药。主要成分是孕激素和雌激素。从月经来潮当天算起的第5天开始服药，每天晚上服1片，连续服22天，可避孕1个月。

（3）探亲避孕药。性交前8小时服一片，再每晚服1片，直到一阶段性交生活结束，次晨再服一次。其优点是不受月经周期影响，也无需连续服药，但影响雌激素活性，副作用较大，不适合长期使用。

（4）紧急避孕药。主要成分是孕激药物，作用原理和短效避孕药基本一致。适用于40岁以下女性。紧急避孕药适用于性交时没有采取避孕措施或安全套破损、滑脱以及体外射精失败、妇女受到意外伤害等情形。在性交后72小时之内服用1片，即可有效地防止非意愿妊娠的发生。注意事项是：

第一，只能偶尔使用，一般1个月内最多只能使用一次，且不可以每个月都用。

第二，72小时内服用1片，隔12小时再服1片，总量为2片。服药时间越早效果越好。

第三，服药后2小时内发生呕吐的，必须立刻补服1片。

第四，吃了紧急避孕药后又发生性行为，必须采取避孕措施，否则仍有妊娠的可能。

第五，心血管病患者、糖尿病患者、乳腺癌患者、40岁以上妇女、产后半年内的哺乳女性及已经确定为妊娠的人严禁使用此药。

第六，副作用比较明显，常会出现恶心、呕吐、头痛、头昏、乏力、乳房肿胀、出血、月经提前或延迟等。

服用紧急避孕药仅仅是一种补救措施，它的剂量高，副作用比较大，不宜作为常规的避孕方法。

【教学过程】

组织者：知道了避孕的方式之后，我们也有必要来了解一下关于如何判断有没有怀孕的知识。前面也说过了，尽早地知道是否怀孕，有利于我们尽快采取相应的措施，减少身体上的痛苦。有哪位同学知道如何最快捷地确定女性是否怀孕？有哪些体征和方法？

【教学提示】

鼓励学生充分讨论分享他们的现有知识，组织者适当修正不正确的知识，或者进行补充。

【教学参考】

发生性行为后的下一个月经周期，不来月经，意味着有可能怀孕了，可是年轻女孩的月经周期不那么稳定，有可能提前或者推后，怎样才能确定是否怀孕了呢？以下是一些体征：

（1）怀孕后一定会停经，因此发生性行为后下一次月经超过 7 ~ 10 天没有来是可能怀孕的信号。

（2）一些女性会有恶心、呕吐、乏力等早孕现象，但并非所有人都会有这些现象。

（3）怀孕时间的医学计算是从末次月经的第一天算起。（例如上一次月经第一天是1月1日，1月12日发生了一次性行为，下一次应该是1月30日来，但到2月7日还没有来，这时如果是因为怀孕，那么应该怀孕 38 天了。）

（4）可通过早孕试纸、验孕棒检验是否怀孕，但同时需要去医院进行 B 超检查确定是否怀孕，以及有无宫外孕。

（5）早孕试纸、验孕棒可在药店、医院购买。

【教学提示】

最后，请学生总结，也可以通过作业的形式让学生谈：我们从这部电影中学习到了什么？

▶ 其他教学点

"处女情结"和贞操观

【教学提示】

影片展示的是美国中学生处理"意外怀孕"的故事，这类事件，实际上在中国并不少见。在讨论中，我们可以发现，中国"少女妈妈"除了要面对"孕"的困境，还要面对中国传统文化中的"处女情结"和贞操观的问题。因为未婚先孕的女孩子，首先都是"不贞"的。这种"不贞"的压力，不仅影响到那些自愿发生性行为而不慎怀孕的女孩，更影响到那些被性侵犯后的女孩的自我认知。"处女情结"不仅影响到女性择偶和亲密关系的建立，还内化成对自我人格的贬低和否认。

这部分内容可参考本书电影《沙漠之花》中的有关教学参考。

▶ 家长课堂

【教学提示】

这部影片实际上是讲一个社会环境是如何对待怀孕少女的，它更适合给父亲、母亲、教师、医院进行"性教育"用，让他们学会面对意外怀孕的女学生。有条件组织家长课堂的学校，不妨将这部电影放给父母们看，同时不妨放给学校的心理辅导员、学生工作干部看。而观影后的相关引导与点评，可以从本文的"教学点一"中选取。

观影后也可以征询父母们、老师、医生各自的态度：如果你们遇到女生怀孕的事情，你们认为应该怎么做？你们希望另外两方怎么做？你们认为另外两方期待你们采取的方法和态度，对你们而言有什么困难？

教室别恋

推荐教学对象：大学生

 影片介绍

▶ 电影简介

《教室别恋》（*All Things Fair*），丹麦、瑞典联合制作，1995 年出品。片长 125 分钟。

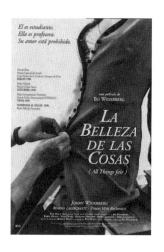

▶ 剧情梗概

二战期间，15 岁少年史迪和同学们一起幻想、谈论性的话题。班里来了一位新老师，37 岁的维奥娜。史迪主动勾引维奥娜，二人发生了性关系。

维奥娜的丈夫谢尔是个丝袜推销员，经常出差在外，回到家里也只是喝酒听音乐。史迪与维奥娜，一个对性与成熟的美充满热切期待，一个对少年情意寄注深切爱意。两人情意缠绵，又激情四射。

史迪的女同学丽莎暗恋他，又勇敢地脱衣示爱，但史迪完全无动于衷。

史迪和维奥娜的私情，被维奥娜的丈夫发现，但他采取了宽容的态度，和史迪两人一起听音乐，竟然生出许多友情。因为美国尼龙袜的冲击，维奥娜丈夫投资购买的大量羊毛袜卖不出去，生意彻底失败，在痛苦中借酒浇愁。史迪非常同情他，但维奥娜对此则无动于衷，仍然拉着史迪去做爱。史迪离开了维奥娜。

维奥娜仍然挑逗史迪，但史迪不理会，去和喜欢自己的丽莎约会。

维奥娜纠缠不休，一次引诱史迪做爱，被丽莎撞到。丽莎愤而离开史迪。转天，维奥娜则先发制人，对校长说，因为史迪经常无故缺课，她无法容忍他继续在自己的班里上学。校长通知史迪，他将被留学一年。史迪试图找到是维奥娜勾引他的证据，但都被维奥娜清除得一干二净。

影片结尾，史迪在毕业典礼上似乎要当众羞辱维奥娜，但最终放弃。史迪拿走了教室里的全部字典，走出教学楼……

影片的另一条线索是，史迪和父亲一直关系紧张。史迪的哥哥到潜艇部队参战，在前线战死。一家人参加了哥哥的葬礼回来，父亲到火车尾部落泪，史迪走过去，揽住父亲的肩，安慰他，父子在悲痛中和解。

 教学流程

▶ **性教育关键点**

启发学生思考欲望的压抑或宣泄，性别与年龄的污名，道德与伦理的差异，性与爱的关系，等等。

▶ **课程方式一**

辩论法

【教学提示】

影片虽然写的是中学师生的亲密关系，但本课的重点在于通过这一案例，激发学生就有争议的性价值观进行思考、分析、辨别的能力。这决定了本片更适合放在大学性教育课中使用。

【教学过程】

组织者：今天的课程，我们将以分组辩论的形式进行。请同学们分成两组：正方，反方。辩论的时候要尽可能引用电影中的情节来佐证自己的观点。

【教学参考】

总辩题：这份师生恋，应该受到谴责吗？

正方观点：这对师生间的性关系，违反伦理，应该受到谴责。

反方观点：这对师生间的性关系发乎情，不应该受到谴责。

在总辩题下，分设三个小辩论的焦点。三个焦点分别是：

焦点一：性欲与性冲动，应该压抑，还是宣泄？

正方观点：转移，升华，压抑。

反方观点：顺其自然，宣泄。

焦点二：师生间的性关系，是道德的，还是不道德的？

正方观点：不道德，涉嫌性骚扰，违反伦理。

反方观点：无关道德，双方你情我愿，是美好的。

焦点三：这份关系中，有爱吗？

正方观点：没有爱，只有性欲。

反方观点：有爱，而且性欲本身也不应受指责。

【教学过程】

组织者：下面就请同学们自己选择参加哪一组。当然，一定也有同学觉得，自己持中间观点。没关系，你可以选择自己更倾向的一方的观点。

【教学提示】

学生自由分组（或者随机抽取分组），组织者应考虑到并促成每组人数尽可能平均，在辩论才能等方面也尽可能均衡，以避免辩论活动出现一边倒的情况。

分组后，组织者应该给一些时间讨论，另择日期举行辩论活动，以利于学生通过课外自习做好充分的准备，以便在辩论中充分阐述观点，分享信息。

我们相信，学生能够呈现出的观点一定是多元的，会充分展现他们的辩才。组织者在这个过程中的责任，是指导、帮助他们尽可能深入思考、挖掘观点，而不是对任何一方进行干涉，更要避免将自己的观念强加给学生。

以下列出部分可能出现在辩论中的论点及组织者可以注意的提问和引导点。

焦点一：性欲与性冲动，应该压抑，还是宣泄？

正方观点：转移，升华，压抑。

反方观点：顺其自然，宣泄。

【教学参考】

正方：青春期的性冲动应该克制，不能放纵，否则会影响学习，甚至会有更深远的负面影响。像这部影片中，男生们内心充满躁动不安，无时无刻不谈论性的话题，上课传递关于性内容的纸条；男生们在厕所里量阴茎的大小，猜测女生的性反应，猜测正常性交时阴茎在阴道里抽动多少次；等等。这些都影响到认真上课和学习。至于发展出男学生与女教师的不伦之恋，结果更是双方都受伤，特别是男学生。

反方：青春期的学生对性充满好奇与渴望，用其特有的敏感学习着性爱、情爱，并开始用自己的眼睛去探索和关注世界，这些不应该被看作是坏的事情，而应该被视为生命成长过程中的美丽。影片中的细节也到处流溢着青春期的痕迹。史迪在剧院总想把难看的帽子拿下来，女孩只为和史迪相遇而假装上楼……这些都是非常自然的，应该正视。对性的渴望，对他人的好奇，如果没有这些，还是青春期吗？这些欲求是不可能被彻底压抑到没有的，更重要的是，这是青春期成长的过程。

焦点二：师生间的性关系，是道德的，还是不道德的？

正方观点：不道德，涉嫌性骚扰，违反伦理。

反方观点：无关道德，双方你情我愿，是美好的。

【教学参考】

正方：毕竟女教师年长，男学生年幼，是她诱骗他。虽然刚开始的身体接触好像是男生史迪主动的，但是，作为教师，维奥娜是拥有权力的一方，如果维奥娜坚定拒绝，甚至训斥男生的想入非非，相信他也不敢越雷池一步。所以，最应该对这份关系承担责任的，还是女教师。更何况事后她还去校长处诬告学生，这个行为涉及性骚扰。

反方：史迪主动的。他放字典时偷偷碰女教师的腿，女教师才意识到他的内心；在操场抬头看窗户后面的女教师，女教师才一点点春心荡漾；吻女教师坐过的空椅子；主动要求和女教师去地图室拿地图，主动吻女教师……所以，不存在女教师勾引男学生的情况。史迪与维奥娜的性爱，是相互吸引的，美好的。师生之间的性关系一定是不道德的吗？我们不认为这样。只要是自愿的，没有强迫的，都是道德的。

正方：这份关系是不符合伦理的。教师和学生的性关系就是不道德的，和教师身份是不相符合的。一位已婚女教师，和一位未成年的男学生的性关系，更是不道德。

反正：双方的性关系是自愿的，是你情我愿、相互吸引的。虽然男生只有15岁，但我们看到他在许多方面都很成熟。而且，未成年人也应该有性权利。确实，在性上是教师引导了学生，影片中镜头反复出现史迪解开女教师裙扣的过程，这不仅代表了少年第一次的羞涩和笨拙，同时也让观众清晰知道维奥娜是史迪的性启蒙教导者，但是，这又怎么样？莫非只有年长男性充当少女的性教导者，才是道德的？我们要检讨正方观点中的性别偏见与年龄歧视。

焦点三：这份关系中，有爱吗？

正方观点：没有爱，只有性欲。

反方观点：有爱，而且性欲本身也不应受指责。

【教学参考】

正方：这份关系显然是污秽的，是偷情，没有真正的爱，两人间能有什么共同语言？有的只是彼此的性欲满足。对于女教师来说，男学生更是她性欲满足的对象，孤独寂寞中的调味品。男生和那个年龄相仿的女生才般配，从后来的发展中也看到，男生还是认为那个女生更合适呀。

反方：双方是有爱的。可以从教室里双目传情看出来，可以从想到对方时的幸福微笑中看出来。两人床上相互的拥抱，彼此的谈天说地，这些都显示出彼此间的爱。我们对爱的理解不能狭窄化。至于说到更多是性欲的满足，可能是这样的，但这又怎么样呢？为什么满足性欲是一件不光彩、需要被污名的事呢？

影片开头学生们谈论性交时，音乐缓缓流泄，定下了此片最大的主题。此后，史迪每每被性爱之美所吸引时，这段音乐都会再度响起。影片中，在所有的性爱场景里，导演一直以颂扬性的圣咏音乐和金色的布光来升华他们的关系，37岁的女教师维奥娜和15岁少年史迪裸露着身子在充满暖光的屋子里戏逐，宛如夏娃和亚当在伊甸园完全自然的一切。

正方：如果说这份关系是道德的，那又何来史迪最后觉悟了，从不道德的性欲中解脱呢？维奥娜的丈夫谢尔，作为一个并不成功的推销员，整天在外奔波，他明白妻子的情欲和偷情却从不说破，他在音乐里埋藏所有的怨恨。谢尔是一个非常知性的男人，他对于妻子的态度更使得少年变得清醒，最终，史迪面对谢尔感到深深的自责，主动终止了这份关系，这是一个男孩子的觉醒。

反方：史迪因为谢尔改变，可以理解为他在自责，也可以理解为他开始对与老师的性关系不满。但是，这并不能就认为，这份关系本身是不道德的。正方的所有观点，都是建立在事先确定女比男长的关系是"变态"的、需要"改正"的基础上的，建立在将性欲本身的吸引视为不光彩的基础上的，建立在师生角色关系被认定为不应该有性的基础上的。

史迪与女教师的互相吸引，即使是纯粹的性吸引，为什么不可以而要被指责？并且，他与女同学的互相吸引就不是性吸引吗？为什么我们就认为这才是所谓"真爱"呢？精神上的吸引就一定比性吸引高贵很多吗？这背后是对年龄、性别、多元爱的歧视，也是对男性主导的性霸权的维护。

正方：当史迪的道德观被唤醒，女教师还不甘心，纠缠他，开始有些焦虑地勾引学生，甚至砸碎酒瓶，威胁学生。这时更像是性骚扰和强暴了。女教师在课堂上掀起裙子色诱他时，他突然推翻桌子，试图让同学们看清女教师的面目，但失败了。还能说这二人是有爱的吗？

反方：我们认为史迪试图结束关系后，影片的处理是唐突的。女教师的表现开始变得出人意料，这与影片的总体基调是不吻合的。这反映了导演的纠结。一方面他总体上认可了史迪与女教师关系的美好，另一方面又受着主流价值观的影响，这种主流性价值观正是正方所表述的，认为师生恋是不好的，女教师是有责任的。导演在这一主流价值观的压力下，安排了女教师在史迪提出分手，特别是在私情被别的学生发现后，去找借口陷害男生等情节。这同影片一直表现的女教师形象格格不入，而且，也和常理不吻合。

另外，我们认为，在一段感情结束的时候，双方可能作出一些非理智的行为，这当然是不可取的，但并不能以此证明这段感情本身就是不道德的或者就从来没有爱过，这恰恰证明了人是需要通过恋爱来不断成长的呀。

就影片的情节来看，女教师后来对待男生的一些做法确实是不可取的。但我们也知道，从女教师一方而言，她所承受的压力实际上要比男生多：婚外恋、师生恋一方的所谓权力拥有者、有悖于传统女性形象要求的"淫妇"压力等。在多重压力下，女教师的所作所为更像是一种应激反应，而不是故意要伤害男生。但这些对我们的启发更应该是，面对有压力的情感关系，更应该去承担而不是逃避，更不是去伤害别人。

【教学提示】

对于这对师生的关系，同学们会有不同的看法。

电影只是导演思想的一种诠释方式。因此，无论如何，我们都不能把艺术电影当作现实来看待，但是我们可以从电影的诠释方式以及后来的评论中了解人们对师生恋的看法。观看这部电影，我们可以一方面看到师生恋的复杂性，另一方面看到主流社会对这类有争议的情感的纠结态度。同时，我们还可以通过解读这部片子的影评来分析人们对师生恋的看法。

有不同看法是正常的。对于社会上很多事情，人们都存在着不同的看法。即使是你认为最正当的事情，有些人可能也会认为是错误的。更何况，在性的问题上，一直存在着各种价值观的激烈冲突。

无论别人的观点与你多么不同，都要尊重别人的价值观，只要他没有强行去侵犯他人的权利、做伤害他人的事。同样，你可以有自己的价值观，但这并不意味着你有权利要求别人和你有一样的价值观，你没有权利把自己的价值观强加给别人，你也不能够为了贯彻你的价值观而去做侵犯别人价值观和伤害别人的事情。

影片中另外一条线索很容易被忽视，那便是史迪与父亲的关系。这对父子的关系一度非常紧张，这其实是孩子青春期时常会出现的与家长的对抗。但是，我们与家人再多冲突，也改变不了我们血脉相通的事实。父亲或母亲和孩子应该相互理解，相互宽容，相互爱。

▶ 课程方式二

讨论法

【教学提示】

这部电影的教学，也可以采取讨论法，而非上述辩论法的方式进行。三个话题，便是辩论法中的三个焦点，只不过是组织者提问，学生分组讨论、发表观点，再集体呈现、交流。相比于辩论法，在下面的教学中，当组织者抛出问题的时候，便已经有更多的倾向和引导。

▶ 教学点一

性欲与性冲动，应该压抑，还是宣泄？

【教学过程】

组织者：

（1）青春期的性冲动能够克制么？即使有人能，是不是可以以此要求所有的人都去克制？有没有人能够谈谈自己克制性冲动的方法，效果如何？大家认为怎样对待自己的性冲动比较好？

（2）女生有没有性冲动？女生看到漂亮的异性（或者同性）会有怎样的感觉？这是不是性冲动？为什么？

（3）女生的性冲动为什么看起来和男生的表现得如此不同？大家可以回忆一下青春期的时候，身边的男女同学是如何对待性问题的，包括第二性征的发育、爱情、谈论性等。

▶ 教学点二

师生间的性关系是道德的，还是不道德的？

【教学过程】

组织者：

（1）师生恋为什么被指责？列举被指责和被赞美的师生恋，说说它们各自有什么共同的特征（婚姻的／无关婚姻，浪漫爱情／性，社会名流／普通人，异性恋／同性恋，男追女／女追男）。

（2）有权力身份关系的人之间的性和爱是否必然存在权力关系？如何看待并分析这其中的权力关系？

（3）人有没有可能处理好双重身份关系？

【教学提示】

这个部分的讨论可以涉及有关职业道德规范的内容。职业道德规范与人权的关系是什么？职业道德规范是否应该制约个人的私生活？如何制约才不侵犯人权？面对社会多数人认可的、已经存在的职业道德规范，即使这个规范不合理，个体的抗争也是需要付出代价的。如果当事人完全无视这种规范，那也会意味着要承受由此所引发的麻烦和纠结。这归根结底是一种选择，但是从教育的目的来谈，我们可以帮助人们做出知情的选择。

一个成年的教师和一个未成年的学生之间的性行为，不同国家的法律框架对此会有不同的界定，中国目前没有针对此的明文规定。

▶ 教学点三

这份关系中，有爱吗？

【教学过程】

组织者：

（1）我们能不能看到权力关系在这两个人之间的流动和转移？

（2）这段关系提醒我们在处理一段恋情的挫折的时候要注意些什么？

（3）为什么一些影评会认为这部片子中的女教师是主动的、淫荡的？这和怎样的性别文化有关？

（4）传统性价值观如何来规定一个人实施性行为的年龄？如何看待这样的规定？

（5）如何看待对于一些职业（如教师、公务员、医护人员、心理咨询师）的性伦理和规范？

不一样的天空

推荐教学对象：大学生

 影片介绍

▶ **电影简介**

《不一样的天空》(*What's Eating Gilbert Grape*)，美国影片，1993 年出品。片长 118 分钟。

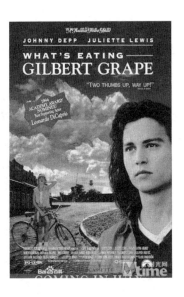

▶ **剧情梗概**

吉伯特一家住在一个叫做恩多拉的小镇，那里的居民极少。他过着平淡乏味的生活。

吉伯特的母亲无法从丈夫自杀的悲伤中恢复过来，终日坐在沙发上吃喝，因此非常肥胖，得了肥胖症；而吉伯特的弟弟是智障，还有一个每天就知道打扮自己的妹妹，以及一个姐姐。

在吉伯特每天的生活中，最重要的工作就是照顾智障的弟弟阿尼。他带着阿尼去玩，带着阿尼去上工，带着阿尼去送货，还得负责帮他洗澡，照顾他上床睡觉。阿尼就像他身旁的一个警报器一样，随时会出其不意地铃声大作，令所有的人提心吊胆。但是吉伯特却将他捧在手心，对他十分呵护。阿尼喜欢攀登高的东西，无论是家门口的大树，还是小镇里矗立的发电塔。为了吸引别人的注意，他喜欢做别人不敢做的事，弄得大家鸡飞狗跳。而镇里所有的人对此早已司空见惯，看阿尼危险的举动就好像看马戏团的表演一样，只有吉伯特总是苦口婆心地劝诫这个麻烦的弟弟。

一次，阿尼又趁吉伯特不注意爬上了高大的发电机，吉伯特急急忙忙地赶到塔下，拿起扩音器对着弟弟唱起童谣：有一个男孩名叫阿尼……然而这并没阻止弟弟继续攀登的脚步，却引起了外地少女贝琪的注意，这也成了他们的第一次邂逅。

贝琪的出现无疑为吉伯特开启了另一扇人生的窗。这个来自不知名的地方、足迹遍及世界各地、满怀着新鲜前卫思想的女孩很快便占据了吉伯特的生活，令他心动不已。他的生活也随着与她的交往产生了变化。他变得更愿意与贝琪厮守在一起，而冷落了阿尼。

独自在街上闲逛的阿尼像个随时会引爆的炸弹，于是被警察暂时扣押了起来。而自从父亲死后就足不出户的母亲，为此亲赴警察局。因为身形无比臃肿，小镇上的居民无一不投来嘲笑而且鄙夷的目光，母亲倍感侮辱。母亲不希望任何一个孩子再离他而去，所以她对阿尼被抓进警局非常后怕，而吉伯特等三个孩子看在眼里痛在心里。吉伯特对家庭这个沉重的负担既无力却又放不下。他希望可以跟贝琪一起，感受外面的世界，可是在父亲和大哥相继离世的情况下又无法撒手离开。

电影的结尾有一段很感人的镜头，他们的母亲用尽全身力气独自上到了二楼，这是她患上肥胖症之后从来没有过的，从她的孩子们惊奇的眼神可以看出来。他们搀扶她到床上休息，却没有想到这一睡就永远地睡过去了，第一个见到她死去的是阿尼，可是他只知道捶胸顿足，不知道怎么办，其他几个孩子看到他这样子才知道母亲离开了他们。但是麻烦也随之而来，因为母亲身体太臃肿，抬下来是不太可能了，只能用吊车，但是吉伯特认为以前母亲受尽镇上居民的白眼或者嘲笑，如果再这样做就太不尊重母亲了，后来他们决定让母亲和这座房子合为一体，化为灰烬。

 教学流程

▶ **性教育关键点**

爱家庭，承担责任；人生需要挑战自己、改变现状的勇气。

▶ **教学点一**

爱，就是责任和幸福

【教学目的】　认识到有责任心的男人是值得爱的；要爱家人，承担责任。

【教学过程】

组织者：这是一部关于爱的影片，影片描写的是小镇上小人物的平凡生活，却无处不充满感人的爱。貌似平淡乏味的生活与平淡无奇的故事，因为这些爱而变得温馨。

同学们，在看这部影片时，哪些爱的表现感动了你呢？

【教学提示】

学生们自由发言。

通过讨论，启发学生认识到吉伯特对智障弟弟和家人的爱，吉伯特母亲及一家人对阿尼的爱，家人对肥胖症母亲的爱，贝琪对吉伯特的理解和爱……这些都是很珍贵的重要的爱。

【教学参考】

影片的中心人物是吉伯特。

因为智障的弟弟阿尼，因为肥胖症的母亲，身为长子的吉伯特承担着过重的责任。他的生活平平淡淡，每天都在重复同样的事情，遇上同样的麻烦，周而复始。这样的生活难免使人心情郁闷，令人沮丧。贝琪的出现，为他生活的改变提供了一次机会。但是，他并不能放弃自己的责任。为了和贝琪约会，吉伯特离开正在浴缸里的弟弟，让他过一会儿自己擦干身子出来，结果阿尼连这都做不到，在冷水中冻到吉伯特回来，在家庭里引起一场轩然大波，也让吉伯特非常自责。

还记得贝琪与吉伯特的那段对话吗？

"你想做什么？"

"在这里没什么好做的。"

"你没有想要什么东西吗？说一些你想要的。"

"我想要新的东西……我要一栋新的房子，我要妈妈去上韵律操的课，我要艾伦快点长大，我要给阿尼一个新的头脑……"

他的答案，流露着他的善良和仁慈，更显示出他被全面占据的生活。吉伯特完全被家庭的责任束缚着，连开始一份爱情都困难。

许多时候就是这样，我们承担着无可推卸的责任，这需要我们放弃一些自己想要的东西，包括爱情。而为了责任和义务做出牺牲，那份尽责的欣慰、温馨的回忆、幸福的感觉，也将一直伴随着我们，成为对我们的牺牲的最好回报。

这部影片中，吉伯特无疑是爱家人、承担责任的最典型的代表。影片为我们塑造了一个"新好男人"的形象。这样的男人会得到他的爱情的。能够在原生家庭中承担这些责任的人，在未来自己的家庭中，也一定会承担好他的责任。

贝琪懂得欣赏这样的男人。这在许多人看来是不可想象的，和这个男人在一起，就意味着也要和他智障的弟弟在一起，要承受生活的种种艰难。这个小镇超市里的员工，有什么可爱之处呢？但是贝琪看到了吉伯特的闪光点，即使这个男人现在是穷困和无力的，她也愿意与他一起面对生活的艰难。

再一个让我们感动的人物，是吉伯特的母亲。

影片演了很久，我们的眼前还都只是她坐在那里一动不动的肥胖身体，让人本能地有一种轻视。但是，当自己的儿子阿尼被抓进警局之时，这个患有肥胖症的女人在家人惊愕的目光中站了起来，一步步走出房子，走到了警局。她只有一个目的：我的孩子们要在一起，不能分开！

爱，有时会使我们获得意想不到的力量，做出意想不到的事情。为了把儿子从警察局救出来，这位母亲不顾他人的嘲笑，勇敢地走出屋子，步履蹒跚地走进警局要回心爱的孩子，那一幕相信会让不少人对她心生敬意。而面对小镇上围观者的嘲笑，一家人坚定地围在母亲身边。那一刻，这个家庭显得充满了尊严，甚至在围观人群的嘲笑中显得有些高贵。

当看到吉伯特带着天使般的贝琪回家之后，这位母亲终于放心了。她那一个开窗的动作，任阳光洒进这间老屋，似乎意味着某种变化。她终于回到了多年没有回的卧室，躺下，安稳地睡去，不再醒来。母亲死后，为了避免死去的母亲成为她生前不愿成为的笑柄，他们让母亲与她生活的屋子一同燃烧，火光照亮了天空。他们生活的小镇的天空，此时已经是不一样的天空，他们以火光向过去的生活告别，他们开始了新的生活道路。

这些情节都向我们展示了家人间的深爱，这是一个充满爱的幸福的家庭。

家人永远爱我们。虽然家人可能会训斥我们，会和我们吵架，也会一度让我们非常烦躁甚至气恼，但是，他们毕竟是我们的家人。任何时候，即使其他人都不再爱我们了，仍然有家人在爱我们。所以，我们要珍视我们的家人。

我们要永远爱家人。家人有再大的缺点，再被别人看不起，我们也要爱他们，无论他们是过于肥胖，还是弱智。当周围的人都笑话我们的家人时，都不爱我们的家人时，我们就要更加地爱他们。

爱家人，不应该停留在口头上，而是一种责任。吉伯特便是承担了这种责任的最好的代表。也许，我们绝大多数的人，一生都不会遇到像吉伯特那样需要承担如此重大的责任的时候，但是，许多细微的责任，同样需要我们格外认真和努力。比如，你是否每周给家人打一两次电话？你是否利用假期尽可能多地回家看看？你是否对家人问寒问暖？你是否生活节俭，以减少父亲和母亲的经济压力？

承担责任的时候，不只是负责，更是幸福的感受。因为在给予爱的时候，我们每个人也在收获爱。

▶ 教学点二

人生需要不断改变的勇气

【**教学目的**】 让学生懂得应该勇于挑战自己，尝试积极的改变。

【**教学过程**】

组织者：影片一开始就为我们展现的是小镇乏味的生活，不仅是吉伯特一家，似乎所有人都过得很无聊，但是很难去改变现状。

当一个人长期生活在一种环境中时，他往往会产生"惰性"，哪怕生活再混乱，再郁闷，他也只是难受一阵之后便继续周而复始的生活。只有当意外的刺激到来时，也许才会改变。电影中有很多这样的情节，大家参考电影中的情节，并想一想，你的生活中，有哪些时候，在哪些方面，让你感到过需要改变？而你却因为什么无法做出改变？

【教学提示】

此时安排分组讨论，组织者巡视各小组，引导学生挖掘出生活中自己不满意的地方、曾试图改变但是缺少勇气去努力的地方，比如，懒惰的习性、不喜欢的专业、学得不好的英语、不满意的恋人，等等。

然后，让每个小组选出最有代表性的、最"纠结"的一两个向往改变，但因为惰性或其他原因无法改变的个案，向全班介绍。

组织者再请全班同学，就这些想改变而无法改变的处境，发表自己的看法：是否应该改变，如何改变，改变后会有哪些风险，从何处开始动手改变，等等。

这里重要的在于启发学生学习思考如何想办法克服困难，改变境遇。

【教学参考】

影片中的相关情节有：

吉伯特与一位老板太太有私情，这似乎是两个人乏味生活中重要的调剂。老板太太不满和自己丈夫的婚姻，但是她也走不出这个婚姻。

当贝琪出现后，吉伯特便要与老板太太终止他们的私情。但这似乎也并不容易。如果不是老板的突然去世，我们不知道两人间还会有什么纠结。丈夫的去世，促使这个女人离开了小镇，带着孩子去开始新的生活。

吉伯特与老板太太的这段私情也提醒着我们：开始一份私情容易，但是，你确信可以掌控它吗？当你想结束的时候，你能够处理好吗？吉伯特想结束和情人的关系时，情人却不愿意，险象丛生。可贵的是，以贝琪的见多识广和聪明，她一定也意识到了吉伯特和那位老板太太的私情，但是，她宽容了他。

贝琪，这个外来人的出现，为吉伯特打开了一扇窗，带来了另一种生活方式，一种阳光般的生活。而此时，母亲安详地去世，弟弟过了十八岁生日，汉堡车也成功营业，吉伯特终于可以卸下重任，重识自己，踏上了新的人生旅程。

影片带给我们的启示有：

影片中，吉伯特修补房屋时，曾说过一句话："我父亲盖了这幢房子，我的任务就是修补它。"但到影片结局，吉伯特和家人一起把这幢房子烧掉了。这幢房子，在笔者看来是极具象征意义的，它就是我们习惯了的生活。

这部影片给我们的另一个启示就是，旧的不去，新的不来，墨守成规一辈子，只会饱受内心的压抑与折磨，要大胆迎接新的事物，才能使生活越来越丰富多彩。懂得面对，才会改变，发现改变，才能重拾生活的信心，才会有美好幸福的未来。

曾是吉伯特情人的女人出走了，吉伯特也带着弟弟和贝琪离开小镇出走了。去一个新的地方，重新开始！但是，仅仅物理上的"出走"还远远不够，更重要的，是从自己内心的禁锢中"走出"来！

每个人都是有惰性的。许多时候，面对生活中不尽如人意之处，我们会选择息事宁人，我们不敢走出自己习惯的那幢"房子"。人生中许多时候，我们面对各种选择，最常见的情况是，我们会习惯性地选择对我们挑战最小的、最不需要我们做出努力改变的。但这样一个个选择积累起来，我们的人生可能就这样了。

另一种可能是，面临选择时，我们勇敢地选择自己想要的，而不是最习惯的。这可能是有风险的，甚至会付出代价，也并不一定每次选择都有好结果。但这样的选择多了，将累积出一个不一样的人生。

人生许多时候，都需要我们挑战自己，从头再来！

欧洲性旅行

影片介绍

电影简介

《欧洲性旅行》（*Euro Trip*），又译《欧洲任我行》，捷克与美国联合摄制，2004 年出品。片长 92 分钟。

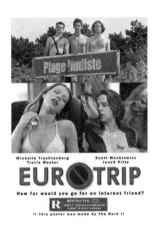

剧情梗概

高中毕业庆典上，斯科特被女友抛弃，理由是他"太循规蹈矩"。斯科特当着众人的面，痛哭失声。

回到家，他收到了德国网友米克的电子邮件。米克在邮件中说自己要来美国，希望能够和斯科特约会。斯科特认为米克是同性恋，喝得醉醺醺的他回邮件痛骂了米克。米克实际上是个女孩的名字，而且这个叫米克的姑娘其实是个身材火辣的美人。当斯科特发现这一切，他决定想办法尽力弥补，决定出发去欧洲柏林寻找米克。和斯科特一起上路的，还有他高中时代的密友库珀，而在路上，他们又邂逅了一对双胞胎詹妮和吉米。四个对欧洲的印象完全建立在旅行指南和教科书的陈词滥调上的年轻人就这样开始了他们混乱的欧洲之旅……

斯科特一心想直奔柏林找米克，但阴错阳差，他们几乎转了半个欧洲。在火车上他们遇到了一位男同性恋的骚扰，在法国天体海滩他们被裸男们追着跑，在英国足球流氓的酒吧里险些被暴打一顿，库珀在荷兰的色情服务场所被"施虐"，最呆板的吉米却享受着艳遇，四人在布拉格享受了王室般的待遇……

当他们终于到了柏林，却发现米克已经去罗马。四人又追到罗马，在梵蒂冈的教皇住地上演了一出热热闹闹的喜剧，斯科特终于追到米克，二人在教堂的忏悔室里翻云覆雨……

 ## 教学流程

▶ 性教育关键点

"艳遇"时，要注意安全，保护好自己；要珍爱自己，每个人都有自己的优点，一人弃之如敝屣的，另一人就可能视若珍宝；警惕对同性恋者、天体爱好者的污名。

▶ 教学点一

想找艳遇吗？要当心！

【教学目的】 让学生懂得自我保护的重要性。
【教学过程】
组织者：许多电影都描写了旅行中的艳遇。大家想一想，你们看过的这样的电影有哪些？
【教学提示】
学生们自由发言、举例。可能包括《午夜巴塞罗那》、《迷失东京》、《罗马假日》；艳遇地点则有《宿醉1》故事的发生地拉斯维加斯，《宿醉2》故事的发生地泰国，《露西亚的情人》故事的发生地西班牙小岛，《一夜未了情》中的云南，等等。
还有一些影片，浪漫的爱情也是发生在风景名胜中。如《庐山恋》中的庐山、《非诚勿扰》中的北海道，等等。
【教学过程】
组织者：一些地点被打上了情爱的烙印，仿佛人一到那里，就会更容易有艳遇似的。是因为这些地方先成为所谓"艳遇之都"，后来进入电影呢，还是因为先进入了情爱电影，然后被冠以"艳遇之都"雅号呢？大家分析一下。
【教学提示】
学生自由发言。这部分没有标准答案，启发学生认识到，"艳遇"本身与心情和际遇有关。

【教学参考】

其实，任何地方都是一样的，如果抱着一颗找爱的心去，就更容易找到爱；如果抱着一颗找性的心去，就更容易找到性；如果抱着看风景的心去，就容易只看到风景。一个地方之所以是"艳遇之都"，不是因为那里的空气、土壤有什么不同，而一定是因为去那里的人更多抱着一颗找艳遇的心，因此有更多机会彼此撞出火花。

【教学过程】

组织者：这部影片中，孪生兄妹是去欧洲看风景的，斯科特是去找爱情的，只有库珀的目的非常清楚，是去欧洲找艳遇的。结果，他遇到了哪些"艳遇"呢？另外，为什么旅游就似乎更容易有"艳遇"呢？大家想一想。

【教学提示】

学生列举，并交流各种旅途中"艳遇"可能性大的原因。同时通过分析，引导出"艳遇"背后可能暗藏的不安全因素，要提高警惕。

【教学参考】

库珀的"艳遇"大致包括：在火车上被同性恋骚扰，在天体浴场被裸男们追着跑，好不容易到了阿姆斯特丹，进了真正的色情场所，却原来是一家玩施虐受虐的俱乐部，因为语言不通而饱受折磨……

旅途似乎是最让人期待发生艳遇的地点。人在旅途中，放松的心情，陌生的环境，远离自己平时生活的社区，缺少了社会监控，荷尔蒙的分泌似乎都增加了。这就不难理解，为什么有些人把旅游当作寻找艳遇的机会。

也许，你们中很多人内心也藏着对艳遇的期望，那就要加一层小心了，千万不要像库珀一样，艳遇没找到，反而让自己有苦说不出。

施虐、受虐，是一种性爱方式。库珀连自己进的俱乐部是什么都没有搞清楚，自然要受皮肉之苦。他又不认识外文写的"安全语"，想让对方停止都不成。说句玩笑话：大家知道学好外语的重要了吧，必要时能救你一命呢。

不要忘记了，库珀在毕业舞会上还有一次猎艳不成反被暴打一顿的经历：他跑到女孩子的温泉池中，诱导女孩子脱去上衣，这时，人家的男友来了……

其实，所有刺激背后都有风险。即使你不误入施受虐俱乐部，也可能面临其他的风险。比如，当陌生美女投怀送抱时，她可能是来提供有偿性服务的，你准备好钱包了吗？她也许是来转移视线，偷你钱包的呢？一夜情的对象是不是有病呢，你随身携带安全套了吗？……

当艳遇真的来临之后，你对艳遇之后的故事有什么想象？也许你坠入了一份爱情，而另一个人只是当作一夜情；也许你们都坠入了爱情，但你们却发现，彼此将各奔天涯，只留下伤感的记忆。

由于"艳遇"的对象往往不是熟悉的人，因此有很多不确定性，这既是很刺激的一面，同时也可能是暗藏危机的。所以，向往艳遇的同时，要学会自我保护——一定要做好多方面的准备，包括心理的、情绪的、安全措施方面的、应对陌生人方面等，千万不要像影片中的吉米一样，享受着艳遇之时便昏了头脑，兴高采烈地把钱包和护照都拱手送给了劫匪。

▶ 教学点二

欣赏你自己

【教学目的】 激励学生的自信，认识到每个人都有自己的优点。

【教学过程】

组织者：影片开始，当所有人都兴高采烈地享受中学毕业庆典时，斯科特却"杯具"了。女友提出分手，还和现男友一起唱歌来嘲弄他。女友抛弃他的理由是，他太"循规蹈矩"了。但是，被这个女孩子弃之如敝屣的，另一个女孩子可能却视之如珍宝，柏林女孩子米克就喜欢斯科特。大家想一想，影片中还有哪些人和斯科特一样，被一个人不喜欢，却在别处受到欢迎？

【教学提示】

学生进行列举。可能有：

（1）詹妮，她被称为"男人婆"，男学生们要泡妞都不正眼看她，不把她当女人。但是，她在欧洲的火车站也有艳遇，一个风度翩翩的男人与她一见钟情。虽然最终因为那个男人同时还喜欢男人，两人的浪漫没开始就结束了，但至少说明，詹妮也是受人青睐的。最后，与到处找艳遇的库珀终于"艳遇"上了。

（2）四个人中，最不被看好的应该是吉米。他貌似很学究，有些呆板，没有情调，但是，给照相机买新电池的时候，竟然被女售货员一眼就看中了，立即就有艳遇了，走在所有同伴的前面。

通过讨论，启发大家认识到：当所有人都看不上你的时候，你一定要看得上你自己，并相信一定会有看得上你的人出现。每个人都有自己的优点，一个人眼中的缺点可能就是另一个人眼中的优点，所以，要珍视自己。而珍视自己，让自己有自信，恰恰是提升魅力的所在。

▶ 教学点三

警惕污名

【教学目的】 让学生认识到对同性恋、天体爱好者的污名。

【教学过程】

组织者：大家回想一下，这部影片中哪些地方出现了同性恋的内容？编导是如何表现的，这样表现有什么问题？

【教学提示】

学生自由发言，组织者通过启发和引导，让学生意识到其中对同性恋、天体爱好者的污名。

可以让学生回想一下曾经看过的其他电影，一起对比来分析同性恋在主流电影中的位置：很长一段时间以来，同性恋者在主流电影中都是缺失的，即使出现，也是被作为污名的对象。他们体现着主流社会对同性恋的刻板印象，成为主流社会调笑的对象。这样的形象，只有到同性恋正面形象题材的电影中才会得以改变。

本书中还有多部同性恋题材的电影，如《断背山》、《喜宴》、《刺青》等，也有表现天体主义题材的电影，如《露点的诱惑》等，其中对同性恋、天体主义均有更深入的涉及，可以参考之，此处不再深入展开。

【教学参考】

影片中涉及同性恋的部分，至少包括：斯科特收到米克讲自己要来美国与他约会的电子邮件，因为误以为她是男性，而回信大骂她；四人在欧洲的火车上，遇到一位同性恋男子，后者对他们进行性骚扰……

影片中谈到同性恋的时候，全是调笑、讥讽的语气。这貌似会被解释为喜剧影片在增加喜剧效果，但是，这笑料却是建立在对同性恋者的污名、讥讽之上的，将同性恋者作为取笑的对象。

在这部电影中，同样被污名的还有天体主义者，或称裸体主义者。在法国的天体海滩，我们看到，他们是一群时刻等着观看、追逐裸体女人的男人。影片中斯科特等人更是以讥讽的口气谈笑他们，如称之为"国际香肠博览会"之类。事实上，天体爱好者向往与大自然合为一体的感受，他们关心自己和自然的关系，而不是关心是否可以看到异性的裸体。影片中相关情节的描述，是主流社会对天体爱好者的污名想象的产物。

三、性骚扰与家庭暴力主题

北国性骚扰

推荐教学对象：大学生

 影片介绍

▶ **电影简介**

《北国性骚扰》（*North Country*），又译《北方性骚扰》、《决不让步》，是一部 2005年的美国电影作品，根据真实故事改编，讲述的是一个在采矿业工作的女工反抗性骚扰的过程，她经历了一个爱情、亲情及社会巨变的过程。片长 126 分钟。

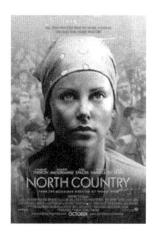

▶ **剧情梗概**

1989 年，裘丝·艾米斯摆脱对她施暴的丈夫，带着两个孩子，回到她们在家乡明尼苏达州北部的娘家。为了维持家计，裘丝急需一份能养家糊口的工作，于是在当矿工的老朋友葛洛莉的支持下，加入皮尔斯公司女矿工的行列，负责在采石场爆破矿砂。大多数人，包括乔西的矿工父亲，都反对她做矿工，因为在那里工作的女人很少，她们承受来自多方面的屈辱，却因为害怕失业而不敢抱怨。

矿业公司等粗重工作原仅雇用男性为员工，但在性别平等的法律上路后，矿业公司为避免触法（未雇用一定比率之女性，需付出罚金），而开始进用女性员工。然而，大部分男性矿工对女性矿工都充满了敌意及轻蔑，且长期有意无意对女性员工进行言语及肢体上的性骚扰，而公司高阶亦对此睁一只眼闭一只眼，默许不处理女性员工申诉。

随着经济越来越不景气，性骚扰的情形也越来越严重。裘丝等女性员工轻则需面对男性员工言语上的戏逗、开黄腔，甚至成为男性员工欺侮的对象。裘丝在矿场工作九年，历经九年的忍耐压抑后，终于受不了其上司漠视男同事对其的骚扰，且在向公司反映无效后，决定聘请律师对矿业公司展开法律追究。由于这是一场集体的性骚扰，并非单一的受害者或加害者，故律师决定提出美国史上第一件性骚扰集体诉讼。

这场诉讼历经十四年，裘丝在这段期间，不仅要对抗公司的迫害、面对其他女性矿工的不谅解与排斥，更要面对与巴比·夏普等男性矿工间的冲突以及工会的施压。此案终结后，法院裁定颁发强制令，要求矿业公司制定性骚扰政策，并建立性骚扰申诉管道，让女性员工可以安心工作。

 ## 教学流程

▶ 性教育关键点

不同性别应有平等的职业选择机会；性骚扰的定义、形式等；被性骚扰时，如何面对；目睹性骚扰时，应该如何做。

【教学提示】
关于性骚扰和性侵犯的有关内容，也可以参考本书电影《熔炉》、《叛逆性骚扰》的有关教学参考。课前可安排学生收集关于"性骚扰"的知识点，在课上和大家分享。主要知识点有：什么是性骚扰及相关议题，一些关于性骚扰的认识误区，性骚扰会给受害者带来哪些伤害，我国关于反对性骚扰的立法和政策有哪些，校园性骚扰，等等。

▶ 教学点一

女性是否应该从事矿工这类的工作？

【教学目的】 让学生理解，女性应该具有自主选择权，强调不同性别的机会均等。

【教学过程】

组织者：影片中一直不缺少一个争论：女人是否应该到矿区工作，是否应该从事传统上由男性从事的这些工作？对此，同学们有什么看法？

【教学提示】

学生自由发言，能够让不同观点都呈现出来，并相互辩论。组织者可以适当补充学界现有的不同观点。重要的是，让学生理解，女性的自主选择权是相当重要的。

对立的观点可能是：

（1）女人不应该去矿山之类的场所工作，因为女性生理上不如男性，不让她们从事重体力工作是保护女性。

（2）女性也可以从事重体力工作，女性也有权利去赚更多的钱，剥夺她们从事重体力劳动的机会是歧视她们，本身就是工作权上的不平等。

…………

需要进一步强调的，不仅是生理性别上的女性应该和男性有着同样平等的就业权利，而且在性别多元平等的视角下，不同性别的人都应该有平等的就业权。

【教学参考】

这些观点差异，在女性主义内部也同样存在。有的女性主义者认为，因为女性在体质等方面不如男性，所以应该对她们加以保护，而不让她们从事重体力劳动就是一种保护；另外一些女性主义者则认为，"保护就是歧视"，过分夸大了生理差异，忽视了女性个体的差异，有些女性是有能力从事重体力劳动的。至于女性进入以男性为主的工作场所，可能受到性骚扰或其他不便利，那应该致力于改造这些对女性以不友善的工作环境，而不是剥夺女性的工作权。

今天，最受性别学界支持的观点是：尊重女性自主选择工作的权利。一位女性是否选择从事重体力劳动，是否选择进入传统上由男性从事的工作领域，是她自己的权利。重要的是，她要有进行选择的机会和权利，而不能够以任何名义，包括保护她的名义，剥夺她进行选择的机会。也就是说，我们要强调机会上的平等，并不强调结果上的均等；我们要维护女性的工作权，包括她选择从事重体力工作的权利，以及选择不从事重体力工作的权利，这是她自己的权利。我们反对基于生理差别，就剥夺她们的自主权利。

20世纪五六十年代，中国在最困难的时期，曾以塑造"铁姑娘"的形式，强调"男人能做的，女人也能做"，鼓励女人从事采矿、石油勘探等工作，完全漠视女性的生理差异，以包括社会舆论在内的方式剥夺女性的自主选择权，这也不是对的。

同时，进入21世纪的知识经济时代、信息时代，更多的职业已经不再仰仗于原先的体力劳动为主，因此，以先天的身体差异来进行职业的性别区隔越来越没有道理；再反过来说，社会性别的刻板印象也塑造着身体和"生理"。女性在身体上表现出来的柔弱常常也是一种社会性心理暗示的结果。人类的身体差异是很大的，同样，男性也不是个个体力都很好，在崇尚"知识就是力量"的今天，有很多男人在体力、动力上也趋向阴柔。"柔"本身也不代表就是"弱"。在我们过去二元对立的文化中，我们是看不到"柔"的价值和力量的。

▶ 教学点二

解读性骚扰

【教学目的】 让学生深刻理解性骚扰，特别是职场性骚扰和校园性骚扰。

【教学过程】

组织者：这部影片反映了男矿工对女矿工的性骚扰。对于性骚扰，其实不同人是有不同看法的，比如影片中那些实施性骚扰的男人，可能便不认为他们是在犯罪，也许还有一堆道理认为他们的行为是自然和正常的。我想请所有同学都在纸上写下你对性骚扰的态度和感受，无论你是反对，还是认为情有可原的，如果你认为情有可原，也给出你的理由。你只需要注明性别，不需要署名，所以尽可以写出你的真实想法。

【教学提示】

学生各自写，组织者收上来。先选择那些认为性骚扰情有可原、为性骚扰辩护的，念出来，然后让学生们发表不同的观点，形成一个讨论的态势。再将那些谴责性骚扰的念出来，呈现不同观点。

请课前做好准备的同学分组上来就查到的关于性骚扰的议题作知识分享。

在分析中，要注意关注影片中勇敢地起来反抗性骚扰的裘丝的遭遇。她被指责为小题大做、误解、妄想、情绪化……这种对性骚扰的默许和助长态度也是对受害者的进一步伤害。

【教学参考】

关于性骚扰的知识。

由于文化与风俗的差异，性骚扰的定义在不同国家与民族间会存在差异。

"性骚扰"一词是由美国女法学家凯瑟琳·麦金农于1974年提出的。一名美国妇女为逃避上司的骚扰而不得不辞去工作，但因为是由于"个人原因"辞职的，所以无权享受失业救济，便诉诸法律。麦金农在为她打官司的过程中首次提出"性骚扰"这一概念。1986年，美国最高法院认可了性骚扰的提法，20世纪80年代末、90年代初，在欧美许多国家，法律都开始对性骚扰进行立法。

性骚扰本质上是一种权力关系，是强者对弱者的。因为我们的社会中男性普遍属于有权的强者，所以男性多是实施性骚扰的主体。

在传统的性会性别角色体系中，男人以"强者"的面目出现。由于妇女进入工作场所，男人也便试图将他们的这些传统形象带入工作关系中，继续扮演工作中的"父亲"、"丈夫"和"情人"，这样有助于他们左右女人，保持与扩张男性权威或男性霸权。

"性骚扰"对于中国人来讲是一个新语汇，我们过去习惯于使用"耍流氓"。耍流氓被认为是道德问题，而"性骚扰"明确地提出了法律概念——不是品质不好，而是犯法了！

性骚扰可能是对我们身体的侵犯，也可能是对我们精神的敌对行为；可能是男人针对女人的，同样可能是女人针对男人，甚至同性别间的人加与的，还可能仅仅是对某一性别的歧视态度与行为。

对身体的侵犯是较易判别的，但是，黄色笑话、色情的眼神、与性有关的双关语、性玩笑、强邀共进晚餐、色情画片等，也都构成了性骚扰。同样，追问个人的性生活、强行对别人讲述自己的性经历、对个人的着装或身材做性方面的评语、散播关于别人的性隐私的谣言、打电话而不出声音或在不受欢迎时打电话、过分殷勤被婉拒后仍坚持、在别人面前做出抚慰自己身体的不当运动、赠送与性有关的私人礼物、猥亵的动作……所有这些都可归入性骚扰。

中国台湾有学者将性骚扰划分为五个等级。第一，性别骚扰，即一切强化女性是二等性别的言行，包括各种带有性含义和性别歧视、性别偏见的言论以及污辱、贬低、敌视女性的言论都在此列；第二，性挑逗，指一切不受欢迎、不合宜或带有攻击性的口头或肌体上的性挑逗行为，包括公开展示色情图片、讲黄色笑话、掀裙子、抚摸女性敏感部位、暴露性器官；第三，性贿赂，即以同意性服务为交换条件，男性上司及同事以要求约会或占性便宜作为允诺加薪、升迁或处分等的条件；第四，性要挟，即以威胁的手段强迫性行为或性服务，同样包括在约会关系中于对方不愿意的情形下的强吻、强留或强行性关系；第五，性攻击，即强奸以及任何造成肢体伤害的暴力动作或异常的性行为。

值得注意的是，上述囊括极广的划分忽视了女性对男性的性骚扰，以及同性间的性骚扰。如果我们对这一现象视而不见，便无异于正在制造着一种新的性骚扰——对男性性权利的轻视与蔑视。一个理想的社会，是对所有社会成员投入平等关注的，即使蒙受性骚扰的男性是"极少数人"。

影片中，女矿工被男矿工摸胸，告到上司那里，上司却说"你这工作来之不易"等，事实上是以解雇相要挟；而当裘丝因为受性骚扰向公司最高老板及董事会投诉时，也面对解雇的要挟。他们的举动，和那些实施具体性骚扰行为的男矿工，是一个性质的。

台湾的清华大学有一个致力于反对性骚扰的小红帽工作组。他们提出，我们的社会中存在一些针对性骚扰的误解，这些误解包括：

（1）性骚扰根本没有定义。

（2）定义性骚扰会挑起男女间的对立。

（3）女性其实喜欢被性骚扰，只是口头不说。

（4）女性被性骚扰，是因为行为不检、衣着暴露、眼神挑逗所致。

（5）性骚扰只是女性的幻想，她们过于敏感。

（6）被性骚扰很丢脸，不要再说出去。

（7）性骚扰只是芝麻小事。

（8）女性不喜欢听黄色笑话，是因为她们没有幽默感。

（9）如果他们是男女朋友，就不算性骚扰。

（10）摸一下没有关系，不会死人。

在中国，大量被报道出来的性骚扰案例仍以公共场所的身体骚扰为主。不是中国人的工作环境多么优越，而是我们尚缺少正视工作关系中的性骚扰的勇气与能力。2005年修订的《中华人民共和国妇女权益保障法》，对性骚扰做出明文规定。在那之后，中国开始出现了几起职场性骚扰的诉讼案，但因为取证难等原因，结果均不理想。

这背后的深层原因，仍然是我们的观念。一些人认为，办公室里的性玩笑有助于同事间的团结与气氛的和谐，但是我们无法确认有多少人是被迫承受的，多少人正因此感到不愉快。当利用权力，以改变庸佣关系或工作待遇为要挟而提出性要求时，我们才称之为明确的办公室性骚扰。当我们对大量的性骚扰行为视而不见时，很多人正在受着伤害，受害者鉴于社会的这种态度而不敢起来反抗，我们因此距离平等、自由、人权的境界便更遥远了。

现在，欧美许多国家在反对职场性骚扰的立法中，都有这样的规定：如果一个企业存在性骚扰，不仅当事人要承担法律责任，那家企业也要连带承担责任。这样的规定有助于企业管理者致力于在本企业建立一个对员工人人友好、没有歧视与伤害的工作环境。

受性骚扰的当事人，在性骚扰发生之后，有一些共同影响：

（1）情绪上的反应：焦虑、生气、困惑，有罪恶感、羞耻感。

（2）生理上的反应：头痛、失眠、做噩梦。

（3）对自我认知的改变：无助感，感到弱势。

（4）对社会关系、人际互动、人际关系的影响：害怕陌生人、自我防御、改变原本社会关系网络、消极或负面的性关系、衣着或外形的改变、更换学习环境、改变生涯规划。

性骚扰侵犯了个体的自由，对我们的身心愉悦构成伤害，也便侵犯了我们的人身权利。而某些性骚扰，则严重地伤害了我们性的自决权。无论何种理由，性骚扰都是不可宽恕的。

【教学过程】

组织者：这部影片虽然主要针对职场性骚扰的描述，但还有另一个场所的性骚扰，那就是校园性骚扰。即女主人公裘丝读中学的时候，她的老师对她的性骚扰。而且那已经不是简单的性骚扰了，而是地地道道的强奸。

性骚扰背后是不平等的权力关系，校园就是存在权力关系的场所。师生间的关系是不平等的，男生与女生间的关系也是不平等的。下面，请同学们上来分享一下你们查到的关于"校园性骚扰"的有关知识、案例和分析。

【教学提示】

让学生讨论关于校园性骚扰的议题。注意让更多的观点呈现出来。

【教学参考】

性骚扰的背后是权力。男性教师对女学生的性骚扰最为常见，也有极个别女教师对男学生的骚扰、男学生对女学生的性骚扰，以及同性间的性骚扰（主要是男孩子）。相比较而言，男性报告被女性骚扰的情况，无论是学生间的性骚扰，还是女教师对男学生的性骚扰，都相对较少。男教师对女学生的性骚扰，已经报告的案例，相信只是实际发生案例中的极少数。在权力与权威的笼罩下，许多性骚扰都被掩盖了。即使对于已经成年的大学生来说，性骚扰同样存在。

台湾清华大学小红帽工作组在宣传材料中写道：

校园性骚扰通常明显地展现了骚扰与被骚扰者之间极不平等的权力关系，它们经常带有下列特质：

（1）这种行为是明白或暗示地以一个人的受雇或学术成就为交换条件；

（2）行为对象对这种行为的反应会影响行为者对其聘雇或学术成就的裁决；

（3）这种行为蓄意干预一个人的工作表现，或是制造一种吓阻、敌意或侵犯性的工作与学习环境。

就师生关系而言，在校园里很明显的事实是：大部分的教授是男性，在这种情形之下，男教授和女学生（或是一个以男性为多数的课堂上）是一种包含了性别与知识的权力关系。

【教学过程】

组织者：同学们，下面，我们来讨论一下 1992 年发生在我国台湾的一起校园性骚扰案件。

【教学提示】

让学生充分发表对以下材料的看法，让各种不同的观点进行碰撞。

台湾的大学校园曾发生过一起引起社会轰动的性骚扰案。1992 年，台湾大学社会学系的一些女生站了出来，控诉该系一名教授在课堂上公然性骚扰。这位教授在讲统计学等课程的时候，讲黄色笑话，以及一些不堪入耳的话。比如，曾以"健康教育"为由，告诉女生应该"多练习劈腿，可增加性生活的乐趣"；讲自己从军经历的时候，告诉男生有"军中乐园"，"各位男同学以后去当兵时可以好好把握机会，不要放弃"，"趁着你们年轻有体力时，多多去做，免得老了后悔"；认为"妓女和被强暴女子的差别，部分是心态上的问题，如果女孩子不那么矜持，感到罪恶，就不会痛苦了……""女性应留长发，好让别人感觉很舒服……""老婆有错，就该打，其实你越打她，她越爱你……""女生应将阴道洗干净，口交时才不会有异味……"女生们最终站出来进行反抗，呼吁应该建立有效的申诉渠道，教学评价中应该列入性别歧视的审核项目。

学生可能有的观点是：

（1）老师在课堂上公然谈性，且与教学无关，让学生觉得不舒服，这是一种性骚扰。

（2）课堂上不等于不能谈性，要看怎么谈，是否有必要谈那些细节，是不是和教学内容相关等，不能因为他谈性，就是性骚扰。

（3）这位老师对女性的贬低、对女性的性别歧视言论，也是性骚扰的一种。

（4）这位老师的言论不仅仅是他个人的问题，也是学校管理存在的问题。

…………

【教学参考】

在校园性骚扰方面，学校有责任建立制度性规则，给学生提供良好的学习和生活场域。一个学校应该形成这样的氛围：当学生受性骚扰之后，她或他会很自然地想到向校方求助，并且能够顺利地找到学校事先专门安排的机构或教师求助。同时，因为被性骚扰是羞辱的经验，所以对于被性骚扰的学生，校方应该加以保密。面对性骚扰的投诉，学校工作的重点在于教育而不仅仅是简单的惩罚，许多性骚扰受害者因为种种原因并不希望骚扰者陷于困境。学校可以帮助师生重建关系，虽然这是困难的。

在各种类型的性骚扰中，我们还应该注意到针对性倾向和跨性别的性骚扰。在整个社会对同性恋越来越宽容的氛围下，学生中开始有一些同性恋者公开或半公开他们的性倾向，学校和教师应该对他们有一种尊重和保护。我们的性教育也应该包括对于不同性倾向者的尊重的教育。同样，对于同性恋者、易装恋者，对于不符合传统社会性别角色的男生和女生，也要给予尊重和保护，避免他们受到歧视与伤害。

▶ 教学点三

性骚扰与法律

【教学目的】　让学生了解有关性骚扰的法律情况。

【教学过程】

组织者：请同学们把查阅到的华人地区关于性骚扰的立法规定和我国有影响的案例呈现出来，大家一起来讨论一下。

【教学提示】

学生充分呈现查阅到的有关规定。组织者可以挑选一部分和学生一起进行讨论。

【教学参考】

中国台湾性骚扰防治法定义的性骚扰为"系指性侵害犯罪以外，对他人实施违反其意愿而与性或性别有关之行为，且有下列情形之一者：一、以他人顺服或拒绝该行为，作为其获得、丧失或减损与工作、教育、训练、服务、计划、活动有关权益之条件。二、以展示或播送文字、图画、声音、影像或其它物品之方式，或以歧视、侮辱之言行，或以他法，而有损害他人人格尊严，或造成使人心生畏怖、感受敌意或冒犯之情境，或不当影响其工作、教育、训练、服务、计划、活动或正常生活之进行"。其中第 11 条明列雇主之责任："受雇人、机构负责人利用执行职务之便，对他人为性骚扰……雇主、机构应提供适当之协助。学生、接受教育或训练之人员于学校、教育或训练机构接受教育或训练时，对他人为性骚扰……学校或教育训练机构应提供适当之协助。"

直到 2005 年 8 月之前，"性骚扰"在中国大陆的法律中一直没有明文规定。1997 年《刑法》规定的强制猥亵、侮辱妇女罪最接近性骚扰的特征。缺乏明确、适当的法律保护给受害者采取法律行动造成了负面影响，至于工作场合中的职场性骚扰所造成的特殊影响，自然更是无人关注。

案例：雷蔓从北京理工大学计算机专业毕业，于 2001 年 7 月进入方正奥德商业影像事业部。她对记者说，在短短 3 个月内，部门经理焦宾至少 6 次对她性骚扰，甚至在同事们一起唱歌时公开触碰她的隐私部位。雷蔓说，遭遇性骚扰之后，她于当年 10 月辞职并获准。没想到，此后 1 年半的求职中，联想集团、新浪网等诸多公司均将她拒之门外。后来她才意识到，是焦宾利用其在业内的影响力干扰她在计算机行业的再就业。雷蔓的猜想在一家网络公司和联想集团得到证实。愤怒之下，雷蔓于 2003 年

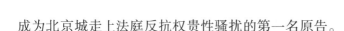

成为北京城走上法庭反抗权贵性骚扰的第一名原告。

西安王女士起诉称，最早从1994年开始，经理就多次以将她调到好部门为诱饵，在办公室内对她动手动脚，遭到她的严厉斥责和反抗。但经理不仅毫无收敛，反而变本加厉起来，不仅在不同场合对她进行骚扰，甚至提出要和她一起去酒店开房间。由于她每次均坚决拒绝并严词相向，经理竟然在工作中予以刁难，无故克扣她的福利和奖金。加上她本来身体就不太好，因此造成她多次受气后昏倒。2001年7月，王女士再三考虑后最终鼓起勇气，向莲湖法院递交诉状，要求经理对她赔礼道歉。王女士因此成了全国第一位法院立案审理的"性骚扰"案原告当事人。

两位原告都被法官以"证据不足"为由驳回。

2005年8月28日，中国大陆立法机构——全国人大常委会正式审议通过了新修改的《中华人民共和国妇女权益保障法》，其中明确规定："禁止对妇女实施性骚扰。受害妇女有权向单位和有关机关投诉。"该法案自2005年12月1日起施行。这是中国大陆首次将性骚扰列入法律体系。那之后的几年间，陆续有几个职场性骚扰案告上法庭，但都因为举证困难而没有胜诉。

2008年7月，一条"国内首例性骚扰判刑案"的扎眼新闻弥漫了网络媒体，引发了广泛的社会关注，使前几年一度火爆而今有些沉寂的"性骚扰"又一次成为公众热议的话题。据报道，成都一男性人事经理在与新来的女员工进行交往的要求被拒绝后，在办公室里对女方进行了强行搂抱和亲吻。该经理后来被法院以强制猥亵妇女罪判处拘役5个月。这一案件被媒体称为修订后的《中华人民共和国妇女权益保障法》实施后，国内因性骚扰获刑的"第一案"。但法学者认为，这是一起典型的误报误导事件，而由此引发的热议也就根本没有议到点子上。修订后的《中华人民共和国妇女权益保障法》确实首次规定了"性骚扰"，但该法第五十八条明确规定性骚扰属于治安案件或民事案件。而本案自始至终是以刑法早有规定的"强制猥亵妇女罪"提起公诉并判刑的，与"性骚扰"、"妇女法"根本没有什么关系。一起极其普通的"强制猥亵妇女案"被炒成"性骚扰获刑第一案"，反映了国人当下争"第一"、抢"首例"的不正常心态，同时也反映了现实生活中人们对性骚扰话题的关注。

那之后，媒体就比较少看到职场性骚扰的诉讼案了。

▶ 教学点四

对付性骚扰

【教学目的】 让学生理解被性骚扰后的各种心理特点，学习如何应对性骚扰。

【教学过程】

组织者：各位同学不妨回忆一下，你是否受过某种形式的性骚扰，包括校园中的，也包括在公共场所的。每个人将它写在纸上，一会儿交上来。如果你愿意和同学们公开分享你的经历，就署名，我们可能有选择性地请这些同学向大家介绍你的经历和感受；如果你觉得那是你的隐私，不愿谈，可以匿名。如果没有，也可以不写。

【教学提示】

学生写作，组织者收上纸条，合并同类项，选择有代表性的、不同类型的性骚扰个案，介绍给全班同学。

组织者应该特别鼓励那些愿意面对面分享被性骚扰的经历和感受的同学，在全班面前讲出来。这样更有震撼性，更能够影响学生对性骚扰伤害的认识。但是，要特别注意一定要保护好学生，对于现场可能出现的各种情况做及时的引导。不要因为现身说法造成二度伤害，而应该对其个人的心理健康起到更好的促进作用。

如果学生没有提供，组织者可以用事先准备的案例导出后面的内容。

【教学过程】

组织者：我们充分了解了性骚扰的各种形式，对性骚扰可能造成的伤害也有一定的认识了。台湾清华大学有一个小红帽工作组，重心是针对性骚扰进行防治。他们总结出，刚受性骚扰的人通常会有如下反应：

（1）困惑。是不是我错了？我反应过度？我有什么不得体的地方？

（2）无助。没有人相信我，他会对别人说是我搞错了，他可能报复我。

（3）感到愤怒或被羞辱。为什么没人阻止他？

（4）担忧。如果我不答应他的要求，我以后就永远别想及格。如果我说出来，别人会说我太敏感，小题大做。

下面，我们来讨论一下，如果遭遇到性骚扰，你有什么应对的办法？

那么，当我们面对性骚扰的时候，应该如何做呢？请大家分组讨论，每个小组有一人将大家的观点写在纸上，一会儿上来分享。

【教学提示】

学生分组讨论，呈现各组讨论的结果。组织者进一步总结、提炼、补充。

可能有人会对加害者的举动是否构成性骚扰没有信心，也不确定对方是否"有意"。可以指出：判断性骚扰与否的标准不是加害者的动机，或者加害者有无意图。许多不经意的场合或行为，经常造成我们的"不舒服"。因此，判断标准首先是受害者的感受。

【教学参考】

要远离不安全的人和情境；要对带有性骚扰的举止和言行保持敏感，并且及时回避；要在适当的时候及时求助；保护个人安全是最重要的；等等。

对于教师的性骚扰，受骚扰的学生应该避免不去上课、晚交作业、上课迟到或早退、接受性骚扰者的特殊待遇如不交作业（这就等于你接受了性骚扰），等等。

对于让你感到"不舒服"的事和人，第一步要及时、明确地回避。回避本身就是表明你的态度，回避的过程中可以有意呈现厌恶的表现让对方看到。如果对方继续其行为，第二步，你就需要明确地用语言表达你的不满，一开始可以略客气地说："对不起，我很不喜欢这样。"或者："你的言语（或行为）让我很不舒服，请不要再这样。"如果对方仍然不知趣，仍然继续其行为，第三步，你就需要向别人求助了，比如同学或老师。

这里之所以提出逐级加强的三步建议，是因为对于许多青少年来说，直接做出第二步与第三步的强硬反应，他们还没有准备好。他们还太年轻，处理这种人际关系需要经验与勇气。但是，分三步走绝不意味着妥协，不意味着可以对性骚扰保持沉默，整个过程中都应该体现一种明确的、坚定的态度。许多受骚扰者在做出反应时会担心骚扰者的感觉，其实更应该关心自己的感受。

台湾清华大学小红帽工作组也对受性骚扰者提出如下行动建议：

（1）向周围的人求助。可以说出来，大声说，公开说。也可以写信给他，说明你的立场。

（2）如果是陌生人的骚扰，要相信自己的感觉，立即行动，不要担心报复，他们都是胆小的。如果不确定，至少要表明你的态度，如对他说：你让我很不舒服。

（3）被熟人性骚扰，要尽早处理，不要耽误。要把你的感受告诉他，让他改变。他如果还不改变，你可以告诉别人，寻求支持。你的态度要坚决，不要给他错误的信号。

（4）受骚扰者有些反应可能会让实施骚扰者产生误解，所以要小心，如微笑或大笑，即使只是一种紧张的反应。

（5）你应该回瞪骚扰者。

（6）你应该立即离开。

（7）要正面告诉骚扰者你很不舒服。

▶ 教学点五

反对性别暴力，人人有责

【教学目的】 帮学生们树立人人有责反对性骚扰的理念和方法。

【教学过程】

组织者：影片中，夏普当年在中学时，目睹了教师强暴裘丝，他选择了一个人跑开，任由自己的朋友被人强暴。法庭上，裘丝的律师一遍遍地问在座的人：面对你的朋友被强暴，你会做什么？最后大家都站了起来，表示对裘丝的支持。

确实，面对暴力——性骚扰、强奸都是暴力——我们不应该保持沉默。

同学们，大家想一想，如果你身边的朋友，遇到了性骚扰或者其他性别暴力，你应该怎么做？

【教学提示】

夏普在法庭上面对律师的质询，一遍遍地说："我能怎么办？我能怎么办？"也许，他真的不知道面对女性被强暴的场面该如何做，那么，我们知道吗？

下面请大家分组讨论，如果你是夏普，看到裘丝被强奸，以及，你是矿厂里一位有责任感的矿工，看到女同事被其他男同事们性骚扰，你该做些什么？把你们的想法写下来。

【教学提示】

学生分组讨论，写下自己的想法。

组织者将这些纸贴到黑板上，念出来，与所有同学分享，并评点哪些做法是正确的，哪些做法有欠缺，如何在阻止暴力的时候仍然能够做到自我保护。比如：作为性骚扰事件的目击者，如果看到有女性神情惊慌，怀疑她受性骚扰，可以上前去问，这就是给她帮助，避免事态进一步恶化，也给她勇气说出来；要帮助她引起人们的注意，必要的时候要帮助抓住施行性骚扰的人。旁观者的表现，对于受性骚扰者非常重要。

这部分内容，在本书电影《熔炉》中也有相关介绍，可参考。

【教学参考】

国际上有一个白丝带运动。1989 年 12 月 6 日，加拿大一所大学的 14 名女大学生被一名年轻男子枪杀。两年后的 1991 年，以迈克·科夫曼博士为首的一群加拿大男性，发起白丝带运动，集结更多男性反对对妇女的暴力。白丝带运动倡导，每一位男性都"不对女性使用暴力，也不对针对女性的暴力保持沉默。"在每年的 11 月 25 日国际反暴力日至 12 月 6 日期间，号召佩戴白丝带，以宣示男人"反对男人以暴力加害女人"的决心。

国际上还有一零忍耐运动，它起源于 1992 年，由英国爱丁堡地方议会妇女委员会倡导发起。该委员会从男青少年对妇女的暴力态度，发现性别暴力已经成为一个需要重点关注的问题。零忍耐运动的口号是："永远没有借口！"这意味着任何形式、任何程度的暴力都是不可接受的，都不应该被忍耐。

【教学提示】

最后，组织者请学生总结，从这部电影及课程中，获得了哪些启示。

叛逆性骚扰

推荐教学对象：大学生

 影片介绍

▶ **电影简介**

《叛逆性骚扰》(*Disclosure*)，又译《桃色机密》。美国电影，1994 年出品。片长 128 分钟。

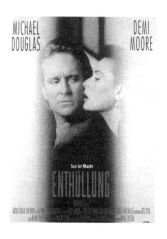

▶ **剧情梗概**

汤姆·桑德斯是西雅图先进数码联合公司制造部门的总管，能力出众，人缘也好。因此，在公司将被另一家大公司兼并时，他被同事们认为是接任公司副总裁的最佳人选。然而他不但未能如愿，还面临着重大的危机。新任副总裁玛丽不仅与总裁加文关系密切，还是汤姆的旧日女友。对汤姆来说这实在是十分倒霉的一天。

下班后，玛丽以商谈工作为名把汤姆叫到了办公室，并对他进行百般挑逗。清醒过来的汤姆拒绝了玛丽。但在第二天，玛丽就在工作上对汤姆进行了刁难，就驱动盘的质量问题对汤姆进行指责，还向公司控告汤姆对她进行了性骚扰。汤姆陷入了困境之中。他向著名的女律师凯瑟琳寻求帮助。凯瑟琳告诉汤姆，在性骚扰中关键在于权力而不是性，有权力的人对无权力的人进行性骚扰，并建议汤姆慎重处理此事。但对汤姆有利的是，如果丑闻公开，合并就极有可能失败，总裁加文会因此受到十亿美元的损失，因而公司不会扩大此事的事态。但与此同时，公司也对汤姆实施了压力。

玛丽的行为给汤姆造成了不小的麻烦。好友和同事们怀疑他、批评他，妻子也表现出了她的愤怒。无辜的汤姆百口莫辩。幸而有个不知名的人物多次通过电子邮件表示了对汤姆的理解，使他感到了一丝安慰。在法庭的调解会上，玛丽一口咬定是汤姆对她进行了性骚扰，凯瑟琳则针锋相对地进行了反驳。汤姆意外地发现事发时他忘了关掉手提电话，一位朋友的电话录音已经记录了事件的全过程。这使汤姆处在了十分有利的位置。汤姆终于和公司达成了令他满意的协议。但在一个偶然的机会中，汤姆意外地发现了公司总裁指使玛丽为难自己的内幕。玛丽将在第二天的合并会议上就驱动器存在的问题向汤姆发难，同时还要删去电脑中的所有相关资料以打击汤姆。汤姆急中生智，利用一套样品电脑进入了公司的资料库，并意外地发现了玛丽修改生产线导致产品质量达不到要求的证据。在第二天的合并会议上，汤姆对玛丽进行了反击，迫使总裁加文撤除了玛丽的职务。

这一场较量以汤姆的胜利而告终。但新的副总裁又是一位女性。在公司大会上，汤姆意外地发现，再三给他传来电子邮件和提示的正是新任女副总裁。

 ## 教学流程

▶ 性教育关键点

性骚扰本质上是一种权力关系的体现；性骚扰会破坏职场的良好工作氛围；性别气质多样性使得男性同样可能成为性骚扰的对象；中国目前性骚扰立法中的欠缺及思考。

【教学提示】

关于性骚扰的定义、与性骚扰有关的法律，电影《北国性骚扰》教学流程中已经有很多涉及，此处从略。如果教学中没有先讲《北国性骚扰》，组织者可以从那部影片的教学内容中，选择一些，放入此片的教学中。笔者主张，如果两部电影中讲一部，还是要讲《北国性骚扰》，因为职场性骚扰中更常见的还是针对女性的，如果只讲针对男性的性骚扰的电影，对于那些不太了解性骚扰的学生容易形成误导。

此课程关于性别气质、反性骚扰立法的讨论，均比较深入，其中许多内容是笔者前期学术研究的成果，曾作为学术论文发表过。所以此课程可以作为社会学、法学的学科浸透课程。在针对非专业大学生的教学实践中，是否讲这么深入，任课教师可以依据自己的情况进行调整。

▶ 教学点一

性骚扰与权力

【教学目的】 使学生真正理解性骚扰是一种基于权力关系的犯罪。

【教学过程】

组织者：影片中，汤姆请的女律师说："性骚扰与性无关，它只关乎权力。"这听起来有些不好理解。性骚扰者，不是想获得性的快感吗？骚扰的目标不是针对性吗？为什么说它只关乎权力呢？各位对此如何理解？

【教学提示】

学生自由发言，鼓励形成观点碰撞。通过讨论和组织者的提问及引导，启发学生认识到：

性骚扰虽然是针对"性"的，但是，通常情况下，只可能是拥有权力的一方，针对没有权力的一方。

之所以在现实生活中，男人针对女人的性骚扰更多，是因为男人更多地拥有权力。当女人成为上司，拥有权力的时候，也可能出现性骚扰男下属的情况，就像这部影片中所展示的一样。

【教学参考】

性骚扰表面是基于性，是一个人对另一个人的性侵犯。但是，设想一下，一个下属，会去性侵犯自己的上司吗？而为什么通常是上司侵犯下属呢？因为上司手中有权力，被侵犯者需要听命于他，才能保住饭碗。

不仅是性骚扰，普通的人际交往也是一样，上司说话、做事时，可以更少顾及下属的感受，而下属必须顾及上司的感受，如果遇到一位严厉的上司，还要如履薄冰。但如果上司遇到一位"不听话"的下属呢，很简单就可以解决掉。

下属勾引上司的情况如何解释呢？

处于权力弱势一方的人，肯定也存在勾引、挑逗处于权力强势一方的人的情况，但这仅仅是"勾引"，也就是说，通过言语、眼神、肢体语言、含蓄的话语，挑逗对方，希望激起对方的欲望，积极主动地回应；而不会像《叛逆性骚扰》，以及《北国性骚扰》中表现的这样，拥有权力的一方，无论女性还是男性，主动地、直接地进行性的肢体侵犯，更不会在对方一再明确表示反感、拒绝的情况下，仍然实施这种侵犯。

那么在公共场所中呢？公共场所的性骚扰中，当事人并不知道对方是不是比自己更有权力，而且过后就走了，那么是不是就不会牵扯到权力关系呢？

事实上，公共场所的性骚扰也是有权力关系的。在我们的文化中，通常是男人比女人更有权力。一方面，女人的体力可能不如男人，如果反抗，很可能打不过男人；另一方面，文化教育的结果是，男人对性的主动态度是被赞赏的，而女人则是被要求退缩的，这使得面对性骚扰而拒绝的能力不够。

所以，我们说，性骚扰来自权力，这是一个广义的权力概念。

大家一定也注意到，影片中老板在任命玛丽的时候，强调了男女平等，强调了女性进入传统上由男性控制的决策层的意义，等等。这些都是在强调性别平等的西方社会非常受重视的。但是，我们还要说，女性进入决策层并不等于一定是社会性别平等的体现，女性可能复制、模仿传统男性的权力，如玛丽对汤姆的性骚扰行为。

▶ **教学点二**

性骚扰与职场政治

【教学目的】 让学生深入理解职场性骚扰对职场工作环境的负面影响。

【教学过程】

组织者：这部影片还有另一个好处，那就是让我们了解即将走入的职场，了解即将面对的办公室政治。大家想一想，影片中，当汤姆面对冤屈的时候，他的同事们和老板分别采取了什么态度？为什么？大家觉得这样的态度对职场环境而言有怎样的意义？

【教学提示】

学生自由发言、讨论，分享看法。

我们都希望自己未来进入的职场，是一个令我们愉悦的，能够促进我们心理健康的场所。通过讨论，了解职场权力关系、友好的文化对职场环境和从业人员心理健康而言是十分重要的。因此，职场性骚扰入法对塑造一个良好的职场环境是有意义的。

【教学参考】

所谓"职场"和"职场心理健康"至少应包含三个含义：第一，一种物理环境，指空间、格局、噪声、照明、空气品质等物理因素带来的心理舒适或不适感；第二，一种心理情境，指（A）因职场而有的人际关系（同侪、上下、客户）所带来的心理健康议题或（B）职场特性，如上班时间、通车、工作压力所带来的心理良好或不良感受；第三，一个权力场域，指正式权力关系（如法定权力、资源权力）或非正式权力关系（如性别、年资、人脉）所带来的心理良好或不良感受。

目前关于职场心理健康，讨论物理环境及心理情境的多，探究权力关系的少，探究权力关系中的非正式权力的更少。部分原因可能在于，谈职场权力议题容易因涉及管理阶层与组织政策而受到阻碍，毕竟，"探讨职场权力议题"本身就是一种权力议题。

性骚扰的本质是权力，而职场是权力充斥的场域，因此职场中的性骚扰就更纠结于多重的权力关系，例如：事发后，加害者与受害者往往仍必须共事，甚至独处，加害者难过，受害者更苦；组织介入的主要考量往往在于"维系组织名誉"而不一定在于"主持正义"，《叛逆性骚扰》中老板考虑最多的是不要影响赚钱；加害者比其他环境下的性骚扰，于事前事后皆更能对受害者以权力施压，也较有能力通过权力自保，正如这部影片中玛丽所做的；受害者就算在骚扰案件中获得合理对待，但事后往往仍因身心受创导致工作情绪不稳及工作品质下降，直接间接影响其在组织中的生存与升迁条件。

对组织而言，同仁对性骚扰事件往往各有立场，进而造成团队分裂。有能力提供证据的同仁往往因权力的压力而拒绝提供协助，此一拒绝行为往往引起后续组织中同仁关系的尴尬。这些在《叛逆性骚扰》中均有体现。职场性骚扰绝不仅是加害者与受害者双方间的私人问题，更是长远影响职场心理健康及组织运作的大事。

值得注意的是，影片中有一个从头到尾洞若观火的"朋友"，后来的新任集团副总裁。也许在整件事中，她才是最大的利益得到者。难怪道格拉斯在片末对她儿子说

"你母亲是个很厉害的女性"。所以，从某种意义上讲，汤姆最终能够胜利，是职场斗争的结果。从某种意义上，他成为了职场斗争的一个棋子。

学术界有个观点，认为"性骚扰"要入法也是界定在职场范围比较好，这里有一部分原因也是因为在职场的性骚扰行为更符合"权力关系"的逻辑，而且在职场的这种行为，本质上与职场的所有不公平的权力关系和骚扰是一样的。比如你的老板强制你加班，违反劳动法，下班了还不断地去打扰你，这些与职场性骚扰的本质其实是一样的，都是基于一种一方弱势一方强势的权力关系形成的压迫关系。而职场性骚扰入法，主要是使职场的环境和制度有个规范，用人单位有义务为每位员工创造一个良好的不受骚扰的环境，保护员工的人身不受侵犯。这就是职场性骚扰入法的意义。

▶ **教学点三**

性别气质多样性

【教学目的】 引入男性气质、性别气质多样性的概念，去除社会性别刻板印象。

【教学过程】

组织者：影片中，汤姆说自己被玛丽性骚扰，人们都不信。而玛丽说自己受到汤姆的性骚扰，人们就坚信不疑。有人还质疑汤姆，既然你说女人骚扰你，那你为什么不"消受美人恩"呢？大家对这种说法如何看？

【教学提示】

鼓励学生从社会性别的角度讨论，从而启发学生认识到性骚扰及其背后的权力关系，尤其是性别权力关系的建构，在很大程度上和文化对性别气质的塑造有关。

【教学参考】

之所以有这样的习惯思维，是因为我们受着社会性别刻板印象的影响。这种刻板印象包括：男人都是好色的，在性上主动、积极、进取的，喜欢性骚扰的；女人都是不好色的，在性上羞涩、内敛、被动的，她们不会主动追求性，不会性骚扰别人，而一定是被"好色男"性骚扰的。

仅此，就可以解释多数受到性骚扰的男人并不会去报案，因为他们知道前面是什么。但是汤姆被逼到了绝路，他人到中年，为这个公司兢兢业业数十年，有家有孩子，不可能从头再来，所以才有抗争的勇气和决心。

许多人将性别气质进行简单的二元划分的理解，即认为男性气质都是阳刚、支配、主宰的，女性气质都是温柔、被动、从属的。对于性别气质的研究已经全面颠覆了这样的理念。

男性气质的学术研究早已经指出，男性气质不是僵死一块的，而是具有差异的。影响男性气质的因素可分为许多种层次，包括性倾向的、阶级的、年龄的、种族的，等等，它们共同参与了男性气质的建构。因此，男性气质是多样的，而不是单一的。女性气质也是一样。

笔者更是曾经提出，任何男性气质都是具体情境中的实践过程，而非僵死的状态；

都是一种变化中的趋势，而不是静止的类型。在分析男性气质的个体差异时，应该具有支配／从属趋势与刚性／柔性趋势两个不同的判断维度，支配／从属较看重关系，而刚性／柔性则看重的是个性，二者是两个交叉而不相重合的轴。每一种男性气质的实践均可以从男性气质十字轴的纵轴与横轴两个维度进行分析，考察其在不同维度间的实践趋势。不同的男性气质便可以被描述为：刚性／支配趋势的男性气质实践，刚性／从属趋势的男性气质实践，刚性／关系均衡趋势的男性气质实践，柔性／支配趋势的男性气质实践，柔性／从属趋势的男性气质实践，柔性／关系均衡趋势的男性气质实践，刚柔相济／支配趋势的男性气质实践，刚柔相济／从属趋势的男性气质实践，刚柔相济／关系均衡趋势的男性气质实践。

刚性／支配趋势男性气质在强调男性强者形象时，还要求男性勇敢、粗犷，凌驾于女人之上。这种男性气质是支持进行性骚扰甚至性强暴的。但是，由男性气质的不同趋势，我们可以看出，并非所有的男性气质都鼓励性骚扰，如柔性／从属趋势的男性气质、柔性／关系均衡趋势的男性气质等，都不支持进行性骚扰。影片中的汤姆，在影片表现的这个阶段，他的柔性／关系均衡趋势男性气质比较明显，这体现在他对孩子的爱与关怀、对妻子的体贴与细心等许多方面。

虽然少见对女性气质进行分类的研究，但是，显而易见，女性也存在个体的差异性，并非所有女性都扮演着"柔顺、服从"的被动角色，那么，女性气质的实践也一定是多样的。在社会性别角色实践越来越趋于多元的今天，女性地位开始改变，女性的性别角色实践如男性的社会性别角色实践一样，也趋于多元化。在个体的男性气质与个体的女性气质互动的过程中，有的男人就可能成为性骚扰的对象。

玛丽便是一个性别气质不再属于传统女性的"被动、从属、温柔"的代表。她在职场进行管理的时候，有其"阳刚"的一面，在私人关系中也同样显得很"主动"。玛丽在法院调解席上说得好：为什么女性就要被动？为什么女性就不能主动追求性高潮？这些都没有错。有错的仅是强迫别人发生性接触，这与性别无关。

这部影片中，还有一些细节不应该错过。比如，影片开始时，演到汤姆很随意地用文件夹拍亚裔女助理的屁股，结果这成了他在法庭调解时一个不利的证词；玛丽出现在公司的第一天中午，一些男员工以色情的口吻谈论玛丽，这也被拿到了法庭上。

前者可能是一个玩笑，但这个玩笑仍然是支配性男性气质的体现，同时忽略了女人的内心感受。这是汤姆性别气质中仍然保存的支配性的体现。后者，即男人私下谈论性，谈论女人，则完全是一种刚性／支配趋势的男性气质的体现了。男人这样做的时候，"更像一个男人"。正是这些男人们平时对女性的不尊重，平时对刚性／支配趋势男性气质的张扬，伤害着女人，也影响着他们自身的形象。

影片结尾，汤姆非常正式地向亚裔女助理道歉，而女助理也原谅了他，甚至玩笑地也拍了一下他的屁股，场面感人，也令人回味。

▶ 教学点四

反性骚扰立法的讨论

【教学目的】 检讨立法的不足，进一步深入对性骚扰的思考。

【教学过程】

组织者：2005 年 8 月 28 日，中国大陆立法机构——全国人大常委会正式审议通过了新修改的《中华人民共和国妇女权益保障法》，其中明确规定："禁止对妇女实施性骚扰。受害妇女有权向单位和有关机关投诉。"该法案自 2005 年 12 月 1 日起施行。这是中国大陆首次将性骚扰列入法律体系。

这一立法的出台，当然是好事。但是它仍然引起社会广泛争论，其中重要的一个焦点是：将反性骚扰写入《妇女权益保障法》并只保护女性不受性骚扰，却对男性所受性骚扰只字不提，是否在构建新的性别歧视与性别伤害？是否应该像西方一些国家那样将其写入《劳动法》，在兼顾性别的同时也突显"职场"这一特殊权力关系的场域？

对这些问题，有完全对立的观点。现在，我想请大家先发表一下你们的观点。

【教学提示】

学生自由发言，组织者引导，鼓励形成观点的碰撞。

以下是学界关于争论的主要观点，供组织者在课堂引导中进行参考。

【教学参考】

反对将男性排除在反性骚扰法规之外的人士认为，虽然在社会上，女性受到性骚扰的机会远远大于男性，但男性受到性骚扰的情况也不是绝无仅有。男性也可能会受到同性、异性的性骚扰，应该加以法律保护，尤其，法律的责任应是保护受害者，而不是受害者中的特定性别。而在职场这一权力场域中，上位与下位者的权力阶层分明，使得以权力为基础的职场性骚扰将特别鲜明，无论女性或男性，都可能成为上位者侵犯的对象。因此，不分性别而同时纳入法案，并非只为了性别上的平等，更是要凸显职场性骚扰中的权力压迫问题，并减少人们把性骚扰误以为只是性的议题。

学者赵合俊指出，我们老是把女性作为受害人，中国目前《刑法》上不承认女性强奸男性，强奸只能是男性强奸女性，实际把女性永远放在客体的位置，这看起来是保护女性，实际上是把女性永远放在受害人的地位上，也把强奸永远窄化在性的视野里。

支持将男性排除在反性骚扰法规之外的人士则认为，现实生活中，女性受到的性骚扰远远多于男性受到的性骚扰，而且以往的性骚扰诉讼原告无一为男性。男性受性骚扰不具有普遍性。"妇女、儿童在很大程度上属于弱势状态，男性在体力上、职业上、地位上都属于优势状态。一个和谐的社会应该是优势的群体要去爱护弱势的群体。"著名法学家巫昌祯甚至认为："女老板对男下属有时候有骚扰，男方有两种态度，一种是愿意的，不叫做骚扰。但男性有一种错误的观点，有一种误区，认为她对我好一点，我还是不吃亏，占便宜了。"

相当一部分法律专家认为，女性对男性性骚扰，不必提到法律层面，因为这只是极少数现象，认为这是一道"偏题"，是对男性的一份"伪关怀"。针对反对派的批评，他们认为是男性的心理失衡："高呼别忘了男人的人恰恰都是男人，这实际上不可避免地带有一种矫情。"

这些反对意见使我们必须思考，法律是否只应保护多数人？人数少的受害者是否就应成为法律的化外之民？以及，因为男性的所谓的普遍优势就忽视那些实际承受伤害的"不够普遍"的男性，是不是法律的失职？此外，男性所谓的普遍优势真的存在吗？难道性骚扰仅仅发生在异性之间而没有发生在同性之间的吗？

为了真切了解被女性性骚扰的男性的体验，笔者曾对两名在职场被女性骚扰的男性进行了个案访谈。他们一位是被年长同事骚扰，另一位是被上司性骚扰。

个案一：访谈时 30 岁，医生。

七年前，当事人大学毕业参加工作，工作之初便受到同科室一位年长女性的言语骚扰。她利用读医学书的便当对其详尽描述男性性器官，并猜测他的性器官形状，等等。当事人在几年后受访时，回忆起当时的感受，反复使用的词汇是："当时很难过"、"很不舒服"、"很不爽"、"觉得很恶心"、"现在想起来也觉得恶心，就像吃了只苍蝇"……

在被问及"与女人受性骚扰有什么不同"时，当事人说："很难被人理解，所以更难受。"当被问及男人受性骚扰主要伤害了男人的什么时，当事人回答："自尊。"

针对反性骚扰立法将男人排除在外，当事人很激动，说："不平等！性别歧视！"

个案二：访谈时 36 岁，生产管理人员。

当事人在受访之前一年，有被女上司性骚扰的经历。当只有他一人在办公室向主管女上司汇报工作时，女上司时常有意触摸他的腿，或借故用手背顶撞他的阴部。而坐班车上下班时，她也时常坐他身边，去摸他的腿。

当事人这样描述自己当时的感受："觉得被一个不喜欢的女人摸，很是别扭。有点感到侮辱，好像我要依附于她。我又不是吃软饭的，几次我都躲开。"

为回避这一尴尬的场景，当事人只能"尽量避免与她单独相处"。这对工作有所影响："在办事效率上有点耽误，因为毕竟还要向她汇报一些事情，有时候她一个人的时候，我就等一等再进去。"

后来，女上司与当事人手下一个男孩儿"好"了起来，当事人便请调了。对此，他解释说："她和我手下的男孩好，我还怎么工作和指挥我的手下？"

这一受性骚扰的经历对当事人心理显然造成一定潜在的影响。在后来的面试中，他注意到女面试官衣领开得很大，便很反感，他说："可能不是针对我，毕竟我们是首次会面，但是，这让我联想到原来的经历，所以很不舒服。"

当事人表示，那之后，他"对比我大的女人开始有了一些想法，不太能接受年龄大的女性和我亲热……"

当事人认为，男性受性骚扰与女性不同在于，男性更加感到地位的缺失。他意识到，这"可能是因为我有大男子主义的缘故"。

从以上陈述中，我们不难看到，男性在职场受女性性骚扰不仅是可能的，而且在形式与后果上与女性受男性职场性骚扰具有相同之处：权力上位者如管理者、年长者对被管理者、新入职场的年轻人进行性骚扰；被骚扰者感到自尊受损，无力应对，产生了抑郁、职场厌倦心理，并且已经不同程度地影响到工作表现、能力竞争与个人领导统御；受性骚扰的经历存留于被骚扰者的脑际，影响到他后来对女性的态度（如个案二）；等等。换言之，职场性骚扰带来的不仅是一时的不受尊重，还有长久的深远影响，男性受骚扰的内心历程或许与女性略有差别，但痛苦是一致的。若我们仅因为性别就选择忽视某些人的苦痛，并默许另一些人的犯错，则我们的法律本身就成了权力压迫的典范。

女性主义者指出，性骚扰本质上是基于一种不平等的权力，是"通过性行为滥用权力"，性骚扰不仅是性欲的表现，也是"对弱者的敌对、侵犯和使用权力的表现"。如果我们认同性骚扰是一种权力关系，就会认同它在理论上可能存在于任何权力不平等的情景中。在女性作为整体处于弱者地位的同时，并不排斥少数处于强者情景中的女性对处于弱者地位的男性进行性骚扰的可能。当代社会女性越来越多地在职场中掌握权力，因此，在局部，在个体间，同样可能存在女性的权力大于男性。这些掌握权力的女性便具有了对未掌握权力的男性进行性骚扰的条件，她们其实是在按父权社会的模式，复制着不平等的性别权力关系。

因此，仅以女性普遍处于父权压制下为理由，忽视男性受性骚扰的事实存在，并不是对女性的保护，而是对父权体制被复制的麻木与冷漠。我们的社会奉行父权文化，男女不平等，所以，男性对女性的性骚扰无疑是主流。但是，对复制父权体制的女性的存在，同样不能忽视，这样才是真正反父权和追求性别平等与和谐的态度。

【教学过程】

组织者：（可引用上述案例）从上面两个个案，我们清楚地看到：除与女性所受性骚扰类似的心理创伤外，我们访问的两位受职场性骚扰的男性，均强调了"男性尊严"受损的心理感受。各位如何理解他们这样的表达？

【教学提示】

学生自由发言，用社会性别理论进行分析。组织者尽可能进行深入的引导。

【教学参考】

所谓男性尊严，其实是支配性男性气质的表现。支配性男性气质，塑造了男性作为主宰者、支配者的一面。支配性男性气质认为，男人在性上应该是主动的、攻击的、占有女性的。受女性性骚扰，损害了这一主流男性气质。中国大陆尚无男性提起受性骚扰的诉讼，可能恰恰是传统社会的男性社会性别模式使他们较之于女性更没有勇气将受性骚扰的事实公之于众。正如个案一所说："很难被人理解，所以更难受。"

我们在这里看到，"父权社会"的普遍印象一旦形成，其力量就已超越原本的男性或女性，不论性别，都可能在此一权力概念下承受痛苦。因此，支配性男性气质的存在，不仅成为男性骚扰女性的背景，也会成为男性受女性性骚扰之后进一步伤害男性的一种文化背景。在追求性别平等与和谐的过程中，男性特别需要对支配性男性气质做出反思，认识到它对女性和男性的双重伤害，从而使自己从支配性男性气质的禁锢与伤害中走出来。

不少国家都用法律形式禁止性骚扰，但是值得注意的是，在这些国家反性骚扰的立法中，男女通常获得了同等的保障，而且许多国家反性骚扰的法条是出现在劳动保障法中，说明了职场性骚扰与一般性骚扰同样值得重视。1980年，美国平等就业机会委员会对职场性骚扰确定了专门的法规；韩国在1999年公布并实施了防止性骚扰的法律——《禁止并根除性别歧视法》；《瑞典平等机会法》中除了禁止雇主对其员工进行性骚扰外，还规定雇主有责任调查员工提出的在工作地点发生的性骚扰案件，并采取必要措施防止性骚扰再次发生；中国台湾地区的《两性工作平等法》中，则明确规定了雇主责任，如果雇员和求职者因遭遇性骚扰受到损害，由雇主及行为人连带负损害赔偿责任；2006年2月5日施行的性骚扰防治法进一步要求雇主须为雇员对非雇员之性骚扰负起处理责任；等等。

反思中国大陆，为什么惩戒性骚扰没有被写进《劳动法》、《民法通则》、《刑法》或者《治安管理处罚条例》，而被写入既不具有普适性，也不具有强制性的《妇女权益保障法》呢？

笔者认为，可以从社会性别理念普及的视角进行反思。

性骚扰立法的尴尬，反映出女性主义反对父权体制的理念仍然远未深入人心，特别是远未深入决策者之心，而决策者多为男人。性骚扰本质上是不平等的权力关系，在父权文化下便是男性对女性的权力支配关系。男性对女性的处境缺少理解和关注，中国男性更普遍缺乏社会性别意识。立法与决策机构主要由男人把持，他们对女性的处境缺少体味。由此我们看到：对中国大陆男性进行女性主义与社会性别意识的教育，唤醒男性参与性别平等运动，已成当务之急。

反性骚扰法条被写进《妇女权益保障法》，在一定程度上说明：中国大陆女性群体的社会性别意识有很大提高，女性维权团体的力量在增加。自1995年世界妇女大会在北京召开之后，女性主义与妇女研究提倡"性别主流化"的力量在大陆得到了极大的普及。女性主义学者的声音得到加强。2005年"世妇会"召开十周年之际，全国妇联与女性学者更是借机进行了许多推动工作。在这一背景下，反性骚扰立法由全国妇联提出，并被写进《妇女权益保障法》，便不难理解了。

性骚扰立法的尴尬，使推动男性研究与男性关怀更显必要。与女性主义的繁荣相对应的，是中国大陆男性研究的失声，几乎没有学者专门从事男性研究，更缺少针对男性关怀的社会工作。当大陆女性学者强调男性是父权社会既得利益者的时候，却缺少对他们同时也受父权文化之害的反思。在未来针对性骚扰立法的思考过程中，应该强调对支配性男性气质的反思。支配性男性气质的存在，是男性对女性实施性骚扰的重要心理背景；同时，也对受女性性骚扰的男性造成更大的负面心理影响。

由于目前职场中男性位居权力上位的比例仍高，应该对职场性骚扰加以特别的强调与重视，这将更能显示男性自我反省的诚意，也更能凸显性骚扰中的权力压迫本质。

由此我们看到，反性骚扰立法将男性排除在外，折射出中国大陆性别平等努力中在唤醒男性方面的不足。正是因为未能充分唤醒男性对追求性别平等的热情，反性骚扰立法仍停留在针对女性的专门法律中，从而没有获得更强的约束力与强制力，仅起到宣示的作用。男性社会性别觉悟普遍的话语缺失，不仅使男性处于父权压制下而不能自觉，而且阻碍了女性地位的根本改善。

总之，我们认为：在反性骚扰立法中遗漏男性与未凸显"职场"这一特殊权力场域，只是一个现象，这一现象揭示出的问题，是中国大陆社会性别平等意识建设中的不足。而改变这种情况，需要女性和男性共同做出努力，正视双方在反对父权文化对人性压迫上的共同利益。

最后，组织者请学生总结：我们从这部电影中，都学习到了什么？

天水围的夜与雾

推荐教学对象：大学生

 影片介绍

▶ **电影简介**

《天水围的夜与雾》，中国香港电影，2009 年出品。片长 122 分钟。

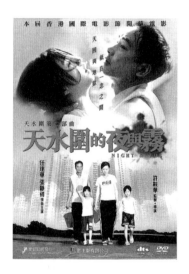

▶ **剧情梗概**

该片取材自曾轰动香港全城的灭门惨案。故事讲述中年离异的"港伯"李森从内地娶来年少美貌的晓玲，一家四口靠政府救济在天水围生活。李森平时在家里带孩子，而晓玲则在酒楼做侍应。面对自身工作的不顺心及妻子在工作中的周旋有度，李森总是担心妻子红杏出墙而渐渐埋下妒忌种子。有时，当李森骑自行车送两个女儿到幼儿园上学后，便装成顾客到晓玲当女侍应的茶餐厅"监视"着她。

李森以前做装修。过去香港地产好时，他工作多得做不完；但现在经济萎缩，李森只好整天去河边钓鱼，表面是气定神闲地钓，内心却是无限郁结。一旦有鱼上钩，便把渔线暴力地拔出，将鱼嘴撕破。

晚上李森黑暗的一面就更不节制，在床上他通过性虐待晓玲发泄自己的种种负面心情。搞到半夜晓玲受不了，就逃到楼下公园黑暗的角落偷偷地哭，血从大腿流到小腿，而她只是使劲地深呼吸，尽量去嗅从不远处吹来的内地气味。

其实李森早就将他的杀人计划宣扬：他用最平淡的语气说出"一定要做单轰动全港的事，一死就没有一个人逃得了"。有一天李森把晓玲和两个女儿轰出了门，晓玲不知所措，恰巧对门的黄太出来，就热心地把她们带到议员那里寻找协助。

年轻的洪议员很想帮助晓玲，可是他能做的也只不过是把事件归于虐妻案件处理机制：转介社工，入住庇护中心。事情升级了：家里的事走向整个社会了。在庇护中心，晓玲遇到同乡小莉，受到关心。

李森表示要悔过，哄妻女回家。可是当天晚上，李森又再次虐待老婆，而且更割伤了晓玲的腿。警察出动了，把晓玲一人送到医院救治，之后再送她到妇女庇护中心。但李森又来电话，威胁她马上回家，否则杀死两个女儿。晓玲担心两个女儿，只能回去找李森。李森和晓玲一家四口最后一次被电梯里的闭路电视拍摄下来。一家人回到屋里，铁闸关上，木门也被关上。良久，良久，从里面传来动刀的声音……

 ## 教学流程

▶ 性教育关键点

全面了解家庭暴力的定义、原因、特点、应对方略，以及相关法律；从男性气质视角理解家庭暴力的根源。

【教学提示】

此影片的教学，主要是介绍家庭暴力的相关内容，组织者可以在课前让学生们收集关于家庭暴力、男性气质等方面的资料，分组做成 PPT，在课堂上展示、讲解。

整个教学过程中，组织者要注意观察学生的情绪，如果发现有学生情绪低落、情绪激烈等异常反应，不能排除其家庭中可能存在家暴的现象。组织者要注意在教学过程中不要伤害这部分学生的人格和尊严，可以在课后通过作业、回访、私下交流的形式了解学生的情况，并即时采取应激措施和干预。

▶ 教学点一

认识家庭暴力

【教学目的】　了解家庭暴力的定义和类型。
【教学过程】
组织者：影片的主题是关于家庭暴力的。李森杀妻杀女案，本质上是一起严重的家庭暴力案。同学们不妨看一下，在影片中，存在哪几种形式的家庭暴力？

【教学提示】

学生根据课前准备的资料，结合影片中的情节，进行分享、讨论。

事实上，不同形式的家庭暴力都不同程度地存在于影片所表现的家庭之中。

【教学参考】

简单而言，家庭暴力就是指发生在家庭成员之间的暴力。按照目前的法律规定，家庭成员指彼此间存在血缘、婚姻、收养等关系，并共同生活在一起的人，如配偶、父母、子女、（外）祖父母、（外）孙子女。同居伴侣和前配偶、前同居伴侣和职业病特定亲密关系的人之间的暴力也应该被视为家庭暴力，并纳入干预的范围。

任何家庭成员都可能受到家庭暴力的伤害，包括男性、女性、儿童和老人。发生在不同世代之间的暴力，称为代际暴力，包括父母对子女的暴力和子女对父母的暴力；发生在伴侣之间的暴力，称为夫妻暴力或配偶暴力。妇女是家庭暴力的主要受害者，在她从童年到老年的各个生命周期中，都可能遭受各种形式的家庭暴力，尤其是由丈夫或伴侣实施的家庭暴力。

一般认为，家庭暴力的形式可以分为三大类：身体暴力、精神暴力、性暴力。

身体暴力包括对身体各部位的各种攻击，如殴打、推搡、打耳光、抓头发、脚踢、用凶器攻击等。

精神暴力包括以语言威胁、恫吓、贬损、辱骂，使用武力、自杀等行为威胁受害者，强迫受害者做其不想做的事情，干扰受害者睡眠、饮食，限制受害者工作、行动、与外界联系等，还包括控制受害者的时间、衣食、住房、金钱等。

性暴力包括攻击受害者胸部、阴部等，强迫受害者发生性行为或性接触，强迫受害者与他人发生性关系等。

家庭暴力中还应该包括经济控制和行为控制。前者指严格限制家庭成员的经济支付，使其处于非常困窘的境地；后者指限制家庭成员的人身自由。

家庭暴力也同样存在于同性伴侣关系中。

▶ 教学点二

"男性气质焦虑"的男人

【教学目的】 帮助学生认识到，追求阳刚的男性气质，是男性施暴的重要原因之一。

【教学过程】

组织者：在探究家庭暴力的原因时，人们尤其是施暴者往往会找出许多具体的原因，例如施暴者有压力、醉酒，或受害者"有错"等，这些原因的深层次在于不平等的社会性别关系，它深植于传统的社会性别制度中。家庭暴力反映出施暴者和受害者之间的权力控制关系，施暴者通过行使暴力向受害者宣示自己的权力，使受害者屈服，由此实现和维持对受害者的支配和控制。

请同学们结合影片，对主人公的社会性别关系作一个分析。

【教学提示】

学生根据课前的准备，对影片中的社会性别权力关系作分析，组织者作适当引导。同时，也从男性气质的角度进行分析。

【教学参考】

李森对刚性 / 支配趋势男性气质的追求，在影片中表现得非常突出。作为一个无业人士，他是职场的失败者。但他通过对妻子的性暴力、肢体暴力等，满足他"像个男人"的心理需求。他与儿子吹牛，谈自己的性能力多么强的部分，同样是对刚性 / 支配趋势男性气质的一种强调。

占影片很大篇幅的李森随妻子晓玲回四川乡下老家的戏份也成为《天水围的夜与雾》中最核心的部分。面对晓玲的寒酸家境和晓玲父母的奉承，李森获得了一种救世主和上等人的心理满足，这是他在香港无法获得的感受，就像在香港没有人会把他这个装修工头称为"工程师"一样。李森人格的异化也正是在这种心理的膨胀下完成的，进而觊觎晓玲的二妹他也觉得理所应当了。所以，悲剧从一开始就注定了。

而李森与前妻的儿子在接受警方询问时透露了一个重要信息，李森的前妻很凶，李森原本是怕老婆的。我们便不难理解，为什么李森从四川回香港后就立即离婚了。他在新的家庭中找到了"男人"的感觉。这也同我们前面所讲的，男性气质具有多种可能，且在不同情境中建构的观点相一致。

李森前妻"很凶"的信息也说明，伴侣之间不平等的关系是容易引发问题的，不管是女方凌驾于男方，还是男方凌驾于女方。

家庭暴力与传统的性别角色规范和性别权力关系有密切的关系。文化鼓励男性追求"阳刚"、"勇猛"，并允许和怂恿他们用暴力证明自己的地位和解决问题。与此相应，文化认为女性的价值低于男性，并应当服从男性的支配。这种文化实际默许男性对女性施暴，当一个大男子主义思想强烈的男性认为妻子或女友没有忠实履行女性的屈从义务时，他就"有权"对她施行暴力。

男性暴力和男性气质之间是有相互关联的。常见的一种论述中，简单地将男性气质等同于暴力的支持因素。如有的学者提出：暴力可以被认为是创造自己性别资本（gendered capital）的一种方式。不同的暴力行为对于不同的社会背景的人来说是一种实践男性气质的合适资源，暴力行为可以表现出一些男性特征，如坚韧、敢于面对危险。有学者提出了"男性气质焦虑"的概念，指男性在面对自己的男性角色面临瓦解的时候产生的情绪。当面对男性气质焦虑的时候，当事人会组织或重新组织他的认知、行为及记忆来支持其理想男性气质。在这种焦虑中，当事人的道德推理能力和对受害者的同情心都可能被存在性恐惧所压倒，这也是其可以无自责地实施暴力的原因之一。

但不同趋势的男性气质与暴力的关系是不一样的。男性气质的学术研究早已经指出，男性气质不是僵死一块的，而是具有差异的。影响男性气质的因素可分为许多层次，包括性倾向的、阶级的、年龄的、种族的，等等，它们共同参与了男性气质的建构。因此，男性气质是多样的，而不是单一的。

暴力是建构刚性 / 支配趋势男性气质的重要途径，或者说，刚性 / 支配趋势男性气质为暴力的实施提供支持。

任何男性气质都是具体情境中的实践过程，而非僵死的状态；都是一种变化中的趋势，而不是静止的类型。刚性／支配趋势男性气质在强调男性强者形象时，还要求男性勇敢、粗犷，凌驾于女人之上。当男人无法通过事业成功及其他方式做到这一点的时候，他实际上被父权文化贬损为"不像一个男人"了。家庭暴力本质上是为了维持"硬汉"形象的一种表现，实施家庭暴力的男人潜意识深处埋藏着对"不像一个男人"的深深恐惧，他以暴力来显示自己的强者形象，从而使女人蒙受伤害。

　　职场失意，如下岗、无法晋升、被领导训斥等，都可能带来针对自身缺少刚性／支配趋势男性气质的"男性气质焦虑"，也都可能使男人转而向伴侣和孩子施以暴力，在施暴的过程中展示其刚性／支配趋势男性气质的一面，以解决其"男性气质焦虑"。但是，柔性／从属趋势的男性气质、柔性／关系均衡趋势的男性气质等，都不需要通过暴力来获得。

　　在同性伴侣关系中，也存在家庭暴力，这里不能用简单的"男性"控制"女性"来进行解释。但值得注意的是，同性伴侣之间也同样可能存在上述的结构性的人际权力关系，因而存在暴力。

▶ 教学点三

家庭暴力的特点

【教学目的】　了解家庭暴力的特点。
【教学过程】
　　组织者：下面，就请同学们说说，家暴有哪些特点？并请结合影片中的情节，来分析一下电影中这起案件，哪些地方体现了如上这些家暴的特点。
【教学提示】
　　学生根据课前的准备，结合电影分析家庭暴力呈现的特点。组织者尽可能让各种特点被呈现，并进行归纳。
【教学参考】
　　家庭暴力具有如下特点：
　　（1）普遍性。家庭暴力广泛存在于所有的地区、国家、文化、种族、阶级、阶层中，在同一个国家中，无论是在城市还是乡村，无论教育程度和社会地位高低，无论从事何种职业，都可能发生家庭暴力。像晓玲的妈妈在电话里便对晓玲说，乡下打老婆的情况非常多，而她说这些时，旁边的一个男人还微笑着频频点头。
　　（2）隐蔽性。家庭暴力发生在家庭成员之间和家庭空间内部，外界往往不容易察觉，而受害者往往因各种原因而不愿暴露。"打是疼、骂是爱"、"家丑不可外扬"、"清官难断家务事"等传统观念和干预支持系统的不力，导致人们漠视家庭暴力问题，并使受害者难以寻求救助，更进一步加深了家庭暴力的隐蔽性。城市的家庭暴力可能比农村更隐蔽；教育程度和社会地位越高，家庭暴力也可能越隐蔽。
　　（3）习得性。施暴并非天生本能，而是男性在社会化的过程中学会的控制他人并维持权力的行为方式，不平等的社会性别制度潜在地教化和允许男人使用暴力对待自己的伴侣，对已发生的暴力的纵容更进一步助长暴力的倾向。

（4）反复持续。家庭暴力往往不是一次性的，施暴者一般不会主动停止暴力，一旦暴力发生而又没有得到有效的干预，那么它就非常可能再次上演，并越来越严重。这一点从李森的施暴中不难看出来。

（5）周期循环。在配偶或伴侣之间，家庭暴力往往以周期性循环的方式持续和加重。首先，经过关系紧张和矛盾的积累，家庭暴力由具体事件引发，此时，施暴者使用暴力控制情境，给受害者造成身心或性的伤害。当情境得到控制后，施暴者可能感到后悔，并通过检讨、道歉、写保证书、送礼物等口头或实际行动请求原谅。此时，受害者一般会原谅施暴者，并反思自己的"过错"，双方言归于好，甚至找回"蜜月"般的感觉。但是，随着时间的推移，矛盾再次出现，关系逐渐紧张，暴力将再次爆发，并进入下一个循环：愤怒积蓄、暴力发生、道歉原谅、和好平静。而周期的间隔会逐渐缩短，程度也会越来越严重。

（6）高度容忍。很多受害者对家庭暴力表现出很强的容忍力，她们会一次次地忍受暴力，原谅施暴者，不愿离开他，在警察面前替他求情使其免于处罚，等等，这都是家庭暴力受害者特有的表现。究其原因，除了她们仍对施暴者有感情或幻想之外，妇女普遍面对的不利社会处境，包括经济地位的脆弱、社会对离婚妇女的偏见、子女照顾的沉重负担等，也导致她们没有足够的勇气和能力摆脱暴力。

（7）习得性无助。习得性无助指女性因长期受暴而导致的无助状态。在无数次受暴之后，她们"认识"到自己无力阻止丈夫或伴侣的暴力，而且没有人能帮助自己，甚至认为一切都是自己的错。在这种心理状态下，她们变得越来越被动，越来越压抑，也就越来越难以摆脱暴力。但是，这并不表示受害者就心甘情愿地生活在暴力之下，当她们实在忍无可忍时，可能会采取激烈的行动，自伤、自杀甚至企图杀死施暴者，以她们自己的方式终止暴力，即"以暴制暴"。

▶ 教学点四

家庭暴力的危害与处理

【教学目的】 认识家庭暴力的危害性；在自己和他人遇到家庭暴力时，知道如何处理。

【教学过程】

组织者：请大家结合影片，以及现实中你可能知道的关于家暴的情况，说一说，你认为家庭暴力的危害在哪里？

【教学提示】

让学生充分讨论家庭暴力的危害。

我们对于家庭暴力应有的基本态度是：家庭暴力不是个人私事而是社会公害；家庭暴力是侵犯人权的行为，是不能容许的；暴力没有理由，施暴者要对自己的行为负责；指责受害者是对她们的二次伤害；反对家庭暴力是全社会的共同责任，消除暴力需要每个人的积极行动。

　　但是组织者需要引导的是，家庭暴力是对受害者人身和人格的严重伤害，与此相比，诸如导致家庭破裂之类的伤害应该是第二位的，要防止以"家庭破裂"为由否定受害者的反抗。

【教学参考】

　　家庭暴力最明显和直接的危害是使受害者身体受伤、致残甚至死亡。家庭暴力还会对受害者的精神健康造成伤害，许多受害者产生心理困扰，包括情绪不稳、焦虑、抑郁、无助、恐惧等，并产生畏缩、自我孤立、人际交往及生活工作障碍等一系列行为反应，生活工作受到影响，严重者可能自杀。

　　家庭暴力是导致妇女犯罪的重要原因，妻子因不堪受暴而伤害或杀死丈夫的案例时有发生。家庭暴力是离婚的重要原因之一。

　　家庭暴力会严重影响下一代的健康成长，目睹暴力会导致儿童产生自卑、消极、孤僻、冷漠、残忍、焦虑、沮丧等一系列的行为和感情问题，并容易表现出对同龄人的攻击性行为。儿童期处于高度暴力环境的人，长大后较容易成为施虐者或受害者。

　　甚至施暴者自身也受到暴力的危害，暴力会导致亲人对施暴者的疏离和怨恨，他们有可能因此失去家庭、妻子和孩子，并可能因受害者的反抗而遭遇生命危险。

　　家庭暴力的危害远不限于个人和家庭范围。暴力和暴力威胁导致妇女社会和政治参与度下降，影响妇女的整体发展。因暴力而产生的各类救助和惩戒需求增加了社会成本。研究证明，家庭暴力会导致用人单位的经济损失。暴力加重了人类的苦难，暴力代代相传所带来的政治和社会不稳定是所有人的共同代价。

【教学过程】

　　组织者：大家想一想，如果自己的家里有家庭暴力的现象，你应该怎么办呢？

【教学提示】

　　这部分可以让学生自由发言，鼓励学生尽可能对家暴的应激措施出谋划策。

　　强调如果别人遇到家庭暴力，我们也应该给予帮助。如果是你的亲友向你求助，就应该告诉她，家庭暴力具有顽固性，建议她认真考虑是选择保全婚姻还是避免暴力。同时，要尽你所能给予她帮助。

【教学参考】

　　受家暴者原则上可以做的有：报警求助，保存证据，要求司法鉴定，获得法律援助，要求获得保护或/和处罚施暴者，保护隐私，避免二次伤害，起诉离婚，获得离婚赔偿。

　　许多时候，我们还会听到邻居家可能在发生家庭暴力的声音，正如影片中的黄太一样，我们不应该旁观，而应该给予帮助，包括必要的时候提供证词。印度开展过一个"按一下门铃"运动，即鼓励大众：如果你的邻居家传来施暴的声音，你就至少要过去"按一下门铃"，以便阻止暴力的继续。

　　一些国家和地区成立了受暴妇女庇护中心，像影片中所表现的那样。这是受暴妇女的家。影片中晓玲第一天到庇护中心，一夜没有睡觉，和那里的受暴妇女们聊了一夜。她说："这是我到香港之后过得最开心的一天。"

▶ **教学点五**

反对家暴，全球在行动

【**教学目的**】　了解反家暴的一些倡导性行动，以及中国的相关法律。
【**教学过程**】
　　组织者：针对家庭暴力，以及所有针对妇女的暴力，国际上有一些重要的倡导与暴力运动，请大家根据课前的准备来进行分享。
【**教学提示**】
　　可以用分组的方式，让每个组呈现课前的相关知识准备，并进行全班分享、讨论。
【**教学参考**】
　　国际上已有的一些倡导活动有：
　　（1）国际消除针对妇女暴力日。
　　"国际消除针对妇女暴力日"源自对多米尼加共和国反独裁斗士米拉贝尔三姐妹的纪念，这三姐妹于1960年11月25日被当地警察秘密杀害，激起民众的强烈愤慨。从那以后，她们在自己的祖国成为勇气、尊严和力量的象征。1981年7月，第一届拉丁美洲女权主义大会宣布11月25日为反暴力日，以纪念米拉贝尔三姐妹的牺牲，1999年12月17日，联合国大会通过决议，将11月25日定为"国际消除针对妇女暴力日"。
　　"国际消除针对妇女暴力日"并不仅仅针对家庭暴力，而是针对广泛的、各种形式的对妇女的暴力，包括强奸、性骚扰、拐卖等。中国自2001年起开始出现"国际消除针对妇女暴力日"宣传活动，如今，这个日子已经成为反对对妇女暴力宣传倡导的重要时机。
　　（2）十六日运动。
　　"消除对妇女的暴力十六日"是指从11月25日"国际消除针对妇女暴力日"到12月10日"国际人权日"之间的十六天。在这十六天期间，世界各国包括中国的妇女组织会持续开展各种各样的活动，以提高保障妇女人权、反对对妇女暴力的公共意识，并发动更多人特别是年轻人和学生投入到反暴力行动中。
　　（3）白丝带运动。
　　白丝带运动最早起源于加拿大，1989年12月6日，加拿大蒙特利尔一所大学工学院的14名女生被一名年轻男子枪杀，凶手认为妇女和妇女权益运动毁了他的前途。受此悲剧的触动，以迈克·科夫曼博士为首的一群加拿大男性于1991年发起白丝带运动。此运动以表示哀悼的白丝带为标志，佩戴白丝带意味着承诺：绝不参与针对妇女的暴力，也不对针对妇女的暴力保持沉默。目前，白丝带运动已经由加拿大扩展到全世界很多国家，成为最大的男性反对对妇女暴力的运动，白丝带已成为反对对妇女暴力的通用标志。
　　在中国，自2001年开始，白丝带运动与"国际消除针对妇女暴力日"及"十六日运动"结合，逐渐扩展，社区志愿者和青年学生是活动的主力军，活动的形式则丰富多彩，包括讲座、签名、演出、宣誓、街头宣传等。

（4）零忍耐运动。

零忍耐运动源于一项对中学生暴力认识和态度的调查，它于1992年由英国爱丁堡地方议会妇女委员会倡导发起。零忍耐运动的口号是："永远没有借口！"这意味着任何形式、任何程度的暴力都是不可接受的，都不应该被忍耐。

零忍耐运动重视各种不同形式的针对妇女暴力之间的相互联系，注重针对社会公众开展持续的宣传和教育活动，挑战与暴力相关的社会习俗和成见，并主张积极预防暴力，为遭受暴力的妇女和儿童提供高水平的保护和服务。

如今，零忍耐运动已扩展到英国各地及世界上的很多国家。中国已有许多地方创建了"零家庭暴力社区"，倡导对家暴的零忍耐态度，并探索家庭暴力社区综合干预机制的创建。

（5）战胜暴力日（V-day）运动。

英文"V-day"中的"V"具有多种含义，它既代表"Victory over Violence"（战胜暴力），也暗指Valentine（情人节）和Vagina（阴道）。V-day运动源自美国，在从2月14日情人节到3月8日国际妇女节期间展开，其核心内容是上演话剧《阴道独白》，从而提高公众的反暴力觉悟并为反暴力组织募捐。

《阴道独白》是美国作家伊娃·恩斯勒以对200多位妇女的采访为据而创作的话剧，于1996年在纽约正式首演。该剧有两个主题：反对针对妇女和女童的性暴力；挑战传统性别文化，肯定和重建女性主体。如今，此剧至少已被翻译成45种语言，在120个国家上演。《阴道独白》于2002年3月在中国首演，至今已有全国各地多所大学和中学的学生排演或播放过该剧。它的排练、演出、观看和讨论，远不仅是富于魅力的参与式艺术活动，更是所有人共同深思暴力，并进而动员起来共同消除暴力的过程。

在法律方面，我国的《民法》、《刑法》、《妇女权益保障法》等，均有禁止和惩处家庭暴力的规定。但这些仍然很不够，社会性别学者们多年来致力于推动反家暴专门立法的出台，相信这样的法律出台之后，将更加有效地阻止家庭暴力的发生。

（此文中关于家庭暴力的论述，主要来自中国法学会反对家庭暴力网络社会性别培训分项目小组主编的《社会性别与家庭暴力干预培训者手册》，特此说明并致谢！）

神秘肌肤

推荐教学对象：大学生

影片介绍

▶ 电影简介

《神秘肌肤》（*Mysterious Skin*），美国、荷兰合拍影片，2004 年出品。片长 100 分钟。

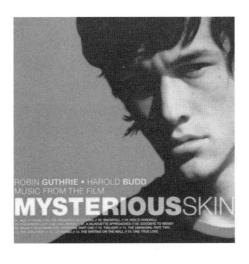

▶ 剧情梗概

在美国的一个小镇，8 岁的男孩子尼尔是少儿棒球队中最棒的球员，深得教练喜爱。尼尔也和教练玩得非常开心，两人相处甚欢。一天，在教练的家中，教练对尼尔说："我真的非常非常喜欢你。"并与他发生了性关系。那之后，两人经常在一起发生性关系。

尼尔渐渐长大，从事卖性给男人的工作，和各种各样的男人上床，乐此不疲。

同一个小镇，另一个 8 岁的男孩子布赖恩，一个雨夜在自家的储藏室里醒来，鼻子流血，妈妈认为他是打球受伤，转天便让他退出棒球队了。布赖恩对储藏室醒来之前5个小时的事情完全回忆不起来，正巧一个外星人的飞碟出现在他家屋顶，在成长过程中，布赖恩便认为自己是被外星人房走了5个小时。但仍然有一些无法解释的地方。因长年受噩梦困扰，他开始苦苦地追寻真相。

19岁时，尼尔到纽约卖性。偶尔，他也会觉得有些厌倦。一天，他遇到一个具有暴力倾向的男客人。客人毒打他，然后将浑身是血的他扔到了街上。

圣诞节前，尼尔回到家乡小镇。一直寻找真相的布赖恩也回忆起那5个小时里，曾有一个男孩子在身边，他找到了尼尔。两个十多年没见面的同龄男孩子，再次相见，彼此都回忆起对方。

尼尔带着布赖恩到棒球教练的家中。这个教练已经失踪很多年了，但他的家完全没有改变。在客厅里，尼尔给布赖恩讲述两人8岁那年的一个雨夜发生的事情。那天正在打球时，突降大雨，别人的父母都把孩子接走了，布赖恩的妈妈在上班，几乎从来不关心他的爸爸更不会来接他。于是棒球教练便和尼尔把布赖恩带到教练家中，以"做游戏"为借口，发生了性关系。

整个过程中，布赖恩迷迷糊糊的，临走时突然晕倒，摔在地上，鼻子流血……

两个男孩子坐在沙发上，陷入对往事的沉重回忆中……

 教学流程

▷ 性教育关键点

青少年的性权利与性侵、最低保护年龄之间的关系；性教育应该尽早进行；遇到性侵等伤害，如何面对。

▷ 教学点一

未成年人的"性感受"

【教学目的】　引导学生思考未成年人对性遭遇的感受，以及其周围文化环境的评价对其未来的影响。

【教学过程】

组织者：初看起来，这部影片中没有真正的"坏人"。

棒球教练与通常的"强奸者"、"性侵者"形象相去甚远，很讨人喜欢，和尼尔之间也有非常亲密的情感、非常好的关系。尼尔回忆起教练的时候，也一直说："他真的很爱我，我是他的最爱。"从这层意义上看，貌似这是两个相爱的人之间的性爱，但是，这种性爱又确实对两个孩子的人生影响很大。尼尔后来以卖性给同性为业，布赖恩更是陷入长期的心理阴影中。

现在我们做一个站队游戏，以"如果你是尼尔，你是否能够谅解教练"为题，认为"能够原谅"的站到一边，认为"不能够原谅"的站到另一边，认为"说不清楚"的站在中间。

请大家各自阐述自己的观点。

【教学提示】

组织者在这部分，要使选队而站的同学充分说出自己的观点，要让不同观点的同学之间进行碰撞，甚至争论。

能够谅解教练的一方的观点可能包括：

（1）教练确实喜欢尼尔，尼尔也喜欢教练，他们的性是你情我愿的。

（2）教练心理有病，他也挺可怜的。

…………

不能够谅解教练的一方的观点可能包括：

（1）尼尔是小孩子，未成年人，和他发生性关系是不可以被原谅的。

（2）教授是利用了孩子的无知而进行诱奸。

…………

没有想清楚的同学的观点可能包括：

（1）教练喜欢尼尔，两人间有长期的互动和感情，但尼尔毕竟是小孩子，所以很纠结。

（2）布赖恩和教练没有之前的情感互动，是被诱奸的。

…………

组织者要引导对对方的观点提出各种质疑，再由对方回应。在同学们的观点呈现不充分的时候，也可以加以提示和引导。比如：即使教练和尼尔有长期的情感交流，即使尼尔是自己愿意和教练发生性关系的，但8岁的孩子懂得这可能会给自己带来什么吗？在他对这行动的后果未充分知情的情况下，可以说他是自愿的吗？

可能会有同学主张：无论如何，同8岁的孩子发生性关系是不可以的，即使这些孩子是自愿的。这时，组织者可以引导新的讨论：8岁的孩子有没有支配自己身体的权利？他有没有可能因为喜欢一个人而愿意和那个人有身体的亲密？在小孩子对性的责任和意义还没有完整的认知的时候，他有没有可能体会到被爱以及性的快乐呢？有没有可能仅仅因为这种感情依赖和性的快乐带给他美好的感觉呢？那么又是什么在这种快乐与美好之后带给他纠结和痛苦？

可能有同学认为：未成年人的性可能对他们的未来产生非常严重的后果，等等。组织者可以再引导讨论：是什么使得这种"严重的后果"发生？

值得注意的是，我们这里之所以主要讨论尼尔的问题，是因为尼尔和布赖恩的情况不太一样。布赖恩确实是在完全不明白怎么回事的情况下有了一个感觉很不好的性经历，教练对他进行的是性侵犯，性质非常清楚，不容置疑。但是尼尔不一样，尼尔是喜欢同教练的关系的。影片给人的感觉是：尼尔内心深处的矛盾在于：自己分明感觉到教授喜欢自己，但是这段关系的不伦可能让他认为长大以后的痛苦经历是这段伤害造成的，这是他纠结的所在。

▶ 教学点二

性教育，越早越好

【教学目的】 让学生认识到性教育的重要性。

【教学过程】

组织者：这部影片提示我们，从小进行性教育非常重要。有人说，性教育越早开始越好；但有人反对说，太早的性教育会使孩子"性早熟"。同学们怎么看？

【教学提示】

组织者引导学生认识性教育的重要性，并应该尽早进行性教育。性教育早不早，取决于教育什么，怎么教育。

这部分的教学，是让大学生们理解对幼儿开展性教育的重要性，这将影响到他们未来在家庭生活中对自己孩子的性教育态度。

组织者还可以介绍一些针对婴幼儿进行家庭性教育的内容、方法与技巧，或者推荐同学们去看几本书。现今中国家庭的性教育是欠缺的，但在大学中经历了这样的很好的性教育的学生，几年、十几年后他们成为父母的时候，就可以很好地对下一代进行家庭性教育了。

【教学参考】

性教育中的一个重要环节是关于身体自主权的教育，是预防性骚扰的教育。棒球教练同布赖恩发生性关系，很大程度上是利用了他没有接受过自我保护、身体界限这方面的教育。比如，当尼尔和教练一起诱导布赖恩发生性关系时，使用的是欺骗手法。尼尔按教练的指示向布赖恩讲述游戏规则："规则是这样的……"还将拳交称为"五块钱游戏"，等等。从防范性骚扰、性侵犯的角度看，性教育无论何时开始都不早。即使是幼儿园的小孩子，也不难懂得"令自己不舒服的触碰要拒绝"的道理。

关于防止性骚扰的教育，一个流行的错误观点是，这主要是让女孩子学习预防性骚扰。其实，这部影片的情节告诉我们：男孩子一样需要学习预防性骚扰。性教育，对男生、女生同等重要。

▶ 教学点三

曾经受过的性侵犯，是伤害但不是耻辱

【教学目的】 让孩子懂得创伤不要埋在心里，要寻找途径解放。

【教学过程】

组织者：要看到，无论是布赖恩还是尼尔，虽然他们对待童年时的性遭遇有着完全不同的方式，人生轨迹也很不一样，但是，他们都是在潜意识中进行自我的心理治疗。

同学们想一想，如果你要对布赖恩说几句鼓励他的话，你会说什么？

如果要对尼尔说几句话，你会说什么？

【教学提示】

这部分的教学内容，目的之一在于鼓励受过性侵犯的学生能够正视过去，正视自己，走出心理阴影。学生们想到对布赖恩说的话可能五花八门，组织者适当引导，便会成为一个走出心理阴影的实用指南。比如：充分认识到，你自己没有错，有罪的是侵犯者；你还是你，你没有改变，更没有贬值，走出自卑；人生总有各种挫折，这件事已经过去，走出阴影，面向未来；向你信赖的家人、朋友、心理工作者寻求帮助；等等。

本书所列的电影《熔炉》的教学提示和参考中，有关于性侵害受害者心理辅导的内容，可以供组织讨论时参考。

【教学参考】

理解布赖恩和尼尔在遭遇了童年的"性"事之后，他们自己如何面对、应对伤害，这方面的内容分析可以参考如下。

布赖恩在受到性侵之后，精神受到严重打击，从而出现"选择性遗忘"。这是人在遇到极度创伤时的一种心理现象，目的在于回避。但是，回避不是办法，反而加重了他的心理负担。布赖恩一直在寻找真相，直到全部尘封的历史被揭开，他才开始能够面对过去，当然，也才能够走向未来。所以，正视伤害是一件非常重要的事。

而尼尔在从事性工作，也是一位同性恋者。虽然并没有足够的证据证明性工作者和同性恋一定与童年性创伤有关，但是仅就影片提供的信息来看，尼尔对待性的态度的"开放"与对待情感关系的纠结是联系在一起的。他难以和人建立起长久平等的亲密关系，也许与童年经历（影片中没有提到后来他和教练的关系）有关。但这些也是他在潜意识中反思这段经历、自我疗伤的一个过程，更是他构建可以被自己所接受的性脚本的一种方式。

▶ 教学点四

"自愿最低年龄线"问题

【教学目的】 让学生了解，性的"自愿最低年龄线"是一种文化建构，其背后与社会对待性的态度和价值观有关。

【教学提示】

组织者可以介绍"自愿最低年龄线"，可让学生去做一些课前预习和准备，课堂上需要学生提供一些资料，比如，不同文化背景下的国家的"自愿最低年龄线"是如何设置的（包括欧洲、美国、亚洲等不同地域，伊斯兰教、基督教、佛教等不同宗教背景等）？中国传统文化意义上对待儿童的态度是如何的？

可以请同学们讨论对最低保护年龄的看法，比如：为什么中国的"自愿最低年龄线"只针对女性，不针对男性？僵死的年龄界限是否会对所有青少年有利？"自愿最低年龄线"的好处与不足分别是什么？等等。

可以让人文社科类学科的学生进一步讨论西方法律体系中的"自愿"、"自主"、"权利"等概念和话题，让学生了解这些概念背后的意义和哲学命题。

进一步讨论"性权益"：性有没有可能对孩子来说有好的体验？有没有可能让人体会到是被关爱和亲密的？

进一步讨论人们对跨代恋的质疑：基于性的双方的不同年龄和阅历可能存在的权力关系，如何看待这样的身份和权力关系？

有同学可能会反对青少年的性自主权，认为青少年没有能力判断、决定性行为是否是自己真正想要的。可以引导学生思考：是什么使青少年没有能力做出这样的决定？如果我们进行了非常好的、深入的性教育，是否可以使他们具备这样的能力？是否这才是对青少年真正的"保护"呢？

有同学可能会说：虽然尼尔貌似是自愿与教练发生性关系的，但他后来成为同性恋者，从事出卖身体的职业，这就足以说明童年性经历对他的伤害。这时，组织者可以引导讨论：为什么我们会认为成为同性恋者和从事性工作是尼尔"受伤害"的结果呢？成为同性恋者是一个"过错"吗？从事性工作是一种"罪行"吗？

【教学参考】

组织者在教学中应该向学生清楚地指出来：这部分对性权利和跨代恋等的讨论，是作为对这部电影的引申进行的。但是，针对这部电影本身来说，8岁和十几岁的已经性发育的青春期孩子还是有很大差别的。要避免带给人的误导是"影片中两个8岁孩子也可以是在自愿的前提下跟教练发生性关系的"，因为这种观点其实忽视了：8岁的孩子和他的成人教练之间巨大的年龄和权力的差距，使得他根本不可能是完全自愿发生性行为的。

【教学提示】

总之，根据这部电影展开的四个部分的讨论可以围绕青少年的身体自主权与性侵犯的关系、性的自决年龄界限、幼童是否可以自主地选择接受性、性教育的方法和观念等进行深入展开。

好的影片一定是引起人们思考的，让人们在思考中自己成长。这部影片的编导，也明显地不急着把太多道德判断一次倾倒于观众身上，而是为我们留下了足够的思考空间。

四、同性恋爱与跨性别主题

喜宴

推荐教学对象：大学生

 影片介绍

▶ 电影简介

《喜宴》(*The Wedding Banquet*)，中国台湾、美国合拍电影，1993 年出品。片长 106 分钟。

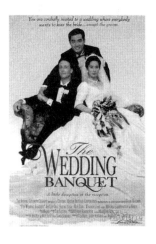

▶ 剧情梗概

33 岁尚未成婚的高伟同，是个在美国纽约做房地产生意的中国台湾人，与美国年轻医生赛门同性相恋，却瞒着远在台北的父母。伟同在台北的父亲是一位国民党退役师长，早年出生于大陆的封建大家庭，有着根深蒂固的传宗接代的家族观念。他和伟同的母亲一直想着抱孙子，于是三天两头往美国打电话催促儿子快些完婚。

伟同的一所旧屋，租给了一位从上海来美国学画的年轻姑娘顾威威。她经济拮据，又无绿卡，偷偷到餐馆打工又担心被移民局查处。赛门出了个主意，促使伟同与威威来一次假凤虚凰的"结婚"，既可安抚远在台北的高家双亲，又可帮威威渡过难关。伟同的父母在得知儿子的结婚喜讯后，要从台北亲自飞来纽约为他们主持婚礼，三个人只能手忙脚乱地把三人生活重新布置一番。

高家父母都对这个大方美丽知书答礼的"儿媳妇"十分满意。为了满足父母的意愿，伟同和威威还不得已办了一场规矩十足、着实热闹的喜宴。当晚，被灌得半醉的伟同与威威，被闹洞房的人逼进同一个被窝，非让他们在被窝里脱光衣服之后才走掉。在威威的"进攻"下，二人有了一次性关系。谁料，威威竟然有了身孕。

一天早餐时，赛门识破真相，当着高家二位老人，与伟同、威威用英语争吵起来，弄得大家都十分难堪。高父因此轻度中风被送进医院，伟同不得不向母亲说明自己与赛门同性恋的实情。高母在震惊之余，只求儿子千万不要将实情告诉父亲，担心他经受不起刺激。

高母请求威威为高家生下孩子。几经考虑，威威还是在最后关头决定生下孩子。伟同和赛门都表示，将一起扶养这个孩子。三人紧紧相拥在一起。

赛门生日那天，病愈出院的高父送给他一个厚厚的红包，里面是美元，说是生日礼物。这和高父高母刚见到威威时送的礼一样。高父第一次用英文跟赛门谈话，原来他早就看清楚了一切，此刻只是与赛门约定，继续保守秘密。

高家二位老人即将离开纽约。在机场，伟同把结婚喜宴那天拍的照相簿留给父母作为纪念。翻到最后一页，竟是伟同、威威与赛门三人穿着结婚礼服的合影。临别时，高父先对赛门说："感谢你照顾伟同。"和初见威威时说的一样，又对威威说："高家感谢你。"在安检门，高父高举起双臂通过……

 教学流程 ══════════════════════════════

▶ **性教育关键点**

是否结婚，是个人生活方式的选择，应予以尊重；同性恋婚姻合法化；出柜注意事项。

【**教学提示**】
如果组织者事先知道本班有同性恋倾向的学生，要注意尊重学生的隐私和尊严。

▶ **教学点一**

面对结婚压力，同性恋者该怎么办？

【**教学目的**】 结婚是个人选择的生活方式的一种，而不是唯一。

【**教学过程**】

组织者："不孝有三，无后为大"的思想，在今天中国社会，虽然可能不像影片所表现的 20 世纪 90 年代初那么强烈了，但是，同性恋者仍然普遍面临来自家庭的结婚生子的压力。

伟同的父亲，大病时咽不下那口气，因为想着要抱孙子；见了儿媳的第一评价是："能生能养"。影片中有一个情节，伟同来叫父亲吃饭，看见父亲倚在椅子上头歪在一边，伟同用手指试了一下父亲的鼻翼，看是不是有呼吸。幸好父亲只是睡着了，但他的面容苍老，令伟同顿生怜惜之情。是呀，许多同性恋者面对家人盼他们结婚、盼早抱孙子的心情，内心都非常挣扎。

而即便是异性恋者，在生活方式日益多元的今天，也有很多人主动或者被动选择不走进婚姻，在选择的过程中，也遇到各种各样的阻力。

同学们，你们如何看待"不结婚"这个现象呢？请大家分组讨论，列出自己看到的、听到的关于"单身"的词汇，特别是形容词。

【**教学提示**】

学生列出的形容词可能（但不仅仅）包括：

"单身贵族"、"光棍儿"、"剩女"、"单身汉"、"一个人"、"孤独"、"性冷淡"、"没人要的"、"独身主义"、"老大难"、"大龄未婚"、"老处女"……

让学生讨论、分析这些词背后的含义和评价，这些评价可能有：

（1）男大当婚女大当嫁，如果都不结婚，人口就会急剧下降，使得人类繁衍出现问题。

（2）反过来，也能促进计划生育。

（3）没有安全感，对对方不负责任。

（4）老了会孤独，没人照顾。

（5）不生孩子是一种人生缺憾。

（6）生活比较自由，没人管。

（7）比较节约，花费少。

（8）少了很多可能有的牵绊，以及经济上的纠纷。

…………

进一步分析、讨论这些词背后隐含的价值观，引导学生认识到对"单身"生活方式也应该予以尊重。

一个好的、进步的社会，应该对每个人所选择的，并对他人无害的生活方式持宽容的态度。无论对于同性恋还是异性恋来说，结婚是一种生活方式的选择，而不一定是他们唯一的、最优的、最有利的生活方式；选择婚姻是一种权利，而不是义务。在很多国家，同性婚姻也已经合法化。这样，才能让更多的人，无论其性取向如何，都能按照他们喜欢的方式生活。

【**教学参考**】

婚姻是人类社会的一种结合制度，也是生活方式。在过去，婚姻主要承担的是人类繁衍和家族继承的责任。有研究认为，婚姻也是减少个体生活成本、减少个人生活风险的一种方式。

但是随着社会的进步，人们对生活方式的选择越来越多元。尽管在很多国家，一夫一妻制的婚姻有着社会和国家制度上的支持并享受相关福利，但是，依旧有很多人没有选择这种方式。而在欧洲等一些国家，异性恋伴侣同居、同性恋伴侣同居也开始享有和异性恋伴侣结婚相同或者相似的福利政策。

▶ 教学点二

关于同性恋婚姻合法化议题

【教学目的】 支持同性恋婚姻合法化。

【教学过程】

组织者：请问大家是否支持"同性恋婚姻合法化"？为什么？

【教学提示】

可采用分组辩论的方式呈现同学的不同观点。让彼此的观点进行碰撞。

支持的观点可能有：

（1）同性恋婚姻合法化，是同性恋者的基本人权。

（2）支持同性恋婚姻合法化，能够促进减少人口增长、减少"同妻"，能够促使同性恋伴侣关系稳定，减少艾滋病、性病传播。

（3）同性恋婚姻合法化在世界上很多国家都已经通过了，我们如果也能合法化，可以体现一定的国际地位。

…………

反对的观点可能有：

（1）同性恋婚姻合法化了，那么以后别的什么亲密关系是不是也能结婚了？那婚姻不是乱套了吗？

（2）同性恋结婚不能生孩子，婚姻对他们来说没意义。

（3）同性恋如果能结婚了，那以后不是剩男剩女更多了？

（4）婚姻不仅是权利，更是义务和规范。异性恋在婚姻制度中也受到了很多限制，同性恋文化本质上挑战的是异性恋的亲密关系模式，那么如果合法化了，岂不是把更多同性恋都赶到婚姻这个框子里去了？

…………

【教学参考】

我们认为，同性恋婚姻合法化是同性恋平权运动的重要议题。但并不是因为合法化可以减少"同妻"、有助于计划生育、有助于让同性恋生活更加"稳定"——这些可能是合法化带来的"好处"，但不是合法化的理由。

而且，同性恋平权的倡导，光有同性恋婚姻合法是不够的，只有在一个性倾向平等、性权利平等、性别平等的社会中，才不会有人成为害人者和受害者。

有人说，同性恋原本就是对异性恋一夫一妻制婚姻形式的一种反抗，许多同性恋者并不想结婚，法律允许同性恋者结婚是将同性恋拉回到异性恋的模式框架当中去。而且，异性恋的婚姻已经风雨飘摇、朝不保夕了，谈允许同性恋结婚没有任何意义。但我们的看法是：法律不给我结婚的权利，以及法律给我结婚的权利但是我并不想用，是性质完全不同的两件事。结婚权是同性恋者的基本人权，不应该被剥夺。

▶ 教学点三

出柜，你准备好了吗?

【**教学目的**】 针对出柜，给同性恋者支招儿。

【**教学过程**】

组织者：影片中，伟同最终选择了向母亲出柜，说明自己的同性恋者身份。母亲最终选择了支持他。今天在中国的现实生活中，许多同性恋者也是最先选择向母亲出柜，然后再让母亲一点点向父亲渗透，或者继续瞒着父亲。伟同的幸运是，他虽然不敢向父亲出柜，但老父亲早已经明察秋毫，而且最终竟然完全接纳了伟同和他的男友赛门。老父亲对赛门说："伟同是我儿子，你也是我儿子。"令人何其感动。这同时也说明了，在现实生活中，充分的接触是化解对同性恋误解的最好方法。父亲在开始不知情的情况下，对伟同和赛门之间日常友好相处的观察，最终打开了他心中的那把锁。而如果一开始伟同就试图让父亲接受赛门，可能他心中的那把锁就很难打开了。

出柜，对于许多同性恋者来说都是非常困难的事情。但是，出柜有助于一个同性恋者享有真实、幸福的生活。很多经历过出柜的同志，都有一种如释重负一般的解放感。没有出柜的人，不论自己是否意识到，每天都无时无刻不在伪装、掩饰自己，这是很劳累的一件事，也往往会影响人的自尊。

请同学们想想，如果你身边有一位好友是同性恋，他准备向家人出柜，你会向他提供怎样的建议?

【**教学提示**】

学生自由讨论，组织者鼓励学生尽可能列出出柜的各种具体方法和策略。基本观点在于：

同性恋出柜实际上就是人生自我认同的一个过程，由于社会主流文化并没有在人社会化的一开始就为大家提供"同性恋"的正常认同文化，因此，很多人长大之后对这方面的自我认同发生了困难，但这本质上与一个人对自己其他社会身份的自我认同是一样的。因此说，这里最关键的就是自己接受自己。如果你连自己都还没有接受，那又如何能指望别人接受你呢?

我们认为，一些文艺作品中的喜剧化情节，比如，自己还没有准备好，意外被家人知道，却得到了更加意外的支持，这种情况在现实中是相当少的。你自己应该比谁都了解父母的观念。如果他们根本上就是一个对性倾向问题持开放态度的人，那你的困扰可能一开始就是多余的了。

【教学参考】

我们认为，并不存在一套"标准"的"出柜指南"，而是要根据每个人、每个家庭、每个人所处的不同的生活情境来具体分析，但是可以参考以下一些基本理念：

（1）想清楚自己为什么出柜。

（2）最好的出柜，是你自己已经高度认同、接纳自己的性倾向了，你这时出柜是为了在父母面前真实地生活，不再欺骗，也摆脱他们给你的结交异性恋人、结婚生子的压力。如果你仍然无法接纳自己的性倾向，仍然感到痛苦，为了寻求帮助而向父母出柜，那么可能的结果是，他们会带着你四处看医生，寻求方法"治疗"你。这可能会让你更难受。所以我们不鼓励以此为目的出柜，处于未能接纳自己的状态的同性恋同学，可以自行接纳同性恋文化，了解同性恋的知识，待接纳自己后再选择出柜。

（3）尽可能多地了解其他同志出柜的经验，作为你出柜时的参考。现在许多同性恋者的亲友组成了同志亲友会，在中国许多城市都有分支机构，最好与他们取得联系，听一听这些同志亲友走过的心路历程，听取他们的建议。

（4）出柜前后要对父母进行同性恋知识教育和情感支持。帮助父母了解关于同性恋的知识，将正面塑造同性恋形象的电影，或介绍同性恋的讲座，给父母看。提供帮助父母认识同性恋知识的渠道，比如一些友善的心理咨询机构和热线、其他同性恋亲友，帮助他们建立新的支持系统。

（5）如果能够找到能让你的父母信赖并且在你的父母面前有话语权的人，而且这个人对同性恋高度接纳，那么先向他出柜，然后请他加入安抚你的父母的工作，也许会事半功倍。

（6）选择思想比较开放、比较容易接纳同性性倾向的那位家庭成员，先向他出柜。做通了他的工作，他就会帮你做另一个人的工作。

（7）让父母知道你有多么爱他们，知道你不被理解和接受的痛苦，以亲情感动他们。父母更可能因为亲情，因为爱孩子，因为想让孩子快乐而接受他们的性倾向，进而鼓励和帮助孩子。要让他们觉得，你会和他们一起去面对压力，而不是把压力完全转嫁到他们身上。

（8）要以面对面的方式向父母出柜，这样便于真诚交流，随时安抚你的父母。而如果以电子邮件、信件等方式，虽然你避免了面对他们时的压力，但是，他们可能更难以承受。

（9）要做好安抚、帮助父母的各种准备，包括必要时请同志亲友会的其他同志亲友与你的父母见面交流。毕竟，同为同志父母，彼此更容易相互理解，相互帮助。

（10）要对出柜后父母的接纳程度有心理准备，他们可能会立即接纳你，也可能需要几天、几个月，甚至几年，你要一直保持关爱、平静、坦然、坚定的态度，这有助于你的父母尽快接纳你的性倾向。

不仅是面对家人，同性恋的出柜更可能是要面对整个社会，出柜可能是一辈子的事……

▶ 其他教学点一

同性恋并非重性不重情

【教学目的】　帮助异性恋者理解同性恋者同样会有真挚的感情，澄清同性恋者，特别是男同性恋者重性不重情的误读。

【教学过程】

组织者：影片并没有告诉我们伟同和赛门的感情有多么深，但是，通过他们住在一起平静地生活中的每一个细节，我们就知道，这是一对渴望一直生活在一起，相濡以沫的伴侣。伟同在医院的楼道里对妈妈说："同性恋者各方面都合得来，能够一起生活非常不容易。"他提到周围那些异性恋婚姻又是吵架，又是离婚，"有几个能像我和赛门这么好？所以我们都很珍惜"。在肯定他们感情的同时，我们也不妨想一想，为什么"同性恋者各方面都合得来，能够一起生活非常不容易"呢？

【教学提示】

这部分教学内容，在本书的电影《断背山》中，有详细的展示，组织者可以参考该部影片课程进行教学。

▶ 其他教学点二

"同直婚"现象

【教学目的】　认识"形式婚姻"，反对隐瞒性倾向的婚姻。

【教学过程】

组织者：《喜宴》中对同性恋者婚姻压力的解决方式，化大为小，化难为易，以一种喜剧的结果，扭转了一个原本更可能是悲剧的结局。它以中国人特有的家庭伦理观念和中庸观念来处理同性恋问题，使这个几乎令所有家庭困扰的社会问题得以用最有人情味的方式解决。这是一个好结果，但现实生活中很难有这样完美的结果。

从这个婚姻的结局，我们也可以看到，由当事人自主决定的婚姻和家庭，可以有很多元的形式和价值，可以都是异性恋，可以是一个同性恋和一个异性恋，也可以是一对伴侣加另外一个人的孩子……实际上人类的家庭形式有很多，只是被制度认可的只有一夫一妻制一种。在这些制度认可的婚姻形式下，人们实践婚姻和家庭的价值、意义、形式还是可以很多元，其决定者是当事人本人（人们可以为了爱情而结婚，可以为了免税而结婚，可以为了绿卡而结婚，可以为了要个孩子而结婚，也可以为了避免各种麻烦而结婚），而不在于这个社会强加给他们的东西：为了生孩子，为了爱情……但前提是，当事人之间是以平等协商的关系来共同建构婚姻的意义和价值。

但是，还有一种常见的情况，即同性恋者隐瞒自己的同性恋身份，与不知情的异性恋者结婚。现在，关于同性恋者的异性恋配偶的权益问题正浮出水面，特别是"同妻"。各位同学，你们认为走入这样的婚姻的同性恋者应该被谴责吗？

【教学提示】

这部分教学内容，在本书电影《断背山》中，有详细的展示，组织者可以参考该部影片课程进行教学。

▶ **家长课堂**

【教学提示】

这是一部适合给同性恋者的家人看的影片，同性恋者的父母可以从中：

（1）了解同性恋者间可以有深厚的情感，了解他们对爱、家庭的渴望。

（2）了解同性恋者在家人让他们结婚生子的压力下的艰难心理处境。

（3）了解父母们可以如伟同的父母那样接受孩子的性倾向，并且给孩子以力量。

【教学参考】

绝大多数父母在了解孩子的性倾向后，都经历过这样几个过程：无比震惊、痛苦；试图找到"病因"，试图帮孩子"治改"；基于爱，理解孩子的处境，但内心仍然痛苦；去更多地了解有关同性恋的信息，慢慢采取宽容和接纳的态度；最终接受自己孩子的性倾向。

在这个过程中，家人对孩子的爱，是最伟大的力量。如果问一些父亲或母亲这样的问题：您爱的是自己的孩子，还是自己的异性恋的孩子？几乎每个父亲、母亲都会回答说，爱的是自己的孩子。

所有父母亲们都希望自己的孩子快乐、幸福。那么，就尊重孩子的选择吧。如果你不能悦纳孩子的选择，他就不会快乐、幸福。

家人给予孩子的支持，是他可以寄希望于获得的最大的力量。有了家人的支持，同性恋者面对再多磨难，也会变得轻松许多了。

断背山

 影片介绍 ═══════════════════════════

▶ **电影简介**

《断背山》（*Brokeback Mountain*），美国电影，2005 年出品。片长 134 分钟。

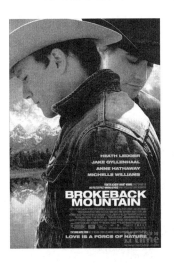

▶ **剧情梗概**

　　1963 年的灿烂夏日，怀俄明西部，年轻的牛仔杰克·崔斯特与恩尼斯·德尔玛因同为牧场主打工而相识。杰克比较健谈，且骑术高超；恩尼斯自幼父母双亡，性格内向寡语。高山牧场的放羊工作单调而艰苦，起初两人一个放羊，一个看营地，少有交流。有一天，两人晚饭时喝多了酒，深夜又分外寒冷，于是杰克与恩尼斯同帐共裘而眠，在酒精与荷尔蒙的作用下，他们之间发生了"不该发生的事"。两个 19 岁的青年彼此相爱了，篝火边长谈，帐篷内欢爱。不久，牧场主发现了他们的关系，再也没有雇用他们。

　　季节性放牧工作结束后，迫于世俗的压力，杰克与恩尼斯依依不舍地踏上了各自的生活旅程。杰克与露琳结婚，并依靠妻子家族的扶持而事业蒸蒸日上；恩尼斯迎娶了自幼相识的阿尔玛，每日为嗷嗷待哺的女儿奔忙。四年过去了，饱受相思之苦的杰克给恩尼斯寄去明信片，说自己做生意外出时要路过怀俄明，希望能见上一面。重逢后的杰克与恩尼斯深情拥吻，时光的流逝并未冲淡二人心中炽热的情感。

此后十多年间，杰克与恩尼斯都定期约会钓鱼。表面上的婚姻让阿尔玛的内心苦楚不堪，她知道丈夫每年消失在断背山中与老友杰克钓鱼的真正原因。最后，她选择了离婚。

杰克一直幻想能够与恩尼斯一起去经营牧场，过二人世界的生活。但是，恩尼斯告诉他，那是不可能的，他们还有家庭责任，而且社会也不会宽容同性恋。恩尼斯小的时候，村子里的一个同性恋被杀死，父亲带着他和哥哥去看那人的死尸，以此教育他们。

不久，杰克的同性恋身份被发现，他被虐杀至死，时年 39 岁。恩尼斯来到了杰克父母的农场，想把杰克的骨灰带回二人初识的断背山。在杰克的房间里，他发现了一个秘密：初识时他们各自穿过的衬衫被整齐地套在了同一个衣挂上。恩尼斯潸然泪下，他意识到杰克是多么爱他，自己又多么深爱杰克。

教学流程

▶ 性教育关键点

同性恋的"成因"与酷儿理论；同性恋也可以深刻、长久；"同妻"现象的思考；谴责"恐同"。

【教学提示】

本课可以分成两次教学。第一次以集体观影为主，并且分组，布置作业，让学生去寻找关于同性恋话题的以下问题，小组讨论后，将观点集中做成 PPT。问题有：

（1）关于"同性恋是如何形成的"这个问题，你怎么看？

（2）如何看待同性之间的爱情和性？

（3）影片中两位男主角的妻子，如何看待她们的生活？

（4）关于"恐同"，你如何认识？

第二次围绕根据这四个问题形成的教学点，进行进一步讨论。

如果组织者事先知道本班有同性恋学生，要注意尊重学生的隐私和尊严。

▶ 教学点一

性倾向的二元划分没有意义

【教学目的】 引导学生质疑和思考性倾向的二元划分。

【教学过程】

组织者：关于同性恋的"成因"，大家知道一些什么？

【教学提示】

学生可能认为的观点有：

（1）同性恋是天生的，他们的大脑或者基因与异性恋不同（变异）。

（2）同性恋与异性恋就好像左右撇子，在人群中有固定的百分比分布。

（3）不仅有同性恋，还有双性恋，他们可以喜欢同性也可以喜欢异性。

（4）似乎女同性恋容易改变，而男同性恋多半是天生的。

（5）有的人很早就意识到了，所以是天生的；有的人很晚才知道，所以可能是后天的。

（6）如果是后天的，那么同性恋就可以被医学、心理学等矫正；有的同性恋是天生如此，有的是特殊情境（如监狱、军队）下如此。

…………

学生提出错误的观点时，组织者可以用追加提问的方式，引导正确的观点呈现出来。

【教学参考】

直到今天，异性恋社会仍非常热衷于讨论同性恋的成因，对此还有两大解释流派。一派是生物本质论，即认为同性恋是先天的；另一派是社会建构论，即认为同性恋是后天形成的。在"后天论"中，便有所谓"情境型同性恋"，即在单一性别的情境中，人们会因为性的欲望而发生同性性关系。以这样的视角来看，杰克和恩尼斯的关系，无疑便是一种"情境型同性恋"，影片似乎对此提供了非常好的解释。但按照"情境型同性恋"的定义，离开特定情景之后，同性性关系就会解除。杰克和恩尼斯离开"情境"之后，都和异性结婚生子了，但问题是，他们后来又到了一起，又定期约会了。

其实，讨论同性恋的成因本身便是一件荒唐的事情，因为从来没有人讨论异性恋的成因。当我们讨论"先天"或"后天"的时候，我们已经把它当成"问题"了。正如我们讨论近视眼是先天遗传还是后天形成的，糖尿病与高血压有没有先天遗传，等等。

与其说同性恋存在着"情境型"，不如说所有的异性恋都是"情境型"的，因为我们今天整个社会文化便是异性恋的，无处不是异性恋的情境，在这样的文化情境中，一个个人便被建构成了异性恋者。

杰克与恩尼斯的这份感情，已经有力地挑战了同性恋与异性恋的二元划分。他们都爱异性，也都爱同性；都可以和异性结婚生子，也都可以和同性做爱——有人可能认为他们是双性恋，但换个角度来看，这对伴侣的情况更符合酷儿理论对性倾向的理解，即性倾向不是僵死的，而是变化中的。

美国性学家金西，在20世纪60年代提出一个理论，认为绝对的同性恋和绝对的异性恋均只占总人口的5%，其余的90%要么是同性恋的倾向多一些，要么是异性恋的倾向多一些。

到了20世纪90年代，酷儿理论开始深刻影响到性学界。酷儿理论对同性恋与异性恋的二元划分模式提出挑战，对男人女人的性别气质二元划分提出挑战，对性倾向与性别气质僵死不变的认知提出挑战……作为一种后现代的理论，酷儿理论对许多我们习以为常的二元划分提出挑战。按照这种理论，我们不能够简单地称一个人是同性恋者或异性恋者，而只能够说他此时爱一个同性，对一个同性有性欲，和一个同性有性关系，或者说他此时爱一个异性，对一个异性有性欲，和一个异性有性关系。而换一个时间、场所，他的爱情与性欲是可能转变到另一个性别的。也就是说，酷儿理论解构了同性恋与异性恋的划分，认为一个人的性倾向是可变的。

用这个理论来看影片中两位男主人公的感情，便可以说：他们的爱与性欲对象既可以是男人，也可以是女人，他们是酷儿理论的体现。

▶ 教学点二

同志之爱也可以很深刻

【教学目的】 让学生们认识到同性恋者也一样可能渴望长久、深刻的感情。
【教学过程】
组织者：影片中的两位男主人公，他们的感情深刻而热烈，但是可能有的人问，在现实生活中，同性恋的生活和感情有那么好吗？这样的情感是不是太夸张？大家能不能说说，你们所认识的现实的同性恋者的爱情是怎样的？
【教学提示】
学生自由讨论，尽可能呈现各种观点。组织者可以通过组织学生的讨论，启发学生认识到以下几点：

（1）影片中的主人公情感的深刻，非常难得，虽然异性恋主导的社会文化会指责同性恋者的情感不稳定，但本部影片体现的同性爱，则是非常深刻的，这份深刻，在异性恋世界中，也是并不常见的。男主人公杰克不满意"偷情"的生活，而恩尼斯也同样，他们既希望能和对方长久地、"正常"地生活在一起，又免不了受到现实婚姻和社会压力的制约，感受到一份难以割舍的痛苦。

（2）在深刻的社会压力下，同性恋者同样有着深厚的感情，但也同样伴随着不能公开关系的痛苦。异性恋主流社会流行的关于同性恋的另一个谎言是：这是一群重性轻情的人，而这部电影告诉我们，事实不是这样的。

（3）当然，重性轻情的现象，确实在一定程度上存在着。但并没有证据显示同性恋者的恋爱关系就比异性恋者的恋爱关系更不稳定。即使在目前阶段，同性恋者的感情真的比异性恋者更不稳定，也是有社会文化因素的，因此不能以此贬低同性恋关系。
【教学过程】
组织者：大家想一想，同性恋者的情感不稳定的现象，可能是什么因素造成的呢？大家如何理解？
【教学提示】
可以让学生通过自由发言的方式，将一些可能的因素列举出来。原因可能有：
（1）同性婚姻不被许可，同性家庭难以组建，同性恋者的感情没有"婚姻"这一形式作为形式和心理上的归宿，更加风雨飘摇。

（2）同性伴侣不像许多异性恋夫妻那样，有孩子作为两人关系的纽带，不像异性恋夫妻那样，即使感情破碎了也可以为了孩子维持关系。

（3）异性恋伴侣感情面临危机时，整个社会文化、亲友团队，都致力于维护这份感情，所谓"劝合不劝离"；但同样的社会文化却致力于破解同性伴侣间的感情。

（4）法律不保护同性伴侣间的权益，无论是经济关系，还是相互的责任和义务，都不被法律认可，这使得他们感情破裂时更没有任何现实的牵挂。

（5）来自家庭的结婚、生子压力，使得许多同性伴侣无法维持彼此的关系。

（6）确实有一些同性恋者喜欢不受束缚的生活。

…………

【教学参考】

引导学生分析这些原因，可能的角度有：

（1）同性恋者更难维持长久、稳定的关系，不是因为同性恋者缺少爱，而是因为整个社会文化不仅不鼓励、维护他们的关系，反而存在许多致力于拆散他们之间关系的因素。

（2）同样，异性恋者表面稳定的情侣，甚至伴侣关系，并不一定意味着彼此间就有很深刻的感情。如果没有共同的社会和经济利益，没有致力于维持异性恋伴侣关系的文化，异性恋者的亲密关系也可能很脆弱。无论是同性恋还是异性恋，他们的关系能否稳定，都不仅仅取决于伴侣本身的感情程度，而和整个社会文化对这种关系的态度及采取的政策有关。

（3）即便是有些人喜欢不受束缚的生活，也是我们这个社会需要尊重的，无论他们是同性恋者还是异性恋者。我们应检讨、反思、改变那些对不同亲密关系生活方式者的不公的公共政策。

▶ 教学点三

"同妻"的处境与选择

【教学目的】　深入思考"同妻"现象及其背后的责任问题。

【教学过程】

组织者：恩尼斯的妻子很早便发现了丈夫和杰克的关系，生活在痛苦之中；影片没有明确表现杰克的妻子是否知道丈夫的隐秘情事，但她的表情、神态等，也暗示着这份婚姻的不幸福。

过去，在关于同性恋议题的讨论中，有这样一部分的声音是被忽视的，即同性恋者的异性恋配偶——一些同性恋者，隐瞒自己的性取向，与不知情的异性恋者结婚。与男同性恋结婚的异性恋妻子被称为"同妻"，而与女同性恋结婚的异性恋丈夫被称为"同夫"。目前我们对"同夫"的生存处境了解较少，但是，许多"同妻"都已经开始站出来维护她们的权益，包括谴责自己的丈夫。

各位同学，你们怎么看待这个现象？你们认为走入这样的婚姻的同性恋者应该被谴责吗？

【教学提示】

同学们充分讨论，尽可能地呈现不同的观点。

学生的观点可能主要有：

（1）这是同性恋者在"骗婚"，他们的伴侣是受害者，应该对"骗婚"者进行道德谴责。

（2）同性恋者是被主流的、异性恋的、一夫一妻制的文化"逼婚"的，选择这种婚姻的同性恋者同样是受害者，他们自己也痛苦，因此，要谴责社会和文化，不应该谴责同样是受害者的人。

（3）说同性恋者进入异性恋婚姻是"骗婚"，那么异性恋者结婚就不存在"骗婚"吗？他们也会通过隐瞒和欺骗的方式来结婚，以达到自己的目的。强调"同性恋骗婚"不合适。

（4）特别是"同妻"，她们的遭遇是值得同情的，不能因为支持同性恋合法权益就忽视别人的正当权益。

（5）如果双方是知情并且自愿的就没问题，如果有隐瞒就是不道德的。

（6）"同妻"自己对婚姻的选择也可能有问题，导致她们"遇人不淑"。

…………

可能有学生会提出，按照酷儿理论，性倾向并不是固定不变的，所以那个选择结婚的同性恋者，可能会认为自己婚后可以和伴侣过"正常"的生活。

还有学生可能会问，双性恋者结婚是否就不存在欺骗了呢？估计有学生会回答说，双性恋者也应该事先和伴侣说明性倾向，如果对方同意，就不需要承担道义责任。但是，这又可能引出另一个争论：异性恋者结婚之后也可能出轨，为什么双性恋者结婚之后可能"出轨"就需要事先和伴侣交代呢？组织者仍然可以把这些问题抛给学生，鼓励他们不同观点的呈现。

【教学参考】

现实中的同性恋者，为了应对来自家庭和社会的"结婚压力"，可能会选择这样的一些方式：一位男同性恋者和一位女同性恋者结婚，名义上和法律上是夫妻，但是生活中达成了新的协议，可能和自己真正的同性伴侣生活在一起，这叫"援助婚"，也叫"形式婚姻"；或者，双方基于各自的利益考虑，明知一方是同性恋者，也选择结婚。这些形式都是婚姻当事各方彼此知情同意的，所以没有任何道德问题。但基于诚信结合的婚姻，如果双方中的任何一方隐瞒重大事实，对对方构成伤害，就有问题了。

即使是因为社会文化的压力，选择隐瞒性倾向与异性结婚，也是应该承担个人责任的。任何人都没有理由因为自己是受害者，就再去加害别人。每个走入婚姻的人都有权知道自己和一个什么样的人结婚，隐瞒性倾向无疑是对另一个人的欺骗，也是伤害。

目前，"同妻"问题还存在争议，我们认为，其根源主要有：

一是社会上普遍存在着对同性恋的歧视。

二是异性恋一夫一妻制婚姻制度成为人们亲密关系的"正统制度"。不按照这种传统婚姻模式生活的人，无论你是同性恋、异性恋，还是想要单身、想要过不一样的婚姻生活的人，都难以得到社会的宽容，这使得很多人难以选择更加合适自己的生活方式。即使是"同妻"，也存在着迫于家庭和周围文化的压力而草草找个对象结婚的情况。

三是父权文化。要看到很多男同性恋者的婚姻处理造成对"同妻"的伤害，很大程度上是不够尊重女性自主权的表现；更多家庭的长辈是为了延续后代，而让儿子结婚，纯粹把女人当成生育工具。而女性自身也内化并遵循着传统文化对女性的要求：贤良淑德，在性观念方面非常保守，婚前很少有性行为，性经验缺乏，甚至有"同妻"认为婚前不拉手、不亲密的男人才是正人君子……这些都限制了女性择偶时对"性"的辨识能力。

在关于"酷儿"的看法上，我们认为，性倾向并非固定不变，但不等于每个人都一定会改变；即使确信自己会改变，隐瞒没有改变时的性倾向，也仍然是欺骗。当然，对于已经走进同直婚姻的双方，我们还是提倡要对家庭负责，要对那个被隐瞒真相的人以及孩子负起道义上的责任。

针对双性恋者隐瞒性倾向结婚的问题，我们认为：如果能够像一个异性恋者那样过异性恋的婚姻生活，隐瞒是可以理解的，但是，这并不是最好的办法。最好的办法仍然是婚前说清楚。当然，这是一个理想的选择，当事人可以依据自己的情况做出慎重决定。但是有一点是必须遵守的：不要对别人，包括伴侣，构成实质性的伤害。

▶ 教学点四

"恐同"

【**教学目的**】 谴责"恐同"。

【**教学过程**】

组织者：恩尼斯童年的时候，邻居中的一位同性恋男子被人杀死，恩尼斯的父亲还带着他和哥哥特意去看那人的尸体。恩尼斯多年后对杰克说，他觉得父亲就是杀死那人的凶手。

几乎是历史的再现，杰克也同样因为同性恋身份败露，被人虐杀致死。

杀害同性恋者，是非常典型的"恐同"表现。下面，就请同学来为我们介绍有关"恐同"的知识。

【**教学提示**】

根据课前作业的要求，学生分别去查找"恐同"的相关知识、反"恐同"的运动资料，可以分享和呈现。

【**教学参考**】

"同性恋恐惧"的有关知识可能包括（根据百度百科词条资料改写）：

同性恋恐惧，简称"恐同"（homophobia），是指对同性恋者以及同性恋行为的恐惧和憎恨。和种族主义一样，"恐同"是一种歧视，表现为对被认为是同性恋者的人或与之相关的事物持有仇恨、轻蔑、敌视和排斥的态度，尤其是针对那些外貌和举止不符合男女传统性别角色的人。

同性恋恐惧的产生大致可分为三种情况：

（1）本身为同性恋者但对自己身为同性恋的事实无法接受、感到压抑，并开始恐惧同性恋者。

（2）本身为异性恋者，但由于对同性恋的偏见和误解，生怕同性恋的存在破坏了传统父权体系的稳固，以致产生强烈的排斥感。

（3）因为对艾滋病不了解，怕被同性恋者传染艾滋病。但同性恋不等于艾滋病，艾滋病是一种每个人都可能受影响的传染病。尽管同性性行为所导致的艾滋病病毒的传播速度越来越引起人们的关注，但是通过异性性行为感染艾滋病病毒的比例依然远远超过通过同性性行为的感染。同性恋者与一般人唯一的不同只在于对和自己同性别的人产生爱慕和性的吸引。

虽然 homophobia 这个词来源于心理学，但是对同性恋的恐惧不是一种精神病术语。与广场恐惧和其他一些恐惧症不同，临床上的同性恋恐惧症是不存在的。新的精神学研究把对同性恋的深层仇恨与压制同性恋的心理状态相联系。

"恐同"的后果包括一个或多个：主观恐同、暴力和歧视。

主观恐同：直接指向自己的对同性恋的恐惧称为"主观恐同"（internalised homophobia）或"自我不协调同性恋"（ego-dystonic homophobia），这可以引起忧郁、自信心低下以及不美满的情爱生活和性生活。一些心理学家和精神病学家把这归咎为同性恋青少年较高自杀率的原因。带有主观恐同的同性恋者会与其他的同性恋恐惧者一样，对同性恋采取歧视和暴力的方式。一些带有主观恐同的同性恋者会压制他们同性恋心理，所以他们并不会完全觉察到他们的性倾向。有人甚至宣称很多恐同就是压抑同性恋情感的人。反对同性行为的同性恋者也会遭受这样的痛苦，一些人选择保持贞节来避免他们的同性恋心理与信仰的矛盾。

暴力：在一些国家，对同性恋的恐惧的最极端方式就是谋杀一个被认为是同性恋者的人，虽然在很多情况下这个人究竟是否是同性恋者还是不清楚的。在这些案例中，被告会辩解他们的行动是因为一时的恐惧：因为他们相信被害者正在"走向他们"。这种现象通常被同性恋社区认为是"同性恋恐惧防卫"。当然，谋杀是"恐同"最极端的表现形式，它并不是经常发生的。更常见的是非致命的殴打、枪击、刀刺等，言语侮辱等导致的精神暴力更是非常普遍。在同性恋者中广泛存在的对身体暴力的恐惧，使很多人因此移居同性恋社区以获得更能包容他们自己的文化氛围。

歧视：更通常的情况是，同性恋恐惧者通过歧视来表达他们对同性恋的态度，法律与公共政策中也普遍存在这样的歧视，比如同性恋者的结婚权、献血权等，在今天的中国仍然没有得到保障。

还有人总结了"恐同"的八种具体表现形式：

（1）闭目塞听以无知推断。他根本没有遇见过同性恋者，但从一些过时电影或自己的想象中得到一个同性恋的形象，觉得同性恋个个反性别，男的像女，女的像男，不男不女，认为他们变态或心理有问题。殊不知，更多的同性恋者是普普通通的常人，也许就在身边，人们根本觉察不到。

（2）厚此薄彼而择其所好。异性恋男可以接受女同性恋，对男同性恋鄙视有加，异性恋女则可以接受男同性恋，对女同性恋很反感。

（3）杞人忧天怕人类灭绝。担心同性恋会泛滥成灾，人类无法维持人口再生产，结果人种灭绝，地球成为火星。其实，只要了解一下同性恋占人口的比例就知道这想法多荒唐了。

（4）恐惧艾滋推同性顶罪。知识陈旧，受到过去片面宣传影响而误以为同性恋就是艾滋病，同性恋者必患艾滋病，所以要保护异性恋者就要禁止同性恋，以为没了同性恋就没了艾滋病。实际上女同性恋者的性爱方式是最不易传播艾滋病病毒的。更重要的是，即使是男同性恋者，只要他们采取有保护措施的性行为，也不会感染或传播艾滋病病毒。艾滋病病毒的传播与危险性行为有关。同时也可能与不洁净的血液交换或者母婴传播有关。因此，将同性恋简单等同于艾滋病是非常错误的观念，需要格外警惕。

（5）己所不欲却硬施于人。一听到同性恋，就想到两个男人（或女人）怎么做爱，想象着他们的性行为方式，想起来就厌恶，甚至脱口大骂"变态"、"恶心"恨不能灭绝所有同性恋者。

（6）担心同性恋者来骚扰自己。有的人害怕同性恋者如同害怕传说中的妖鬼，平常和一个好朋友无话不谈，可是不想有一天这朋友承认了他是同性恋者，便避而远之。其实，只要想想自己周围的异性，看看是不是个个都会骚扰自己，就能知道，不是人人都会对自己感兴趣的，平时还是要少自作多情为好。

（7）无故痛恨而打杀同性恋者。假如知道对方是同性恋者，不分青红皂白就跳起打杀，出现命案也在所不惜。虽然此种症状在中国表现比较少，但是在某些国家还是有的。

（8）情绪强烈反同性恋者婚姻。只要是听到同性恋者要求婚姻合法化，便奋起反对，认为同性婚姻违反自然，大逆不道，认为同性恋无理要求更多权利，认为同性婚姻是对异性婚姻的挑战。

恐同显然是错误的，是一种不平等的、歧视的态度。为了唤醒人们对恐同的警惕，国际上有一个"国际不再恐同日"，信息如下（根据百度百科词条资料改写）：

"国际不再恐同日"（International Day Against Homophobia，IDAHO）源于 1990年 5 月 17 日世界卫生组织（WHO）将"同性恋"从精神病名册中除名。

"国际不再恐同日"为每年的 5 月 17 日，由 Louis-George Tin 先生于 2005 年倡议，并得到国际同性恋组织（International Lesbian and Gay Association，ILGA）支持，唤醒世人关注对同性恋的恐惧。

IDAHO 亦关注跨性别、双性恋及各种性小众人士受到的不公平对待。

2003 年，加拿大举行首次"全国不再恐同日"（National Day Against Homophobia）活动。

2005 年，加拿大大学教授和社会活动家路易斯 - 乔治·汀（Louis-Georges Tin）先生发起倡议设立"国际不再恐同日"，并创立了"国际不再恐同日委员会"（the IDAHO Committee），一个致力于发展这一主题日活动的国际协会。

2006 年，"国际性少数人权会议"（International Conference on LGBT Community Human Rights）在加拿大蒙特利尔召开。会议发布《蒙特利尔宣言》，号召世界各国将每年 5 月 17 日作为"国际不再恐同日"，以唤醒人们关注因为恐惧同性恋、歧视性倾向而产生的一切生理和精神暴力以及不公平对待。目前，全球有 50 多个国家的相关组织响应这一主题日的号召，在每年 5 月 17 日开展为性少数社群争取合法权益的公众教育和社会倡导活动。

在中国，近年也一直有同性恋社区在"国际不再恐同日"进行各种宣传活动，以推进人们观念的改变。

如今，"国际不再恐同日"不再仅是为了创造一个没有同性恋恐惧的世界，同时也是为了创造一个没有跨性别恐惧的世界，为了团结积极分子和热心民众为实现这一目标而共同奋斗，为了让所有人都能够自由地选择自己的社会性别身份、实现性的自主。性倾向和性别认同的自由作为一项基本人权，正在向国际认可迈进。

【教学过程】

组织者：影片的最后一个镜头，一半是窗户，一半是关上门的衣柜，这是什么寓意？有影评人说，这象征着恩尼斯面临的选择：是继续待在柜子里，还是"出柜"，到广阔的世界去？

【教学提示】

同学们充分发表看法并且讨论、分享，并谈谈对这堂课的体会（也可以以回家作业的方式写下各自的感受）。

欲盖弄潮

推荐教学对象：大学生

 影片介绍 ════════════════════

▶ 电影简介

《欲盖弄潮》（*Shelter*），美国电影，2007 年出品。片长 97 分钟。

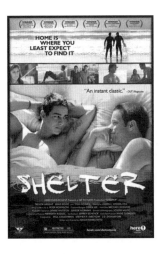

▶ 剧情梗概

扎克是一个很阳光、非常顾家的少年，他喜欢滑板、冲浪、画画。他的母亲已经去世，有一个酗酒的父亲，一个对家庭不太负责的姐姐珍妮，以及她的私生子科迪。扎克更多地承担照顾科迪的责任，科迪说："你就是我的爸爸。"扎克考上了艺术学院，但为了家庭，他退学了，到一间快餐店打工赚钱。他有一个若即若离的女朋友。

扎克有一个好朋友叫盖宝，每天都热衷于谈论女人，追女人。

扎克喜欢在海边冲浪，一天，他遇到了盖宝的哥哥肖恩。他们还有着同样的爱好和默契的话题，非常投机，便常一起冲浪。一天晚上，肖恩翻开扎克那本从没被人看过的画册，以他的聪明和细腻侵入了扎克那个孤寂而渴望被读懂但又害羞的内心世界，他们的心灵彼此碰撞触动了。在几分酒意和浪漫星空下，他们接吻了……

一觉醒来，扎克想起昨日那个吻，惊慌失措。他有女朋友，从没想过自己会对男人感兴趣。剩下来的日子扎克魂不守舍，就算女朋友依偎身旁仍然没有丝毫感觉。夜深了，扎克辗转反侧，终于冲出房门去找肖恩，两人紧紧抱在一起……

扎克的姐姐知道肖恩是同性恋者后，便要求弟弟和肖恩保持距离，还说这会对科迪影响不好。扎克很痛苦、纠结，在压力下一度和肖恩宣布分手。

盖宝发现了扎克和自己的哥哥肖恩陷入了情感挣扎中，他鼓励了扎克的感情；扎克的女友也知道了，她也来鼓励扎克；肖恩帮扎克重新申请了艺术学院的入学资格，他又一次被录取了……所有这些，都使得扎克最终决定要勇敢地面对自己和肖恩的感情。

珍妮在男友的城市找到一份工作，要把儿子科迪留给扎克。扎克牵着肖恩的手和他一起面对他的姐姐，要她在成全他们和放弃男友亲自照顾她的儿子中抉择。最终自然是有情人成眷属，扎克被艺术学院录取，他带着小侄子和肖恩一起幸福地生活。

 教学流程

▶ 性教育关键点

对同性恋的歧视是建立在刻板印象上的，是不正确的；应该建设对同性恋友善的社会文化；同性恋者同样可以是称职的孩子抚养者。

【教学提示】
如果组织者事先知道本班有同性恋的学生，要注意尊重学生的隐私和尊严。

▶ 教学点一

另一种爱情，另一种亲密关系而已

【教学目的】 让学生认识到，对同性恋的歧视，是一种刻板印象；同性恋与异性恋一样，是一个人对另一个人的爱情。
【教学过程】
组织者：在进行对电影的讨论之前，请大家先说一说：你印象中的同性恋关系是怎样的？
【教学提示】
让学生自由发言，尽可能多地让学生说出他们对同性恋情感的印象和认识，同学观点可能有：
（1）远比异性恋深刻的，比如《断背山》里的。
（2）阴暗不可告人的。
（3）太高调很恶心。

（4）乱性、艾滋病。

（5）性别角色混乱。

…………

【教学过程】

组织者：大家进一步举例说说，这些印象从何而来？如何形成？看了这部电影之后，你自己对于同性恋的看法有没有什么变化？

学生边列举，组织者边对这些观念的形成进行分析和引导。

【教学提示】

学生可能列举有：

（1）说不清，好像身边的人都这么认为。

（2）媒体里有时候说同性恋很变态，艾滋病、性病、很多犯罪都和他们有关；也有一些作品，呈现出同性恋很美，比如《断背山》；也有资料说，很多历史名人、艺术家都是同性恋。

（3）从小家庭周围很少人提同性恋，也不了解，不知道是怎么回事儿，感觉怪怪的。

（4）见过身边的同性恋，或者网上也有见过他们的图片，好像男的比较阴柔，女的比较男人气……总之和"正常"的不太一样。

…………

组织者要在学生列举这些印象的同时，一边讨论，一边分析这些印象背后的不合理性。这些"刻板印象"基于对"同性恋变态"的污名，又加重了这个污名，并使得这些刻板印象变得"合理化"。这里重在通过分析让学生体会到这样的刻板印象是基于主流文化建构起来的，并不是天然本质合理的。

【教学参考】

社会对同性恋的刻板印象实际上就是社会文化对同性恋的歧视和污名化的具体体现，这些歧视和污名主要包括：

（1）认为同性恋是病态的。在歧视同性恋的文化中，人们认为，同性恋的形成除了基因的可能，还有的可能就是童年创伤、残缺的家庭、不良的性别教育等。在电影中，珍妮一开始担心扎克的同性恋情结可能会影响到孩子，这就是所谓家庭教养可能形成"同性恋遗传"。这是极其荒谬的，在大多数传统家庭里，父亲和母亲都是异性恋者，但是还是有5%左右的人群是同性恋者，没有证据表明，这些同性恋者的父母是同性恋者。同时，也有太多的异性恋者经历了童年创伤和家庭残缺，他们也没有"变成"同性恋者。

目前还没有任何研究可以对同性恋的"成因"下结论。我们认为，实际上，人的性倾向的建构非常复杂，每个人的生物因素、个人经历、性经验、成长环境等都对其性倾向有作用。更重要的是，"同性恋的成因"本身就是建立在对同性恋歧视的基础上的伪命题，为什么从来没有人去研究"异性恋的成因"？

（2）认为同性恋性乱，易传染疾病。虽然统计显示，男同性恋人群感染艾滋病的几率比较高，但性病、艾滋病的传播，除了不安全的性行为，被污染的血液、母婴、使用不洁针具的静脉吸毒等也是非常重要的传播方式。艾滋病经性传播，是由于当事人没有采取安全性行为，这与他们的性倾向没有关系。同性之间如果一直采取安全的性行为，就不会感染性病和艾滋病。而异性恋者，尤其是夫妻，如果没有采取保护性性交，传播性病和艾滋病的风险也同样存在。

同时，社会对于同性恋的不接纳，使得很多人没有办法通过正式、公开、专业、信息透明的交友渠道进行交往，他们的交往风险也就更大。而社会对同性恋的打压，也可能造成同性恋者在心理、精神等方面承受更大压力，可能导致他们在人格、心理方面的困惑，以及选择不符合主流社会期待的性行为方式。一方面，这些选择是他们人权的一部分，只要不伤害到他人，个人的性行为方式不应该成为判断个人道德品行和社会地位的指标；另一方面，从某种意义上看，这些生活方式也是同性恋者等性多元者对于现行的性和性别文化正统制度的挑战和重构。

【教学过程】

组织者：影片中，有很多地方是体现肖恩和扎克的感情的。比如，第一夜情爱的转天，肖恩对扎克说："我觉得你很有天赋，应该做那方面的事。"许多时候，受社会文化的压制，我们看不清自己。肖恩对扎克的鼓励，其实是一种希望他正视自己、正视爱情的鼓励。

当扎克在压力下提出分手时，肖恩说："你是一个懦夫。"与其说他是在指责扎克，不如说他在批判社会。他怎么能够不知道，是社会压力造成了扎克的选择。但是，幸运的是，扎克最终战胜了压力，选择了做自己，爱自己所爱。

扎克的感情线贯穿始终，那貌似无关的涂鸦情节，也是其感情的非常好的演绎。在认识肖恩之前，扎克在街巷里四处涂鸦的动作与神态，明显带有一种无聊的感觉，谨慎地涂画一些简单的画面，像一个颓废的青年在消磨自己的时间，拼命地想在世界上留下自己的记号；与肖恩恋爱之后，扎克在涂鸦的时候就像一个艺术大师，展现了无穷的艺术创造力，而且整个人都显得很兴奋，像被燃烧着；面对压力，想跟肖恩分手时，扎克呆呆地看着自己在整面墙上的绘画，被人用刷子一点点刷掉……

根据这些细节，同学们能不能列举他们与异性恋者的爱情的异同点？

【教学提示】

在黑板上可以分成相似和不同两个区域，给每个学生发 6 ～ 8 个卡片，平均分为红色和蓝色，红色卡片上写出相似点，蓝色卡片上写出不同点。卡片不够的，还可以要。写好以后，贴在黑板的两个区域。组织者将这些观点总结起来，进一步分析。

学生列出的相似点可能有：

（1）因为共同的兴趣爱好、共同的话题走到一起。

（2）因为相互的理解与关心而产生爱意，彼此有思念与牵挂。

（3）渴望长期生活在一起，渴望爱情不被干扰。

（4）面对分手，会很伤心、不舍。

…………

不同点可能有：

（1）在面对外界压力时，似乎更紧张、纠结、痛楚，它无法像异性恋那样大张旗鼓地张扬而已。

（2）可能他们的做爱方式不太一样。

....

【教学提示】

这里可以通过对比分析，揭示所谓"同性爱"的特殊性是很荒唐的，正是基于刻板印象的一种"特殊化"和歧视。

比如，可以分析将两人中的任何一个人换成一位异性，影片中爱情的发展与表现会有怎样本质上的不同。进而让学生了解，同性恋是一种爱情，不是别的什么东西，和异性恋爱上一个人的情感体验是一样的。同性恋和异性恋一样也可以拥有丰满而温暖的爱。

比如，可以分析，在遇到反对的时候，同性恋者之间的情感也会有退缩、矛盾、纠缠……但这不正是因为他们的情感得不到支持所致吗？异性恋者们，当他们的情感得不到支持的时候，也是一样的，就好像中学生的早恋。

【教学参考】

有些人认为同性恋者的感情格外珍贵。事实上，人与人之间的感情是多元而又相似的。多元在于形式，相似在于情感的发生机制。认为同性恋者的情感格外珍贵，一方面可能是因为同性恋者往往得不到社会文化的公平对待，使得他们选择伴侣的过程特别艰难，承受更多压力，这种艰难也会使得他们对伴侣更加珍视，情感更加坚定；另一方面也是公众对于同性恋者猎奇心态所导致的夸大——认为他们克服了那么多世俗压力而坚定地走到一起，那一定是格外珍贵的。因此说，对同性恋伴侣关系的"异常"的印象，实际上是基于不了解或者歧视的一种刻板印象，和真实情况是不相符的。

▶ 教学点二

反对歧视，共建友善文化

【教学目的】 鼓励学生共同建设对同性恋友善的文化。

【教学过程】

组织者：扎克内心的挣扎是整部电影的核心线索，电影自然真实地记载了他从自困内向到积极开朗、从害羞压抑到大胆表白、从煎熬挣扎到甜蜜温馨的寻觅过程，也是成长过程。

影片的最后，扎克和肖恩手拉手，勇敢地站到了珍妮面前，而珍妮也不得不默许了他们的关系，同意儿子科迪和他们在一起生活。是什么，使扎克和肖恩走出柜子的自困，走进冲浪的世界？与电影《断背山》中两位男主人公的命运做比较，也许更有助于我们理解这一点。那就是，扎克和肖恩处于一个对同性恋相对比较宽容的文化中。同学们想一想：哪些地方表现出扎克和肖恩处于这种对同性恋比较宽容的文化中？这样的文化带给他们和《断背山》中的男主人公的命运有怎样的不同？

【教学提示】

让学生自由发言，并且进行分析和引导，让学生意识到，对同性恋的态度的文化是在变迁中的，对同性恋友好的社会文化能够有助于同性恋者比较好地接受自己。因此，消除对同性恋的污名，在于建立一个友善的社会文化环境。

学生回答的方面可能包括：

（1）肖恩的弟弟盖宝知道了扎克和自己哥哥的关系，便主动找到扎克，表示了他对这份感情的接受与祝福。虽然他的谈论中仍然充满着异性恋者对同性恋者的好奇与误读，比如更多是想到性。

（2）扎克的前女友知道了扎克和肖恩的关系，也来宽慰、支持扎克。

（3）整部电影散发着轻松的气息，无论人们开心还是不开心，天空一直都是那么的晴朗、那么的阳光，充满着积极和希望。

（4）从影片的其他细节，也可以感觉到他们所处的时代和文化，并不像《断背山》所体现的文化那样，存在要杀死同性恋者那样严重的"恐同"行为。比如珍妮反对弟弟和肖恩在一起的理由，是这对科迪影响不好，而没有视同性恋为罪大恶极的事。

…………

【教学参考】

影片公映于 2007 年，编导没有特意交代背景是哪一年，应该也是同一时代的美国社会。经历了同性恋解放运动的美国社会，虽然对同性恋的歧视与偏见仍然根深蒂固，但已经没有《断背山》故事发生时的 20 世纪六七十年代那样严重的"恐同"行径。

对同性恋宽容的社会文化，是同性恋者自我悦纳、追求爱情、开始自己幸福生活的最重要，也是最基础的背景。

性倾向是天赋人权的一部分。所谓人权，与生俱来，人人平等，并不需要别人赋予。人权中包括性人权，性人权的核心是性自由权、性平等权、性福权。所谓性自由权，是指每个人都有权利选择在不侵犯他人权利的基础上，追求自己的性自由；所谓性平等权，是指无论一个人选择了什么样的性行为方式，他和所有人都是平等的；所谓性福权，是指每个人都有通过自己选择的性行为方式，获得性的快乐体验的权利。性倾向便是一种性人权。

一个和谐的社会，应该是所有人都能够选择自己喜欢的生活方式的社会，应该是保障所有人的选择不受侵犯的社会。每个个体的全面发展，必然是整个社会的全面发展。那将是一个人权得到极大保障的社会。

社会文化形成的社会总体氛围，对于个人的心理和精神健康是非常关键的。在一个对多元生活方式充满包容、人和人充满平等的社会中，人可以选择自己喜欢的方式生活，人的心态也更容易健康和快乐。反之，在一个处处打压少数人的社会中，少数者成天生活在被监视、被控制的环境下，精神和心理都承受着巨大的压力，而多数人的特权心态也将导致整个社会不平等的加剧。在这种多数人对少数人的暴政下，更值得我们反思的是，今天，即使在性倾向上你是多数者，明天，你能不能保证你在身高、体重、相貌、肤色、民族、口音、地域、经济能力、政见等更多的领域也都是"大多数人"？

▶ **教学点三**

同性恋者可以是很好的养育者

【教学目的】　让学生认识到同性恋者也可以成为非常好的父亲或母亲。

【教学过程】

组织者：影片中，扎克的姐姐一直担心，如果扎克总带着科迪去和肖恩一起玩，会对科迪的成长不利……同学们如何看待同性恋伴侣抚养孩子的问题？

【教学提示】

学生充分讨论，提出看法，学生的看法可能有：

（1）同性恋伴侣带孩子，他们怎么生孩子呢？

（2）即使领养了孩子，怎么分出父亲母亲的职责呢？孩子怎么叫呢？

（3）男同性恋者没有做妈妈的经验，女同性恋者没有做爸爸的经验，他们能做好吗？

（4）在他们的生活方式的影响下，孩子会不会也变成同性恋者？

（5）他们和其他夫妻一样，也能分工当好孩子的父、母亲。

…………

启发学生认识到这种怀疑是基于偏见——对异性恋模式的天然合理性缺乏反思。

【教学参考】

认为同性恋伴侣一定不能成为好的父母的担心主要有，一是担心孩子也成为同性恋，这实际上是先假定了同性恋是一件非常坏的事，所以才会担心孩子"受影响"。但这种担心非常荒唐，在以异性恋为主流的社会中，孩子更多能接触到的还是异性恋者和他们的生活方式。同时，在美国的研究中，许多同性恋者收养的孩子，或利用其他技术获得的自己的孩子，他们成年之后，绝大多数仍然是异性恋者，虽然他们从小每天在同性恋家庭中长大。

二是认为同性恋因为没有异性恋"男"、"女"分工，他们带孩子的经验可能有所欠缺。这种担心也是不公平的。没有人天生就是合格的父亲或母亲，每个人都是从后天教育中学习如何抚养下一代的。异性恋夫妻第一次生孩子也没有经验。而且，夫妻按照生理性别进行家庭分工本来就是一种性别刻板印象，谁说丈夫不能带孩子、做家务，妻子不能赚钱养家呢？再者，同性恋伴侣之间也有他们对家庭事务的分工，对抚养孩子，他们也有自己的角色和任务分工。

【教学过程】

组织者：如果一定要列举出同性恋家庭和异性恋家庭抚养孩子的不同点，大家可以说点什么？

【教学提示】

让学生尽可能地发表各种观点，可能呈现各种各样的答案，组织者可以进行进一步的引导和分析——很多不同并不是来自同性恋和异性恋的区别，而是来自父亲和母亲们的教育观念、生活方式的区别。要把这些区别同性取向不同造成的区别区分出来。

【教学参考】

同性恋家庭教养出来的孩子也确实可能与异性恋家庭教养出来的孩子有所不同，但本质的和主要的不同在于，前者对同性恋可能更加宽容，对性别多元的认识可能更加深刻而自然，对家庭的"爱"的理解可能比在异性恋家庭结构中成长的孩子更加丰富……所有这些，并不是说异性恋家庭不能做到，而是取决于父母能否以更加开放的心态教育孩子。

【教学过程】

组织者：影片许多地方，表现出扎克和肖恩都是非常好的带孩子的人，而具有讽刺意味的是，扎克的姐姐、科迪的母亲，这个担心别人会带坏她的孩子的人，自己却并不是一个真正能够带好孩子的人。现在大家就一起想一想，回忆一下影片中哪些情节展示了这些，这些情节对于我们思考关于"好的抚养者"带来怎样的启发？

【教学提示】

让同学们自由发言，组织者进一步引导分析。

关于扎克姐姐不是一个很好的抚养者的表现有：

（1）她日日嗑药，把男朋友带回家，并不避讳儿子。

（2）她将儿子交给扎克照顾，而自己与男友自私地远走高飞，不承担作为母亲的基本责任。

…………

关于扎克和肖恩是很好的抚养者的情节有：

（1）扎克总是时时刻刻呵护着小侄子，包括姐姐把男友带回家过夜的时候。

（2）扎克投入身心地带科迪玩，科迪非常开心，一遍一遍地说："你是爸爸。你就是爸爸。"

（3）在海边，肖恩和科迪一起用沙子堆东西，一起幻想，一起游戏，和孩子融合在一起。

（4）在肖恩家里，科迪想吃什么，肖恩立即就出去买。他非常在乎孩子的感受，不想让孩子失望。

（5）影片最后，扎克、肖恩和科迪三个人在海边尽情玩耍。

…………

【教学参考】

所有这些，都在告诉我们，异性恋父母并不一定就是孩子很好的抚养者，而同性恋者，却同样可能成为极好的抚养者。同一个不负责的异性恋父母生活在一起，与同两个负责任的同性恋男子生活在一起，哪种生活会对一个孩子的心灵成长真正有益呢？道理是显而易见的。

随着社会对于同性恋及性多元的日益宽容，家庭的结合方式也可能越来越多元，相较于原先异性恋一夫一妻制的家庭结构下，孩子的家庭地位也可能发生改变。更多的家庭形式正在出现，这需要我们以更加宽容接纳的态度去接受这些社会的多元。

天佑鲍比

推荐教学对象：大学生

 影片介绍

▶ 电影简介

《天佑鲍比》（*Prayers for Bobby*），又译《为鲍比祈祷》，美国影片，2009 年出品。片长 88 分钟。

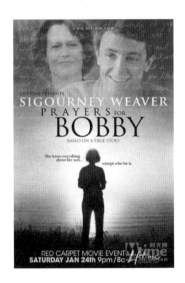

▶ 剧情梗概

这部电影取材于 1983 年发生在美国的真人真事。中学生鲍比的母亲玛丽是一位虔诚的基督教徒，她有一个美丽的愿望，那就是来生，一家人还要在一起。从小就被称为完美小孩的鲍比，一直是一个各方面都比较优秀的人，可是他内心有着自己不能对外人言说的困惑和迷茫——鲍比不像哥哥一样对女孩子感兴趣，他喜欢的是跟自己性别相同的男性。他把心事写在日记本里，并深深地陷入了一种难以自拔的痛苦中，因为他明白：同性恋不被当时的社会、宗教和家庭所认可。

终于，鲍比还是无法承受内心的折磨，把秘密告诉了自己的哥哥，但很快，哥哥

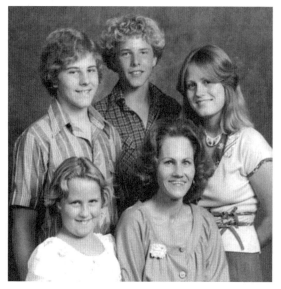

现实中一家人的合影，穿格子上衣的是十六岁时的鲍比

就告诉了母亲，母亲又告诉了父亲……全家都知道了鲍比是同性恋，全家开始了对鲍比所谓的"拯救"。他们请心理医生，他们将《圣经》的警示贴满鲍比的房间，他们试着改变鲍比的性取向……情况也没有丝毫好转。鲍比在最初配合母亲尝试改变自己失败后搬去波特兰表姐家，在那儿结识了同性恋者大卫。眼见大卫家人对其性向坦然处之，鲍比也憧憬母亲能够如此待自己，却换来母亲的一句狠话："我没有同性恋儿子！"悲伤绝望的鲍比最终选择了跳桥自杀。

儿子的死逐渐使玛丽看清了自己的冥顽不化，她悔恨但已于事无补。后来在理解支持同性恋的牧师的引导下，玛丽有幸认识了更多同志青少年的父母。听过他们的故事后，玛丽顿时醒悟为何上帝没有治愈鲍比，那是因为他身上没有任何毛病。玛丽开始投身于同性恋平权运动，成为运动中积极的一分子。她希望以自己的努力，告慰儿子在天之灵，也帮助更多活着的同性恋者。

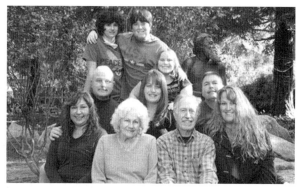

2008年的全家福，多了很多人，少了鲍比

 教学流程

▶ **性教育关键点**

对同性恋者的歧视给他们带来无尽的伤害；同性恋者出柜时的策略；宗教对同性恋的态度并非铁板一块。

【教学提示】

如果组织者事先知道本班有同性恋的学生，要注意尊重学生的隐私和尊严。

▶ **教学点一**

歧视是同志悲惨处境的根源

【教学目的】 让学生充分理解家庭、社会、文化压力对同性恋者的伤害，理解被污名化的群体是多么需要来自人们，特别是家人的支持。

【教学过程】

组织者：鲍比最终选择了自杀。是哪些因素，最终促成了鲍比的自杀？请大家列举一些。

【教学提示】

让学生们自主讨论，发言。

迫使鲍比自杀的原因，可以从不同层次展开。组织者可以启发学生通过回忆影片中的一些细节，来再现、体会鲍比所经历的针对同性恋者的歧视与压迫。

这部分教学的目的，在于帮助同学们认识到，对同性恋者歧视的文化，是使鲍比自杀的真正原因。

【教学参考】

导致鲍比自杀的因素有：

家人的不接纳、宗教牧师的压迫、心理咨询师的进一步污名化、男友的疑似出轨、整个社会文化的排斥。事实上，所有这些共同构成了对同性恋者的压制。影片反映的20世纪80年代的美国，对同性恋的社会歧视仍然非常顽固。这种歧视才是鲍比自杀的真正原因。影片中，鲍比那一段段日记，生动地记录了他的内心在这种文化压迫下的痛苦与挣扎。同志没有病，是社会病了，社会把同性恋者送上了死亡之路。

鲍比面对歧视所遭遇的痛苦有：

为了掩饰自己的同性恋者身份，鲍比不得不随时随地表演，他带着女孩子回家，在家人面前故作亲昵，别人在笑，鲍比却闪过一丝苦涩的表情。

鲍比试图接触异性，但是，当女方提出了进一步的性需求，他便无法再表演下去，只能逃避。

家人聚会，当哥哥背着女士手提包学娘娘腔娱乐大家的时候，妈妈说："别闹了，很恶心。"奶奶接着说："要我说，同性恋应该站成一排被扫射。"没人注意到鲍比的脸色变得非常难看。

心理医生从始至终将鲍比视为病入膏肓的病人，他所有的"诊治"都在加重对鲍比的污名和压力。

鲍比进入青春期，他对同性的冲动越来越强，路过同性恋酒吧会停下观望，看到俊美男性会目不转睛……鲍比迷茫、惶恐、负有罪恶感，感觉每天站在悬崖边，看着下面波涛汹涌，却无处可去，只能纵身跃下。他想吃阿司匹林自杀，逃避自己。

在文化压力下，鲍比做出各种努力渴望改变自己，却难以实现。"我不想下地狱，但是我会下地狱。""我一直告诉我自己，有一天我醒来就会不同了，但是没有。"

当事情"败露"之后，鲍比的一举一动成为全家的焦点。他的衣着被指责，叉腰被训斥，晚归被质问，交的朋友们也被贬为"异类"。这时的鲍比正是容易叛逆、渴望自主和自由的年纪，母亲每天喋喋不休地唠叨《圣经》，三番五次的心理治疗，家中无处不在的《圣经》训诫，外加近乎强硬的干涉和决断，很容易导致矛盾恶化。终于，在一次激烈争吵后，他放纵了自己，跑到同性恋酒吧中释放自己压抑已久的性冲动；然而，"疯"过之后，回到现实，他又觉得愧疚和无助。

最终，当鲍比从男友的家庭中得到榜样的力量，他开始自我接受，勇敢地对母亲说："要么忘记我，要么接受我。"但是，母亲却说："我没有同性恋儿子！"这句话，让鲍比觉得自己彻底失去了母亲的爱，而这时他又看到男友和其他男人从酒吧里出来。一方面彻底对家人的支持绝望，另一方面又对爱情绝望，鲍比最后选择了自杀。

【教学过程】

组织者：鲍比也曾经得到过支持的力量，这使他自我接受，并且准备勇敢地迎接生活的挑战。这是哪些因素？为什么这些因素不足以使鲍比活下来？

【教学提示】

学生自由发言。影片中也提到了鲍比受到的支持，组织者启发学生从中找出来，从而感悟到，支持，特别是家人的支持，对一个被污名化的人来说是多么重要。

【教学参考】

表姐珍妮特的出现短暂地改变了鲍比的命运——终于有人认可真正的自己了。应珍妮特的邀请，鲍比来到波特兰开始了新生活，影片也终于从长久的压抑转向轻松的节奏。

鲍比认识了男友大卫，他们无所不谈，相濡以沫。在这里没有人斥责他、矫正他，他自由而健康地生活着。鲍比来到大卫家中，他惊讶地发现这个家庭竟如此宽容，他们其乐融融，相互理解，就像从前自己的家一样；同性恋的话题早已不是敏感的"地雷"，如同吃饭般平常。

这些均促使鲍比思考，并且最终使他接受了自己的性倾向。但是，家庭对他而言是如此的重要，最终因为得不到母亲和家人的接纳，所有这些支持的力量都没有帮助他活下来。

▶ 教学点二

出柜

【教学目的】 同性恋者出柜时应该有哪些考虑；家人和其他人应该如何面对出柜的同志。

【教学过程】

组织者：鲍比对家人的出柜，可以被看作"被迫出柜"。同性恋者是否应该出柜，在什么情况下出柜，如何出柜，这些都决定着同性恋者的命运。请大家就此发表看法。

【教学提示】

组织者在这一部分引导学生自由发言、讨论。关于出柜的各种注意事项，可参见本书电影《喜宴》中的详细探讨。

这部分的讨论应该涉及：如何鼓励同志在文化压力下生存，包括如何对家人出柜、如何说服家人理解。可以用"给鲍比的一封信"的作业方式，给面对母亲的鲍比一些其他的建议。比如，可以再多一些对母亲的说服和坚持，早些把支持同志的牧师介绍给自己的家人，让表姐更多参与说服，早些让其他同志家人来帮助自己的父亲或母亲，等等。

【教学参考】

针对本片的情节，应该注意到，鲍比的家人中，除了母亲最顽固之外，其他人其实是慢慢地有所改变的。父亲始终没有像母亲一样态度强硬，面对心理医生的质问时，他表示："他从来对他哥哥和其他男生感兴趣的东西没兴趣。他就是不感兴趣而已。所以我不会强迫他。"姐姐乔伊也安慰鲍比："我真的希望你快乐，而且我很肯定那个男生很好。"而当鲍比烦恼女生和他"Kiss Goodbye"时，哥哥说："告诉她你是同性恋！"可以看出，家中除了母亲外，其他人都潜移默化地接受了这样的鲍比。当鲍比最后一次离开家时，其他人都出去相送，只有母亲躲在屋里偷偷哭泣，不愿意见他。但是，鲍比在让母亲接受他的过程中，却没有很好地利用这些力量。

▶ 教学点三

宗教与同性恋

【教学目的】　了解不同宗教、基督教不同派别对同性恋的不同态度。

【教学过程】

组织者：影片中，鲍比的母亲面对了两个完全不同的宗教派别、两个完全不同的牧师。一个视同性恋为洪水猛兽，一个视同性恋为平常的、被上帝所接受的。请大家根据事先的了解，介绍不同宗教，以及基督教不同派别、不同时期对于同性恋的态度。

【教学提示】

这部分应该事先让学生查找相关资料，在课堂上进行介绍和分享。应该包括不同宗教对同性恋的态度，特别是基督教内部不同派别对同性恋的态度。让学生认识到，虽然普遍存在宗教敌视同性恋的历史，但宗教也在发展变化中，同性恋正在被越来越广泛地接纳。

【教学参考】

影片中有两个教会。一个是冥顽不化的基督教长老会（Presbyterian Church），以约瑟夫牧师为首的一众牧师视同性恋为粪土，谴责其必入地狱受酷刑，这也是玛丽曾一度忠贞不渝的教会。在鲍比的葬礼上，这个牧师的悼词是："鲍比是一个好小伙子，但是他迷失了，在诱惑的道路上，他迷失了，然后，堕落。他选择结束自己的生命，然后我们来谴责罪孽而不是犯罪的人……这种罪，让他不快乐，最终让鲍比选择结束自己的生命。"

另一个教会是以惠特塞尔牧师为代表的大都市社区教会（Metropolitan Community Church）。此教会本着宽容的态度为众多同性恋者及其家人做精神上的解脱，玛丽在鲍比死后从惠特塞尔牧师那里获得帮助，改变了自己原先的刻板信仰。后来玛丽在议会发表演讲，为同性恋者争取权利时，也是跟这个牧师一起。

《圣经》中确实称同性恋为"亵渎"，《利未记》中也"明文规定"：如果两个男人交媾，他们都将被处死。但惠特塞尔牧师针对玛丽提出的质疑，举出许多反例：《利未记》中曾说"吃贝类和编织"也要下地狱，"通奸和违背父母"还要下地狱；《申命记》中说"如果一个女人在结婚当天不是处女，她应该被带到父亲的房子然后砸死"……这些让人感到费解甚至荒谬的定律，确确实实在过去的年代指导着人们的行为准则。但是，时过境迁后，我们不能只从字面上去理解经文。人们更加开放，社会更加多元，许多事情应当被宽容。所以，对宗教我们也应从新的角度去理解，不能一味恪守。盲目的信仰就等于没有信仰。宗教的本质是教人向善，只要我们秉承着真善美的原则，就不会迷失信仰。

在同性恋争取平等权益的过程中，一些宗教人士也做出了重要的贡献。他们是真正懂得"仁爱"的人。

▶ 家长课堂

【教学提示】

这是一部非常适合推荐给同性恋者的家人看的电影，无论是中学生的家长，还是大学生的父亲或母亲。甚至，这也是一部非常适合推荐给所有因为孩子是"少数"、"变态"而痛苦的父亲和母亲们。这部影片以血的教训告诉为人父母者：爱孩子，就接纳孩子、支持孩子。甚至，这些教育意义不需要组织者去"揭示"，每一位成年人都可以在观影中自然地感悟到。

这部分内容致力于帮助父母亲们理解：面对同性恋或其他性多元者的子女，父亲或母亲最正确的做法就是像影片中大卫的父母那样，逐步试着接受，最终站在他们身后，成为他们可以依靠的力量。因为你们的理解就是同志们面对某些人不善眼光的勇气。最不好的做法就是以爱的撤回作为威胁手段，把孩子孤立起来。这种爱的撤回会让孩子受到最大的伤害。

【教学参考】

影片当中，戏份最多的人物是母亲玛丽，无论片中还是现实中，她的影响力都十分巨大。母亲的形象，以鲍比自杀事件为界，鲜明地分为前后两部分。前半部分，母亲得知鲍比是同性恋，为了"挽救"儿子下地狱的命运，爱子心切的她四处在家里贴《圣经》箴言，介绍女生给鲍比认识，为他找来心理咨询师，还让丈夫多跟鲍比在一起以便用男性气质影响鲍比。可以说，母亲做了能想到的一切，唯独没有做最该做的事——接纳她的儿子。

事实上，当鲍比不堪忍受种种说教离家时，母亲默默地躲在窗帘后哭泣。这层窗帘隔开真实感受与价值判断，那个哭泣的母亲一方面感受着血脉之亲分别的痛苦，另一方面又无法放弃既有的主流价值观。母子，都非常痛苦。

鲍比从表姐家归来，接受了新思想的洗礼，鼓足勇气反抗母亲的说教，却没想到母亲说："我没有同性恋儿子！"鲍比眼含热泪回答："那您就没我这个儿子了。"母亲说："好。"这是母亲明确地表达拒绝接受鲍比，在鲍比看来，这个回答表明他已失去母亲的爱。

我们很难责怪鲍比的母亲，她对鲍比充满了亲情的关怀，也足够尽职尽责；而她从小受到的宗教观念又让人感到她对于同性恋的想法虽十分顽固，但却情有可原。每次争吵后，母亲都在掩面流泪，她只是想让儿子"恢复正常"，让孩子生活得更好。但是，她没有想到，这反而将她挚爱的儿子逼上死路。

同时，母亲在面对儿子在她的要求下进行的不那么顺利的努力，以及他与大卫的恋情时，表现出极大的失望。她认为，是儿子不够理解她，不够努力，做得不够好，是儿子辜负了自己的期望。同样的失望也表现在她对丈夫比较"犹豫"的态度上。由此我们可以反思的是，当父母感到孩子并没有认真对待自己很坚持的事情的时候，也许不应该一味去责怪孩子的"不认真"，而应趁机反思自己的坚持是不是方向错了。

与鲍比不同的是，大卫敢于与社会对抗，他对他的父母说："要么接受我，要么忘记我！"随后父母接受了大卫的同性恋身份。我们或许该庆幸大卫的父母不像鲍比的父母那样保守，但他们毕竟生活在波特兰那样对同性恋持更开放态度的大城市，否则大卫也许会就此失去父母的支持。

在经历丧子之痛后，玛丽重新认识了同性恋这个人群，也真正开始认识自己，她终于发现自己究竟爱的是什么。母爱应该是超越宗教和偏见的，是不应被儿子的性取向扭曲的。上帝爱你本来的样子，母亲爱的也是她最本真的孩子。最终，玛丽觉醒了，她明白：看着孩子们以自然的状态快乐地生活，远比强迫塑造他们更加幸福。她愤怒地撕掉了贴满家中的《圣经》标签，在大雨中失声痛哭。她明白了上帝为什么没有治愈鲍比，因为鲍比根本就没有病！

玛丽投身到同性恋平权运动中，她在议会争取"同性恋自由日"的发言中渗透了一个母亲的血泪反省，真挚感人：

> 八个月之前，我儿子跳下一座大桥自杀了，我深深地后悔自己同性恋知识的缺乏。现在我明白了：我所受到的教育都是固执、偏见、缺乏人性的，如果我曾经多去了解而不是墨守成规，如果当初在我儿子对我坦诚相见的时候，我能认真听他说，我今天就不会站在这里心中充满悔恨之情了。我相信上帝为鲍比的善良友爱而高兴；在上帝的眼中，善良和爱才是一切。以前我不知道，我每次重复对同性恋者的永世咒诅，我每次说鲍比是病态堕落的，都会威胁到他的安全。他的自尊、他的价值观被我摧毁了，最终导致我对他的伤害无法弥补。鲍比翻过天桥的人行护栏跳向了一辆重型卡车，当场死亡了。那不是上帝的旨意，鲍比死亡的直接原因是家长的漠视，是他们对同性恋的恐惧。鲍比想成为一名作家，他的希望和梦想本不应该被剥夺，但是，却被我们剥夺了。我要对教士们说：有些像鲍比一样的孩子，会坐在你们的教堂之中，虽与你们不相识，但他们会聆听；当你们念出"阿门"的时候，他们也许不会一般意义上地祈祷，而是向上帝祈祷理解、接纳和你们的爱；但是，你们的厌恶、恐惧和对同性恋者的漠视，会让他们放弃祈祷；所以，当你们在家中或者教堂里念出"阿门"之前，应该先想一想，请记住有一个孩子在聆听。

自梳

 影片介绍

▶ **电影简介**

《自梳》，中国香港电影，1997 年出品。片长 117 分钟。

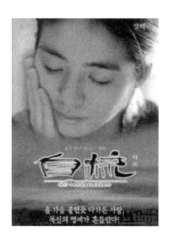

▶ **剧情梗概**

在 20 世纪三四十年代的中国，女性为了种种原因而梳起不嫁，成为"自梳女"是很普遍的事情。意欢为了逃避被逼嫁给自己不爱的人，所以选择了做"自梳女"。可是地头蛇强行阻止，要抢亲，幸好一位坐船经过的人仗义出资相助，她才得以逃避逼婚而成为"自梳女"。意欢对这位恩人的唯一印象就是她所哼的一段小调。

当意欢在一间丝厂工作时，她再次听到了那段熟悉的小调。原来那位恩人是丝厂少东的新姨太，曾经的性工作者——玉环，而她们的相见改变了两人的一生。由意欢为玉环挡了大少奶奶的一巴掌，到悉心为玉环剪头发，都令玉环感到意欢对她的关心。所以她对意欢说："这对耳环是我卖身前我娘送给我的，我答应过自己，要把它送给第一个对我好的人……"然后轻轻地为意欢戴上耳环。

当玉环以为自己可以从良时，事实却是残酷的：丝厂少东已经为了自己的财富而把她出卖给了一个军阀！而当她离开司令部时却发现意欢三天都一直在风雨中等候她，她们深深感受到对方所受的痛苦，意欢的真诚和关心都令玉环十分感动。玉环愤然离开丝厂少东。晚上，意欢细心地为玉环的伤口擦药。意欢深深地感觉到玉环身心所受到的痛苦并为此心中悲伤，流下了真情的眼泪。

意欢偶遇青梅竹马的意中人旺成，情不自禁地违背礼教誓言，和旺成发生了性关系。第二天，意欢拒绝了玉环对她的爱。而意欢听完了玉环所说的一句"我以为只有男人才会使我失望……"后，她不禁为自己伤了相知的姐妹的心而悲从中来。当意欢正想把自己有孕的喜讯告诉旺成，和他分享那份快乐时，他竟然因为怕事，把怀孕的意欢抛弃。而意欢所能做的只有用钩子令自己的骨肉免受人间之苦，而她却因此而差点送命。

玉环知道后用尽全力，终于把意欢从鬼门关前拉了回来。而她的一句："我花了我所有的家当来救你，你却为了一个不爱你的男人去死，你可会想想我……"终于意欢明白到谁真正对她好。这是一份保护对方免受伤害，全心安慰、照顾和爱对方，而永不背叛的真情。二女不求回报，只管爱护对方的情操，渐渐升华成了一份温存的感觉。原来人们一直憧憬的爱情，就在身边。

因为第二次世界大战日本侵华的关系，丝厂少东再次邀玉环离开中国，并给了她一张去美国的船票，她被逼在意欢和生命安全中作出选择，而她只轻轻一句："意欢，没有你我是不会走的！"二人原本计划一起上船，但被人流冲散。当已经登船的玉环发现意欢没有上船时，毅然地跳下了船，可惜，一个日军空投炸弹却令她们再次失散……

90年代，独立硬朗的女建筑师慧因为爱上了三心二意的华，在爱情路上迷失了方向，进退失据。她应父亲的要求陪老佣工欢姑回乡养老，原来欢姑就是四十多年来一直访寻失散多年姐妹的玉环。经过多番患得患失，玉环终于在车站等到了意欢。这一刻，她们虽心中有千言万语，却尽在相望一笑中。

 教学流程

▶ **性教育关键词**

同性恋的"成因"不是问题；同性情感的复杂性；如何面对失恋；自梳文化。

【教学提示】
如果组织者事先知道本班有同性恋的学生，要注意尊重学生的隐私和尊严。

▶ **教学点一**

同性恋是先天的，还是后天的？

【教学目的】　放弃对同性恋"成因"的争议，专注于以公平之心面对同性恋者，介绍酷儿理论。

【教学过程】

组织者：这部影片在很多人看来是关于女性同性恋情感的。那么，首先，对于同性恋的"成因"这个问题，大家知道一些什么？

【教学提示】

学生自由发言。

需要注意的是，同性恋"成因"这个问题本身，便是很值得质疑的，本质上便把同性恋当成了"问题"，是对同性恋的歧视。进而需要引出对酷儿理论的介绍。关于酷儿理论，此处可以展开论述，包括举一些实例。但是，考虑到展开论述需要较多的积累，并不是每一个组织者都能够做到的，所以没有列入。对于这部分内容，组织者可以根据自身的专业知识积累，权衡论述深度。相关论述，亦可以参见本书电影《断背山》。

【教学参考】

关于同性恋，一直有一个争议，那就是：同性恋到底是先天的，还是后天的？有很多研究论证说，同性恋是先天的；还有同样多的研究论证说，同性恋是后天的。

像这部影片，似乎为同性恋的后天论提供了支持，玉环和意欢，都是在和男人的情场上失意，才投入到女人的怀抱中的。但是，这就足以说明同性恋的"成因"了吗？

同性恋是先天还是后天，这便仿佛成了一个"司芬克斯之谜"。

但是，为什么没有人研究异性恋是先天的还是后天的呢？我们通常只有对待"问题"和疾病，才会研究它是先天还是后天，目的在于"解决"它！所以，我们不必再执着于同性恋是先天还是后天的问题，我们应该考虑的是，对同性恋者是否有平等的对待。

用酷儿理论来看玉环与意欢的感情，可以这样理解：她们的爱与性欲曾经指向男人，后来又指向女人，她们是酷儿理论的体现。而不应理解为她们是所谓"后天形成的同性恋"。

▶ 教学点二

同性情感的复杂性

【教学目的】　了解同性情感之间的复杂性，明白人类情感具有多样性。

【教学提示】

这部分可以有深入论述，组织者可以根据自身对同性恋知识的积累来决定。建议组织者在展开论述时，一定要先大量阅读同性恋社群自己写作的关于自身的文章和书籍，这样的资讯在互联网上非常容易查到。中国今天主流教科书中关于同性恋的论述，多数仍然是错误百出的，至少是肤浅的。本部分内容，亦可参阅本书《断背山》、《喜宴》、《刺青》等同性恋电影专题的相关论述。

值得注意的是，本部影片中的两位女性的情感，具有其复杂性，既有同性亲密关系，又有女性之间的"姐妹情谊"。对这部电影中的情感关系的思考，可以重点落在情感的复杂和丰富层面上。

【教学参考】

这部影片关于同性情感的描述，仅仅是把同性"恋"作为一种背景，而不是一个特别关注的"话题"。也就是说，它没有致力于表现同性恋者因为性倾向所受的压抑与苦楚，也没有当事人对于自身性倾向的质疑和烦恼，有的只是一份感情的自然呈现。

玉环和意欢，从来没有对彼此间的关系感到自责、纠结，或痛楚。她们自然地接受了这份关系。也就是说，这是一部爱情影片，同性间的情感只是背景。同时，玉环和意欢的情感关系，正是在人生经历的复杂情境下，才显得更加自然，也更加丰富。

我们甚至认为，贸然给她们贴上一个"同性恋情侣"的关系的标签也是不负责任的。人与人之间的感情有着非常大的差异，也会有非常丰富的表现。诚如异性之间也会有友谊一样，同性之间，也可能有着超越"浪漫爱情"的情感——兄弟情谊、姐妹之情、体己的朋友……这些都可能远比"爱情"关系要深刻和久远。

玉环和意欢之间的情谊到底是什么？只有她们自己才有发言权，也许，她们自己也难以用"同性恋"这样一个只存在于现代社会的身份标签来形容她们的关系，但是不要紧，这个词也许根本不能穷尽她们之间深厚绵长的情谊。也许，也只有影片的名字"自梳"才能让人体会到这具体历史情境下的女性情谊。

教学点三

失恋时怎么办？

【教学目的】 学会如何面对失恋；学习对"抛弃"我们的人采取什么心态。

【教学过程】

组织者：在这部影片中，一共写到了几次失恋？每次失恋中，当事人分别采取了什么态度对待？你们从中得到什么启发？

【教学提示】

学生自由发言，组织者可以帮助提示和梳理。关于从影片中四次失恋中获得的启发，学生们的意见可能包括：

（1）男人都花心。

（2）男人不愿意为爱情牺牲现有的生活。

（3）失恋后不应该自杀，不值得为不爱自己的人自杀。

（4）那个人走了，再怎么纠缠也拉不回来了，不如保持尊严，过自己的生活。

（5）自立的生活，最靠谱。

…………

针对失恋的议题，组织者可以在此进行如何走出失恋阴影的教育，相关内容参看本书电影《四月物语》。

【教学参考】

全片包括这样几次失恋：意欢怀孕后被旺成抛弃的失恋，玉环被丝厂少东抛弃的失恋，玉环一开始被意欢拒绝的失恋，当代女建筑师慧的失恋。

（1）意欢怀孕后被旺成抛弃的失恋：意欢伤心，痛苦，自己做"流产"，还心求一死。

（2）玉环被丝厂少东抛弃的失恋：认清少东真面目，愤而离开他，开始了自己的生活。

（3）玉环一开始被意欢拒绝的失恋：伤心，离开，但在意欢需要帮助的时候，倾全力相助。

（4）当代女建筑师慧和男友华分手的失恋：痛苦，纠缠，自杀，后觉悟。

…………

正如大家看到的，失恋时都会非常痛苦，甚至绝望，但是，一定要记清：不要为不爱自己的人自杀，生命的价值不仅在于这份爱情，爱你的人就在前面。失恋的感觉实际上就是一种"失去"，正视生命中的"失去"将是我们对待生命的重要态度。

对于那个离开我们的人，应该有不同的态度。

比如，对于旺成，怒其不争，但也理解和同情他的选择；对于丝厂东家，憎恶其重财轻情，鄙视之；对于华，理解人类感情的种种脆弱，给彼此一份宽容和空间；而对于意欢拒绝玉环的第一次唐突示爱，理解她的毫无思想准备，以及一时不适应，给她时间……

我们对那个离开我们的人，采取什么态度，将直接影响到我们自己未来的生活。心中有怨恨，就将被怨恨所累；心中有摒弃，则会清除那些阴影；心中有宽容，则将为宽容所赐福。所以，这是需要我们认真对待的问题。

最应该学习的是玉环，她不仅勇敢地走出了那个旧家庭，而且勇敢地追求自己的所爱，还能够等待。

相信慧也会遇到爱她，并且被她所爱的人，这人不一定是女人。

▶ 教学点四

民俗学意义上的"自梳"

【教学目的】 了解自梳文化。

【教学过程】

组织者：影片的题目是《自梳》，而意欢为了不嫁给自己不喜欢的人，也做了自梳女。谁能来介绍一下关于"自梳"的文化现象？

【教学提示】

这部分内容应该由学生事先进行预习，然后再进行全班的分享讨论。组织者鼓励学生呈现出更多的知识以及观点，在呈现的过程中，应该鼓励大家结合现实生活，对当时这个具有丰富历史和地域特点的文化现象进行解读。

【教学参考】

自梳女，或自梳现象，是 20 世纪初期在广州与珠江三角洲一带的一种民俗。未婚女子自愿不嫁，通过一种特定的仪式，自己将辫子挽成发髻，表示永不嫁人，独身终老。自梳女们会住在一起，那里被称为"姑婆屋"。自梳女们互相照顾，年轻一代养育年老一代，直到养老送终。

但一经梳起，终生不得反悔，父母也不能强其出嫁。日后如有不轨行为，就会被乡党所不容，遭受酷刑毒打后，捆入猪笼投河溺死。死后还不准其父母收尸葬殓，得由"姑婆屋"中的自梳女们用草席与门板草草挖坑埋葬了事；如村中无"自梳女"帮助殓理的，便被抛入河中随水流去。

然而一些自梳女会找一个男人举办形式上的婚礼，绝不能发生性关系，人称"捐门槛"，这在《自梳》这部电影中有表现。

在对于自梳女现象的解读中，有一种说法，认为她们都是女同性恋者。其实这是错误的。自梳女中可能会发展出同性恋情，但不等于自梳女都是同性恋者，自梳文化与同性恋没有必然的联系。

自梳文化体现了女性主义者倡导的女人之间惺惺相惜的姐妹情谊。

自梳现象的产生，有这样几个原因：自梳女生活的地区，多是沿海渔村，男人外出捕鱼，死亡率高，性别比严重失衡，女性不婚并不影响当地的婚姻状况；20 世纪初，丝织业在南部大发展，许多女性进入丝厂做工，经济收入良好，不嫁人也可以独自支持自己的生活；"处女崇拜"在当地有深远影响，一方面对自梳女给予很高的民俗尊重，另一方面丝厂也多倾向于雇用自梳女，认为处女织出的布更好。

值得注意的是，当一个女人有了工作，经济独立之后，她的生活、情感、精神世界，就有了可以独立的基础。

总体而言，自梳文化是特殊历史时期、特定文化的产物，而背后最重要的是"处女崇拜"在起作用。如今，随着最后的自梳女逐渐故去，这一文化已经成为历史。但是，女性应该有自己的经济地位，有自主的生活，却成为普适的价值观。

【教学提示】

自梳文化，既可以作为影片的背景来介绍，也可以作为一种同性别有关的民俗来介绍。此片还可以作为大学的人类学、民俗学、民族学课程的学科浸透教学。

组织者可以在互联网进一步搜寻自梳文化的知识，讲给学生，包括自梳女、姑婆屋的照片，等等。

最后，组织者请学生总结：我们从对这部电影的分析中，学习到了什么？

雌雄莫辨

推荐教学对象：大学生

影片介绍

电影简介

《雌雄莫辨》（*Albert Nobbs*），又译《变装男侍》、《奇异人生》等，英国、美国合拍影片，2011年出品。片长113分钟。

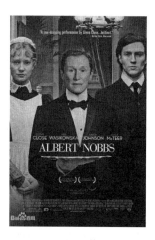

剧情梗概

阿尔伯特·诺伯斯生活在19世纪的爱尔兰，在都柏林一家酒店工作。他是一个生性害羞的仆役长，虽然生活和工作都很忙碌，但他乐在其中。每天晚上，他都把小费藏在自己房间的地板下，已经积攒了500多英镑。再过半年，他就可以买下一幢二层住宅，开一个卷烟店。

一天，酒店来了一位受雇粉刷墙壁的工人休伯特，老板安排他和诺伯斯住一个房间。诺伯斯的秘密被休伯特发现了，原来，诺伯斯是一位装成男人的女人。非此，她便难以找到这份工作。诺伯斯求休伯特保守秘密，休伯特告诉她：其实，他也是女扮男装的。

女扮男装的休伯特娶了女人凯瑟琳做妻子，妻子开了一家缝纫店，过着幸福的生活。诺伯斯去拜访她们，这对同性恋情侣的幸福生活让她羡慕不已，于是追求酒店女服务员海伦，希望能够过上像休伯斯那样的生活。

但是，海伦正陷在和花花公子、锅炉工麦金斯的爱情幻梦中，对诺伯斯完全没有感觉。麦金斯骗海伦说会带她去美国。但当海伦怀孕后，麦金斯则对她暴力相待。诺伯斯为了自己心爱的女人，扑向麦金斯，被后者推撞到墙上，头部受伤。

诺伯斯死去了。她藏起来的钱，被酒店的老板娘盗走。麦金斯抛弃海伦，独自去了美国。休伯特再次被叫到酒店粉刷墙壁，她的伴侣凯瑟琳已经死于伤寒。影片结尾暗示，休伯特将与海伦一起生活……

 教学流程

> ### 性教育关键点

跨性别的定义；关于同性恋的刻板印象；酷儿理论；父权文化对女性的压迫。

【教学提示】
本片涉及跨性别者的知识及相关权益。如果事先知道班上有类似性多元的学生，要注意在课程中对学生及其隐私的尊重及保护。

> ### 教学点一

她们是跨性别吗？

【教学目的】 了解易装、跨性别、同性恋等概念及区别。
【教学过程】
组织者：通过穿异性服装来满足自身情感与生理欲望的人，长期以来被看作一种病，即所谓"易装癖"或"易装症"。大家认为诺伯斯和休伯特属于这样的人吗？为什么？
【教学提示】
这部分教学的目的在于介绍知识，所以如果有学生能够准确地说出不同概念的差别，则最好。如果不能，组织者可以把这部分内容介绍给学生，相关定义在本书影片《窈窕老爸》中有涉及。
【教学参考】
当代性学认为，所谓"易装癖"或"易装症"也是一种性别实践的选择，不是病，而是"跨性别"。有人称之为"易装欲者"，但笔者认为，"欲"过于强调生理欲求，所以在研究中一直称他们为"易装恋者"。
诺伯斯和休伯特虽然也是女扮男装，但不属于跨性别。因为，诺伯斯女扮男装，是为了找工作；休伯特女扮男装，是为了逃离酗酒打人的丈夫。两人都不是基于性欲的选择。

影片中，有一段诺伯斯和休伯特穿上女装，在海边行走，诺伯斯快乐地奔跑的镜头。这显示了她内心对女装的向往，更说明她不是跨性别人士。

同性恋与易装之间，同样没有必然关系。

跨性别还包括易性恋者、生理间性人、易装表演者、易装卖性者，等等，他们又被称为"第三性别"。至2013年年初，澳大利亚、新西兰等国的公民身份证明上，都已经为跨性别人士添加了"第三性别"的选项。尼泊尔在全国人口普查中也加入了"第三性"的选项。未来，越来越多的国家将可能会接受人类不只有男人和女人两种性别的理念，这是跨性别者的福音。

【教学过程】

组织者：我们前面谈到，易装是一种性别气质的实践，而性别实践的多样性还表现在许多方面。比如，在影片中一个容易被忽视的情节是，一位英俊的男同性恋子爵，尽管他拥有高贵的身份和符合男性气概的外在形象，但他的欲望指向则是床上的同性男伴，由此背叛了由异性恋机制为男性建构的欲望主体身份。大家在今天的生活中所能够观察到的性别气质的多样实践还有哪些？

【教学提示】

鼓励学生自由发言。组织者可以进行启发。

"伪娘"、"二尾子"、"假男人"……这些都属于性别气质多样性的实践。组织者可以引导学生说出更多这样的例子，同时帮助学生认识到：这都只是一种个人选择的性别实践方式，不是病，不是罪，也无关道德，不应该成为医学治疗和道德谴责的对象。

▶ 教学点二

她们是如何"变成"同性恋的？

【教学目的】 挑战关于同性恋"成因"的刻板印象。

【教学过程】

组织者：影片中，两个变装女人的经历最令人印象深刻。休伯特与凯瑟琳相亲相爱地生活在一起，而诺伯斯也幻想与女孩子海伦在一起生活。但休伯特曾经与男人结婚，似乎是异性恋者；遇到休伯特之前，诺伯斯好像也没有过对女性的幻想，而且她一开始对休伯特和女人结婚感到非常惊愕。那么，她们是怎么"变成"同性恋者的呢？请大家谈谈看法。

【教学提示】

学生们提出的一种看法可能是：这两个女人都受过男人伤害，所以"变成"了同性恋。诺伯斯是被强暴过的女人，休伯特是受过男人家暴的女人，所以，她们后来都成为同性恋。

对此，组织者可以引导学生讨论，是否可以做这样的推测：有许多女同性恋者并没有从男人那里受伤的经历，而从男人那里受伤的女人也并没有都成为同性恋者。所以，女人因为受到男人伤害转而"变成"同性恋的推测是没有科学依据的，这种"成因推测"暴露出的是仍然将同性恋视为"心理问题"、"变态"的潜意识。这是一种流行的谬误。逆向思维一下：很多男孩子或女孩子幼年时被同性欺负过，甚至伤害过，他们是因此"变成"异性恋的吗？

以上的讨论部分，重在引导学生认识到"受伤而成同性恋"的观点的谬论，以及背后潜在的对同性恋的非正常化理解。

学生可能提到的另一种想法是：两位女扮男装者，是因为"性别错乱"才"变成"了同性恋。两个女人本来是"正常"的女人，但因为社会所迫，不得已改装成男性，性别意识"错位"，认同了男性的身份，也认同了男性爱女性的社会文化，所以，她们的"同性恋"是一种误导。

组织者可以引导学生深入思考，比如：如果我们套用这一理论，这是否意味着，一个人成为"异性恋男人"只是一种社会文化潜移默化的结果？譬如说，一个小男孩，他的认同"男性"社会性别身份的过程，是否就是他成长并被改造为"异性恋"的过程？这是否在暗示我们，异性恋只不过是社会文化作用的结果，而并非一个人与生俱来的自然力量？

这部分的讨论不必得出两位变装者如何"成为"同性恋的结论，而只是对一些习以为常的认识进行挑战。在这样的讨论中，有些学生可能会主张无论异性恋还是同性恋，都是文化建构的结果；也有的学生可能会主张，同性恋、异性恋都没错，不必去追究成因。

关于"同性恋成因"的讨论，在本书影片《断背山》、《自梳》中也有相应论述，可以参考之。

▶ 教学点三

酷儿理论

【**教学目的**】　让学生更深入地理解酷儿理论。

【**教学过程**】

组织者：请大家应用酷儿理论，对本片进行分析。

【**教学提示**】

此片宜安排在讲解过酷儿理论之后放映。如果没有讲解过，这时组织者可以介绍酷儿理论，然后再请同学用酷儿理论进行分析。对于酷儿理论的介绍，可参见本书电影《断背山》的部分内容。

【**教学参考**】

酷儿理论反对异性恋、同性恋的二元划分，反对男人、女人的二元划分，致力于颠覆一切性与性别的二元规范模式。酷儿理论是致力于解构的后现代理论。这些对理解本片的启示是：诺伯斯和休伯特的着装也好，性倾向也罢，都可以用酷儿理论来解释。

人的性别，只是一种躯壳外形，灵魂和情感才是人内在实质的体现。人没有固定不变的自我，外表只是一种情境中的形态，只有在情感的爆发阶段才能把握真实人性。

哲学家福柯主张：把性从既有观念的束缚中解放出来，在性压抑中质疑性，将性还原为多元的性主体。作为混合了生物特性与社会特性的人，在约束与反约束、破坏与反破坏的二元对立的性机制中，试图摆脱二元对立的矛盾，建立多元的性类别。

每个人都不会满足于一种性别/性身份文化的生存，唯有分享和创造多元的性别文化才是人类快乐的源泉。

诺伯斯真正的人性，体现在她对家庭的渴望，对新生活的渴望，至于家里面的那个人，同她一起开始新生活的那个人，是男人还是女人，并不重要。正像休伯特对诺伯斯所说的：做你自己！

▶ 教学点四

对父权的控诉

【教学目的】 让学生认识到父权体制对电影主人公的压迫。
【教学过程】
组织者：有学者认为，这部影片与其说是一部关于同性恋的电影，不如说是一部关于女权的电影。影片中哪些地方揭示了这一点？谁来说说自己的想法？
【教学提示】
可以让学生深入、展开地就这个问题开展讨论。组织者启发学生认识到，女权主义议题和性多元有时候可以紧密结合，就像这部电影一样。
【教学参考】
影片中，两个女人的变装，都与父权的压迫有关。诺伯斯装成男人，才可能得到一份工资更高一些的工作。

但是，更重要的是，影片中不露声色地处处透露着那个时代性别暴力的无处不在。

诺伯斯被男人轮奸，属于性别暴力中的性暴力受害者；休伯特被丈夫毒打，属于家庭暴力的受害者；锅炉工麦金斯的父亲总会打孩子们，麦金斯同样是家庭暴力的受害者；影片中，麦金斯仍然用暴力对付海伦，又变成了亲密关系暴力的实施者。

同样不要忽视了影片中那几个大胡子的男人。胡须代表父权机制的威严，譬如蓄着胡须的男性长者依仗权力对麦金斯（年轻无须的小伙子）实施处罚，迫使老板开除他。而另一场大胡子医生对女人的口交戏则代表着异性恋机制的欲望指向。

痴痴地爱上麦金斯，又被麦金斯抛弃的海伦，不也是一个父权的受害者吗？

这部影片表面的易装、性倾向议题背后，是关于女性地位、女性觉醒、女性情感与工作的议题。议题的交叉也非常真实地体现了我们现实社会中，诸多议题也往往是交织在一起的。

窈窕老爸

 影片介绍

▶ 电影简介

《窈窕老爸》（*Trans America*），又译《穿越美国》，美国影片，2005 年出品。片长 103 分钟。

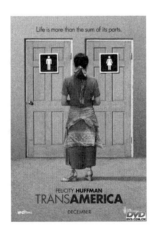

▶ 剧情梗概

变性人布莉一直在吃激素、丰胸，她终于得到精神病医生的签字，即将做阴茎切除手术。就在这时，她接到一通来自纽约的电话，通知她有个儿子闯了祸，被拘留在警局，需要她去保释。原来，读中学时，布莉和一位自称是同性恋的女同学有过一次性关系，没想到意外有了儿子。

布莉本想逃避责任，但她的主治医生要求她必须在手术前，将所有人际关系处理清楚，否则将否决她的变性手术，心不甘情不愿的布莉只好硬着头皮前往纽约。

被保释出的儿子名叫陶比，已经 17 岁了，靠在街头卖性给男人为生，理想是当 A 片演员。一身女性打扮的布莉不敢告诉儿子，自己是他的父亲，只说是来自教会的牧师。陶比的母亲已经自杀了，布莉想将陶比送到他养父的家中，到了之后才知道，陶比的养父一直对他有性暴力，这是在母亲自杀后陶比离家出走的原因。

不得已，布莉带着儿子陶比一路穿越美国。在路上，陶比发现布莉原来有阴茎，是男人，斥责她是骗子。布莉说出自己是变性人，正要完成全部手术。他们好心让一个旅游者搭车，却被偷走了车和全部财物，布莉做手术的费用都没有了。布莉不得已，带着陶比到自己父母家求助，希望妹妹或父母可以借给她手术费。

布莉的母亲一直无法接受儿子要变性，甚至要将她拒之门外。当得知陶比是自己的孙子后，老太太则兴奋异常。但陶比得知布莉是自己的父亲，则愤怒地离家出走。

布莉回到自己生活的城市，完成了变性手术，终于做了一个"真正的女人"。但是，无音信的儿子一直是她心头的痛。

终于，一天晚上，陶比敲开了父亲的门。他已经如愿以偿当上了 A 片演员，拿一份海报招贴给父亲看。父子两人坐在沙发上，喝着啤酒……

 教学流程

▶ **性教育关键词**

跨性别的知识与权益；对身边人的包容才是真正的包容；尊重少数人的生活方式选择；关于性工作、色情品的不同价值观。

【教学提示】

本片涉及跨性别者的知识及相关权益。如果事先知道班上有类似性多元的学生，要注意在课程中对学生及其隐私的尊重及保护。

▶ **教学点一**

跨性别的知识与权益

【教学目的】 帮助学生了解跨性别的知识，以及跨性别者应该有的权益。
【教学过程】

组织者：同学们是否知道，我们今天生活的世界不只有男人和女人，还有跨性别者？有谁知道什么是跨性别者？请准备好的同学上来分享一下。
【教学提示】

这部分的目的是介绍跨性别的知识，可以请学生事先准备，在观影前后分享。
【教学参考】

跨性别（transgender）这一词汇的提出，标志着人类对于性别二元划分模式的挑战，是人类对自身的更加深入、真实的认知与探索。以往，人们更多用"变性癖"、"易性癖"、"变态"这样的词汇称呼跨性别者。

跨性别，指传统定义的男人与女人之外的性别。跨性别者包括：原生间性人（intersex，又译双性人），变性欲者，变性人，易装者，跨性别表演者，跨性别性工作者，只做了隆胸手术的生理男人，基于性别选择目的做了乳房切割的生理女人，以及其他所有认为自己不属于传统观念关于男人和女人的定义的人。也有原生间性人认为他们并不属于跨性别，而只是"双性人"。

逾越了传统性别实践规范的人广泛而真实地存在于我们的社会中，只不过，在男女二元划分的刻板模式下，他们被认为是需要治疗及改变的病人甚至罪人。他们作为一种性别的存在不被承认，其平等权益被剥夺。

【教学过程】

组织者：同学们想一想，跨性别者有哪些权益，长期以来被我们忽视和剥夺了？

【教学提示】

这一环节可以让学生分组讨论，再上台进行呈现。鼓励学生寻找在生活中被忽视的跨性别者的权益。

【教学参考】

笔者曾起草过一份《关注跨性别者平等权益呼吁书》，从许多角度呼吁保护跨性别者权益，可以作为参考。结合影片中反映的跨性别者的现实生活，来分析和理解这个呼吁书中的内容。呼吁书内容包括：

（1）呼吁公众以更开放、多元的眼光看待性别，去除社会性别刻板印象，了解包括跨性别者在内的性别多元实践，消除对跨性别者及性别多元实践者的歧视；呼吁媒体以包容、积极的态度关注跨性别者，促进公众对跨性别人群的认知；反对媒体以跨性别者的身份猎奇为视角的污名化的报道。

（2）呼吁从《中国精神疾病分类方案与诊断标准》中去除"易性癖"、"易装癖"、"变性癖"等针对跨性别的疾病化、病理化的分类与定义；反对心理咨询师及精神卫生工作者将跨性别者的性和性别取向作为精神或心理疾患进行"治疗"。社会对跨性别者的污名化可能对他们的身心健康造成伤害，必须摒弃这种污名化。

（3）呼吁有关部门放宽对变性欲者的手术限制，使其获得更加人性化的对待；呼吁医疗保险制度改革，把变性手术视为"医学需求"而不是整容、美容，扩大医疗保险福利，使其（至少部分地）覆盖变性手术。

（4）呼吁有关部门在中国公民身份证、户籍等注册时，在人口普查时，在"性别"一栏增加新的选项；呼吁社会各界在进行涉及"性别"的调查与登记时，均提供"男性"、"女性"之外的选项；甚至为不同跨性别者提供更细致的属于他们自己的选项，如"双性人"。这些选项应旨在尊重个体表达自身性别的自由，而不应成为对跨性别者的强制性要求。

（5）反对医生、父亲或母亲在未经过本人同意的情况下，对原生间性人进行无法逆转的旨在改变其性别的干预；呼吁在其成年后，由其自主地选择性别，包括选择继续做"双性人"本身；性别身份认证与《婚姻法》应该尊重其独特存在。

（6）保障跨性别者求学、劳动就业的平等权利。教育、劳动及各相关主管部门，督责具体单位完全执行，纠正错误；跨性别者在表演、性工作等领域的实践，与生理男性、生理女性在此领域的实践一样，不应该被歧视和打击。

（7）呼吁在公共设施建设中，充分考虑到跨性别者的需求，比如建设适宜跨性别者使用的性别友善公厕或"无性别公厕"。

（8）呼吁各级学校和教师尊重学生的性别发展需求，和对性别公平的实践追求；呼吁学校性教育中纳入跨性别的知识，教育青少年尊重性别的多元选择；反对传统文化关于"男人一定要阳刚、女人一定要阴柔"的社会性别实践规范的界定，以及由此衍生出来的各种性别刻板教育；主张进行包含支持性别多元实践、促进性别平等的性教育。

▶ 教学点二

对身边人的包容才是真正的包容

【教学目的】 帮助学生懂得友善对待身边的人，而不只是"政治正确"的表态。

【教学提示】

先回放这个电影片段：

在经历过变性人聚会后，布莉和陶比有一段对话。布莉表情不自然地说："她们是人造女人。"陶比说："我觉得她们人不错。"听到这句话，布莉的表情非常释然。但是，当陶比知道布莉是变性人的时候，他却非常憎恶，甚至多次当众羞辱布莉。当布莉诚恳地向陶比道歉，说出自己是他的父亲时，陶比仍然无法接受，还动手打了父亲，怒斥说："你不是我爸爸！"

【教学过程】

组织者：针对上面这个情节，请大家来分析一下：陶比自己可以用"被欺骗"来解释，但这足以说明问题吗？布莉不是向他道歉、向他解释了吗？何以他还会不谅解父亲呢？

【教学提示】

让学生自由发言。鼓励学生对此提出自己的看法和感受，意识到"不歧视"作为一种表态的存在并不代表真正没有"歧视"。

【教学参考】

陶比可以接受与自己很远的、完全没有关系的变性人，认为"她们人不错"。但是，当与自己同车的身边人是变性人的时候，甚至当自己的父亲也要变性的时候，那就是完全不同的另一回事了。

今天的生活中也是这样，我们通常也会说，我们不歧视同性恋，不歧视变性人，不歧视……但是，这种表态通常更多是一种形式，是否真的无歧视，只有在我们的身边出现这样的人的时候，才能够知道。

真正的包容、平等、民主、无偏见，一定是你以最友善的方式对待你身边的少数人、边缘人、弱势人的时候，而不是进行"政治正确"的表态的时候。

【教学过程】

组织者：请同学们设想一下，当我们身边的人中，我们的至爱亲朋中，有一个人做出与众不同的选择，被置于社会的边缘地位，甚至引起周围人的攻击，我们是否有勇气站出来支持他们？如何站出来支持他们？我们会面临哪些压力？我们又该如何处理？

【教学提示】

鼓励学生自由发言，说出自己的想法和办法。

组织者引导学生设想出各种可能的局面，并且提出多样的对策。鼓励学生勇敢地站出来支持受到孤立、打击、排斥的无辜者，但同时要讲究策略，化敌为友，才能真正达到帮助弱势者的目的。

值得注意的是，组织者要注意观察班级同学的情绪状况，如果在事前或者讨论中发现班中有学生有可能是跨性别者，一定要注意在整个讨论中避免对他们的伤害。

【教学过程】

组织者：对于包括跨性别在内的边缘人来说，能够获得家人的接纳是非常重要的。但是，许多时候，却恰恰是家人无法接受他们，这无疑给他们带来更大的创伤。影片中对此有怎样的表现？大家对此有何评论？

【教学提示】

学生自由发言。组织者可以和学生一起逐一呈现这些影片细节，进行讨论。

可以预计，学生大多会表态说应该支持个人的选择，爱孩子就是支持他选择自己想要的人生。但这仍然可能仅是"政治正确"的表态，如果是自己的家人要变性，学生们是否还都会这样轻松呢？如果不轻松了，又为什么？组织者引导学生思考后面的影响因素。

组织者启发学生认识并体察到父亲或母亲面对要变性，以及其他边缘选择的孩子的痛楚，理解这些痛楚存在的根本原因是他们不希望孩子受到歧视或者生活得更加艰难。

可以让学生提出切实可行的办法来帮助他们化解这样的痛楚，使他们从心底真正接受自己孩子的选择，比如：帮助他们了解相关知识；介绍他们认识有同样选择的孩子的家人；为他们提供心理辅导；等等。可以结合本书中影片《天佑鲍比》进行分析：如何才是更好地爱孩子。

【教学参考】

影片中，布莉的父母和妹妹，特别是母亲，面对很久没有回家的要变性的儿子，先是将他拒于门外；布莉一再敲门，她才打开门，急急地拉她进来，怕被邻居看到；在餐桌上和布莉大吵起来。她口口声声说："我们都爱你，我们不希望你这样。"但这爱却是建立在剥夺儿子选择自己想要的生活的基础上的。母亲说："我只是为你好。"但却成了以爱为名义的伤害。在这样的家庭压力下，也就难怪布莉曾经自杀过。

幸好，在经历了陶比出走等一系列变故之后，压抑的亲情被唤醒，家人最终接纳了布莉。

布莉说："我的身体和别人不一样，但我的灵魂干净。"她说："上帝创造了我，让我成为这个样子，所以我必须承受这些，等待重生。"

布莉对家人的期盼是："我希望他们重新看待我，真正的我。"

▶ 教学点三

自主选择与自我保护

【教学目的】 让学生理解、尊重少数人的选择。

【教学过程】

组织者：陶比卖性给同性，想当并且最终当上了 A 片演员，还吸毒。但是，在影片中，我们看到布莉只是对他吸毒采取强烈反对态度，而对他卖性、演 A 片却未置一词。当陶比实现演员梦之后，还拿着电影宣传单来与布莉分享。但显然，卖性、演 A 片也不是什么光彩的事，所以布莉在向聚会的变性人介绍陶比的工作时，也表情尴尬，只说："他在促进演艺事业。"

布莉对陶比的态度是，尊重他的职业选择，虽然也暗示应该注意安全。但布莉反对陶比吸毒。

在这个社会中，一些人从事着多数人不以为然的工作，但这是他们的权利，具有真正包容思想的人应该尊重他们。

【教学提示】

上述内容可供讨论的空间较小，所以建议简单讲述就可以。

【教学参考】

要理解这些情节，就要了解卖性、A 片与吸毒在美国社会的不同处境。虽然在许多州，卖性与拍 A 片受到制止，但在另外一些州，性工作与 A 片产业却是合法的。而吸毒则普遍被认为是对自身有伤害的事情。

需要说明的是，目前在中国从事性工作、购买性服务，都会受到法律惩处。司法实践中对观看色情品则已经没有太多制裁。法律具有滞后性，但是，法律控制着我们的生活。我们必须对此有足够的了解，以便更好地思考和选择。

▶ 教学点四

性工作与色情品

【教学目的】 让学生了解关于性工作与色情品的不同观点。

【教学过程】

组织者：由陶比卖性与当 A 片演员，引申到另外两个话题：性工作产业、色情品产业。这两个领域在中国是长期被污名化的，但实际上，对这两个产业是存在不同观点的。每个同学都可以有自己的价值观，我们尊重不同的价值观的差异性。但重要的是，我们应该了解关于一个事物的不同观点，这是我们的知情权。了解不同观点，我们才能思考和选择。

下面，我们就针对性工作和色情品，请大家发表不同观点。

先来讨论性工作。当我们使用性工作来称呼卖性业的时候，我们是选择了把它作为一种工作来理解。这与"卖淫嫖娼"这样的称呼是有价值观差异的。

下面请同学们站队。支持性工作是一种职业的站一队，反对性工作是一种职业的站一队，没有想清楚的也站一队，各队分别说出你们的理由。

【教学提示】

在学生站队讨论的过程中，组织者可以围绕关于性工作的一些重要争论进行启发式讨论。

【教学参考】

围绕"性工作"的观点主要有：

反对观点：卖性是道德败坏的行为，有违主流伦理道德；卖性是违法犯罪行为；卖性业的存在破坏他人家庭；卖性业传播性病、艾滋病；卖性业从业人员受到欺诈和剥削；卖性不是一种工作……

支持观点：每个人都有权利决定如何使用自己的身体，卖性是基本人权；主流伦理道德不应该侵犯个人自主决定自己生活方式的人权；法律滞后于社会现实，世界上越来越多的国家和地区开始将性工作合法化；性产业不会破坏他人家庭，至少比婚外恋更不容易破坏家庭；性工作者不必然是传播性病、艾滋病的元凶，经过教育，他们可以成为预防性病、艾滋病的宣传员；性产业从业人员受到欺诈与剥削，主要发生在性工作非法的社会中；性工作是一种工作……

【教学过程】

组织者：同学们讨论得非常好。下面，我们就大家针对"色情品产业"来站队。支持色情品合法存在的、反对其合法存在的、没有想清楚的，各站一队，分别说出你支持或反对的理由。

【教学提示】

在学生站队讨论的过程中，组织者围绕色情品的一些重要争论进行启发式讨论。

【教学参考】

围绕"色情品"的主要观点有：

反对观点：色情品满足男人变态的欲望；色情品使人道德败坏；色情品鼓励强暴；色情品让男人无法区分现实与幻想；色情品突出女性性感部位，消费女性身体，污辱女性；色情品影响青少年的健康成长；色情品产业完全是经济利益驱动下的人体的物质化……

支持观点：色情品满足人们对性的信息的多元需求，带给人们性的娱乐，使人们获得性刺激与性满足，因此不是坏事，也就不存在"变态"或"道德败坏"的问题；没有充分证据显示色情品鼓励强暴，在色情品合法化的国家和地区，性强暴犯罪反而更少；重要的是教育观众以娱乐的态度欣赏色情品，不把色情品当作亲密关系交往的教科书，而不是禁止色情品；色情品对性感部位的突出，与其他消费广告对女性其他身体部位的突出，没有原则差别，认为有原则差别是将性污名化的价值观在作怪；色情品有许多种类型，包括异性恋、同性恋的，包括满足男人或满足女人的，所以，所有人都可以成为性幻想的对象；自愿从事色情品行业，同样是一种职业选择权，不应该受到污名……

正确对待色情品的态度应该是：视之为娱乐品，它是用来娱乐的，而非性爱教科书，更不是了解异性的指导书。父母应该妥善保管自己观看的色情品，尽全力不让未成年的孩子看到。如果孩子们看到了，也不应该惩罚他们，而应该加以正确引导，让他们认识到色情品是成人世界调情助性的工具，色情品中的男人和女人并不等于现实中的男人和女人，不应该盲目模仿色情品中的情节，更不能做侵犯别人权益的事情。

五、多元性主题

午夜巴塞罗那

推荐教学对象：大学生

 影片介绍

电影简介

《午夜巴塞罗那》（ *Barcelona* ），又译《情遇巴塞隆纳》、《情迷巴塞隆拿》，美国与西班牙合拍影片，2008 年出品。片长 96 分钟。

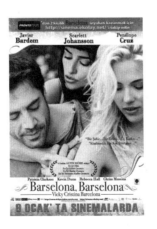

剧情梗概

维姬和克里斯蒂娜在一个夏日造访巴塞罗那，住在维姬的远房亲戚朱迪家里。维姬传统而实际，与老实巴交的道格订了婚；克里斯蒂娜反叛而率直，但不确定自己想要什么。

在一次画展上，她们认识了画家胡安，胡安与前妻陷入了一种暴力冲突当中。后来在餐馆中他们再次相遇，胡安邀请她们一起度周末，一起看风景、喝酒、做爱。克里斯蒂娜一开始就同意了，但维姬表示拒绝并感到愤怒。但她最终还是同意与好友同行。

第一天晚上，胡安邀请两位女士来他的房间。维姬拒绝了，克里斯蒂娜表示同意，但在喝酒之后突然病了。在那个周末剩余的时间里，维姬被迫与胡安做伴，而克里斯蒂娜则在康复中。胡安向维姬讲述了他和前妻的事，消除了维姬对他的不良印象。在一次感人的吉他音乐会后，维姬与胡安做了爱。

第二天，维姬与克里斯蒂娜返回了巴塞罗那。维姬带着负罪感，没有向克里斯蒂娜说明她和胡安发生了关系。维姬开始研究加泰罗尼亚文化，而克里斯蒂娜迷上了摄影。很快胡安开始和克里斯蒂娜约会、同居，越走越近。而维姬接到道格的电话，说他准备在巴塞罗那结婚。

某天晚上，克里斯蒂娜和胡安被一个电话吵醒，得知胡安的前妻玛瑞娜试图自杀。胡安把她接回了家，她只好睡在客房。虽然一开始玛瑞娜不信任克里斯蒂娜，但她很快喜欢上了克里斯蒂娜和她的摄影。

克里斯蒂娜很快认识到这对从前的夫妻依然相爱，玛瑞娜透露说他们的关系之所以不稳定是因为总感觉缺点儿什么，一种他们也搞不清楚的神秘的东西。玛瑞娜说她现在明白缺的原来就是克里斯蒂娜。他们之间确立了三角关系，一起做爱，生活。

暑假结束了，克里斯蒂娜变得焦躁，现在的生活令她不太满意，她想尝试新生活。她离开了胡安和玛瑞娜，去了法国。玛瑞娜和胡安的关系因为缺少了克里斯蒂娜，又变得紧张起来，玛瑞娜又离家了。

维姬认识到自己对丈夫并不满意，仍然与胡安保持联系。维姬向道格撒了谎，去见胡安最后一面，两人正要做爱，突然出现的玛瑞娜将她击成轻伤。维姬大吵着离开了。

维姬回到丈夫身边，两人回到美国。

 教学流程

▶ **性教育关键点**

忠诚、"唯一"的爱情不是绝对的，也不是人类美好情感的全部；多元的性价值观不可能统一，尊重个体的性人权及其对性行为方式的选择，才是真正道德的。

▶ **教学点一**

"爱情"是多元的

【**教学目的**】 让学生了解爱情并不都是"从一而终"的"守贞"，人的感情是复杂的，对爱情的理解和态度也是复杂而多元的。

【教学过程】

组织者：同学们，我们先来一起梳理一下这部影片中有哪几份"爱情"，以及各自的特点是什么。

【教学提示】

让学生们举例回答，其他学生补充，适当的时候组织者也可以进行提问式的补充。如果有学生对这些"爱情"持异议，认为那不是"爱情"，组织者可以先搁置这个问题，提示放到后面来讨论，可以和提出异议的学生讨论暂时用别的词语来形容那些情感，比如"感情"、"激情"、"性爱"……

【教学参考】

影片中至少展现了这样几份感情：

（1）克里斯蒂娜不甘心与前男友的平淡的、常规的情感而分手。

（2）克里斯蒂娜与胡安的爱情，由性吸引开始。

（3）维姬与道格的爱情，非常传统的爱情模式，以婚姻为目标，向往相互忠诚及永恒。

（4）维姬与胡安的爱情，意外撞出火花：对于胡安来说，维姬更多是性的吸引；对于维姬来说，胡安是平淡乏味生活中的一道不一样的风景。

（5）玛瑞娜与胡安的爱情，也许因为太相同了，打打闹闹，没办法真的分开，但更没办法真的在一起。

（6）玛瑞娜与克里斯蒂娜的爱情，两人由相互警戒，到相爱。对玛瑞娜来说，克里斯蒂娜的存在成为她与胡安关系的必要补充。

（7）马克夫妻间的爱情，家人、亲情，但对婚姻有不满足。

…………

【教学过程】

组织者：大家认为这几份"爱情"中，有哪些和我们平常所知道或者看到的那些文化所倡导的"真正的爱情"是非常不同的？不同在哪里？

【教学提示】

这里可以回到之前提出异议的学生的问题——为什么你觉得其中几份不是"爱情"而是别的？你认为"爱情"应该怎样？而这几份感情有什么不同？

以上两个问题，可以让学生充分开展讨论。讨论的核心围绕：那几份看起来与主流"爱情"观不同的爱情到底是什么样的情感？它们是否也能被认为是"爱情"？

讨论中，组织者可以进行鼓励和引导，重点在于启发学生认识到人类亲密情感的多元性。

【教学参考】

百度百科词条中对爱情的定义是：爱情是人与人之间的强烈的依恋、亲近、向往，以及无私专一并且无所不尽其心的情感，具有亲密、情欲和承诺的属性，并且对这种关系的长久性持有信心，也能够与对方分享私生活。爱情是人性的组成部分，狭义上指情侣之间的爱，广义上还包括朋友之间的爱和亲人之间的爱。在爱的情感基础上，爱情在不同的文化中也发展出不同的特征。

　　从关于"爱情"的以上定义来看，电影中有几分情感可能不太符合其中的标准——专一、长久。但是我们也同时看到，定义也描述了"爱情"的特征受到文化的影响可能有所不同。而在"爱情"定义中，那些基本的情感取向、因素和成分，影片中所涉及的情感都是符合的。因此，从情感体验的角度来看，这些都是我们说的"爱情"的体验。

　　但每份爱情还真的都不一样，同一份爱情中的两个人，这爱情对他们的意义也不一样。原来绝大多数人最向往的或者说是主流文化所极力倡导和建构的"美好爱情"的标准版——以婚姻为目的的、相互忠诚及永恒的爱情，并非唯一的选择。这一主流的情爱模式的垄断性也正日益受到挑战。

　　我们同样希望提醒的是：爱同时意味着得到和付出，是一种相互忠诚的关系。

　　【教学过程】

　　组织者：实际上，人类的情感非常复杂，下面有个横坐标，用来表示"情感"是否符合"主流"标准，坐标的最左面是你认为最不符合的，最右面是最符合的。请大家依次把影片中涉及的情感，按照你认为它可能在坐标上所处的位置进行排列。

　　【教学提示】

　　根据学生的人数进行分组，每组 4～6 人，最好有男生有女生，讨论这些情感位于坐标的哪个位置，请每组推选一位学生，讨论完毕后上台把小组讨论的观点在班级上呈现，要求不要只讲小组最后讨论出来的统一的观点，而要把小组中呈现的不同观点都罗列出来。坐标草图如下：

　　最不主流　————————————————→　最主流

　　学生在这个坐标中可能呈现不同的观点，一般可能将最符合以婚姻为目的的、一对一的、异性恋的关系视为最主流的，而相反则最不主流。组织者在组织学生讨论的时候要鼓励学生呈现他们的观点——"为什么在这个点上？""为什么这个比那个主流些？""为什么你俩在这个点上的排序不一样？你们分别是怎样认为的？"这些问题有利于学生思考情感的多样性。

　　【教学过程】

　　组织者：我们知道，实际上，选择了最主流情感模式的人，也会有许多遗憾和不满。谁来说说，电影中哪些情感的片段表达了主流情感模式所呈现出来的遗憾和不满？

　　【教学提示】

　　让学生自由回答问题。需要注意的是，可能有的学生认为那些呈现出来的问题并不是关系本身导致的，而是两个人没有经营好，或者不够相爱，或者不够合适，等等，组织者需要让有不同观点的学生展开讨论。

　　【教学参考】

　　维姬在婚前、婚后的出轨，马克夫妻间的关系，都说明了在人们的主流爱情模式中可能存在不尽完美的地方。

　　玛瑞娜与胡安，有过爱情，有过激情，还有一些亲情。胡安说，玛瑞娜是他"人生的一部分"，这就足以说明他们之间的亲情。他们有许多共同点，如果抛开玛瑞娜的神经质，以传统主流的眼光看，似乎应该是很合适的一对。但他们的性格不合，都过于火爆，无法迁就对方，这就注定了他们之间几乎到了仇视的地步。

马克夫妻的爱情故事，我们并不知道。我们只是看到他们幸福地生活在一起，仿佛我们生活中遇到的很多夫妻那样。但是，人前一个样，人后一个样，他们关起门来在做什么，他们内心又在想什么，我们并不知道。直到有一天，马克太太的偷情被维姬意外撞到，这个表面幸福美满的家庭才露出真相。是否，我们所见到的那些"幸福美满的家庭"也会存在这种情况呢？至少你不能排除这种可能。

马克的太太虽然不满意婚姻，但是，她对维姬说："我害怕用行动解决问题，我在等待奇迹的出现。"其实，这不也正是维姬的内心道白吗？如果说，进入婚姻中的马克夫妇处于人们常说的"七年之痒"、"十年之痒"中，那么还没有进入婚姻的维姬，面对婚姻外的一个完全不一样的男人，已经心猿意马了。

我们可以说，这是因为这些人自己有问题。但问题的产生原因很多，有个人原因，也有社会原因，那么当然也有情感模式本身的原因。我们可以认为那是个体自己"不够忠诚"或者"不够努力"，那我们为什么不能认为，是个体本身发现了自己并不适合这样的情感模式呢？也就是说，不同的情爱模式都有它的价值，当一种情爱模式变成文化垄断的时候，人们难以选择别的，那么即便发现自己并不合适主流的情爱模式，也会面临更大的心理压力。

【教学过程】

组织者：接下来请大家讨论一下，克里斯蒂娜，也就是影片中看起来最不符合传统主流情爱观的女人，她的情爱理念和表现与传统的有什么不同？这些带给了她什么？影片还有哪些地方颠覆了传统的情爱观？

【教学提示】

请学生进行讨论，并陈述观点。组织者鼓励学生表达并且分析克里斯蒂娜的情感观以及影片中透露的其他颠覆传统情感观的情节。

【教学参考】

与维姬和马克太太不同，克里斯蒂娜是一个主宰自己情爱的女人。在性方面，她想要就要，不想要就不要，没有人能够勉强她，无论以"道德"还是爱情的名义。在画展上，是她先被胡安吸引，并且爽快地接受了胡安去小镇的度假邀请，又在第一天晚上上了他的床，虽然因为突然生病没有成功做爱。

克里斯蒂娜尊重不同的情爱关系，所以当她和胡安同居时，又能够接受玛瑞娜一起住，而且迅速与她发展出性爱关系。在传统的道格看来，自然要疑惑她是不是双性恋，而克里斯蒂娜回答得好："不要贴标签，我就是我。"这符合当代国际性学主流酷儿理论的观点：不必进行性倾向的划分，每个人的性倾向、性别角色实践，都可能是具体情境中的建构，是"流动"的。当克里斯蒂娜对于和胡安、玛瑞娜的三人关系再度感到不满足之时，她也自主地离开，不顾任何人的反对。也就是说，她一直是自己情爱关系的主宰者，她不会考虑什么"和太多男人上床是不是守贞"、"年龄不小了，不找个稳定的男人嫁掉会不会以后嫁不掉"、"三人性关系是不是太淫乱，我在三人关系中是不是太弱势"这些问题。她很简单：要我想要的，放弃我不再想要的。她被玛瑞娜指责为"习惯性不满足"、"永不满足"、"是病"，但是，到底是我们的情爱观有病了，还是克里斯蒂娜有病了呢？

影片还颠覆了许多旧的主流观念，比如，都是男人在偷情，女人很难出轨。我们看到在天时、地利、人和的情况下，连维姬这样口口声声坚持"守贞"的女人，也有了一夜情，还谈什么"男人重性，女人轻性"呢？

可见，爱情不是一件简单的事，爱情不是主流文化中一直鼓噪的"从一而终"才幸福。把爱情描述得太单纯，对于初入爱情的人而言是一个非常大的风险，因为我们没有思想准备面临单纯之爱的挫折，也没有勇气面对自己内心的种种欲求。我们很可能会像维姬那样，被"单纯之爱"的道德观与价值观束缚着，一直回避自己的内心，没有勇气做出不一样的选择，最终即使进入婚姻，也会出现马克夫妻那样的问题。

时代变了，爱情观、性观念、婚姻观念都在变。没有人要求谁一定要做出与主流不一样的选择，我们只是希望：打破单纯浪漫的爱情观的垄断，认识到爱情的脆弱与多种可能，做出符合自己内心吁求的选择。一句话：别骗自己、害自己，因为，那也将是骗别人、害别人。

教学点二

性价值观多元化与性人权

【教学目的】 让学生理解性价值观的多样性，引入性人权与性道德的观点。
【教学过程】
组织者：影片中，维姬对胡安的看法是有个变化的。谁能谈谈是怎样的变化？主要是因为什么？
【教学提示】
学生自由发言，组织者可以进行一些启发和引导。
【教学参考】
影片中，胡安初遇维姬和克里斯蒂娜，便不仅邀请她们共度周末，还直截了当地说，要三人一起做爱。维姬自然认定这是一个坏男人，坚决拒绝，但克里斯蒂娜却欣然接受度假的邀请。但是随着故事的发展，维姬发现自己对胡安最初的判断完全是错误的，他真的是一个非常与众不同的男人，而且他的意图也并非只是性诱惑，而且尝试着在三个人之间创造一种不同的相处模式。对于他来说，性爱是一个非常重要的经历，但绝不是一场相识的终点，反而是人生中一种更重要的尝试的开始。

胡安的道德规范显然与一些人所期望的是不一样的，而这恰好也是影片中的一个关键点。他从没想过要施展所谓的诡计，他是一个非常正派的男人，他认为，做爱只是生活的一个组成部分而已，而且还是美好的那一部分。也许，主流社会的错误在于，先把邀约性爱看作一件坏事了，所以发出这样邀约的人也就是坏人了。如果我们把做爱的邀约，视作与喝杯咖啡的邀约一样呢？在某些人那里，性是被理解为一件美好的事的，是不一定要与恋人或终身伴侣发生的事的。这是他们的个人权利，与别人无关。而这样的观念被主流文化认为是"不道德"的，因而这样的人也会被认为是"不道德"的。

【教学过程】

组织者：接下来，我们来讨论一下性道德与性人权的关系。大家认为性道德是什么？

【教学提示】

学生自由回答，并且呈现多样化的答案，组织者应该不停地启发学生思考问题背后的性价值观。

如，学生的观点可能有：

（1）"性道德"本来就很虚无，从来也不统一，所以不过是主流的道德倡导而已。

（2）"性道德"与人品无关，就好像电影中的胡安以及克里斯蒂娜，他们看上去不遵守"性道德"，但人品却都是很好的。

（3）每个人遵循的"性道德"都可能不一样，不强迫和妨碍别人就好。

（4）违反主流"性道德"的人实际上是自我控制力不强的人，虽然未必是坏人，但也一定是危险的人。

（5）性是彼此互动的，如果你的伴侣不知道你那么开放呢？那不是对对方的欺骗和伤害吗？

（6）违反"性道德"的人性紊乱，会造成社会不稳定。

…………

【教学参考】

主流社会常犯的一个错误是，评价一个人的性选择的时候，说他"道德"或者"不道德"。在人类的历史上，人类的性价值观从来就没有统一过。即便是同一文化形态下，同一历史时期里，甚至同一所大学的同一个教室里正在上课的同一个班的学生中，性价值观也没有统一过。以往我们总是把多数人的性价值观当作道德的标准，让大家遵守，而对于不遵守的人便说他们在性上是"不道德的"。但是，多数人的性价值观和性道德观，可以拿来约束所有人吗？

性是个人私事。只要没有伤害到别人，他人和公权力就不应该干涉。而成年人彼此之间同意的，关起门来自己做的性，无论有多少人参与，也无论怎么做，都是不会伤害到别人和社会的。只要没有强行拉着别人做他不愿意做的事情，就不存在伤害。

有人说，这样的性行为伤害了社会伦理道德，但它其实伤害的只是多数人的"伦理道德"、多数人的"价值观"。而用多数人的性道德作为标准要求少数人的行为，是一种"性的道德霸权主义"。为什么一个社会中的多数人总是不能懂得不应该以人数的暴力去剥夺少数人的权益呢？

有人说，遵守多数人的道德有助于维护社会的稳定。错了。多数人的道德只起着维护统治者统治的作用。在人类历史上，社会越是专制，对性的控制也越严。因此说，主流性价值观的垄断程度恰恰与社会统治有关，也与人的个体自由有着密切关系。

回顾中国社会自20世纪80年代末以来的历史，婚前性行为、单身人士的性行为、老年人未婚同居、同性恋等，都曾被认为是离经叛道的洪水猛兽，但最终被社会所逐步接受，而且用时并不太久。这种转变并未像当初反对者所预言的那样成为社会堕落的标致，而恰恰被今天的公众认为是社会更加成熟、理性、宽容、自信、多元的体现。当越来越多的人们，能够对自己所不赞同的事情报以尊重和宽容的态度时，人与人之间无谓的摩擦和内耗就会越来越少，整个社会就会变得和谐，凝聚力就会越来越强。

还有人说，我看他做这些事就觉得恶心，他伤害了我的价值观。是这样的。但是，你的价值观不是也在伤害别人的价值观吗？我们应该倡导价值观的多元和谐并存。

【教学过程】

组织者：结合我们一起谈到的关于性骚扰的议题，大家能不能来谈一谈，影片中胡安对两位女士的性邀约算不算一种骚扰呢？

【教学提示】

组织者引导学生们围绕胡安的性邀约的行为，以性道德、性人权的不同观点进行讨论，争取形成观点的交锋，让学生们之间互动，组织者只引导话题。关于性骚扰的议题，参见本书电影《北国性骚扰》的相关议题。

【教学参考】

性人权的视角主张，性一种人权。所谓人权，与生俱来，生而平等。每个人都有选择自己的性行为方式的权利，只要这种选择没有影响到别人的选择就可以。无论一个人选择什么，无论他的选择多么与众不同，即使全世界所有的人都不赞同他的选择，也应该尊重他选择的权利。因为身体是他自己的，性是他自己的，与别人无关。

性人权，包括性自由权、性平等权、享受性福的权利，等等。你有权利选择自己的性行为方式，这是你的性自由；无论你的选择是什么，你都享有与其他所有选择平等的权利，这是你的性平等权；同样，你享受用自己的选择追求性的快乐与幸福的权利。只要一个人的选择没有伤害、干涉别人的选择，一个人的性人权的行使没有侵犯别人的性人权，那就是应该维护的。

性人权与性道德的关系是：性人权高于性道德，符合性人权的性道德是真正的性道德，而违背性人权的性道德便是侵犯他人权益的、虚伪的假道德。

一个社会，应该保障公民的性人权，而不是剥夺公民的性人权。

一个充分尊重了个人选择的社会，才是一个进步、民主、开放、包容的社会。

有人会说，每个人都按自己的方式去做，社会不就乱了吗？恰恰相反，每个人都得到尊重，每个个体都有机会充分自我实现的社会不会"乱"，而将是一个多元并存的、真正和谐进步的社会。

以性人权的视角，我们再来看一看胡安的性邀约。发出这样的邀约，是他的权利，拒绝或接受，则是被邀约者的权利。无论是维姬一开始的拒绝，还是克里斯蒂娜一开始的接受，都是她们在行使自己的性人权。面对性邀约，你可以不喜欢，这是你的性价值观，但是邀约者并没有侵犯你的权利，除非你拒绝后他还继续纠缠你。而性强迫，就是在你拒绝后继续纠缠，甚至"霸王硬上弓"，是对你的权利的侵犯。所以，邀约的人不是性骚扰者，纠缠强迫的才是。

有人可能认为，你明明应该知道我们之间没有亲密关系的，所以我不可能答应你的，你还来邀约，这不是骚扰吗？可是，为什么没有稳定亲密关系的人之间就不能性邀约或者会被认为理所当然"不可能答应"呢？两个陌生人之间可否相互邀请见面、吃饭、看电影？这些会被认为是骚扰吗？

　　组织者总结：尊重别人和你不一样的性价值观，是性人权的体现。我们的教学也是一样，并不要求大家都形成统一的观点，而是希望能够引入不同的观点，形成碰撞，触动我们每个人都去思考。在思考的过程中，我们的心灵变得开放，我们的思维也变得敏锐。这是性教育的重要目的之一，即人的成长。

　　最后，也谢谢大家对本教学过程中呈现的多元观点的包容！谢谢大家对多元言论的尊重！

露点的诱惑

推荐教学对象：大学生

 影片介绍

▶ **电影简介**

《露点的诱惑》（*Lestextiles*），法国影片，2004 年出品。片长 92 分钟。

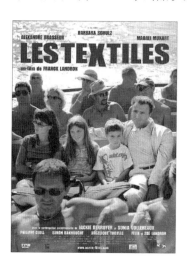

▶ **剧情梗概**

有两个孩子的苏菲和奥利维耶在巴黎经营一家面包店，过着平静和简单的生活。一座海岛上的别墅广告吸引了他们，做了一番调查之后，他们买下了这幢别墅。但是，当他们去别墅的时候，才发现，这座岛原来是一座天体爱好者生活的小岛，岛上的人在任何时候都是不穿衣服的。

一贯保守的家庭到了岛上，感觉和这里的习惯格格不入。整部影片通过苏菲的视角，表现了一个保守的女人在思想上经历着传统观念和欲望渴求的激烈交锋。影片结局暧昧不清，并没有向我们明确展示苏菲是走向了解放，还是仍然选择保守。

教学流程

▶ **性教育关键点**

了解"裸体主义"；倡导尊重个人生活方式的选择权。

【教学提示】

本课教学电影开始之前，可以先让学生去查找关于"天体"、"裸体主义"的知识，以备在课堂上围绕影片展开进一步的讨论。

▶ **教学点一**

何为"裸体主义"？

【教学目的】 认识"裸体主义"，去除关于"裸体主义"的一些误解和污名。

【教学过程】

组织者：这部影片的背景，是一个天体小岛。天体主义相对应的英文是nudism，比较直接的翻译是"裸体主义"。译成天体主义，把中国人"天人合一"的哲学观加了进去。请同学们来介绍一下，你在课前查到的关于"裸体主义"的有关知识有哪些？

【教学提示】

请学生展示、介绍这方面的知识。

【教学参考】

（1）裸体主义是一种理念，指的是人对赤身裸体的追求，也是一套关于个人、家庭以至社会的生活方式。

裸体主义强调的是一种文化和政治运动，旨在积极实践、倡导和保护私下及公开场合的裸体行为。许多时候，裸体主义还强调环境保护、健康饮食、素食、戒酒、不吸烟、和平主义，等等。

裸体主义非常排斥当代人的羞耻标准，他们认为无论个人的、家庭的，还是社会的裸体行为都应该受到鼓励。他们努力去创造一个接受裸体主义的社会，在那里，人们与裸体的人在一起觉得自在舒服，不仅裸体的人与裸体的人之间，而且裸体的人与不裸体的人在一起彼此也都觉得舒服。

（2）关于裸体主义的历史。

古希腊人是裸体主义的先驱。他们信奉"穿衣服只在需要的时候"，服装在某些正式的场合是一种奢侈，很多时候他们享受裸体的乐趣。因为他们认为，人体是大自然里最美的事物，是人类用以显示自信与自豪的最好载体。沐浴和运动是希腊文明中最重要的两个组成部分，"体育"一词在古希腊文中是裸体的意思。早期的奥林匹克运动会，所有参赛的运动员都呈裸体便是明证，而人们不仅在体育活动和节日庆典中裸体，而且用各种艺术形式来表现和赞美人类的裸体。这种观念和实践一直延续到古罗马帝国后期。

这种接受裸体主义的乌托邦式的社会于公元 393 年寿终正寝。在基督教统治的中世纪里，由于基督教认为人类的肉体是一切贪欲和罪恶的载体，是反上帝的，因此裸体观念和实践都被禁绝。当时信奉基督教的皇帝禁止奥林匹克运动会，他认为裸体参赛的运动员实际上是异教徒。16 世纪的清教徒极端强烈地反对裸体，害怕性欲，甚至节制沐浴，因为沐浴时是裸体的；所有的衣服，包括游泳衣，无论男式女式都严严实实地包裹着全身，从脖子到手腕到脚踝，首次亮相的游泳衣是红白相间的竖条纹，被形象地称为"囚服"。不仅如此，就连钢琴腿、桌子腿也被刻意遮盖起来，为的是防止激起人们对性的想象。他们忘了耶稣受洗礼时也是裸体的。

到了文艺复兴时期，最初的人文主义者们开始重新倡导"人体是美的"，而且重新开始用艺术形式来表现和讴歌人类的裸体。文艺复兴时期的很多杰出的绘画作品表现的都是人的身体。艺术家棱罗每天裸体行走，他称之为"空气浴"。

20 世纪初期，欧洲各国已经陆续进入工业化社会，有人开始把裸体之美付诸实践，开始在一些海滨浴场或者一些体育活动中实践裸体，且不分性别。第一次世界大战以后，人们痛感战争的野蛮与残酷，更加重视和追求生命的美好与自然。同时，人们也日益感受到工业社会对于个人和个性的压抑，开始向往和呼吁重返人类的自然状态。裸体运动得到更多人的响应与支持，并且开始出现种种公开的裸体运动的民间组织。他们在一些地方建立了裸体营地，一方面在那里充分享受人的自然状态，另一方面也表白他们对工业社会的对抗与反叛。

可以说，现代裸体主义始于德国和法国，随后在丹麦及荷兰流行，并且迅速普及到所有欧洲国家。之所以是德国首当其冲，是因为 19 世纪末的德国民富国强，达到小康后的中上层市民开始追求一种新的生活模式，人们越来越关注自己的营养、服装、住房、健康和身体保养，这就是有名的"新生活运动"。20 世纪，最早的裸体主义组织在德国出现，他们称裸体为"自由身体文化"，裸体文化在德国形成。

20 世纪二三十年代，裸体主义进入到美国，在当时的美国社会也曾引起轩然大波，受到很大的阻力。也就是在同一时期，中国一些留学欧洲的知识分子，将裸体主义带回了中国，在华南地区有最早的裸体主义实践，但因为很快抗日战争爆发了，人们也顾不得推动天体运动了。

20 世纪 90 年代开始，中国大陆、台湾地区、香港地区都陆续有讨论天体运动的声音，也有一些民间的天体营地出现。

（3）裸体主义者的活动形式。

在欧洲裸体主义盛行的地区，裸体度假村是城市发展的必备。对于一些居民来说，这是他们长年居住的家园，人们可以找到通常一个小镇拥有的全部设施。在美国，裸体村和度假中心的意思差不多。这些地方有时又被称为裸体主义者的胜地（naturist resort）。

裸体海滩（nude beach）（英式英语：naturist / nudist beach）是最常见的裸体专属区，是一个人们可以在里面合法自由地裸体的海滩。裸体日光浴是最常见的公共场所裸体形式。由于沙滩常常是公开的，每个人都有资格去使用这些设施，而不需要任何团体的认可。海滩设施的使用毫无疑问是匿名的。裸体海滩可以是正式的（受法律保护的）、非正式的（自发形成，被居民和法律所宽恕的），也可能是非法的。

在一个官方核准的裸体海滩上，人们都可以选择脱去他们的衣服，而不需要害怕法律的起诉或者行政的骚扰。在没有官方核准的公共裸体海滩，裸体是被当局所容许的，大多数都是睁一只眼闭一只眼，或者说不会强制执行当地的法律。在非法的裸体海滩，裸体很可能被要求遮掩起来，或被禁止、受到歧视、罚款甚至拘捕。在这些地方，敢于裸体的人们，总是会尽力不引起别人的注意，因为那样很容易会卷入麻烦当中。

裸体主义的实践中，或专属的裸体区域中，也存在着参与者是否具有穿衣的可选性的差别。有的裸体主义者聚会，无论在私人空间还是在专属裸体区，都要求参与者必须全部脱去衣服；但在另外一些聚会中，则可以自由选择是否脱去衣服，即为那些少数没有准备好脱衣的人也敞开了大门。后者通常称 clothing-optional，可以译为"衣着自由区"。在这里，人们可以自由地决定穿衣或者裸体，以及裸体的程度。它是与必须穿衣的区域，以及必须裸体的区域相对应的。

以裸体海滩为例。它也有不同的类型，主要是必须裸体的海滩，以及可以自由决定是否裸体的海滩，后者在英文中就是 clothing-optional beach 或者 free beach。它们均鼓励裸体但不是强制裸体。这在某些私人旅游胜地或者其他作为私人财产的海滩上更为常见。在这些海滩上，大多数人都是裸体的，但不是全部。是否穿衣服可以任选（裸体是被允许的而不是被要求的）。丹麦和挪威的所有海滩都是可以自由选择是否穿衣服的。而在美国，最典型的例子可能就是佛罗里达州迈阿密的豪拉佛海滩（Haulover Beach）了，它有一个官方指定的可以自由选择是否穿衣服的区域，并且配备了救生员和优惠措施。在这些沙滩上，我们可以看到裸体者、穿着衣服的人，还有这两者之间的所有可能的人。

在裸体术语中，单词"textilist"用来形容那些不是裸体主义者的人，或者是行为不是裸体主义者的人，笔者勉强将它译为"着装者"，但它通常是在和裸体主义相关的情境中使用的。比如可以这样说："他在裸体海滩待了一个星期，但一直都是一个 textilist。"它也会被用作描述离裸体海滩很近的一个不允许裸体的地方，比如说："旗子这边是裸体海滩，旗子那面就是 textilist 海滩了。"自由选择穿衣（clothing-optional）和自由选择裸体（nude-optional）的反义词就是强制穿衣（clothing-compulsory），也就是说不允许裸体，即要求穿衣。Clothes free/clothes-free 和 clothing free/clothing-free，这些词被用作形容词来描述在一个不同的 textilist 环境中裸体是被允许的。《露点的诱惑》中，苏菲的邻居对她说："你的衣服也是敌意。"意即，她穿着衣服进入裸体主义社区，对裸体主义者来说就是一种不尊重的体现。难怪苏菲在超市购物时，有位裸体女士以敌意的语气问她："你好意思吗？"而走在街上，在海滩上，人们都以怪异的目光看着她，仿佛别人都穿着衣服而她光着一样。

《露点的诱惑》中，也有一些裸体主义者持比较开放的观点，不介意苏菲穿着衣服。正如苏菲那位男邻居所介绍的："我们这里有素质主义者，有极端的裸体主义者，但多数人是宽容别人的。"

裸体海滩希望从没有裸体的区域实体分离或者隔离开来。换个例子来说，就是人们希望和海滩的其他使用者保持一个合适的距离。引导标示常常被用来警告海滩的使用者将要遇到什么，和/或者用来隔离海滩上不同的地区。这样可以使不喜欢裸体的人们不会误入

[如裸体恐惧症（gymnophobia）]，也可以照顾到那些裸体者中不喜欢太多地被别人看到的人，特别是被穿着衣服的人们看到 [如窥阴癖者（voyeurism）]。非常有意思的是，在船上，光身子的人非常泰然，而穿衣服的人却非常紧张，场面让人觉得好笑。苏菲也说："我穿衣服时大家盯着，裸体的时候反而没有人看。"这就是在特定环境中的感觉。

裸体海滩不应该和 topfree beach 或者 topless beach 的概念相混淆，后两者对于男人和女人的上身衣服没有要求，然而要求在生殖器官上用一件泳衣遮住。

【教学过程】

组织者：除了以上这些，请大家晒一晒：关于天体营地，还有哪些了解或想象，或令人好奇的东西？

【教学提示】

鼓励学生自由发言，呈现他们的观点，组织者引导，鼓励形成观点的碰撞。

比较常见的观点碰撞可能会包括：

（1）裸体主义者是一些有暴露癖的人 vs. 裸体主义者是一些热爱自由的人。

（2）热爱自然不一定要脱衣服 vs. 赤裸的人在自然中会更能感受到和自然的亲密关系。

（3）身材好的人去裸体还情有可原，身材不好的人还秀就不好了 vs. 裸体主义不是身材大比拼，与身材好坏没有关系。

（4）他们是好色的人，去那里看别人的裸体，找艳遇 vs. 有些调查显示不是这样的，大家都裸体的场合反而没有性欲。

（5）他们裸体，对那些不裸体的人构成干扰 vs. 如果有专门的天体营就不存在这个问题。

（6）让小孩子看到不好 vs. 自然的裸体看到有什么不好，何况可以不让小孩子去。

…………

组织者可以进一步启发学生去探讨以上问题中呈现的人们对天体营、天体爱好者的一些普遍的猜测以及误解，让学生对这些问题进行相互之间的辩论和讨论。根据需要，组织者可以提供相应的资料和信息，以帮助大家更好地了解裸体主义。

【教学参考】

（1）裸体主义者不是所谓的"暴露癖"者。他们裸体，不是希望被别人看到，恰恰相反，他们非常反感，甚至憎恶不同样裸体的人窥视他们的裸体。他们只是想不穿衣服，体验每一寸皮肤被阳光爱抚、被微风抚过的感觉，只是想体验放松地、自由地融入到自然中的感受。在他们看来，衣服是对人类的束缚。他们中什么人都有，男的，女的，老的，少的，胖的，瘦的，学历高的，文盲，喜欢性的，不喜欢性的，脾气好的，性格暴躁的……穿衣服的社会有什么样的人，裸体主义者中就有什么样的人。

（2）天体营里，人们都在追求性吗？男人看到女人裸体不会勃起吗？裸体主义实践并不是以性为目的的，天体营也不是性的狂欢聚会。所以，上述的想象是错误的。甚至相反，许多天体营地有严格的规定，禁止发生性关系，特别是当着别人的面发生性关系。正如我们在影片中看到的，男人们面对女人的裸体并不都会勃起，相反，有人说，正因为大家都裸体，反而没有了性的吸引。当然，裸体主义者也是人，人难免有性欲和性生活，不能因为是裸体主义者就剥夺了他们的性欲和性生活。《露点的诱惑》中，有人向苏菲介绍说："有两种天体爱好者，一种是来晒太阳的，还有一种是来做，或看别人做的。"所以，正像电影中表现的，人们在私下也有彼此自愿的性关系，只要是参与者都是自愿的，就没有任何问题。这不是天体营里的"特权"，穿衣服的人一样会有性行为。

（3）电影中，苏菲说："我不觉得这些肉体好看。"这体现了主流社会对裸体主义实践的偏见。裸体主义实践不是因为身体好看而脱了给别人看的，而是为了自己享受那种天人合一的感觉的。天体营不是人体美的秀场，所以，本来就不应以是否"好看"来评价别人的身体。何况，主流社会关于身体美的标准，原本就是有问题的。当我们在以不断强化瘦身、白肤、高挺的乳房等为美的时候，不是对不符合这一美的标准的人构成了潜在的伤害吗？

（4）关于裸体主义实践是否会对小孩子造成不好影响的猜测，是在将裸体视为羞耻甚至"淫荡"的话语下建构起来的。在《露点的诱惑》中，我们看到，苏菲的孩子们展示了对外部世界的向往，他们会觉得"别人都光着，就你穿着"有些不妥。在超市的结款台前，我们更看到几个裸体的小孩子自由、泰然地走动，和在穿衣服的超市里没有任何差别。未成年人的内心世界，也许远比成年人要"洁净"许多。

（5）裸体主义实践在中国是不是违法的呢？其实，中国法律对此完全没有规定。

（6）影片中，一位裸体主义者对苏菲说："赤条条的人最善良，穿衣服的人才做坏事呢。特别是那些穿制服的人，要小心他们。"是的，在我们生活的社会上，性骚扰者、强奸者、杀人者……他们平时都是穿衣服的，并没有因此就成为"好人"。所以，对裸体主义者的污名化可以休矣。

影片也向我们展示了苏菲的内心搏斗。我们注意到，她一开始不让把别墅的卷门打开，后来自己也在夜里出去"四围走"（偷看别人的亲密关系）；在沙滩上，有一个苏菲把泳衣带子褪下来的镜头，说明了她内心的松动；她开始穿着那件一位裸体主义女士送的长裙，那长裙上印着裸体的图案，给人的第一视觉反映就是穿着者在裸体……所有这些，让我们看到了苏菲内心的搏斗。一方面，她受着传统的教育，生活在主流社会中；另一方面，面对非主流的生活方式，她内心的种种欲望正在被点燃。

▶ 教学点二

每个人都有选择生活方式的权利

【教学目的】 让学生懂得应该尊重不同人的生活方式的选择，一个社会应该致力于捍卫个体的选择权。

【教学过程】

组织者：基于前面的讨论，我想，绝大多数同学已经能够理解，裸体主义者不是色情狂，裸体主义是一种生活方式的选择。但一定有同学在想：他们裸体占据海滩，那不是影响了我的权利了吗？

接下来，我们就"个人选择自由"这个问题进行分组讨论，每组把你们的不同观点和辩驳呈现给全班进行分析。

【教学提示】

学生分组讨论，每组一人记录各种观点。

讨论时间结束后，每个小组派一个代表介绍本小组的主要观点。这些不同观点的呈现本身，就是一次思想的碰撞。

组织者引导学生之间进行交流，鼓励不同观点之间进行交锋。

最后，组织者和大家一起进行总结。

【教学参考】

裸体主义，从最最基础的、最最简单的层面说，它是一种生活方式。

选择同性恋是一种生活方式，选择单身或结婚不生育是一种生活方式，选择吃素是一种生活方式，选择不穿皮草是一种生活方式，选择某些时候不穿衣服也是一种生活方式。生活方式的关键处在于，那是当事人个人的选择，是属于他私人的事情，只要没有直接伤害到别人的利益（比如选择偷窃、强奸或杀人），别人就不应该加以干涉。甚至于，一个社会应该努力保证每个社会成员都有实现自己生活方式的机会，尽全力保障他们选择和向往的生活方式的实现。这应该是衡量一个社会是否民主、是否进步、是否尊重多元价值的重要指标。

我们来看看，裸体者的生活方式是否侵犯了别人的权益？

首先，裸体者是这个社会的成员。每个公民均有平等地使用公共空间的权利，这权利并不应该因为他们只是少数甚至极少数而被剥夺。裸体者并不影响穿衣者对公共空间的使用，他们并没有在实际上侵犯别人的利益，只是伤害了某些人的价值观。因为我们的社会太习惯于将多数人认可的价值观视为天经地义的真理，一旦有人挑战就会被指责为伤害公众利益，所以我们才指责裸体者对穿衣者构成了伤害，即"有伤风化"，"强加"给穿衣者"视觉污染"。这是穿衣者自己定义的"风化"，但这并不符合包括裸体者在内的所有人的价值观，因此不能以此指责别人。我们一度也指责当街拥抱接吻的情侣"有伤风化"。但事实上，每个人都有权利如何使用空间，只要没有强迫别人看，没有强迫别人参与，就不是侵犯他人的人权。而对少数人使用空间的方式加以剥夺，才是侵犯人权。

有反对者说，主张设立裸体海滩侵犯了别人的"私域"。事实上，裸体者总是躲开穿衣者的目光，总是尽可能地回避穿衣者，到无人的地方偷偷地裸体。也就是说，虽然理论上他们在穿衣者中裸体并不侵犯别人的人权，但在主流社会的现实压力下，他们还是宁可妥协，放弃自己部分的权利来交换相安无事。但即使如此，反对裸体的人们仍然不放过他们。我们的社会仍然用猎奇的、偷窥的目光在寻找他们，然后加以污名。所以，为什么没有人想一想，这些裸体者的"私域"正长年被侵犯着？

裸体主义作为一种生活方式，为部分人所向往。这种生活方式没有伤害到任何其他人的利益，顶多伤害了某些人的价值观。而以多数人的价值观作为"正确"的标准打击少数人的价值观，是人类最常犯的错误之一。如同性恋者、性工作者、跨性别人群、乞讨者、小商小贩等，他们受到伤害的逻辑是一样的：为了多数人，可以牺牲少数人。我们习惯自己处在社会"多数"的角色，习惯忽视"少数"，然而谁能保证下一次我们就不会成为"少数"？真正的民主是每个人都可以找到发表自己声音的渠道，社会异声、文化多元才更能促进社会的发展。我们谈捍卫裸体主义者的权利，其对社会进步影响的意义远非仅体现在这一人群，而事实上是使所有人，包括那些反对裸体主义的人受益的。因为我们实际上是在通过裸体主义者这个样板，谈每一个社会成员的平等权利与尊严，谈人与人间的相互尊重。我们不一定赞赏别人的生活方式，但是，那是别人的事情，你应该闭上咒骂的嘴，更应该"住手"，不去干涉。所谓"我不同意你的观点，但我坚决捍卫你说话的权利"——一个平等开放的社会，应该是这样的。

裸体主义者给我们一个机会，反省我们的时代、我们的社会、我们的人民，是否有足够的宽容之心、民主之心、博爱之心，懂得尊重别人对生活方式的选择，即使那是你内心非常反感的选择。

刺青

影片介绍

▶ 电影简介

《刺青》，中国台湾电影，2007年出品。片长96分钟。

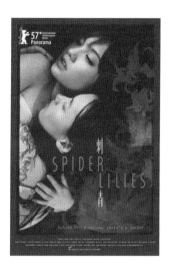

▶ 剧情梗概

小绿在一家 sex girl live show 的网站做"视讯女郎"，通过提供色情聊天和裸露身体赚男人的钱。她在一家刺青店巧遇女刺青师竹子，令她回忆起自己 9 岁半时的一场"初恋"。大地震后，小绿的父亲死了，母亲带着弟弟走了，留下她和奶奶生活在一起。她非常孤独寂寞，拿着玩具手机和想象中的父母聊天，盼他们回来看她。这时她遇到了一个帅气的女中学生，内心深深喜欢上了她。

小绿没有认错，当年的女中学生，就是现在的刺青师竹子，她的手臂上刺着一束彼岸花。

竹子中学的时候，和一个女生热恋。一天晚上，她和女孩子一起过夜，也就是那天，大地震了。当她赶回家，父亲已经死去，弟弟盯着亡父胳膊上的彼岸花刺青发呆，他失去了记忆，不认得姐姐竹子了。竹子非常自责，终止了与那个女孩子的关系，并且在胳膊上刺下和父亲同样的彼岸花，希望以此安慰弟弟……

终于，竹子在小绿的情感攻势下，终于和她在一起了。仍然是那天，竹子的弟弟又受重伤，住进了医院。

影片最后，竹子弟弟恢复了记忆，竹子勇敢地面对和小绿的感情。

 ## 教学流程

▶ **性教育关键点**

去除对同性恋的污名化；如何清理创伤；从事色情业的不一定是坏人；不要伪装硬汉；小心对同性恋的刻板印象。

【教学提示】
如果组织者事先知道本班有同性恋的学生，要注意尊重学生的隐私和尊严。

▶ **教学点一**

被污名的同志情感

【教学目的】 去除针对同性恋的污名化。
【教学过程】
组织者：竹子和女朋友约会的那个晚上，发生了大地震，父亲失去了生命，弟弟失去了记忆，竹子从此活在自责之中，再没有属于自己的人生。臂上的刺青并非自己本意，是为了纪念父亲，为了安慰弟弟，其实更是为了安抚自己，减轻那份自责的痛苦。她再不敢去面对和拥抱自己的感情。但是，正如竹子当年的女朋友对她说的："这不是我们的错。"理性地看，这确实不是竹子的错，即使竹子那天晚上没有去约会，即使她在家，地震仍然会来，她也未必能够救出父亲，弟弟也未必就会免于因受惊而失忆，甚至她自己的命运都不知道会怎样。但是，她仍然陷在自责中，大家想象，这是为什么？
【教学提示】
让学生自由发言。探讨各种可能性，让各种观点都呈现出来。
组织者可以进一步引导学生认识到，除了灾难后的心理问题没有处理好，竹子和女生约会，这种来自"非正统"的关系的压力，也同样加剧了竹子的自责。
【教学参考】
我们设想一下：如果那天晚上，竹子不是和一个女朋友约会，而是和一个男朋友约会；如果竹子不是去约会，而是和一个同学一起复习功课，她还会这么自责吗？很可能不会那么严重。

竹子无法走出阴影，同性恋的"非正统性"以及由此带来的愧疚与自责起到了很大的作用。这是同性恋者的"原罪"感，也是社会文化对同性恋的污名化造成的。虽然在影片中，没有呈现对同性恋的社会污名与歧视，但这种污名已经内化到同性恋者的内心中，这便是文化的可怕之处。我们需要警惕和反省这种文化。

▶ 教学点二

如何去掉创伤的记忆

【教学目的】　鼓励学生面对创伤，而不是回避。

【教学过程】

组织者：影片中，形成几个主要人物心理背景的，便是那场大地震。如果没有地震，也就没有这部影片中的故事。谁来说一说，影片中人物有哪些创伤的记忆？

【教学提示】

同学们自由发言。分别涉及竹子、阿青、小绿这三人内心的创伤，电影的具体情节很多，不一一列举。

【教学过程】

组织者：请同学们来想一想，竹子、阿青、小绿这三人是怎样面对自己的创伤的？我们从中得到怎样的启迪？

【教学提示】

学生畅所欲言。

通过相互讨论、观点呈现，让学生意识到，人生难免会面临很多灾难和创伤的记忆，这需要我们积极面对。人在灾难和创伤后会有一段时期的心理障碍，这时候需要一些帮助来渡过难关。

【教学参考】

面对灾难，多少人在选择忘记，以各种方式封闭自己、打发时间。虽然能够忘掉一时，但记忆仿佛是弥漫在空气中的灵魂，无处不在，逃无可逃。一首歌，一片景便可以勾起曾经的一切，越想忘记便越无法忘怀而痛苦。其实，记忆就是生活，生活就是经历，经历就是财富。怀着一颗感激的心去对待生命，回望生活，过去的就让它过去并放下，而那些可怕的噩梦也会成为自己宝贵的经历财富。

忘记的事不代表没有发生过，它仍然萦绕在你身边，影响着所能影响的一切。没有过去的人也就没有未来。阿青折磨着自己和姐姐，两人无法向前迈出一步。表面的忘记可能只是压抑，而不是放下。压抑会带给人带来更多的烦恼。

不要把过去当成包袱，而要当成财富。这样，人生未来的道路才会更加轻松。

【教学过程】

组织者：哪位同学说一说，是什么最终使竹子走出阴影，勇敢地去迎接爱情？

【教学提示】

同学发言，请其他同学补充。涉及的内容包括：

小绿的出现让竹子重拾回忆并开始了挣扎，小绿对生活和感情的坚持渐渐把她融化。弟弟的再次意外让她终于明了，手臂上的彼岸花并非护身符，守着弟弟只是让他活在过去，两个人的生活都止步不前。该发生的必将发生，只能选择发生后怎样去面对。

影片结尾，竹子一身白衣打开刺青店的门，阳光洒在身上。她决定完成小绿的爱情印记，也决定勇敢面对自己的感情和生活。

通过讨论，启发学生意识到，很多困境是可以走出来的，关键是看活在过去，还是活在将来。

▶ 教学点三

从事色情工作的人，不一定是坏人

【教学目的】　去除针对性工作者的污名化。

【教学过程】

组织者：影片中的小绿，是一位从事色情工作的女孩子。作为一个"视讯女郎"，她每晚在电脑前对着摄像头召唤着同样寂寞的人来购买她的"独占"点数，赚取生活费。也许，在很多人看来，她是颓废无知的少女，涉世未深便已堕入了视讯援交的黑洞。其实，她依然是个单纯但又寂寞的小女孩，有许多纯真的一面。小绿有自己的底线。面对来自主流社会的道德谴责，她非常敏感，非常伤心。

正是这份纯真，打动了那个结巴的小警察。他从小绿的浓妆和轻佻中看出了她的寂寞和纯真。影片中，其他警察对小绿这个"视频援交少女"嗤之以鼻，但结巴警察却知道，她们也有自己的苦衷。他真心喜欢小绿，并且希望她好，到收线抓人的那天，他还努力地警告小绿赶快离开。

我们的社会中，充满了对那些和我们的性价值观不一样的人的敌意甚至打击。对于从事色情工作的人，我们想象出许多理由把他们污名化，却很少有人去认真倾听他们的心声，了解他们的真实内心世界。小绿是一个例子。

我们把这个留作一个作业，让大家去找寻色情业工作者的真实生活与情感。

【教学提示】

为了完成这个作业，组织者布置一些学生去读正面研究性工作者的著作；一些学生去互联网上找到性工作者自己讲述他们心声的文章，而不是别人对他们污名化的文章；有条件接触到性工作者的同学，还可以对他们进行访谈。注意：这里指的性工作者，不只是女性性工作者，也可以是男性，或跨性别性工作者。组织者另找时间，让学生们分享对于性工作的学习与调查，促进学生更深入地正面理解这一弱势群体。

关于对性工作者和性工作的论述，本书电影《女魔头》中有相关内容，可参考。

▶ 教学点四

不要再伪装硬汉

【**教学目的**】 认识到伪装硬汉的伤害。

【**教学过程**】

组织者：影片中的小东是一个很值得分析的人物。大家说，他到底是刚强还是脆弱？

【**教学提示**】

学生们尽量谈出对小东这个人物的评价，观点可以是多元的。在进行讨论的过程中，学生应该能够意识到这是一个伪装刚强的男人。

反思这种"充硬汉"的背后是刚性／支配趋势的男性气质在起作用。关于刚性／支配趋势男性气质的论述，在本书电影《天水围的夜与雾》中已经有详细的论述，在此不再赘述。组织者如果想加强这方面内容的教学，可参考之。

【**教学参考**】

小东是一个外强中干的男人。他原本自卑、脆弱，却要靠刺青来伪装坚强。刺了鬼头还不甘心，又刺上豹子和刀。刺青带给他力量，却是虚假的力量感。他也只能够到街头去恐吓中学生，从中找到自己非常强悍的感觉。当遇到真正强悍的对手时，他的处境就变得悲惨了。

小东符合人们心目中"小痞子"的形象，生性懦弱，一无所成但又不愿意被别人看扁，急切地要用刺青这种方式来获取勇气和信心。于是刺青成为他完全的精神依托。刺青让他看起来更强壮有力。刺上刀的小东还是小东，只是他自己的精神已麻痹，不再这么认为，最后惨痛的代价是被人砍掉了手。欺骗自己的人欺骗不了世界，相反，世界会用更加痛苦的方式让他明白什么是现实。

▶ 教学点五

同性恋不必然是这样的

【**教学目的**】 去掉关于同性恋的刻板印象。

【**教学过程**】

组织者：这是一部积极、正面认识同性恋的影片，但是，影片仍然有值得我们检讨的地方。比如，竹子的平胸、抽烟、男人味，配上小绿的性感、妩媚、女人味，似乎非常符合大众社会对于一对女同性恋者的理解，即所谓其中一个像男人，另一个像女人；一个扮演男人，一个仍然当女人；一个是主动的，一个是被动的；一个是 T，一个是 P……

同样，许多人也用这样的思想来理解男同性恋者：一个是"娘娘腔"，像女人，一个像男人；一个扮演女人、老婆，一个是男人、老公；扮演女人的被动，扮演老公的主动；一个是 0 号，一个是 1 号；等等。

这些，其实都是关于同性恋者的刻板印象。有些同性恋者是这样的，但有更多的同性恋情侣是不能被这样简单地二元划分的。像影片里小绿和竹子的关系中，小绿其实便是很主动的。

上述关于同性恋者的刻板印象，仍然是要将同性恋者纳入"男人"和"女人"的异性恋二元划分模式当中。

但从酷儿理论的视角看，关于性别、性倾向、性别角色实践的二元划分已经被打破了。

现在就请同学们描述一下你想象中的同性恋者，让我们一起看一看还有哪些关于同性恋的错误理解和认识。

【教学提示】

学生们进行描述，组织者引导。

如果有人接触过同性恋者，可以请这位同学针对大家关于同性恋的想象说明自己的看法，当然他的看法也未必都是正确的，组织者要加以引导。如果没有人接触过同性恋者，组织者要引导大家一起反思：我们关于同性恋的印象是怎么来的？哪些是污名的、错误的？为什么会有这样的污名与错误看法？

关于同性恋的更多知识，参见本书电影《断背山》《喜宴》。

▶ 教学点六

关于"刺青"

【教学目的】 理解刺青意味着创伤的处理，每个刺青背后都有着属于刺青者自己的理解和故事。

【教学提示】

组织者和学生一起讨论刺青在影片中的意义。启发学生们意识到，表面上被主流社会排斥的边缘的、越轨的文化，其背后有它独立的意义，需要认真去了解、倾听，才能真正理解。

以下是一些供参考的分析内容。

【教学参考】

人性很脆弱，常进行着种种"仪式"而不自知，这些仪式其实是人性必需品，以度过生命、缝补伤痛与破损，得以继续把生命延续下去。刺青这个仪式，贯穿了影片中所有人物，也指向人性深处脆弱的灵魂。

我们的社会常把刺青视为叛逆、标新立异的象征，但在本片中，刺青是处理伤痛的仪式，两个主角各自替记忆里的创伤找到出口，掩饰生命的脆弱本质。刺青绝对不只是在年轻人中流行的肤浅文化，其表象下深藏着的秘密，正温柔抚慰着人性的灵魂。

▶ 家长课堂

【教学提示】

9岁半的小绿，拿着玩具手机，在田野上假装给父母打电话的情景，一定是这部影片最难令人忘怀的情景之一了。

没别的说的了，天下的父母亲们，多给孩子一些爱，多和孩子在一起，无论你有多少理由，都不要忽视孩子！

（本文部分文字引自网上影评，特此说明并致谢。）

天使的性

 影片介绍

▶ **电影简介**

《天使的性》（*The Sex of the Angels*），西班牙电影，2012 年出品。片长 102 分钟。

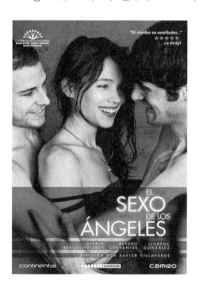

▶ **剧情梗概**

巴塞罗大男孩布鲁诺有一个漂亮女友卡拉，两人相亲相爱，如胶似漆。

一天，布鲁诺偶遇热情活泼的街头舞者瑞，瑞是一位同性恋者。布鲁诺受到瑞的吸引，瑞更是主动出击，与布鲁诺发生了性关系。

不久，卡拉发现自己的男友竟然与另一个男人有性关系，非常震惊和伤心，提出分手。但是，两人的感情又使他们难以分开。结果是，卡拉默许了布鲁诺同时保持和瑞的亲密关系，但这无法使她不经常陷入嫉妒中，内心也对瑞充满敌意。

瑞主动来向卡拉示好，在两人交往中，卡拉发现瑞并不那么讨厌，反而有一种人格魅力。终于有一天，卡拉和瑞也发生了性关系。

布鲁诺发生了自己男友和女友的私情，陷入痛苦中。

三人中，每个人都觉得是如此深深地爱着另外两个人，以至于无法失去任何一个。就这样，三人最终走到一起，同床共枕，相亲相爱，过着快乐的三人生活……

 教学流程

▶ 性教育关键点

性倾向是流动的；爱情未必专一和排他；亲密关系的形式可以不断有新的创造。

▶ 教学点一

酷儿理论

【**教学目的**】　了解酷儿理论关于"性倾向是流动的"的含义。

【**教学过程**】

组织者：许多看过这部影片的观众，都陷入了无厘头中。异性恋男子布鲁诺同同性恋女子卡拉相爱，同性恋男子瑞和布鲁诺相爱，卡拉又与瑞相爱。这三个人到底是异性恋、同性恋，还是双性恋呀？

请结合酷儿理论，对此进行解释。

【**教学提示**】

组织者可以选择自己讲解酷儿理论，也可以选择观影前布置学生阅读酷儿理论的主要论述，在这时与其他同学分享。关于酷儿理论，可以进一步参见本书《断背山》影片中的教学参考。

组织者还可以引导学生借用酷儿理论，对于社会性别角色实践、主导与支配等二元划分进行消解。

【**教学参考**】

酷儿理论作为一种后现代理论，彻底消解了关于异性恋、同性恋、双性恋的划分，而认为性倾向是流动的，处于变化中的。按照这一理论，不存在"异性恋者"、"双性恋者"、"同性恋者"这样的身份，只存在爱着异性、同性，或与异性、同性做爱的个人。

用酷儿理论，显然可以非常好地解释影片中三个主人公的爱与性。他们都是爱着他们爱的人，与他们爱的人做爱，而至于彼此是同性、异性，并不重要。

▶ 教学点二

爱情未必专一和排他

【**教学目的**】 帮助学生认识到人类的情感是多元复杂的。

【**教学过程**】

组织者：我们接受的关于爱情的教育，通常会强调爱情的专一性、排他性。我们已经习惯于接受这样的认识：一个人在同一时间段只会爱一个人，不可能同时爱两个甚至更多的人；爱情是排他的，不会允许有"第三者"介入；等等。但是，这部影片却毁掉了我们这样的认识。三个主人公，不仅不专一，而且不排他，但他们又确实都深深相爱着。对此，大家有什么看法？

【**教学提示**】

对此问题学生一定会有不同的看法，让学生的不同观点尽可能地呈现出来。有人还会坚持认为爱情是专一和排他的，影片中虚构的情节不足为信；但也会有人质疑既往关于爱情特性的定义。组织者应引导学生进行这样不同观点的呈现与争论，鼓励学生形成自己的观点。

同时，组织者也应该引导同学们认识到，人类的爱情是非常复杂多样的，个体间的差异是非常大的，不应该以多数人的价值观作为标准来否定少数人的选择；同时，社会文化在剧烈变化中，人们的爱情形式、爱情观发生变化，也是非常自然和正常的。总之，我们对人类情爱的多种可能，都应该持开放、包容的态度。

这部分内容，本书电影《午夜巴塞罗那》中也有涉及，可以进一步参考。

▶ 教学点三

亲密关系的形式在创造中

【**教学目的**】 帮助学生认识到人类亲密关系具有多样性，而且可以不断创造。

【**教学过程**】

组织者：影片结尾，三位主人公最终选择了一起生活，他们快乐地舞蹈着。他们是返回到一妻多夫的时代了吗？他们的未来会是什么？他们会幸福快乐吗？对于这种在现代社会中非常具有冲击性的生活方式，大家有什么看法？

【**教学提示**】

让学生自由发言，尽可能呈现各种观点。

组织者引导学生认识到：这不是传统意义上的制度化的一妻多夫或者一夫多妻婚姻制度的再现，而是一种新的亲密关系的方式。

对此，有学生会反对，认为破坏了社会伦理纲常；三人的生活中将充满各种竞争与嫉妒，他们三人不会幸福和长久；等等。

但也会有学生持不同观点，认为既然他们三人现在相爱，就可以选择这样的生活方式，而且也会努力去使生活更加和谐；一夫一妻制的生活也并不都是幸福甜美的；等等。

组织者可以启发学生思考：在现代社会，生活更加多变和复杂，多元的现实中必然会不断有新的生活方式被创造出来。一夫一妻制虽然在我们这个范围内看是主流的婚姻制度，但是无论从历史上，还是从不同的地域、文化上看，从来就没有真正被执行过。一夫一妻制只是人类亲密关系史中的一种过渡性的制度，它在某些程度上对社会稳定起到一定作用。但对人个体而言，意义差异很大，它不是最美好的，也不是永恒不变的。

人们不应该只做一夫一妻制的奴隶，而可以按照自己的情感、现实等，选择适合自己和自己向往的生活方式。亲密关系的新形式，一定会在多元复杂的现实生活中不断被创造出来。

当然，我们也应该清楚：作为生活在现实生活中的个人，不可能生活在没有社会规范的真空里。我们可以选择去挑战规范，大胆追求自我，但这有时意味着牺牲和受伤，也不排除会有电影中展现的那种理想状况。不管怎样，这些尝试都是人类发展长河中的浪花，对新型亲密关系的发展和演进进行着促进和塑造。

亲密治疗

推荐教学对象：大学生

影片介绍

▶ 电影简介

《亲密治疗》（*The Sessions*），美国影片，2012 年出品。片长 95 分钟。

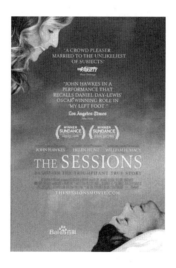

▶ 剧情梗概

马克 6 岁时患上小儿麻痹症，造成了高位截瘫，不得不使用体外呼吸机辅助呼吸，以维持自己的生命。38 岁的时候，他已成为一名成功的诗人兼记者，但作为一个男人，却从未尝试过性的滋味。他曾喜欢上自己的女护理琼，但在他求爱之后，琼离开了他。他决定通过雇用专业性治疗师来帮助自己结束"处男"生活，于是已婚的雪若出现在了马克的生活里。很快，两人不仅从医患关系变为朋友，还生出了男女之情。两人都知道这份感情将带来麻烦和痛苦，便早早地结束了医患关系。马克一次进医院急救的时候，遇到了一位志愿者苏姗，两人生出感情，苏姗陪伴他度过了生命的最后五年。48 岁时，马克去世。在马克的追悼仪式上，琼、雪若、苏姗都到场了……

教学流程

性教育关键点

残疾人的性权利不应被忽视；像看待其他治疗师一样看待性治疗师；社会对性的宽容态度是可贵的；努力的过程比得到爱更重要。

【教学提示】

此片涉及的教学内容，适合有过较多性教育后的再深入，对该片的讨论也更适合有过关于性人权基本理念的了解之后再开展。

教学点一

残疾人的性权利

【教学目的】　让学生认识到残疾人的性权利应该受到关注。
【教学过程】

组织者：这部表现残疾人的性苦恼与治疗的影片，唤起了人们对于残疾人的性权利的关注。影片有哪些情节展示了残疾人的性烦恼？

【教学提示】

请学生结合影片中的情节讨论残疾人的性烦恼问题。像马克这样的残疾人，性的欲求和能力没有丧失，却无法得到满足。影片中多处体现了这种痛苦。

【教学参考】

马克说，自己的阴茎不听他的指挥，它常会自己勃起，还会在护工为他擦身子的时候射精。面对琼，马克说：我多么希望能够用手抚摸她，拥抱她，与她缠绵。而这一切对于只能头部略微转动，全身其他地方完全不能活动的他来说，是可望而不可即的。38岁的马克从来没有过性经验，甚至连自慰也不可能，而他的性欲却是正常的。这是一件何其痛苦的事。

【教学过程】

组织者：毋庸讳言，像马克这样的重度残疾人很难找到恋人。如果我们坚持"常规"的性爱模式，也许马克永远不会有性爱。他对神父说："可能快过期了。"事实上，不只是残疾人，还有许多无法找到性伙伴的人，他们同样处于性压抑中。性欲是生命的自然组成部分，性欲的满足可以使我们更加热爱生活，而性的压抑可能带来许多生理和心理问题。我们应该怎样帮助这些没有性满足渠道的弱势者？请大家提出自己的看法和建议。

【教学提示】

组织者可以引导学生讨论：通过性工作者、护工的自愿帮助，专门研发的性器具等，为残疾人以及其他没有性伙伴的人提供帮助的可行性、伦理问题，等等。组织者应启发学生尽可能呈现不同的价值观，争取形成不同看法间的碰撞。

▶ 教学点二

性治疗师

【教学目的】 鼓励学生以开放的心态，像看待其他治疗师一样看待性治疗师。

【教学过程】

组织者：其实，影片中的雪若并不属于普通意义上的性治疗师，普通意义上的性治疗师只提供医学咨询与治疗，但不与病人发生性关系。准确地说，雪若更接近性治疗师中的一种——"性治疗伴侣"，或称"性交代伴"。性交代伴在美国有些州也是非法的。有人视之为像其他科种医生一样的医生，但也有人视之为出卖性服务。影片中，神父也问："这和普通妓女有什么区别？"雪若也一再强调，自己"不是妓女"。

结合影片情节，思考你支持下面哪一种观点，并选边站队。第一队认为性治疗师中的性交代伴和普通的疾病治疗师没什么区别，第二队认为这更接近于提供色情服务，第三队属于没有想清楚的。选边站队后，各队同学分别说出你们的理由。

【教学提示】

学生站队，组织者鼓励每队学生说出自己的看法，进行观点碰撞。适当的时候，再给学生们重新选择站队的机会，并请转队的同学说出自己转队的理由。

【教学参考】

雪若谈到自己和性工作者的区别：性工作者需要客人不断光顾自己，而性治疗师的目的是解决病人的性障碍，使得他可以和自己的情人、伴侣享受美好的性，不再需要找治疗师。

性交代伴的从业是有许多严格限制的，比如戒绝情感的介入。当马克对雪若出现咨询关系中常见的移情时，其实，雪若也出现了对马克的反移情，两人都决定中止治疗关系。这份坚持的背后是对双方生活负责任的态度。

家人的支持对于性交代伴是非常重要的，雪若的丈夫便非常支持她的工作。当雪若告诉他，自己这次的病人是一个从来没有过性生活的、高位瘫痪的男人时，他说："你真是圣人。"虽然后来由于马克的情诗闹出一些误会，但总体上是一直支持她的。在马克的追悼仪式上，我们也看到了他的身影。

作为一种性治疗手段，性交代伴的存在有其意义。比如马克，不仅从来没有机会获得与他人发生性交的经验，还有早泄的情况。正是雪若帮助他意识到，他的焦虑来自家人、宗教、早年经历，从而帮助他一点点走出焦虑。可见，在性治疗中，性交代伴有时是一种有用的治疗途径。

即便是认为性交代伴与性工作相似，那么对性工作的污名也同样是基于必然将性与爱情、婚姻联系在一起的观念，也是将"性交往"特殊化的观念。如果将性视为身体平常的一种功能，将性障碍的治疗视为同其他身体功能障碍的治疗一样的治疗，便不会对性治疗师采取的有助于病人康复的手段进行道德评价了。

▶ **教学点三**

社会的性态度

【**教学目的**】 开放、包容的性态度是社会进步的标志，是对社会成员有益的。

【**教学过程**】

组织者：我们提到过，性治疗师中的性交代伴，在美国社会也是有争议的。幸运的是，马克所遇到的都是对性持开放、理解态度的人。只有在这样的文化下，这样的性治疗方式才成为可能，性少数人的"性福"才成为可能。结合影片情节，说一说哪些地方显示出马克周围的人对性的开放、包容态度。

【**教学提示**】

让学生自由发言，尽可能地举出电影中的情节，并进行分析。以下是一些情节分析的参考。

【**教学参考**】

（1）最让人感动的是那位神父，当马克询问他是否可以找性治疗师时，他的问题是："这和普通妓女有什么区别？"显然他没有搞懂有什么区别，所以他称之为"私通"，显然非常迟疑，因为这是和基督教的一些信仰相违背的。神父的面部表现很纠结，但是，经过一番思想斗争，他最终说："我相信主愿意为你网开一面。"并且和马克一起祈祷治疗成功。

（2）当治疗遇到困难的时候，神父对马克说："忘掉心理学那一套吧，我在农场长大，连畜生都要试多次呢。"神父还曾说，很奇怪人们把性事都扯上天主。这些都显示了神父对激进主义宗教的性爱观的背弃。

（3）那位借房子给马克进行性治疗的残疾人女士，以及马克的男女看护，同样对马克的性治疗采取了非常开放的态度。在汽车旅馆里，旅馆工作人员对性治疗不理解，但马克的女护理一直用非常坦然、直接的方式向他介绍性治疗。也是这位女护理，推着马克去接受性治疗，自己在外面看书、等待。

…………

【**教学过程**】

组织者：接下来，我们分组进行讨论，来说一说，在我们身边的生活中，有哪些开放、开明的性态度对社会成员有益的例子？有哪些不开放、不开明的性态度伤害社会成员的例子？可以是一个现象，也可以是你接触或听到的具体事例。

【**教学提示**】

这样的例子很多，引导学生充分挖掘，可以视学情决定挖掘的深度，因为不同的深度可能会涉及不同议题的讨论。

这样的例子可能包括：同男友有过性交经历后分手的女生，如果在一个"守贞"文化不强大的社会环境中，便不会感到太多的压力；怀孕的女生，如果学校、家庭、社会宽容，她们可以选择更安全的流产医院和方式，术后可以得到更好的保养与恢复，反之则可能选择私人小诊所做流产；同性恋及其他性少数人群，在包容的社会环境中也将更加自由和快乐，但在歧视的文化和社会中，将受到压迫，甚至会选择自杀；等等。

这部分讨论的意义在于让学生理解：对个人自主的、不伤及他人利益的性行为方式的选择的充分包容，是对基本人权的尊重，是建设和谐社会的重要环节，反之，则是侵犯人权。

▶ 教学点四

努力的过程比得到爱更重要

【教学目的】 人格的魅力是爱情的重要源泉，残疾人也同样有很出色的人格魅力。

【教学过程】

组织者：影片的主人公，全瘫在床，按照人们最基本的理解，几乎不可能得到爱情。但是，马克却得到了。请大家谈谈，是什么使三位女性，都先后对马克产生了感情？

【教学提示】

通过学生对马克与三位女性交往中表现出来的魅力，启发学生认识到对自我人格塑造的重要性。除了外貌、经济、社会地位等，爱情更可能建立在人和人之间心灵的沟通和魅力的吸引上，从这一点来讲，残疾人也可能非常有人格魅力，人格不因身体的残缺而失去魅力。而自身努力的过程就是提升魅力的过程，这个努力的过程比得到爱情本身更加可贵。

【教学参考】

马克自强不息，具有超凡的毅力、超凡的乐观精神，非常具有人格魅力。

马克躺在床上，完成了大学学业；靠着用嘴叼一支笔来敲打键盘，成为一位诗人兼记者。

他热爱生活。他让护工推着去买衬衫，每次出场都换一件衬衫，这些都显示出他对生活的热爱。

他风趣，幽默，不经意间就逗得人们捧腹大笑。正如琼所说："你总是能逗得我大笑。"这些风趣的背后体现着他感人的乐观态度。虽然琼选择了离开马克，说对他的感情只是"朋友之情"，但我们能够从她的举手投足间看到远比友谊更多的温情，马克也看到了这些。琼没有勇气面对和一个重瘫者的感情生活，这是人之常情，是完全可以理解的。

马克与雪若间的感情，表面看是咨询关系中常见的移情与反移情，但两人的感情又远比普通的移情深刻。

也正是马克的乐观、开朗、积极向上的精神，打动了苏姗，在两人间燃起了爱情。

在马克生命的最后阶段，有爱陪伴。他知道有三个女人爱过他，知道这三个女人都会出现在他的追悼仪式上。

这些都让我们看到了，人格的魅力可以超越肢体的残障，超越其他种种束缚，生出无比美好的爱情。我们更加看到了，相比马克得到爱情这个结果而言，他努力的过程，正是他把握命运的过程，也是提升人格魅力的过程，这，更加美好。

六、社会性别主题

雪花秘扇

推荐教学对象：大学生

 影片介绍

▶ **电影简介**

《雪花秘扇》(*Snow Flower and the Secret Fan*)，改编自美国华裔女作家邝丽莎的同名英文小说，美国与中国合拍，于 2011 年上映。片长 104 分钟。

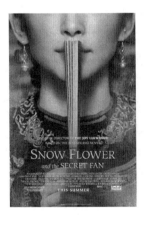

▶ **剧情梗概**

影片中，一个现代故事，一个古代故事，交叉展开。

现代故事中，女主角索菲娅与尼娜是要好的朋友，经常在一起玩耍、学习。一次偶然机会，索菲娅从姑姑口中听到一个故事："很久以前在乡下，年轻的同龄女孩会彼此发誓成为老同。这是女人间最亲密的关系，甚至超越夫妻、姐妹。彼此沟通是靠写在扇面上的一种秘密语言，这就是女书。"相知又相惜的索菲娅与尼娜在姑姑的主持下结为老同，发誓彼此为对方一生最衷心的伙伴。

时光回退到1800年中期的湖南小镇，这里生活着两个清秀可人的小女孩，百合与雪花。俩人在幼年时结为老同，用女书互诉真情。随年龄增长，两人相继嫁夫生子。原本贫苦的百合因外貌出众和有一双完美的小脚，嫁入富家。而生于富家的雪花却因为父亲吸鸦片而家道中落，下嫁给乡间屠夫，在艰苦的生活中挣扎。为了照顾雪花，百合恳请她搬离屠夫家与自己同住。雪花爱夫心切，拒绝了百合的好意。雪花认为两人如今的身份和地位天差地别，自己只会成为百合的包袱，于是写了一扇给百合，说自己另结交了三姐妹，她不必再挂念自己了。百合愤怒且痛苦，两人再无往来。误会最终还是在雪花临死前化解开了，雪花的女儿在雪花病重中告诉百合实情，原来母亲一直只有百合一个老同，两人深厚的友谊使百合最终意识到老同的真情，女书的真意。

原来，索菲娅正是雪花的后代，索菲娅与尼娜则是现代版的雪花与百合。两位女主角的成长也经历着同样的心路历程。故事以索菲娅突发车祸昏迷不醒为起点，迫使尼娜开始回忆起两人的点点滴滴。

尼娜细细地回味自己和索菲娅少女时真挚的友谊：自结为老同，纵然俩人家庭背景极为悬殊，又有索菲娅后母的极力阻挠，但她们彼此更惺惺相惜。尼娜为了索菲娅，甚至放弃考入大学的机会。

两人成年了。尼娜靠着自己的努力有了一份非常好的工作，索菲娅在写一部关于老同的小说。尼娜因为工作的关系，即将去美国。但是，她有些放心不下索菲娅，犹豫不决是否去。索菲娅则坚决让她去。索菲娅交了一个男友约瑟，尼娜非常不看好他，为这事尼娜和索菲娅吵了起来。索菲娅出话很重，伤了尼娜，两人宣布友情破裂。她们很长时间没有联系，直到有一天，索菲娅出了车祸。

在照料索菲娅的过程中，尼娜发现了索菲娅的手稿《雪花与秘扇》，里面记录着索菲娅的祖先结为老同的感人故事。尼娜发现索菲娅写给自己的一封"永远不会发出的信"，就像雪花曾经不想成为百合的负担而故意疏远百合一样，原来索菲娅也是不想误了尼娜去美国工作的机会，才故意借约瑟的事，和尼娜吵翻，以便让尼娜可以死心塌地去美国。而事实上，尼娜是索菲娅感情唯一的寄托。

在医院的病床上，尼娜躺在索菲娅的身边，握着她的手，传递着自己对老同的深情。与此同时，昏迷已久的索菲娅终于睁开了眼睛……

 教学流程

▶ **性教育关键点**

父权体制，姐妹情谊，女书文化，男性气质与家庭暴力。

【教学提示】

这部影片，因为涉及较多的民俗知识，所以建议组织者在学生观影后，布置学生分小组自行查找资料，准备课件，然后到课堂上进行汇报。这样有助于发挥学生的自主学习性，也更益于消化那些知识。

组织者可以建议学生围绕三个主题查资料：（1）女权主义；（2）老同；（3）女书。特别是后两者，组织者应该要求学生在课堂汇报时，图文并茂。如果学生介绍中存在错误，组织者可以修正；对于学生介绍时，其他学生提出的问题，介绍的学生无法回答时，组织者可以补充回答。学生介绍完上述三个主题后，组织者的任务是，引导学生从女权主义的视角理解老同现象，帮助学生从女权主义的视角分析女书现象的产生及价值。

另外，此电影涉及女书、老同等文学、语言学、历史学、民俗学、人类学内容，可以作为相关学科的渗透课程。

▶ 教学点一

女权主义、女性解放运动、老同

【教学目的】 让学生初步了解女权主义，并且从这一视角理解老同现象。
【教学过程】

组织者：一些人认为，这部电影是女权主义的作品，因为它不仅是在讲述女性的故事，也在讲述女性的文化，更重要的是，它站在女性的立场和角度解读情感和亲密关系。下面，请各组同学上来和大家分享一下，什么是女权主义？有哪些理论流派和观点？
【教学提示】

让学生根据课前的知识准备，分组上台交流关于女权主义的知识点。

学生介绍女权主义，包括对西方女权主义分三次浪潮的介绍，但不限于此。
【教学参考】

女权主义第一次浪潮（20世纪初）：西方女权主义起源于法国资产阶级革命和启蒙运动以后，19世纪下半叶出现第一代，和欧洲工业革命同步，最初的诉求是妇女在受教育和立法上应当平等，在经济上与男性平等。这一时期，女权主义还没有上升到理论高度，主要是一些实践活动。

女权主义第二次浪潮（20世纪六七十年代）：各流派女权主义风起云涌，诉求从经济与阶段的平等，到性解放，要挑战的是整个父权社会。美国的凯特·米丽特在她的《性政治》（1970年）一书中第一次引入"父权制"（patriarchy）的概念，认为妇女受压迫的根源是"父权制"，即一整套建构和维护着男尊女卑的社会体制。女权主义认为父权制是女性受压迫和歧视在制度上和文化上的根源（这方面内容的具体论述，可以参见本书电影《紫色》）。

女权主义第三次浪潮（20世纪80年代至今）：强调注重不同种族、阶级女性的不同诉求，女性不再是铁板一块。也不再强调男女泾渭分明的二元对立，开始以后现代的视角，质疑一切关于性、性别、性倾向的二元划分。

第二次女权主义浪潮的时候，女权主义提出了一个口号，即"姐妹情谊"（这部分内容参见本书电影《紫色》），认为天下所有的女性都具有共同的利益和诉求，应该团结起来，追求妇女的解放。但是，到了第三次女权主义高潮的时候，人们注意到女性内部的差异，女性并不存在统一的利益，白人女性与来自亚非拉的有色人种女性，中产阶级女性与贫困阶级女性，利益和诉求都是不同的，因此也就不存在统而化之的"姐妹情谊"。

【教学过程】

组织者：相对于西方，中国的妇女解放道路又有怎样的不同？中国有女权主义运动吗？

【教学提示】

让学生讨论并回答。有的学生可能认为有，有的学生可能认为没有，让学生充分表达他们的观点。

【教学参考】

中国的妇女解放运动与西方的有所不同。中国严格意义上，并没有西方女权运动式的革命，但不等于中国没有女性解放的历史。中国的传统文化对于女性的压迫体现在制度、文化以及家族等方面。中国古代家族的结构和性别压迫就是国家结构和压迫的缩影。因此，中国古代女性所遭受的父权压迫是双重的。

中国的女性解放由中国男性知识精英在清末民初率先发起，是和整个民族的救亡图兴紧密结合起来的。客观而言，中国的妇女地位也正是通过这样的妇女解放运动逐步走向在政治经济上与男性的日趋平等。但是，从女性的解放意识来看，由于缺乏了主体化的斗争历史和文化传承，女性作为公民和人的权利意识从很大程度上是缺失的。但是，中国的学术界对中国妇女解放的历史和叙事也不仅仅局限于此，有学者认为，中国的女性解放运动有其与西方截然迥异的路径和文化特征，简单以西方女性解放来评价中国，显然过于简单化，也是西方中心主义的一种表现。

因此，将老同文化、女书等历史文化现象放在中国女性解放的社会文化脉络中理解，才更加贴切。

【教学过程】

组织者：这个电影展示了一种女性之间的关系和文化，叫做"老同"，请同学们根据你们查到的资料介绍一下什么是老同？

【教学提示】

让学生根据课前的知识准备，分组上台交流关于老同的知识点，并从女权主义的角度来对老同进行解读。学生介绍老同现象，可能包括下述内容。

【教学参考】

老同有狭义和广义之分。

狭义的老同，是旧时中国南方民间立誓结为姐妹的一种说法，要在神佛面前盟誓，要有见证，生生死死不离不弃。年轻的同龄女孩会彼此发誓成为老同。这是女人间最亲密的关系，甚至超越夫妻、姐妹。老同彼此沟通是靠写在扇面上的一种秘密语言，这就是女书。

老同不是同性恋。她们之间的情感与依恋，也是单单凭闺蜜情谊之说无法说清的，更无法用现代意义的"女同性恋"身份或者情结做读解。

这种老同，更像拜把子兄弟，只是结拜前还要看对方的身家背景、生辰八字、相貌性格、裹脚时间、金莲大小什么的，审核之严格，是现在的婚前检查所不能及的。而结为老同的两个女人跟结婚一样，是一对一的，尽管是无性之爱。影片中，雪花和百合就是这么两个找到对方的幸运的人，她们从小一起长大，睡一个被窝，一起学习、玩耍，成为彼此的情感寄托，直到为人妻，为人母，这种关系有着被宿命缔结的浓情，是作为丈夫也不能撼动的。

广义的老同，指在人与人交往接触中，当两人觉得相互关系比较好，又谈得来，能够推心置腹，可以永久交往时，就可以结交，这就被称为"老同"。结交老同一般不需要什么隆重的仪式，至多两人在某一方家或某个地方同吃一餐饭，喝一杯交臂酒，便可定下来了。有时连这种"吃一餐饭"的仪式亦可以省略掉。两人结交老同后，就经常往来，同舟共济，同心同德，互相帮助。一方盖新房、红白喜事，另一方都会像对待自己家的事一样帮忙。有时，杀猪宰羊，逢年过节，还要互相请吃饭，犹如亲戚一般。结交老同多见于中青年人，老年的亦可结交；亦不论身份、民族，不必是同龄人，一般年龄相仿就可以了。老同，广东地区还有指同姓一说。在广西桂林北部部分地区，同年同月同日出生也叫老同。

影片中的老同，无疑是前述的所谓狭义概念上的老同，比闺蜜深刻，又不是同性恋。有人称之为"第四类感情"，即超出友情、爱情、亲情的感情。人类的感情世界其实深邃无比，有着可以扩展的无穷空间，所以，有第四种感情，甚至第五种、第六种感情，都没有什么奇怪的。

影片中的老同之情，显然也不是女权主义所讲的"姐妹情谊"，但我们可以从女权主义的角度对之加以理解。在一个父权色彩强烈的封建社会中，女性的地位非常低，男性也并不将女性视为平等的人，更不会把妻子视为平等的伴侣。但是，互为老同的两个女人则不同了，她们因共同的女性身份及命运境遇对彼此的体察，相互依恋、牵挂、爱，这爱远远超出男女之间那脆弱的情感。无需按现有的情感模式定义这种爱，只需要知道这是真实的，让人尊敬、感动和投入的爱，就可以了。老同之情，超越夫妻，在父权压制的社会中，让女人感到温暖，是女人内心不可或缺的情感。它体现了一种女人间的相互理解，相知相通，而这正是父权体制中的男人难以做到的。从这层意义上讲，这也是一种"姐妹情谊"。

影片在古代和当代、农村和都市这两段具有代表性的文化时空之间转换，在差异鲜明的时代符号和文化元素之下，是百年不变的老同情谊，而与这种情谊相对照的，是男性与女性之间的隔阂。即使在现代化的国际大都市，女性也仍然在很多方面处于父权制的枷锁之中。裹小脚的那一代，考虑的是如何更好地嫁人。不裹小脚的新一代，仍然离不开对男人心理和情感上的依赖。当尼娜担心自己走后索菲娅的生活时，索菲娅的回答是：我有一些男朋友。索菲娅出车祸的当晚，职场成功女性尼娜被从床上叫醒，她旁边也躺着一个男人。

老同情谊为女性提供了一种不一样的存在，女人之间微弱却又不息的自爱、自怜，既是她们抗争自身苦闷的方式，更是对父权制的一种挑战。女性主义所提出的"个人即政治"也正是站在女性命运的联结点上形成性别政治的意识，从而形成反对父权文化的同盟。

▶ 教学点二

女书，挑战父权体制

【教学目的】 了解女书文化，并且从挑战父权制压迫的角度理解其意义。

【教学过程】

组织者：电影中提到，百合和雪花用一种独特的属于老同之间的交流的文字通信，这种文字被称为"女书"，请大家来介绍一下，什么是女书？

【教学提示】

学生分组介绍自己了解到的女书文化。

【教学参考】

"女书"又叫做"女字"，当地人叫做"长脚蚊（长脚文）"，是世界上唯一的女性文字。女书作为一种奇特的妇女文字，不仅符号形体奇特，记录的语言奇特，标记语言的手段奇特，流行的地区、社会功能和传承历史也很奇特。它起源和主要流行的地域是中国南部的湖南省永州市江永县上江圩镇，所以又叫做"江永女书"；还通过女性婚嫁外地，扩展到附近的道县、江华瑶族自治县的大瑶山和广西部分地区的妇女中，至今仍在一些高龄妇女中使用。

关于女书文字的记载，至今最早能见到的是太平天国（清朝咸丰年间）发行的"雕母钱"。该钱背面用女书字符铸印有"天下妇女"、"姊妹一家"字样。

关于女书的起源，有几种说法。其中之一说：自古以来，江永潇水流域的妇女喜欢聚在一起织布绣花，她们不能上学读书、学习男字（她们称方块汉字为男字），为了把自己的苦难经历记下来，她们便在织布绣花图案的基础上，共同创造了这种文字。女书作为姊妹妯娌之间的秘密通信方式，严禁男子学习，而一般男子亦会把女书当成普通的花纹。

女书脱胎于方块汉字，是方块汉字的变异。经过研究，女书基本单字共有1700多个，其中借源于汉字而造的占80%，暂不明来历的自制字仅占20%。女书字的外观形体呈长菱形的"多"字式体势，右上高左下低，斜体修长，秀丽清癯。乍看上去，好似甲骨文，又有许多令人眼熟的汉字痕迹。

女书的使用者主要是汉族妇女，也有当地一些放弃瑶语只用汉语的平地瑶族妇女使用。女书靠母亲传给女儿、老人传给少年的自然方式，一代代传下来。女书是人类历史上一个独特而神奇的文化现象，也是中国语言生活中的一个奇特现象。

女书具有独特的社会功能，基本用于创作女书作品、记录女歌，一般为七言诗体唱本。每篇长的可达四五千字，短的只有几十字。女书作品一般书写在精制手写本、扇面、布帕、纸片上。

女书作品内容可以分成以下类型：（1）喜庆作品，例如《三朝书》、《哭嫁歌》等；（2）祭祀作品，包括追悼刚刚去世的亲人和祈祷神灵；（3）交际作品，涉及交往、感谢、慰问、责骂等信件；（4）记忆作品，包括日记和传记；（5）教育娱乐作品，例如《四字女经》等伦理作品、《太平军过永明》等历史故事、《孟姜女》等传说故事，还有歌谣、谜语等。

旧时当地不少才情女子采用这种男人不识的女书互通心迹，诉说衷肠，将其刺绣、刻划、戳印、书写于纸扇、巾帕、女红。当代学者搜集到的近 20 万字的女书作品，绝大部分为歌体，其载体分纸、书、扇、巾四大类。现在的形式包括女书书法、篆刻、激光微雕、石雕、木雕、竹雕、明信片、女巾、女扇、女书提包等。

女书作品无论哪种承载方式都十分讲究形式美。如写在纸张上的四角多配花纹，写于纸扇上的多描绘花鸟图案，而织绣在巾帕花带和服饰上的，则是精美的女红工艺品。虽然载体不同，但字体均秀丽娟细，造型奇特，古意盎然。每逢节日，女人便聚在一起，吟诵女书作品。没有规范的教材，没有正规的教师和学校，全凭世代用手抄写。民间还有将之殉葬的习俗。

女书作品的主要内容是婚姻家庭、社会交往、幽怨私情、乡里逸闻、歌谣谜语等，也有的被编译成汉字的唱本。女书记载的叙事作品就内容而言，并非女性所独创，但通过口头传承进入女书后，便成了女性心灵世界的投影。作品完全用写实手法自叙自叹心比天高、命如纸薄，美好意愿在黑暗中化作泡影的悲苦境遇，并请出民间传说中的神灵帮助逢凶化吉。这些作品中的女主人公不仅都是个性张扬的"女强人"，强烈要求和男性地位平等，而且她们极端厌弃鄙视男性所热衷的功名富贵。

【教学过程】

组织者：影片中，雪花与百合的秘扇传书，就是用的女书，算是老同之间的私密话儿，而现实部分中尼娜与索菲娅之间也在用。虽然使用着流利英语的现代女性，并不必然需要用女书这种文字作为沟通了，但是，女书在这对当代老同中的使用，象征着女性仍然处于父权制的话语下，女性仍然存在不被男性理解的世界，女性和男性之间的隔阂仍旧。

从反抗父权制的角度，如何理解女书这种文化现象？大家能不能谈一谈？

【教学提示】

学生自由讨论并交流。

【教学参考】

女书的出现，源于女性读书识字的权利被剥夺。女人不能读书，是父权制控制女人的一种方式，女人是文盲，就永远无法取得和男人一样的地位，只能做男人仆役。她们之间甚至也无法进行文字沟通，创造女性文化的能力与机遇也丧失许多。但是，作为对这样的父权制的一种反叛，女人们自己创造了属于自己的女书文字，只在女性中流传，交流思想感情，反思女性角色，形成女性情谊，进而创作出许多文学作品。

我们不难看出，女书具有文字学、语言学、社会学、民族学、人类学、历史学等多方面的学术价值，因而被国内外学者叹为"一个惊人的发现"、"中国文字史上的奇迹"。从女性主义的视角看，女书更是女性反抗父权压制的产物，证明着女性的创造力，其文化表征对于父权社会的价值体系是很直观的反抗。

影片描述的封建时代女性生活中，不乏父权支配的痕迹，比如，百合的公公说："这个家我说了算。"比如，百合的丈夫要出远门，百合担心他安全，他却说："女人不用操心外面的事情。"百合的婆婆更是直截了当地说："不服从是女人最大的忌讳。"

现代社会场景中，虽然新时代女性可以成为企业中的白领精英，可以坐着飞机满世界跑，但是，我们看到，女白领的老板仍然是男人，女人的项目设计仍然要通过男主管向上呈递,女精英是被男主管"带"去纽约的,高层开会时一群男人中的女人显得形单影孤,女人仍然被认为需要找一个"可靠"的男人……

影片将近尾声,尼娜读懂了老同索菲娅的心,她说:"我一生都在追求感情,也没有完全理会什么才是发自内心的感情。"此时此刻,她从索菲娅这里领会到了女性之间的深刻情谊。

▶ 教学点三

家暴,父权的张扬

【教学目的】 具备对家庭暴力的认识,具有反对家庭暴力的理念。

【教学过程】

组织者:这部影片中,男人的戏很少,几乎都成了女人的陪衬。但是,雪花丈夫这个角色仍然是非常生动的。作为一个屠夫,他展现了一个典型的"大男人"的形象。谁能够说一下,哪些细节、情节,说明雪花的丈夫是一个"大男人"?

【教学提示】

学生自由发言,组织者引导。可能的细节和解读有:

(1)屠夫本身就是一种传统的父权文化的符号,这个职业总是与男人联系在一起,从业者也是血腥、粗鲁、胆大的象征。

(2)百合来看雪花的那个晚上,雪花对丈夫说:"我今天晚上想和我的老同待一起。"丈夫以不容置疑的坚定而冷漠的口气说:"不行,我要你和我一起。"雪花立即不敢再说一个"不"字。

(3)当天晚上的"床戏",充分显示了屠夫的主宰、支配、肉欲,这些都非常"大男人"。而雪花的无助和"性工具化",显示她在被动地"履行妻子的义务"。

(4)义和团要来了,全家逃难。屠夫见母亲不走,他二话不说拉起她就走;正来他家的百合不走,他同样扛起来就走:显得完全不屑去说服女人,只需要强力就行了。

(5)屠夫把一家人安顿好后,自己回去找牛。找来牛了,却发现一个儿子冻死了,他抱着,对天嚎叫;妻子雪花过来,却被他打倒在地。

(6)影片中传来屠夫继续暴打妻子的声音,雪花对百合说:"他把悲伤都握在了他的拳头里。"

············

【教学过程】

组织者:屠夫表现得确实像一个"大男人",一个非常有"阳刚之气"的男人。他说一不二,绝对主宰,还打老婆,这种行为在现代看来就是"家庭暴力"。请大家来评述一下"家庭暴力"。

【教学提示】

因为家暴情节在此影片中所占篇幅很少,所以此影片的教学只是引入家暴这一主题与男性气质的关系。组织者如果在此深入讨论电影专门讨论家庭暴力、性别暴力的议题,可以参看本书电影《天水围的夜与雾》的内容。

【教学参考】

屠夫是传统父权主义的符号，即便风雨飘摇，一贫如洗，仍然能保持对家庭的统治力，旺盛的食欲、肉欲，空洞的灵魂与卑微的身份，既可恨又可怜。

无论以什么理由，殴打配偶，都是为现代法律精神所不容的。家庭暴力，正是传统父权文化的一种张扬。旧时代的雪花理解丈夫，说"他把悲伤都握在了他的拳头里"，雪花对丈夫的理解并不能构成家庭暴力合法化的理由。男性施暴有其文化动因；但新时代的雪花们，再也不应该容忍家庭暴力的发生了。

我们每个人都应做到的是：不实施家庭暴力，也不对暴力保持沉默。

蒙娜丽莎的微笑

推荐教学对象：大学生

 影片介绍 ══════════════════════════════

▶ **电影简介**

《蒙娜丽莎的微笑》（*Mona Lisa Smile*），美国影片，2003 年出品。片长 117 分钟。

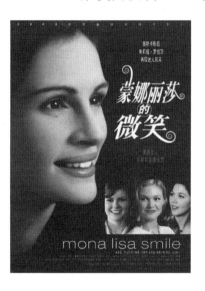

▶ **剧情梗概**

1953 年，美国卫斯理女子学院新来了一位艺术史老师，名叫凯瑟琳·沃森，她刚从 UCLA 大学毕业，在大学里接受了自由改革思想，立志要成为一名杰出的教授。

凯瑟琳发现她的学生都是在上课之前把课本背熟的优等生，她在第一堂课就被学生抛弃了。50 年代的美国，虽然女性的地位渐渐受到重视，但在上层社会，封建思想仍旧非常严重。凯瑟琳发现禁锢这些青春少女的是保守的观念，读书不是为了工作，不是为了让自己活得更好，却是为了嫁人。在卫斯理这所著名的女子大学，学生们大都有着良好的家庭背景，从小接受过优秀的教育。但学院对学生的教育不是教他们如何获得自己感兴趣的学科知识，而是把学生的成功与否定义为今后的婚姻，她们学习的目的无非是嫁一个好丈夫。

凯瑟琳没有像其他老师那样沿袭学校一贯的教学做法和风格。她不仅挑战学校的一些做法、规矩，而且鼓励学生发掘自己的兴趣，并且大胆去实践她们的想法。她不断地为她们争取深造的机会和自由的契机，她带懵懂的她们走进了自由奔放的艺术殿堂，她们学会了用自己的眼睛理解艺术家的心，摆脱陈规陋习强加于她们的价值观。最终她以青春率直的作风、丰富的艺术史知识以及风趣热情的授课风格，赢得了学生们的尊敬和爱戴，被女学生称为"蒙娜丽莎"。

影片不仅展现了凯瑟琳自己的教学和情感生活，也展现了四位个性不同的女学生，对性别议题进行了全方位的形象展示。

最终，凯瑟琳不为保守的校园所容，被迫离开。最后的一幕是老师坐在计程车上，学生们骑自行车追随着她，仅仅为了再看她一眼，和她道别，这是她最希望看到的结局。

 教学流程

▶ 性教育关键点

传统社会性别文化对女性贤妻良母角色的建构，颠覆传统社会性别角色的束缚、自主选择生活方式的重要；多元、开放、启迪思想的教育的价值；今天的社会仍然没有实现真正的性别平等。

【教学提示】

本课程建议在有过社会性别基本理论的基础性教学之后开展，也可以作为大学本科社会性别基本理论课程的延伸、课后作业，通过电影分析，进一步加深对性别理论的熟悉和掌握。本片虽然仅仅在阐述"女性"的社会角色问题，但其对社会性别问题的思考，对于男生议题一样重要。

▶ 教学点一

人物各自的命运，给我们什么启示？

【教学目的】 通过对影片主要人物角色的理解，更深地领会女性的性别角色等议题。
【教学过程】
组织者：同学们，大家可以说说影片中自己喜欢的主要角色的特点。从社会性别视角看，这几个角色对我们有什么启示？
【教学提示】
本部分由学生自由发言，组织者从社会性别角度进行适当的引导，只要不偏离主题即可，学生的观点有冲突的，组织者可以鼓励他们围绕议题进行深入地讨论和辨析。

【教学参考】

以下是从社会性别角色分析的角度，对电影人物的分析参考。

1.凯瑟琳

凯瑟琳这一角色无疑是女权主义追求性别平等的代表的形象。

影片开始，凯瑟琳便显现出特立独行、不受约束的一面，因为学校提供的单身宿舍有各种各样的规则而搬到外面租房住。第一堂课上学生们的出色表现，使她决定改变教学方法。第二堂课开始，她用了全新的教学内容启发学生们，展示具有明显性别歧视的广告，引导学生自由地按自己的理解"临摹"梵高的向日葵，鼓励学生自由思想的呈现。她问学生："什么是艺术？什么是好与坏？谁是评判标准？"她带领女们参观艺术作品，"你们不需要完成作业，甚至不需要喜欢它，你们需要的只是去思考"。她用这样的教学方式去启发学生，让她们产生独立的思考，而非过去被动地被灌输知识。

她所做不只是在专业上交给学生们知识。她帮助琼申请进入只有五个名额给女性的耶鲁大学法学系，鼓励她进入男性主导的精英阶层发展；当她的学生放弃了继续学习深造的机会嫁了人，她看到的不只是一个学生的失败，更是整个体制和价值观的腐朽；她大声申诉"这里把新娘学校伪装成大学，我以为是来培养领袖，没想到是培养领袖们的老婆"；她告诉她的女学生们，作为女子的她们是自由而独立的，不是依附于男人的玩物，更不是一个完美家庭的标准配置。她质问校长：真的以这些将人生理想定义为做一个好的家庭主妇的学生为自豪吗？

在自己的情感生活中，凯瑟琳仍然是一个完全支配自己命运的女性。她拒绝了第一个男友的求婚，因为不想被对方绑住。面对后来意大利语老师的追求，她最终也因为他善意的欺骗和某些地方的不理解而与他分开。意大利语老师曾对她说："如果我是你的男朋友，我就不会让你来这么远教书。"凯萨林的回答是："我不需要他同意我来这里。我也不需要你同意我来这里。"

某种程度上看，凯瑟琳是有些偏执的。意大利语老师对她说："你来到这里不是为了给他人找到方向，而是为了让他人帮你找到方向。"她的学生琼的出现也开始让她明白，女性的独立不在于某一种形式，而在于能够去选择自己想要过的生活。在凯瑟琳的性别平等思想影响下，所有人都成长了。

凯瑟琳的角色设置让我们联想到，现代教育的意义可能正在于此——自我意识的觉醒，当然，也包括女性自我意识的觉醒。这部"肯定女性"的电影实际上对所有性别的人都有教育意义，因为它讲的是个体的挣扎和奋斗，无论什么性别，每个人都在寻找生命中属于自己的位置，在那里他们可以发挥最大的能量，成为最棒的人。

2.贝蒂

贝蒂无疑是一个优秀的女孩。她聪明，漂亮，家境优越，受过良好的教育。但贝蒂的梦想仅仅是结婚，找一个如意郎君。她幻想能和她的闺中密友生活在一起，她们的老公也是朋友，她们的孩子一起长大。她认为嫁为人妻是生来就注定担当的角色。

她成功地实现了自己的梦想，富有、英俊的丈夫，近乎完美的婚礼，令人羡慕的house。这里用house而不用home是因为，她的婚姻似乎只是个面子工程，她和丈夫之前其实并没有爱情，他总是借口在纽约工作，从来都不曾真正地关心过她。

这是一个将父权社会下对女性的全部要求内化了的女孩，内化到她将这些东西延展出来，成为心目中的价值准则，不仅拿来要求自己，也用于规范别人。贝蒂是卫斯理学院传统价值观的捍卫者，任何对学院传统的怀疑和动摇都将受到她尖刻的批判。她写评论告发护士在女生中分发避孕物品；在得知好朋友琼拿到耶鲁的录取通知书后，她提醒琼，你离你的目标只有一点点，这所谓的目标正是结婚生子；她公然在课堂上与凯瑟琳发生冲突，因为凯瑟琳不结婚，还因为她向传统的婚姻发出挑战。和她一样的女性还有很多很多，学校的董事、教员、她的同龄人……

贝蒂的背后是她的母亲，她不断地教育贝蒂怎么样和自己的丈夫相处。贝蒂因为丈夫的冷落回到父母的家中，却被妈妈拒之门外，告诉她："他是为你们两个人奋斗，这里不是你的家，你和他的家才是你的家。"甚至当贝蒂决定离婚时，母亲还在不停地告诫她："重要的是让别人觉得你过得很幸福……家丑不可外扬。"

贝蒂的背后不只有她的母亲，还有家庭、学校、社会乃至一个时代。从小到大，女孩子们都被提醒应该安守妇道，在学校里所学的一切都是为了做一个好妻子，广告里充斥着社会对女孩子们的要求。从一个女孩出生那天开始，她就被家庭、学校、社会、同龄人群体等灌输着社会对女性角色的全部要求……女孩子们从来没有真正去想过自己想要什么，她们对自己的认识实际上是当时的社会对女性角色的认识，她们并非生来如此，而是被培养成了这样的女孩。

但是，就是贝蒂这样一个女孩子，她最终也觉醒了。当她的梦想破碎之时，她清醒了，并且决心不再忍受。她坚定地选择了离婚，选择离开家乡，去纽约展开新的生活。值得注意的是她给校报写的最后一篇社评，影片中表现的前两篇社评都是在捍卫传统女性的价值观，但在第三篇社评中，她大张旗鼓地赞扬了凯瑟琳带给这所学校的新风气。

贝蒂充分展现了自我意识在传统女性心中的觉醒，等待她的将是完全不同的未来……

3. 琼

琼似乎是命运的宠儿。开学典礼上带领众多女孩叩响知识大门的就是琼。她过去所有的成绩都是A，拥有各种学生领袖的头衔，轻而易举地申请到进耶鲁读书，还有着深爱她的哈佛男友汤米。

起初，琼心目中的理想就是毕业结婚，并没有想过其他的。凯瑟琳出现之后，琼想过要去耶鲁深造，但最终她放弃了耶鲁。在面对凯瑟琳极力反对自己放弃继续读书的机会时，她说："我知道我自己在做什么，这不会让我变得愚蠢。你让我们看幻灯，你自己却没有看，对于你来说，做家庭主妇就是出卖自己的灵魂，她们肤浅、愚蠢、没有趣味，是你说我可以做自己想做的任何事情，而这正是我想做的。"琼的一番回答使凯瑟琳认识到，对女性来说，重要的不是选择什么，而是如何选择。妇女的就业权，曾是女性主义运动中努力争取的重要目标，但当妇女具有这种权利之后，有些女性主义者也支持女人可以选择放弃工作，做家庭主妇。重要的是，女性有了选择权，在充分理解每一种选择的意义与可能的前景之后，做出自主的选择，而不是被剥夺的、打了折扣的选择权。

4. 吉赛尔

吉赛尔是一个很酷的女生，虽然她也和其他女孩一样幻想过将来会结婚有小孩，为凯瑟琳订婚而感到高兴，但是在卫斯理这样一所传统的学校，她依然是一个异类。

她和意大利语老师发生性关系，与已婚的精神分析师恋爱。她将避孕药拿到宿舍，第二节课后她问同学们她像不像凯瑟琳。这些，都使她成为传统女性角色规范的挑战者。

吉赛尔是一个内心强大的女孩，她是最早理解和欣赏凯瑟琳的女生，她明白凯瑟琳不结婚是遵从内心的选择。当她和精神分析师的爱引燃了贝蒂心中的怒火，贝蒂将所有的情绪都释放在她身上时，她用宽容和爱去温暖了贝蒂。

吉赛尔是学生群体中和凯瑟琳的呼应。在那个时代，她也许是性别社会化不成功的案例，是父权思想统治下的漏网之鱼，但她却推动了群体自我意识的觉醒。

5. 康妮

直到现在，我们都可以在身边看到很多康妮，她就活在我们周围。她们单纯可爱、善良朴实。只是因为周围的女孩太优秀，或者自己有某一点并不太符合世俗的要求，抑或是对自己的要求太高，她们没有办法正视自己的优点，而过多地盯着自己的缺点。在人群中她们总是配角，不能大胆地追求自己的生活。

当吉赛尔拿回避孕用品时，康妮想要看一看，贝蒂嘲讽她不要犯傻，没有人会和她一起用。我们看到，这时的贝蒂对待康妮的态度是另一种侵犯和歧视。而此时，康妮说："也许会有某个人，在某个地方、某个时间会有兴趣，以防万一，我会预备着以防万一。"这么一个看上去并不出挑的女孩，在这件事情上却有着她独立的主见，而不会被来自贝蒂的压力所吓退。——从这场互动中，我们可以认识到，即便在女性群体内部，也有多种多样的歧视和压迫，这些歧视和压迫有很多也是父权文化的折射。而追求性别平等，不应该仅仅停留在"男—女"的二元对立的对抗关系中，而应该反思这样的二元对立在生活中其他角度的呈现，打破因为二元对立形成的压迫。

康妮不敢想象会有人喜欢她，所以在查理出现的时候，她会认为查理只是给面子、帮她忙。在爱情来临时，她兴奋而又敏感，爱情让她变得聪明，在海边度假遇到查理前女友的父母时，康妮的聪明让他们顺利过关。在爱情中，她自卑和脆弱的一面也充分展示出来，她不敢相信男孩可以坚定地喜欢她，所以因为贝蒂的一句话就选择否定喜欢的人。康妮受到的压迫和她呈现的不自信正是来源于这样的文化打击。

但是，康妮也在成长，这个成长的过程是接受自己、爱自己的过程。影片结尾，当她发现查理又是孤身一人时，她终于选择勇敢了一次。康妮冲进男生宿舍对查理表达出内心的感情，得到了自己的爱情。康妮成长了，学会了勇敢地追求自己想要的，成为自己生命的主角。

6. 南希

南希在这部电影中也是一个非常重要的角色，她是凯瑟琳的房东。在卫斯理，她担任着谈吐、演讲和仪态老师。她的课堂是家庭生活的模拟，向学生们传授如何帮助自己丈夫的事业，如何做一个好的家庭主妇。她说："几年后你们唯一的职责就是照顾你们的丈夫和孩子。可能在这里只是为了取得一个 A，但是真正至关重要的分数是他打给你的，不是我。"

可以说，她是父权文化下女性角色的坚定捍卫者，是这种传统的布道者，却也是深深的受害者。一直以来她都在欺骗自己，认为她的前男友兰尼是死于战争，直到在贝蒂的婚礼上，她面对长相酷似兰尼的酒保，在酒精的作用下说出了真相——兰尼并非战死而是另娶他人了。在她的价值标准里，这就是人生最大的失败。她将自己封闭起来，她说"在各人储物格中的私人物品，都是神圣不可侵犯的"。南希唯一的乐趣就是晚饭后窝在沙发上看电视，当凯瑟琳邀请她出去跳舞时，她拒绝了。可以说她是一个充满了悲剧色彩的人物，坚定地捍卫着传统，也深受其害。

▶ 教学点二

我们要什么样的教育？

【**教学目的**】　通过对传统社会性别角色教育的反思，引申到对多元、开放、启迪思想的教育的推崇。

【**教学过程**】

组织者：凯瑟琳的第一次课程，反映了学校怎样的氛围和文化？影片中还通过哪些情节、对话等，显示了学校的整体文化？

【**教学提示**】

学生自由发言、讨论，围绕学校的教学、管理和主流文化之间的关系，探讨学校的教育理念。以下分析供参考。

【**教学参考**】

第一节课，每放一张幻灯，学生都可以准确地说出是谁的作品、哪一年的作品、艺术风格，等等。所有学生都已经事先把教材自习了一遍。这里暗示着，这些女生虽然是同辈人中的精英，但她们的学习方式从来都是以背书，也就是被某种"标准"化的知识所灌输为主；对比第二节课上当老师放出课本上没有的图片时，她们表现出的迷茫，更能显现出学生们缺乏独立思考的能力和意识。她们看起来非常的优秀，却没有自我的灵魂。她们的性别角色意识也是如此，是在家庭、学校、社会各方面的灌输下，内化成为自己的意识，认为女孩子生来就应该站在男人的背后，全心全意地做一名相夫教子的家庭主妇。这些，为整部影片反思传统社会性别角色奠定了基础。

女生们聊天的范围都是婚姻、帅哥；聊天的内容，如共同的梦想"我们是好朋友，我们的丈夫也是好朋友，我们的孩子一起长大"；对于凯瑟琳的评价是"没有人不想结婚"；等等。

香烟广告上写着，如果抽了这个香烟就能找到如意郎君；一位护士给学生提供避孕药，被校方得知后便被开除；学校比赛推滚圈，第一名就意味着她会先结婚，这个滑稽的理由竟然成为该项运动风靡全校的原因，在场围观的老师和同学都情绪非常激动，足见全校师生都对结婚保持着高度的热情；学生们成立的"秘密组织"取名为"亚当肋骨协会"，突显女人是男人的肋骨和附属品的价值观；讨论的问题也是围绕婚姻爱情展开……

这些都反映了学校将培养"好妻子"作为最崇高的目标，而不是培养学生的独立人格和自由意志。

对于男生而言，虽然影片没有更多地表达传统社会性别是如何在给予男生较高的社会地位的同时，也同样剥夺了男生的多元化需求的，但是男生也可以就同样的议题进一步开展讨论。焦点可以集中在：这样的教育无论在性别议题上还是人格塑造上，都不是多元开放的，而是重在规训和养成，对于学生形成独立自主的人格是不利的。

【教学过程】

组织者：凯瑟琳的教学不拘一格，并因此受到学校传统势力的排斥，这些对我们有什么启发？

【教学提示】

请学生围绕此议题自由发言，如有不同观点，组织者可以引导大家充分表达，开展论辩。以下分析供参考。

【教学参考】

传统势力，包括传统的社会性别文化，是害怕挑战的，他们以权威去打压新兴事物产生的苗头。凯瑟琳的教学不拘一格，不仅是对教学方式的创新，对性别角色的重新认识，更重要的，是对于多元开放思维的接受。她鼓励学生走出故步自封的世界。而当女性的思想开阔之后，也必然促进她们对传统女性角色的反思。

我们应当反思，今天的学校教育是包容多元观点，真正允许教师有不同的思想，能够自由地呈现在学生面前，还是要求教师都铁板一块，对学生灌输一元化的价值观。在这里不仅有学校对老师的态度，还有学生对老师的态度，即是否能够容忍老师的特立独行。

就像影片结束时女生们为老师画的向日葵，同样是向日葵，每个人心中都有不同的向日葵出现。我们应当用一颗包容的心态去接纳这个世界上各种各样的存在，世界才能变得更美好。

【教学过程】

组织者：影片结尾，学校对凯瑟琳留任的条件，象征什么？我们可以怎样看待凯瑟琳的遭遇？

【教学提示】

请学生充分发言。以下分析供参考。

【教学参考】

这学校对凯瑟琳的要求包括：只能按照系主任给出的提纲教学，所有教学提纲必须在开学前提交审核；只能为学生提供专业知识的教育，必须与其他所有老师严格保持职业关系。

这些条件表明学校不希望有人能够动摇传统的认识，而影响到学校对传统的捍卫；不允许教师和学生有创造性的思维和自我发展，要求他们严格地按照规定生活学习；遏制学生自我发展的苗头，缺乏对学生和教师人性化的关怀。

我们可以看到：在大的社会环境和背景下，一个老师的力量是非常有限的，她虽然可以影响一批学生，让浪漫的自由之风吹过学生的心头，但她却难以对抗一个组织及其代表的大的社会文化环境。事实上，不仅是女性主义思潮的发生，古往今来中外所有的社会革命都遇到过这样的阶段和困难，在历史推进的浪潮中，个人的力量往往非常渺小，从微革命的产生到真正的胜利需要经过漫长的过程。但是，这并不应该影响我们从今天就开始努力改变，因为如果没有今天的"积跬步"，就没有明天的"至千里"。

▶ **教学点三**

影片所展现的性别问题，在今天的中国社会是否存在？

【教学目的】　通过启发学生联系现实，觉悟到影片中反映的社会性别问题直到今天仍然不同程度存在着，从而引导学生选择自主的生活。

【教学提示】

这部分可以采用布置作业的方式，让学生思考并回答以下问题：

影片中哪些情节让你联想到你的现实生活中所存在的性别问题？对自己所面临过或者正在面临的这些性别问题，你怎么看？

需要指出的是，这些问题也同样适用于男生。

以下是列举的一些电影情节和分析，供参考。

【教学参考】

影片最后与演员表一起出来的一组影像——选美，穿紧身衣，水中芭蕾，扫地比赛，换尿布比赛，各式各样的具有明显性别歧视的广告，等等——这些情景在半个多世纪之后的我们看来，仍然是如此熟悉，这也许正说明：我们社会中的女性处境远没有根本的改变。

影片所表现的父权文化致力于建构的女性传统形象，仍然是今天中国社会文化的主流。我们的社会中仍然不缺少目的在于塑造"贤妻良母"的种种"婚姻课堂"、"淑女学校"、"女子学校"，等等。性别歧视广告也无处不在——凡是涉及家庭生活如日用洗化等商品的广告，都以女性为主角，选美、车模甚至菜模等各种以漂亮女孩做广告的例子屡见不鲜；专业招生、用人单位招聘都优先考虑男性；等等。

所以，虽然今天的性别文化有所改变，但真正性别平等的理想境界尚未出现。

【教学提示】

最后，组织者也请学生们一起讨论：影片取名《蒙娜丽莎的微笑》，在说明什么？

【教学参考】

影片中的对话其实已经透露了这一点：蒙娜丽莎表面的微笑后面是什么，我们都不知道。表面看来贤妻良母的人生选择，真的幸福吗？这个电影名告诉我们：我们永远都不要被事情表面的现象所迷惑，要努力看到事情的本质，更要看清楚自己的内心，弄清楚自己真正的追求所在。

回到影片的片头，在庄严的礼堂和唱诗中的那段对话：Who knocks at the door of learning？—I am every woman. —What do you seek？—To awaken my spirit through hard work and dedicate my life to knowledge. —Then you are welcome, all women who seek to fellow you can enter here.

这段貌似庄严却又有些反讽的对话，在此刻希望成为所有人内心真正的对白。

（焦欣参与此文写作。）

紫色

推荐教学对象：大学生

影片介绍

▶ 电影简介

《紫色》（ *The Color Purple* ），又译《紫颜色》、《紫色姊妹花》，美国电影，1985 年出品。片长 153 分钟。

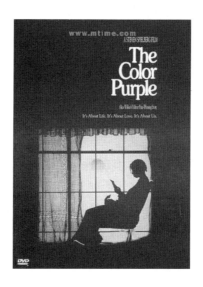

▶ 剧情梗概

影片反映的是 20 世纪初至 40 年代美国南部黑人的生活。

影片开始时，表现的是 14 岁的黑人女孩子西莉和妹妹耐蒂在紫色的花丛中游戏，但被粗暴的父亲打断。这对姐妹的母亲已经去世，继父对她们非打即骂。西莉怀过继父的两个孩子，出生后都被他卖掉了。更让西莉内心痛苦的是，她以为继父是自己的亲生父亲呢。

有四个孩子的丧偶男人亚伯特向西莉的父亲求娶耐蒂，结果娶了西莉。西莉于是成为他的免费女仆，每天从早干活到晚上，还要做他泄欲的对象，动辄被打骂。西莉一直称呼他为"先生"。不久，妹妹耐蒂由于受不了父亲的骚扰，逃来姐姐这里。姐妹二人学习识字，相约分开后要写信。亚伯特强暴耐蒂未遂，将她赶走了。西莉盼着妹妹的信，但她从来没有收到过。

作为西莉下一代的黑人女性，苏菲亚性情暴烈，同时敢于反抗。她是哈波（亚伯特之子，但不是西莉所生）的老婆，藐视的不单是亚伯特，还有哈波。体格壮硕的苏菲亚不单以她无畏的个性来抗争一切不公，还有拳脚。在哈波对苏菲亚毫无办法的时候，西莉鼓励哈波以拳头来征服苏菲亚。苏菲亚知晓以后很是伤心，对西莉讲自己"一辈子都在抗争"，并且说："在哈波打我之前，我会杀了他。"苏菲亚后来与哈波分手。

有一次，亚伯特将情妇秀格带回家中，这是一个自由而"放荡"的女人，她的父亲是教堂的牧师，与女儿几乎断绝一切关系。亚伯特的父亲老亚伯特同样对秀格不断贬损。西莉在秀格病中关心她，爱护她，维护她，她的善良赢得秀格的喜爱。

哈波在湖面建了一家酒吧，请秀格去表演。秀格唱赞歌给西莉，西莉第一次被人称赞。当天晚上，在秀格的主动之下，秀格与西莉发生了性关系。影片暗示这是西莉第一次享受到性的欢娱。

秀格要走了，西莉想与秀格一道离开，但临行之前却没有勇气。目睹秀格的离开，西莉心力交瘁地昏倒在路上。

苏菲亚严厉地拒绝当市长夫人的保姆，当街被市长打了一个巴掌。苏菲亚还击，被抓进监狱。八年之后出狱，变成了一个沉默寡言、跛足瞎眼、一头白发的老女人，并且还是成了市长夫人的保姆。曾经勇敢捍卫自己尊严和权利的苏菲亚，此时已经变得逆来顺受。

时间继续流逝。一个春天，秀格重新来拜访西莉，她要结婚了，而且丈夫是一个"变化"了的黑人。秀格替西莉找到了她妹妹的来信。过去二十多年，亚伯特一直将西莉的信件藏了起来。

原来，当年耐蒂被亚伯特赶出家后，到黑人牧师塞缪尔家干活，又随他们去非洲做传教士。她发现牧师的一儿一女就是西莉失去的孩子。塞缪尔一家在非洲生活得很艰难，他妻子染上非洲症疾不治身亡。英国殖民者为种植橡胶，肆意破坏当地人民的土地和村落。塞缪尔和耐蒂赶到英国向教会求救，但遭到冷落和侮辱。耐蒂后来与塞缪尔结成夫妻。

得知妹妹和自己的孩子都活着并在非洲时，新的世界展现在西莉眼前，教堂的圣歌也暗示着西莉对上帝的感激以及新生。西莉在一次读信时被亚伯特殴打，她决定反抗——杀死亚伯特。察觉出西莉完全新生的秀格阻止了西莉的报复，亚伯特也开始恐惧这个"该死的女人"。

一次聚餐之时，三代男人都在——老亚伯特、亚伯特和哈波，两代女人也在——西莉和苏菲亚。女人真正的反抗开始了。西莉痛斥亚伯特，而亚伯特面对觉醒、勇敢的西莉，变得怯懦。

西莉离开了亚伯特，去追求自己的新生活。她学习缝纫，成为手艺精湛的裁缝，开起裁缝铺，过上了独立自主的生活。而亚伯特和老亚伯特也开始认识到自己的错误。亚伯特开始赎罪，向移民局解释耐蒂的身份——耐蒂在回美国的途中被移民之事所困。

西莉原谅了自己的父亲，当得知他只是自己的继父时，多年笼罩在她心头的"乱伦"阴影也消散了。西莉甚至原谅了亚伯特。秀格的牧师父亲，也接受了女儿的拥抱。

最后，西莉姐妹团聚——还有西莉的子女，落日之下，已经衰老的姐妹像影片开始时一样，在紫色花丛中拍手游戏，而亚伯特牵着马从她们身后走过……

 教学流程

▶ **性教育关键点**

父权制；姐妹情谊；个人努力与体制压迫的关系；男人在性别平等运动中的角色。

▶ **教学点一**

父权制

【**教学目的**】 导入女权主义的父权制概念，认识到父权制对女性，乃至整个人类社会的压迫。

【**教学提示**】

此课之前，组织者可以安排学生自己查阅女权主义关于父权制的论述，进行预习。本书其他社会性别议题的影片，也不同程度地谈到了父权制的概念，可以一并进行参考。

【**教学过程**】

组织者：影片中，西莉与耐蒂学习识字的时候，接触到了"制度"这个词。她们对于何为"制度"，一知半解。这个细节揭示了整部影片所表现的恰是人在制度中的种种弱小与无奈。而影片所要揭示的制度，我们称之为父权制。下面，就请做了预习的同学，介绍一下对父权制的理解。

【**教学提示**】

学生依据所查资料介绍父权制的有关内容。

组织者请学生分析，影片中哪些情节体现了父权制。

学生自由发言，组织者进行补充与引导。

【**教学参考**】

父权制，翻译自英文单词"patriarchy"，它的意思还包括家长制、家长统治等。也有人翻译成"男权制"。父权制的译法更能突显这是一种不平等的权力关系的性质，"父"在中国文化中象征着权力、威严、被要求服从。"君为臣纲，父为子纲"，父权制让我们更深体会到一种来自权力上层的对权力下层者的控制，而不仅仅是男人对女人的控制。男权制的译法则显得过于突出生理性别了。

父权制源于男性在家庭中的统治，现已泛指一切不平等的社会制度，包括性别差异、种族差异、阶级差异，等等。

父权制具有这样的特点：父权制是男性对女性实行控制的基本单位；父权制文化是一种以男性中心主义为典型特征的性别化的文化，男性中心主义是一种贬低女性经验与地位，以男性为中心的世界观。

女性主义理论最重要的作用之一，就是探索妇女在社会中处于从属地位的原因，并指出怎样对性别不平等进行挑战和政治方面的变革。妇女的被排斥、被冷待，以及妇女的精神和劳作之苦的元凶是什么？"父权制"一词为研究妇女受压迫问题和分析这一问题的系统组织提供了一个重要的理论化概念，它还为社会以男性为主导的性质提供了概念形式。父权社会通过其体制严格地界定男女的社会性别角色。以男性为中心的父权制将女性定位于被动的"第二性"和"他者"，并要求女性"根据男人对她的规定"来规范自己的行为，将女性置于父权制的监控之下。

父权制以各种手段——制度上的、社会的、经济的、心理的以及历史的等——对妇女全面参与社会活动的条件进行了限制，使得女性被僵化地描述成只适合某种特定的行为模式。特定的职业与社会角色被标上了女性的特征，它勾画出一种女性应该追求的生理与智力上的理想。这些陈规给女性的家庭和工作都带来了巨大的压力。

在整个人类历史的进程中，性别的关系都是一种支配和从属的关系。男人依权力对女人实施的支配在我们的社会中被十足地制度化，并通过这一体制形成了一种十分精巧的"内部殖民"，使得两性之间的这种支配和被支配成为文化中被普及的意识形态，体现出了它根本的权力概念。

本片便展示了父权制社会中男性权威对女性的压制与女性的反抗。

影片开始，姐妹俩在紫色的花丛中游戏，却被继父粗暴地打断了。西莉与妹妹游戏之时脸蛋上的笑容还尚未消退，她继父没忘记评论一句："你的笑容是世界上最丑的。"这段情节展现了赤裸裸的对尊严的剥夺，以嘲笑剥夺掉西莉作为人对美与快乐的向往的权利，以暴力剥夺掉西莉作为人的主体尊严（体现在两方面：以泄欲将西莉工具化，以卖孩子将西莉更甚一步地工具化），而这来源于"父亲"这一具有巨大象征意义的词汇。

与"父亲"一样，"先生"也对西莉有着绝对的控制权，要打则打，要骂则骂。这也是受"制度"支持的。

两姐妹试图通过识字、通信进行交流、沟通，这本身是对父权制的一种反抗。但是，在"制度"面前，这种反抗失败了。西莉不断被剥夺，她屈从了这个"制度"，成为制度下的牺牲品。14岁的西莉说："我不知道如何抗争，我只知道如何生存。"

父权制的牺牲品，从忍气吞声到麻木不仁到安之若素，"制度"已经被内化，进而甚至成为父权制的帮凶。面对试图反抗"制度"的苏菲亚，西莉对哈波的建议是："打她。"建议儿子也以父亲为榜样对待妻子，这种习非成是体现着父权制的传承。

那场湖上酒吧的混战，也由苏菲亚引起。这场戏刻画出的是苏菲亚反抗"制度"的后果，表面的勇敢无惧后面，是无尽的悲哀。苏菲亚作为"制度"的反抗者，她的命运我们随后还有更多分析。

另一个反抗者是秀格，但她同样成为"制度"的殉难品，为父亲，为家庭，为社会所不齿。影片中，亚伯特的父亲老亚伯特出场的时候，身材矮小的他在气势完全压倒了高大魁梧的亚伯特，肆无忌惮地在亚伯特面前诋毁儿子喜欢的情人秀格。老亚伯特是"父亲"的典型代表。

秀格的父亲是一位教堂中的牧师。"父亲"与"牧师"这两个形象结合在一起，更具有某种制度化的权威象征。影片过程中，秀格几次乞求父亲的宽恕，都被父亲拒绝。

　　影片后期，秀格回来，准备结婚，对婚姻的强调透露出"制度"的强力，她甚至希望以此得到父亲的原谅。

　　影片中另外三个性格与西莉迥异的女子应都是促使其觉醒的因素，耐蒂用独自走向新生活来反抗，苏菲亚用武力来反抗，秀格用才华来反抗，每个人都对西莉形成了强大的鼓舞力，最终带来了她的反抗。

　　但是，仅仅停留在父权制对女性的压迫上，对父权制的理解还太粗浅。男人对女人的统治，只是父权制的一种表现形式。影片中，父权制体现在男人对于女人的控制上，体现在父亲、丈夫对于孩子、妻子的控制上，体现在白人对于黑人的控制上，体现在上层社会对底层社会人民的控制上，也体现在西方的殖民者对于非洲殖民地的控制上……体现在所有二元对立的文化的、阶级的、种族的压迫和权力关系上。苏菲亚遭受白人的压迫摧残，非洲大陆面临殖民统治的危机，在这个世界，暴力独裁和不宽容无处不在，这些都是父权制的复制。

▶ 教学点二

姐妹情谊

【**教学目的**】　深刻领悟"姐妹情谊"的意义。

【**教学过程**】

　　组织者：这部影片中有多位女性之间的情谊，包括共同抗争以及她们之间的纷争方面的内容。西方女权主义有个重要论述是关于姐妹情谊（sisterhood）的。请事先查阅过资料的同学来介绍下"姐妹情谊"的有关内容。

【**教学提示**】

　　学生根据预习的内容进行介绍，如果有不一致的观点，组织者可以启发进行讨论，或者补充。

【**教学参考**】

　　姐妹情谊通常被理解为妇女在共同受压迫的基础上建立起来的互相关怀、互相支持的一种关系。这个概念有两层含义：一是指妇女由于独特性别特征而形成的特殊的妇女之间的关系，这种互相关怀、互相支持、相依为命的感情与充满竞争的男性世界的伦理和价值观念不同；二是以强烈的政治色彩团结受压迫者，开展女性主义运动。姐妹情谊与男人形成的种种集团关系迥然不同，没有等级制度，没有口令，没有秘密的标志，是一种开诚布公的姐妹关系。

　　到了20世纪80年代，也有女权主义学者开始反思姐妹情谊，认为关于姐妹情谊的上述论述，忽视了妇女之间由于种族、阶级、民族的不同而存在的不同政治、经济利益，有过于笼统和抽象的倾向。女权主义者思考：白人的、中产阶级的女权主义，是否能够代表有色人种的、被压迫阶级的女权主义？于是，在20世纪80年代的第三次女权运动浪潮中，一个重要的认识形成了：女性并非一个整体，不存在跨越种族、阶级、性倾向等差异的"姐妹情谊"（这部分内容，在本书电影《时时刻刻》中也有介绍）。

【教学过程】

组织者：这部影片展示了四位黑人女性的命运，以及她们之间的关系。还伴有一个白人女性（市长夫人）的角色穿插其中。影片通过这些女性间的关系，对"姐妹情谊"等社会性别议题有怎样的思考呢？此外，也请大家结合现实生活的例子，来讨论现实中的"姐妹情谊"是怎样的。

【教学提示】

学生们分组讨论。组织者可以提示学生，从四组女性关系入手分别进行分析，即西莉和妹妹耐蒂之间的关系、西莉与苏菲亚之间的关系、西莉与秀格之间的关系、苏菲亚与市长夫人之间的关系。组织者应进一步启发学生思考在当下生活现实中的"姐妹情谊"是怎样的，从而进一步思考这一概念。

讨论之后，每组派一个代表进行全班分享。

【教学参考】

对四组女性关系的分析，应该至少包括下面这些内容。

1. 西莉和耐蒂两姐妹间的情谊

影片开始，两姐妹在紫色花丛中拍手游戏，姐妹情谊的基调就已经浮现出来了。虽然耐蒂只在影片的开头和结尾时才出场，但她与西莉的姐妹情贯穿着影片的始终，正像两人在童年时玩拍手游戏中唱到的那样："你我永远不分离，你我永远一条心，没有洋，没有海，不要让她离开我。"正是这种姐妹情使得西莉这个人物充满魅力，前半生她是那么的懦弱，那么的愚昧，那么的麻木不仁，但同时她又是那么的坚忍无视生活的苦难，那么的深情厚谊。

耐蒂虽然出场不多，但在西莉的觉醒历程中同样扮演着重要的角色，这种影响一点也不比秀格和苏菲亚对她的影响差。少年时的耐蒂就是一个不甘忍受欺压的角色，她教西莉识字的过程更是一种对体制的突围努力。耐蒂对西莉提示了另外一种不一样的存在，她是不同于逆来顺受的西莉的存在。耐蒂是西莉心中魂牵梦绕的人，正是由于读到了被亚伯特藏起来的耐蒂的那组来信，西莉才成为一个彻底的反叛者。

影片开始是西莉和耐蒂拍手歌唱，结束是西莉和耐蒂携手漫步，荡漾着单纯温柔的女性之爱。

2. 西莉与苏菲亚之间的姐妹情谊

苏菲亚一出场，便展现了自主、独立、与父权体制对抗的一面。苏菲亚是亚伯特的儿子哈波的女友，第一次见亚伯特，亚伯特对她表现轻蔑，她立即回敬以谴责，抬腿就走。当哈波困惑于和苏菲亚的关系时，被奴化的西莉竟然给他支招儿："打她！"苏菲亚愤怒地找到西莉，激动地说："我这一辈子都在抗争！"还说，在哈波打她之前，"我会杀了他"。苏菲亚与哈波的关系确实一直在争执中度过，苏菲亚拒绝顺从制度，直到出走。

等待苏菲亚的是悲剧的命运。当苏菲亚成为一个白人女性的牺牲品的时候，姐妹情谊彻底破产了。

虽然影片的前半部，西莉是作为对面的一方与苏菲亚相处的，但是，苏菲亚的反叛又怎么能够不深深地撼动西莉，并且给她以启发呢？在苏菲亚后来陪伴市长夫人在商店里买东西的一节中，西莉帮助了苏菲亚，这可以视为对她当年的启发的反哺吧。

另外，苏菲亚的悲剧命运，同样也是激起黑人女性团结、觉悟的契机。

3. 西莉与秀格之间的姐妹情谊

西莉嫁给亚伯特，成为了一大群孩子的辛勤抚养者，一个家庭的佣人，和一个男人发泄的工具。如果不是秀格的出现，西莉的一生无疑将会是黑暗的一生、受压迫的一生、失去自由的一生、丢失自我的一生。秀格对西莉最终走向觉醒，扮演着最重要的角色。

这种姐妹情谊甚至超越了她们原本的"敌对"身份——她们分别是同一个男人的妻子和情人，但是，她们结合得更紧密，最后共同对那个男人进行战斗。

两人的情谊是从西莉照顾秀格开始的。对这个被丈夫接到自己家中的病中女人，心地善良的西莉开始关心、照顾她。但这背后，是西莉对秀格自由与美丽的尊敬、羡慕甚至崇拜，是黑人女性所共有的悲哀——都是制度的殉难品，是西莉内心潜在的对体制的反抗欲望，同样，这也是姐妹情谊。

面对老亚伯特的对秀格的诋毁，西莉以其特有的方式报复了老亚伯特（口水），西莉的反抗从这里开始。

秀格哼唱的一首《西莉小姐的忧郁》，使西莉第一次被称赞。西莉与秀格哼唱着的童谣，透露出她们共同的期待——被承认，被接受，被爱。

西莉与秀格之间的同性恋情，表现得非常流畅自然而且美好。西莉说起丈夫和她做爱时，从不顾及她的感受。秀格说："听上去好像他在你身上解手似的。"西莉表示同意。秀格于是说："这么说你还是处女？"西莉点头。于是秀格先吻西莉，两人缓缓将手伸入对方衣内，摇曳的铃铛暗示两人的性行为。这段戏还暗示西莉经历了人生第一次性高潮，而且是在和另一位女性做爱时达到的。

影片接下来就写西莉爱上了秀格，盼望能够如影相随。九月到了，秀格要去外地，西莉整理好皮箱，希望同行，但最终无以言表，目睹秀格的马车离去，西莉晕倒在地……这段情节告诉我们：虽然西莉开始醒悟，但远未彻底觉醒。

很多女权主义者认为在父权社会里，只有女人之间才能相互支持、依靠，在许多小说中，女人都有自己忠实的同性伙伴。更有一些激进的人，认为只有女人间的爱情才能真正平等。影片中的两位女性之间也通过做爱传递关爱、信心和希望，但也有女权主义批评者认为，影片中的女同性恋情节几乎全被女性情谊掩盖，体现着影片保守的一面。

影片中，从秀格告诉西莉要学会抚摸和喜欢自己的身体之后，西莉的女性独立意识逐渐觉醒，并在接下来的情节中开始影响和帮助深受父权主义迫害的姐妹们。在苏菲亚被市长夫人操控时，西莉上前代其买家用。之后她又教导"吱吱叫"——"你应当让他们叫你的真实姓名"。在父权社会中，女人一向都是所谓"敌对的他者"，为了打压她们，男性们不允许女性有自己的姓氏甚至名字。而西莉一方面称呼自己丈夫为"先生"，一方面又鼓励"吱吱叫"说出自己的真实姓名，这不能不说是对父权社会的第一步觉醒式的反抗。

总之，秀格以自己对西莉的爱，唤醒了西莉——对西莉之美的衷心赞扬以及肉体上的抚慰。从此西莉再不含胸，再不掩饰自己的笑容。而且，正是秀格帮她发现了妹妹的信，这促成了她最终与妹妹的重逢。这也正印证了自由主义女性主义所言"只有同性之间的关怀，女人才会得到完全的平等"。影片在这里表达了深厚的姐妹情谊。

4.苏菲亚与市长夫人之间的"姐妹情谊"

市长夫人代表着白人的、中产阶级的女性，她的出现成为对普适的"姐妹情谊"的嘲讽。

市长夫人虚伪、愚蠢、冷酷、故作姿态，她口口声声说喜欢有色人种的孩子，要帮助有色人种，但是，在这表演的背后，却是内心对黑人的蔑视。她以歧视的口吻要求苏菲亚当她的女佣，苏菲亚受不了侮辱而断然拒绝；市长跑来打苏菲亚耳光，苏菲亚以拳头回应。结果是，一群强壮的白人男性把苏菲亚围在中间，她孤立无援。她虽然强壮、勇敢，但是她敌不过那么多男人的围攻，敌不过社会体制的重压。种族的、阶级的、性别的，这三重压迫此时得到鲜明的表现。随后便是八年的牢狱之灾，出来之后，她已经失去了原有的生气，眼镜被打瞎了一只，满头的青丝染上了白霜。在残缺的外表下我们看到的是苏菲亚已经麻木的精神，她已经被种族歧视所摧毁。市长夫人终于如愿以偿地让她成为自己的佣人，毫无人性地隔绝了她和亲人相处。此时，我们深谙父权制的强大。

影片有一场市长夫人施舍给苏菲亚一天圣诞假期的戏，但是，时隔八年终于相见的家人，相处没有几分钟，就被市长夫人对黑人的误解、歧视、恐惧所打断，苏菲亚不得不跟着市长夫人离开自己的家。这个一直声称"我对你们黑人很好"的女人，不过是把黑人当成玩具，当成满足自己扮演"善人"的道具而已。

姐妹情谊是存在着，但是，不能把姐妹情谊泛化，更要警惕以所谓的姐妹情谊遮蔽女性内部所存在的阶级、种族、文化、经济和社会地位、性取向、生活方式等种种差异所导致的压迫。不存在普适的姐妹情谊。

【教学过程】

组织者：影片接近尾声，有一场"餐桌对抗"的戏，成为情节矛盾的顶点。请同学们结合对姐妹情谊的理解，来分析这场戏。

【教学提示】

学生自由发言，组织者组织并且启发学生尽可能地呈现更多的观点和讨论。对"餐桌对抗"一场戏的分析，包括的内容如下，供参考。

【教学参考】

在这一幕中，我们可以鲜明地划分出男人和女人两大敌对阵营。在这个小小的饭桌上，四个女人联合抗战，大声斥责身边这些男人的懒惰无能，并毫不犹豫地向他们竖起中指。在说出第一句反抗之词后，西莉的表情有了微妙的变化。当西莉要动刀子时，苏菲亚说："别步我的后尘，他不值得。"女人相互告诫：不要以暴易暴，复制男人的模式。女人们发现原来当所有的姐妹们联合起来，当女人强大时，男人被震住了。西莉说："我长得丑，身材不好又不够聪明，但是 God，I'm here！"——这种宣战方式虽借西方式的宗教之名，但是这声呐喊也正预示着几千年来被锁在逼仄的私人空间里生儿育女的女性，尤其是黑人女性们已经从自己的屋子里走出来，并向这个世界的造物主大声宣告，展示了自己不可否认和不可忽视的存在。

四位女性的团结向我们展示了黑人女性间的姐妹情谊。只有世界上受压迫的女人们联合起来共同奋斗，才有可能争取到自己的发言权和一切其他的权利，正所谓联合的弱者们也有打败孤立的强者的可能。

影片结尾，四个女人面带笑颜地站在门前迎接耐蒂归来的画面，不正是一枚黑人女性在两性战争中胜利的纪念章吗？

▶ 教学点三

个人努力与体制压迫

【教学目的】 帮助学生认识到少数女性地位的改变，不能代表女性整体地位的改变。

【教学过程】

组织者：影片中的四位黑人女性，并不都像西莉一样处于社会最底层的受压迫位置。秀格便是影片里黑人女性的一个特例，她以横溢的才华与不羁的天性，在一定程度上超越了"制度"。虽然她并没有彻底超越，这从她的父亲、老亚伯特等男人对她的态度上，就可以看出来。但是，她毕竟至少在形式和一定程度上受到"尊重"，她开着豪车，生活在所谓的上流社会。

对于在父权体制、种族压迫体制下，少数女性处于较高地位的情况，有一派女权主义者认为：女性可以靠自身的努力改变女性处境，所以，女人应该靠自己，而不要只是谴责父权体制的压迫。

大家如何看待这个问题？

【教学提示】

启发并鼓励学生自由发言，呈现更多的观点，能形成观点碰撞则更好。

【教学参考】

首先强调靠个人努力便可以改变女性处境的观点，很容易忽视不平等的社会性别体制的不公正性，将女人处于从属地位的责任归于女性自身，这将消解反思、改造这一歧视性的体制的作用；其次，认为个人的努力可以改变体制带来的压力，忽视了体制压迫的严重性和结构性，忽视了女性作为整体的利益低下，没有认识到少数的、精英女性地位的改变远不足以代表女性整体的生存处境。

但是，发掘和看到女性在抗争过程中的主体经验却是重要的。它可以启发并且让更多困境中的女性在看到结构性压迫的同时也看到抗争的重要，并且学习抗争策略，鼓励并且激发女性投入反对压迫的社会性运动中。这也便是"个人即政治"理念的体现。

影片中秀格成功的一个真正原因是音乐。美国主流的白人社会虽然从各方面抵制黑人，但也有开明之处——哪怕是源于他们自己的需要，于是黑人音乐得以进入白人市场（《海上钢琴师》中黑人爵士乐之父的出现可做注脚）。

家庭内部的改变，也不等于社会整体的改变。苏菲亚在婚姻中与哈波平起平坐，哈波想让苏菲亚变得服服帖帖，结果遇到的是她不肯低头的精神，从来都像一列勇往直前的军队那样充满霸气。苏菲亚不想忍受的时候，也选择了出走。后面的悲剧故事，更说明了体制的压迫不会因为个人与局部的差异而有所不同。

▶ 教学点四

男人是可以改变的吗？

【教学目的】　思考男人在父权制中的角色，在促进性别平等中的责任。

【教学过程】

组织者：影片也同样呈现了几位男性形象，他们是父权制的帮凶和具体实施者。但是，影片中男人，貌似凶恶，但并非都是铁石心肠、毫无人性。哪怕是亚伯特也会为了维护秀格而违逆父亲的意愿，在这点上他和西莉的感情倒是前所未有的统一——他们都爱秀格。请大家想一想，在女权运动中，男性应该充当怎样的角色？而女权运动本身又该如何看待男性呢？

【教学提示】

这是个开放性的问题，学生的观点可能有非常大的差异，组织者应鼓励学生进行充分的讨论。学生的观点可能有：

（1）男性也是父权制的受害者，他们同样受到父权制的伤害。因为男性也有各种各样的男性，他们之间也有权力关系。

（2）男性是父权制的建造者和维护者，是父权制中受益的人，是欺压女性的人。由于他们的客观处境，他们不可能真正体察女性的困境，所以也不要对男性支持女性解放报以幻想。

（3）在男性参与女性解放的历史运动中，亦有教训。如中国早期的女性解放运动就是由男性领导的，其结果是女性缺失真正的主体解放，而成为政治运动的工具，这样的女性解放运动注定是不彻底的。

（4）反对父权制的压迫没有男性的参与是有缺陷的。因为父权制压迫的是整个人类社会，男性既是建造者也同时是受害者。男性的觉醒和参与才能真正让性别解放更加宽广。

…………

【教学参考】

女权运动中一个重要的议题，便是要解决男人与父权制的关系。男性在父权制中扮演了什么角色？他们是否可能参与到促进社会性别平等的运动中来，成为反对父权制的一部分？长期以来，一个主流的观点是将男性与父权制紧密挂钩，男性是父权制的受益者。如果坚持这样的观点，那么男性一定都会为了自己的既得利益而捍卫父权制，反对性别平等。这样的解读显然是值得反思的，因为男人和男人是不同的，男人间是存在差异的，生理男人也会成为被压迫者，也会成为父权制的受害者，这和生理女人之间存在差异是一样的。如果认可这一点，则男人可以成为反对父权制的力量，可以成为女性争取性别平等的同盟者。

父权制的一个特点是二元的思维方式，即凡男人都应该是阳刚的、有权力的，凡女人都是温柔的、被动从属的。如果我们在批判父权制的时候，仍然坚持男人都是父权制的受益者，都是要压迫女人、捍卫父权制的人，那我们岂不又等同于父权制的思维了吗？

男人并不是铁板一块，男人内部也是有阶级和差异的。老亚伯特和亚伯特，亚伯特和儿子哈利，黑人男人与白人男人，都存在着不平等的权力关系。老亚伯特、亚伯特、哈波，这三代男人对于女性的态度、自身的性别气质，也是存在差异的。耐蒂的牧师丈夫、秀格的牧师父亲，都不同于传统的支配性的男人。

男性也需要改变，他们同样是制度下的牺牲品，而且他们把持的心态不再适合时代。离开亚伯特后，西莉以自己的努力带来了自由和财富，而亚伯特则日益潦倒。世界真的变了，亚伯特开上了拖拉机，而老亚伯特也觉得自己家教出了问题，亚伯特还开始反省自己对哈波与苏菲亚犯的错。

性别气质的建构，性别关系的实践，一直是处于互动的变化中的。苏菲亚作用于西莉，西莉反哺苏菲亚，这过程中让我们感受到爱的互动。亚伯特压迫西莉，西莉反抗亚伯特，最后使得亚伯特觉悟，这又是另一种压迫与反抗的互动。秀格在酒吧里演唱《Sister》，她的牧师父亲的教堂则高歌《上帝告诉你》，秀格听到以后，也开始高唱圣歌，带着自己的听众浩浩荡荡走向教堂。最后爵士乐与圣歌合一，牧师终于接受了女儿的拥抱。秀格说："看吧，爸爸，罪人也是有灵魂的。"这句话昭示着平等。在这个过程中，女性的觉悟无疑起着引领作用。假如没有西莉、苏菲亚以及秀格等女性的反抗，亚伯特所代表的黑人男性会最终"改变"吗？

影片的最后，其实达成了男人与女人的和解，男性不再作为女性的对立面存在，而共同成为体制的受害者。西莉甚至原谅了自己的继父，当得知他并非自己的亲生父亲之后，西莉完全放开了心事。这一段里，西莉想证明的并非是自己没有乱伦，而是她真正的父母其实在爱上并没有遗弃她。继父后来的老婆"他死在我身上"这句话，并不是简单的嘲讽与笑话，而是刻画出那一代黑人男性的枯萎与渺小。同样，西莉也原谅了亚伯特。但西莉、苏菲亚、秀格显然认为男人们仍然很冥顽，她们等待着男人们更大的变化。

这种改变，一直在进行中。

（本文的写作参考了互联网上的多篇影评，特此说明并向作者致谢。）

穿着PRADA的恶魔

影片介绍

▶ 电影简介

《穿着 PRADA 的恶魔》（*The Devil Wears Prada*），美国电影，2006 出品。片长 109 分钟。

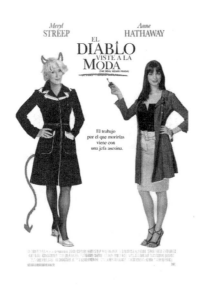

▶ 剧情梗概

刚从学校毕业想当记者的女孩子安迪进了一家顶级时装杂志社，给总编马琳达当助手。马琳达是一个魔鬼般的女总编，一方面自己的生活非常的奢华和光鲜，另一方面却竭尽所能地剥削助手的劳动力，对人非常苛刻刻薄。紧张的气氛蔓延在整个杂志社，工作压力非常大。但是，据说成为她的助手仍然是所有女孩子最梦想的职业，因为可以进入顶级时尚界，可以经历最好的媒体锻炼。

在影片中，这个时尚的女魔头无论公事私事都交给助手打理，把这个可怜的女孩折腾得苦不堪言。例如在有飓风的时候，让安迪去找飞机把她从迈阿密送回纽约；让安迪去找《哈利·波特》未出版的手稿……

安迪的态度从一开始的得过且过，不为工作而改变自己，到后来主动换上了能够被圈子里接受的时尚服装，完美地完成着她的工作。随着安迪越来越适合这份工作，她的思想和时间都不再自由，她与男友间出现了裂痕，她的好友也觉得她变了。

在女魔头发现安迪的能力高于第一助手艾米莉时，决定让安迪代替艾米莉去巴黎参加时装大典，并且还要安迪自己告诉艾米莉这个噩耗。要知道，去巴黎是艾米莉长久痴迷的梦想。

在巴黎，安迪目睹了马琳达脆弱的一面。她已经是再婚，正在面临新的离异。杂志社的老板正准备用她的对手替换掉她。而马琳达成功地进行了反击，保住了自己的位置，以牺牲一个同伴的前途为代价。

这一切都使得安迪觉悟，她不想要这样的生活。她最终辞职，去寻回自己失落的幸福。

 教学流程

▶ 性教育关键点

在父权文化下，女人"美"的标准对女人的伤害；职场成功女性面对事业与爱情、家庭的两难选择；面对激烈的职场竞争，做好准备。

【教学提示】
此课程需要之前有关于社会性别理论或理念的基本铺垫。

▶ 教学点一

"时尚"的奴隶

【教学目的】 反思"时尚"对女人的伤害，不做"时尚"的奴隶。
【教学过程】
组织者：影片中有许多情节描写了女人在追求美丽、瘦身、时尚。找出这些情节，说说你的看法：你认为这种对"美貌"、"时尚"的追求，带给女人的是什么？你支持还是反对？
【教学提示】
这部分重要的不是"支持"和"反对"，而是要通过组织者引导学生一起回味影片中的相关内容，分析其中的社会性别塑造，让学生了解女人"美"的标准是由父权文化建构出来的，并伤害到了女人。
【教学参考】
影片一开始，镜头轮流拍摄了多个职场女性工作前繁琐的准备——打扮。她们一致地挑选衣服、化妆、穿高跟鞋。尤其是高跟鞋，给了多个镜头。这就可以看出社会性别对女性美貌的要求带给职场女性的约束，她们要每天早起，把大量的时间精力花在第一件"工作"——打扮上面，而与此对比的是男性还在睡觉。从这一点就可以看出，社会习惯性的以外貌评价一个女性，对于职场女性，则施加能力与外貌双重的压力，有时能力还会为外貌所掩盖。

安迪前往杂志社应聘，人们最关注的是她的衣着打扮，而不是她的能力。从中不难发现，女性符合社会刻板印象的美丽时尚在一个女性为自己争取工作岗位时的重要性，而与此同时，女性的实际工作能力却往往被忽视。安迪在以后的工作中改善衣着，形象改变给她带来的"好感度"的提升也是显而易见的。

这个影片在把观众置身于时尚殿堂的同时，也向观众展示了社会对女性形象的要求——瘦。安迪的女同事不断节食以控制自己的体重，安迪被认为太胖了，等等。这反映的是整个社会对女性以瘦为美的畸形的品味要求。只有瘦，才能穿漂亮的衣服，只有穿漂亮的衣服，才能得到更多的社会认同，这是传统的社会性别塑造对女性的迫害。

绝大多数女人，都不符合主流社会关于女性美貌的标准，时尚更不是一般人可以得到的。关于时尚的形塑，除了性别的，还有阶层的，借由"时尚"的商业价值标签，时尚的消费者也被贴上了"品牌"的标志，而这些标志又将人分成了"上流"、"奢侈"和"大众"、"普通"甚至"底层"……社会文化强调美貌与时尚的时候，事实上，绝大多数的女人被列为"次等女人"，这对女性是不公正的伤害。

▶ 教学点二

成功女人的压力

【教学目的】 了解成功女人的压力，明白你想要什么样的生活。

【教学过程】

组织者：安迪、马琳达，是影片中的两个职场女性。马琳达是成功的，安迪也曾踩到了成功的门槛上，但她又退了出来。共同之处是，影片都描写了职场成功对女性爱情、婚姻、家庭生活的负面影响。把这些情节找出来，就这两个问题请大家说说看法：职场成功女性需要付出什么样的代价？为什么男人不需要承受同样的压力？

【教学提示】

这部分依旧由组织者引导学生就影片情节进行社会性别视角的思考，进一步思考：女性在职场成功上需要付出什么样的代价？这些代价的背后是怎样的父权文化建构？

【教学参考】

社会要求塑造的女性形象是"顾家的、体贴的、相夫教子的"，而大多数女性在如此社会性别塑造的教育下也以爱情、家庭、母职为最珍视的事物。而职场的要求却是"男性化"的，它用一套男性的标准来定义"优秀"和"成功"，跻身其中参与竞争的女性，就不得不在热爱事业而付出时间、精力的同时，违背顾家体贴的传统社会性别要求。片中安迪说自己去工作是没有选择的，其实她可以选择放弃，但她选择了发展自己的事业。进一步的，安迪的事业使她无暇顾家。如果说，两套产生于父权文化之下的对女性角色的要求是两难的，那么，身在其中的女性也就不可避免地会遭遇"夹击"。

安迪的男友认为她变了，虽然安迪说自己只是包装变了。但男友其实在意的是安迪变成了认真工作，不再附属于男人、把男人放在第一位的女人，她有了事业心，于是他们的关系走向了破裂。

在安迪的职场成长中，我们看到的是社会对职场女性事业心与家庭付出的对立的要求。影片中安迪通过努力，事业蒸蒸日上，而与此相伴的是不断下滑、最终破裂的感情。这在一些人看来似乎很正常。正如一位男子所说：你感情出现危机说明你事业入轨了，你和男友分手了说明你要升职了（大意）。但是，如果换成一个男人则完全不必担心这些，父权文化对男人在经营情感、家庭等方面的要求一向非常低，甚至他们在情感和家庭方面的放弃和失败是被称颂或赞美的。

再来看马琳达。作为纽约最著名的时尚杂志的总编，马琳达全身心都投入到了工作中，白天行程满档，晚上还要审阅书稿。然而与她光鲜的事业相对的，是她暗淡的家庭感情生活。一次又一次的离婚，家人一次又一次的失望，伴随着这个在工作面前从不失败的女人。

影片中当马琳达面临再次的家庭婚姻的失败，她说她闭着眼睛就能知道报纸新闻又会再一次地评论她是"女权至上的霸道女人，工作第一的冰山皇后，又一次地把丈夫扫地出门"。而很明显，这样的评论还很合人心。

对于在职场中成功的女性，社会评价遵循了她在社会性别中应有的形象和家庭角色价值，比如，批评她的工作态度严厉，八卦她的婚姻，而对于她所取得的事业上的成就并不关心。就如安迪为马琳达辩护时所说，"如果马琳达是个男人，人们就会专注于她出色的工作，就不会有那么多的是非"。

实际上，除去工作的一面，在家庭生活中，马琳达尽力分配时间给家人，满足孩子的各种要求。她将家人的照片放在办公桌上，她一直在努力挽救自己的婚姻。

社会性别的刻板印象让人戴着有色眼镜去看这些没有按照社会性别要求将家庭、男性放在第一位的女人。这样的女人违背传统社会性别要求，是对社会性别的"越轨"，而社会对这样的"越轨"会给予贬损、惩罚。我们看到人们将有事业心的成功女性彻底定义为"霸道的、冷酷无情的"，将家庭婚姻的失败全归咎于她，而她自身其实也为此挣扎痛苦。

马琳达其实也是一个普通的女人。最后在巴黎决定离婚后，她流露出不施粉黛的苍老、无助和脆弱；最后与安迪再次邂逅时，先是一言不发地板着脸侧进车内，然后便摘下眼镜，向着安迪离去的方向，会心一笑。从这些细节，我们都不难看出她的无奈和痛苦。

成功的男人背后为什么没有闲言闲语？大家感觉很正常。即使背后家庭出现问题，世人也觉得男人就应该以事业为重，可以理解。而放到女人的身上就会出现这么多问题。在传统观念上，人们认为"男主外、女主内"，男性应该给家庭提供经济支撑，女性应该管理家务、教育孩子。当男人事业取得成功时，女人应该心甘情愿为家庭付出更多一点；但当女人事业取得成功时，却带来了种种不可调和的家庭矛盾——说到底还是社会性别问题。

所谓魔鬼，其实是外人看见的，魔鬼心中的苦，只有魔鬼的小助理知道。

【教学过程】

组织者：影片中的马琳达显得很"男人"，不符合传统女性气质，对此大家有什么看法？

【教学提示】

请同学们自由发言。组织者鼓励学生说出自己内心的真实感受，通过讨论，启发学生意识到在父权文化下，职场女性奋斗背后的艰辛。要尊重那些不符合传统性别气质的人。

【教学参考】

马琳达虽然也是女性，但作为商业上的重要人物，她身上带了很多男性的因素，比如强硬，比如冷酷。

马琳达说过安迪像年轻时的自己，那么马琳达又是如何变成一个难缠的职场时尚女魔头的呢？我们可以看到在男性主导的社会职场环境中，女性想要进入职场、立稳脚跟的艰难，而马琳达在职场中要取得如此高的地位，必然要经历无数的挑战。马琳达在这样的环境中，需要把自己包装起来，或者说需要更多的在职场中显现出有男性气质的冷酷、狠的一面，使得自己符合父权文化下的职场的规则要求——像男人一样生存和竞争，也只有符合这一点，才可能获得成功。这也从另一个角度体现了主导职场的气质是传统意义上的男性气质，整个职场的规则是父权的规则。

在安迪的职场成长中，还细微地暴露了女性在职场中受到性骚扰的问题。在影片中，安迪常常得到两个人的帮助，其中在得到了克里斯蒂安的帮助后被克里斯蒂安追求，克里斯蒂安在追求安迪时总是提到"我帮你保住了饭碗"、"你还欠我一份情"。虽然看似二人两情相悦，但在巴黎时安迪说其实她对克里斯蒂安知之甚少。安迪在看清克里斯蒂安的丑陋面貌后离开了他，但实际上确实还是还了他的"人情"。在男性更有权力地位的职场中女性所处的劣势地位，决定了职场中的女性在面对有交往要求的男性的帮助时的被动，如克里斯蒂安般的半追求半强迫的感情攻势，在展会上亲吻安迪的一幕最明显。陷入半迷惑半迁就的感情与工作的纠葛，也是职场女性的一种困扰。而女性在职场中要努力翻转原有的权力关系，也就容易让自己的性别气质更加"符合"父权文化规则——"像男人"是职业女性奋斗于职场、为自己争得空间的无奈潜规则。

▶ 教学点三

职场有时很残酷

【教学目的】　帮助学生认识职场后压力。

【教学过程】

组织者：导演在影片中宣称了自己的价值观：女孩子不要去沾这些浮华的东西，会失了自我、迷了心窍，还是要回归社会、回归大众、回归温情，等等。这是故事的安排。在现实社会，真的可以一转身就这样离开，回到平淡的生活吗？

如果你是安迪，你会放下已经到手边的成功，放下种种已经得到的时尚，回归原来的生活吗？说一说，为什么？

【教学提示】

鼓励学生呈现不同观点。引导学生明白：你可以选择自己的生活，哪一种都没有错，但是要清楚每种选择的背后是什么，你将从这选择中得到什么，并且付出什么。

【教学过程】

组织者：作为即将走入职场的大学生，这部影片对我们是一个很好的职前教育。职场的竞争有时很残酷，虽然你未必会遇到像马琳达那样的上司，但许多上司并不比马琳达更容易对付。这部影片，在职场从业上给我们哪些提示？请大家列举一下。

【教学提示】

鼓励学生开放思维，罗列出尽可能多的职场提示。比如着装、应聘时的自信和真诚，如何面对性骚扰，如何面对"成功人士"的诱惑，如何面对同事的刻薄和竞争，如何面对老板的尖酸，如何去完成"不可能完成的任务"，如何周全细致地想到老板前面，如何守时地做好事情，甚至包括如何记住你工作中可能接触到的所有人的名字……

关键要让学生懂得：爱岗，敬业，勤奋，细心。

（田芸参与此文写作。）

登峰造击

 影片介绍 ━━━━━━━━━━━━━━━━

▶ 电影简介

《登峰造击》（*Million Dollar Baby*），又译《百万美元宝贝》，美国影片，2004 年出品。片长 129 分钟。

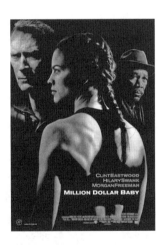

▶ 剧情梗概

年迈的弗兰基是一位著名的拳击教练，由于他太过于投身自己的事业而忽略了家庭，导致长期与女儿的关系形同陌路。生活在底层的麦琪对拳击有着强烈的兴趣，她请求弗兰基收她为徒，却因为自己是 32 岁的女人而被多次拒绝。但她还是坚持每天到拳馆练习，先是感动了弗兰基的老友，打理拳馆的斯科雷普，最后也软化了弗兰基，使他终于决定要把麦琪培养成出色的女拳击手。麦琪和弗兰基在训练和比赛中不断磨合，勇气和梦想让麦琪获得了前所未有的荣誉，也渐渐打开弗兰基封闭已久的心灵，二人的关系得到升华。

但是就在与最强劲的对手比丽较量中，麦琪被比丽偷袭导致意外受伤，终身瘫痪。从此，弗兰基一人挑起了照顾麦琪的责任，给予她真情的照顾和关爱。可是面对荣誉的失去

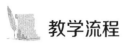

和家人的嫌弃，与其痛苦而毫无价值地躺在病床上，麦琪选择了死亡。弗兰基受麦琪之托不得已而帮助她脱离了生存的痛苦，之后他自己也从人们的视线中消失了。

🖊 教学流程

▶ 性教育关键点

社会性别刻板印象；性别气质多样性的实践；勇敢精神与自我保护之间的关系。

▶ 教学点一

颠覆传统性别气质的女人

【教学目的】　鼓励学生反思性别气质二元刻板印象，懂得好的性别气质应该男女都具有。

【教学过程】

组织者：影片中的女主人公麦琪，是一个颠覆了传统社会性别角色的女人。请结合影片情节，分析一下她的社会性别实践有哪些与传统女性标准不同。请大家自由讨论。

【教学提示】

传统文化中，符合社会性别角色的理想女性应该是柔弱的，性格温情脉脉的，关注恋爱、婚姻、家庭等私领域的，渴望结婚的，不喜欢激烈运动的，等等。但是，麦琪似乎全面颠覆了这些。这部分可以让学生尽可能多地讨论传统社会性别角色下的女性形象，学生可以举出影片中很多表现麦琪不符合这一形象之处，进而分析其由于不符合这些刻板印象所受到的限制。

同时，从麦琪身上，我们也可以看到：传统观念中属于男性的一些气质特征，与传统观念中属于女性的一些气质特征，有机地结合在一起。刚强、坚韧、毅力，细腻、温情、爱心，这些品质，只要体现得恰如其分，都是对个体有利的，而且也是不应该分男女的。那种对具有刚强等特质的女性加以嘲弄、歧视的性别文化，是我们应该批判的。

【教学参考】

32岁的麦琪，没有恋爱（除父亲之外没人说过爱她），心里想的不是恋爱，虽然母亲建议她应该找个男人嫁掉。麦琪同样不温柔细腻，不喜欢传统女性的爱好，而喜欢典型的男性运动——拳击。

她有着极少见诸女性的理想：成为一名拳击运动员，拳击冠军。她为此付出超凡的努力。从中，我们看到了她性别气质中阳刚、坚强、进取、搏击的一面。而这些，以往都被认为是属于男性气质的。一个男人没有这样的气质会被嘲笑，但一个女人如果有了这样的气质也会被嘲笑。麦琪的母亲就蔑视女儿的选择，认为她的职业会让人嘲笑。

事实上，拳击教练弗兰基一开始同样不愿意接收这个女弟子，在他心目中，女人应该远离拳击场。最终是麦琪内心坚韧的气质打动了他，改变了他。

　　拳击练习场中其他的男性拳击手，也没有立即接受她。他们对她说色情的话，这实际上是一种言语性骚扰。值得注意的是，麦琪以同样强硬、色情的话还击了他们。在一个以男性为主体的职业领域，男性的规则便是这个职业的规则，独立闯入其中的女性，只有比男性更"男性"，才能够在这个环境中生存下来。麦琪是深谙其道的。

　　但是，这并不等于说麦琪就丧失了所有的女性气质。她同样保持着许多女性气质中美好的一面。比如讲交情（不为个人前途离开弗兰基），有温情（与弗兰基的感情），重亲情（对母亲和家人的爱心，即使在他们背弃她的情况下），懂同情（关心被自己打伤的拳击对手的伤情），等等。

【教学过程】

　　组织者：同样一种性别气质，恰当的时候是优点，不恰当的时候就可能变成了缺点。用善支持的时候就助人，用恶支持的时候就毁人。请大家结合影片和生活中的实例来说明。

【教学提示】

　　让学生结合影片，充分讨论性别气质的优劣。这些不同的性别气质，在不同的情境下发挥的作用是不同的。同时，对于性别气质的刻板遵守，未必都体现了善的一面。

　　组织者可以启发学生结合生活中的实例，分析并理解性别气质本身没有善恶，如何把握才是关键。比如爱家庭、爱婚姻本没有错，但如果为了家庭和婚姻而牺牲了自己人生的追求，成为家庭的傀儡和奴隶，就不好了；温柔细腻也没有错，但如果没有主见，任人欺负，纵容父权针对女性的暴力，也就不好了。

　　学生可能会提出，这些不就是个人性格的不同吗？这里就可以进一步分析性别气质作为个体性格的一部分，是如何在从小的家庭环境下被建构起来的，可以让学生通过进一步分享自己的经历来讨论这些性别气质建构的情况。

【教学参考】

　　麦琪爱家人，赚了钱首先想到给母亲买一套房子。面对母亲的谴责，她也将泪咽到心里，默然离去。这是她善良、仁爱的表现。当她瘫在床上，家人又来要套取她的钱，我们这时非常担心，她会再次顺从母亲的要求，如果她这样做了，就不是善良而是软弱、不是仁爱而是对恶的纵容了。幸好，麦琪觉悟了，拒绝了贪婪的家人，并且将家人骂出病房。所以，麦琪的性别气质，无论刚还是柔，她内心一直是善的。

　　影片中的另一位女拳击手"蓝熊"比丽，同样具有刚强、勇敢的特质。但是，她的这些特质却是以恶为基础的，她恶意伤害比赛对手，这就变成了凶险、邪恶。她的"刚强、勇敢"就不是我们称赞的。

【教学过程】

　　组织者：古代奥运会是根本不允许女运动员参赛的，而现代奥运会也是到了1900年才允许女运动员参赛。2008年举办的北京奥运会中，唯有拳击项目是只设男子项目不设女子项目的。直到2012年的伦敦奥运会才正式设立了女子拳击项目。之所以存在这些针对女性的禁忌，许多人认为这是为了保护女性，是考虑到女性的身体素质而保护她们。大家如何看待这种保护？

【教学提示】

这里可以让学生自由讨论，尽可能地呈现多种观点，让不同的观点进行碰撞。在父权文化中，"保护"是具有两面性的政策。一方面，它照顾到了女性的生理差异，但另一方面，这些差异也因为这种"保护"而被抹杀了，女性和女性之间的多元差异也被抹杀了；同时它也忽视了女性的自主选择，减少了她们的发展和自我实现的机会。而在不同的国家和地区，在不同的文化背景下，对女性的"保护"也呈现出不同的形态。

【教学参考】

生活中存在着许多以保护为名的伤害，禁止女性参加某些运动，就是一种对女性权益的侵犯。女权运动中曾有一句著名的口号："保护就是歧视。"因为针对女性的"保护"是假定女性"不如男人"、"弱于男人"，从而进一步强化了女性在社会中的从属地位。

真正为女性的发展考虑，就要赋权——创造一个和男性公平发展的机会，让女性有更多可能的选择机会和成长空间。她们在任何事情上都应该拥有和男性一样的权利，由她们自己决定是否行使这种权利，而不是由男人们以"保护"为理由剥夺她们的权利。

可以进一步就目前社会上的一些性别文化进行分析。例如，劳动就业中对女性的"三期"（孕期、产期、哺乳期）以及"四期"（加上"经期"）保护带给女性的困境——"四期"保护一方面让经期的女性免受高强度劳动的痛苦，但另一方面，也使得一些劳动行业的招工产生"性别歧视"。这里"歧视"还有部分原因是因为国家把生育职责推向劳动者个体和企业主。经期保护一方面是对女性生理期的照顾，但另一方面，也强化了月经的"不正常"以及女性因为有月经而比男性弱势的文化。而类似这样的保护政策，是需要在具体情境中进行具体分析的，不能进行刻板认定。再如，相夫教子是女性责任的观点早该被抛弃，职场中依然存在对女性的歧视——认为很多职业不合适女性是对她们的保护。应该倡导给女性提供更多的与男人平等就业的平台和机会，给广大女性提供实现自己梦想的机会。电影让我们反思女性在社会中的地位、能力、事业以及梦想和她们的处境——她们有权利拥有自己的梦想，有能力追逐自己的梦想，有实力与自己的命运抗争。

▶ **教学点二**

性别气质多样实践的男人

【教学目的】 理解性别气质的多样性，同一人身上可能有性别气质的多种实践。

【教学过程】

组织者：我们前面分析了影片中女主人公性别气质实践的特点。其实，从社会性别实践的角度看，影片中男主人公弗兰基，以及一个貌似不起眼的小配角丹尼尔的性别气质实践，也可圈可点。下面就分组讨论一下这两个人的性别气质实践，然后大家一起交流。

【教学提示】

学生分组讨论，然后每组派一个代表汇报小组讨论结果，再集体讨论、分享。

通过弗兰基，我们看到了男性气质的多样性。一个男人既可以粗犷，又可以温情。在此情境中粗犷，在彼情景中却可能温情。他粗中有细，培养拳击手搏击时候，更时刻注意着他们的安全。因此，在这部分，主要目的在于启发学生认识到性别气质的多样性在不同性别者的实践中，是很丰富的。

【教学参考】

在拳击场上，弗兰基无疑是一个"狠"角色，但是，他内心潜藏着许多儿女情长。当他给病床上的麦琪擦汗的时候，就是这样。他给女儿写了一封又一封信，坚持23年去教堂祈祷，又何尝不是呢。

曾经，因为要在事业上进取，他疏忽了家人，使家人远离他。这不完全是他自己的选择，也是社会文化对一个男人要"事业有成"的塑造。但是，他几乎在用自己的整个后半生忏悔。他的行为告诉人们：与事业成功相比，男人生命中还有同样值得珍视的东西，那就是家人、亲情。

另一个不能忽视的人物是丹尼尔。他是柔弱男生，因为太不"阳刚"了，所以被拳馆的同伴视作"女人"，认为他只配和麦琪去比拳。但丹尼尔却说："我不和女人打。"意思是"好男不和女斗"。他被拳击场中恃强凌弱的男人击倒，那与其说是拳击较量，不如说是一场施暴。但他在沮丧了一段时间之后，仍然重返拳击场，继续以他的软弱之躯追求阳刚的梦想。丹尼尔的身上实际也是阳刚与温柔的合一。

两个男性角色的性别气质实践告诉我们，男性气质并非单一的，也不是铁板一块的，而是具有各种可能性。这种多样性的性别气质实践应该得到尊重。

▶ 教学点三

自我保护与人生价值实现

【教学目的】　启发学生认识到价值的自我实现方式是多种多样的，保护好自己不等于放弃追求。

【教学过程】

组织者：拳击是一项危险系数很高的运动，但是热衷于这项运动的人却把它视为自我价值的一种实现，如影片中的麦琪和弗兰基。生活中也有很多在旁人看来具有"危险性"的抉择，但是当事人往往乐在其中，甚至认为是自己生命中非常重要的事业。如何对待"冒险"？影片中的弗兰基一辈子在训练拳击手的时候最基本的出发点就是：随时保护好自己。但这个信念也让一位优秀的运动员在最后离开了他，因为也许这意味着"保守"可能"限制"个人最高价值的实现。我们如何去看待这样的自我保护和价值实现之间的关系？请同学们进行分组讨论。

【教学提示】

让学生分组就这个问题进行讨论，之后在全班分享。组织者可以帮着归纳各组的意见，并进行启发和总结。

也许有很多的观点呈现。这个环节没有任何标准答案，重要的是让学生体会到，处在不同的人生环节中，具有自己的目标，并且努力付出，就是最好的过程。成败并不在于一场比赛，人生更重要的是各种丰富的体验。

【教学参考】

　　人的自我价值是多元化的，也是人对自我的最高追求。人的一辈子就在不断地实现自己的价值。

　　可能有同学认为：不具有冒险精神就永远无法达到自己想要的目标，也就永远会有遗憾。但是，怎样才是成功？赢就是成功，输就是失败吗？影片中的麦琪最后一场比赛的结果是输了，但是她失败了么？如果你是麦琪，你如何看待这样的结局？

　　可能有同学认为：人生安于现状，追求家庭的温暖和个人的平稳发展是最美好的。如果人人都追求平和的生活，那世界也就少了很多危险。那么，在追求平和的生活中，就没有任何风险吗？你不去招惹危险，危险就不会找上门来吗？芸芸众生中更多的是不留下任何灿烂的平常人，但是就他们自己的人生而言，谁又不是独特而各种风险与平和共存的？

挥洒烈爱

影片介绍

▶ 电影简介

《挥洒烈爱》（*Frida Kahlo*），又译《笔姬别恋》、《弗里达》，美国影片，2001 年出品。片长 122 分钟。

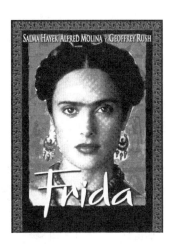

▶ 剧情梗概

本片是 20 世纪著名女画家弗里达的传记影片。

墨西哥女孩儿弗里达原本无忧无虑地成长着，有疼爱她的父母，还有关系要好的姐姐克里斯蒂娜，当然还有那个年纪甜美的初恋。1925 年，18 岁的弗里达和男友艾利克斯同坐一趟公车汽车，遇到车祸，许多人丧命，弗里达身受重伤，昏迷了三个星期，脊椎断裂，肋骨、盆骨、锁骨都因为剧烈撞击而碎裂，右足被压碎，一根断开的扶手从她的左臀插入，刺穿了她的阴道。

父母为了她的医疗费用耗尽家财，男友艾利克斯到欧洲留学离开了她。所有这一切，弗里达无处宣泄，于是她迷上了画画，躺在床上，在画纸上寻找慰藉。当弗里达把家里人都画了个遍后，她也终于凭借自己的坚强可以独立行走。为了减轻父母的负担，她提着自己的作品去寻求著名画家、深受共产主义影响的里维拉的专业意见。

里维拉被弗里达的画作和个性所吸引，弗里达也见识了里维拉独特的男性魅力。在里维拉答应了对弗里达的忠诚后，他们在 1929 年结婚，尽管没有人看好他们的婚姻。此前，里维拉已经结婚并离婚两次了。婚后的里维拉仍然会和女模特儿上床，他对弗里达解释说："这就像是握手时用力了一些而已。"

1930 年，里维拉受邀到美国绘制壁画，并立刻打响了名气。里维拉很享受这里的氛围，弗里达却很怀念墨西哥的生活。这期间，经历了弗里达的流产、弗里达母亲的去世。里维拉的画作《十字路口的人》中由于出现列宁画像引起全美的争议，洛克菲勒终止了对里维拉的赞助，他们被迫回到了墨西哥。

墨西哥的平静生活很快又被打破了，弗里达发现里维拉与自己的姐姐发生了性关系，伤心欲绝，选择了分居。

苏联革命家托洛斯基受到斯大林的排挤，流亡到了墨西哥，信仰共产主义的里维拉将托洛斯基安排在了弗里达的家里。弗里达和托洛斯基一样的坚强和孤独，他们彼此吸引，并且擦出了火花。他们的恋情被托洛斯基的妻子娜塔莉亚察觉，托洛斯基选择了结束这段恋情以保全自己的家庭，他搬出了弗里达的家。

弗里达的梦想是在墨西哥举办一次自己的画展，并听从建议到法国先举办一次来打响名气。她虽然觉着巴黎纸醉金迷的生活十分适合自己，却因为没有里维拉而倍感孤独。然而里维拉在这时向她提出了离婚。之后托洛斯基被克格勃残忍杀害，弗里达因此而入狱，里维拉将她营救出来，她也和姐姐达成了谅解。

弗里达的身体状况每况愈下，脚趾必须切除，脊椎也要动手术，肾脏被感染。在生活接近绝望的时候，里维拉向她提出了复婚。

他们在 1940 年复婚，这之后弗里达的身体越来越差，疾病使她越来越暴躁，越来越消沉，她用画笔记录了她所有的感受。

1953 年，弗里达终于可以在墨西哥举办她的画展，但她的身体条件已经不允许她出席，医生要求她待在床上。为了实现自己的梦想，在弗里达的要求下，她被连床整个运到了画展上。她的画展取得了很大的成功。

1954 年，在离他们结婚 25 周年还有 17 天的时候，弗里达离开了这个世界。她要求火葬，因为她已经躺了足够长的时间，她希望死后可以有一双翅膀，再也不要回到这个世界。

 教学流程

▶ 性教育关键点

在婚姻易碎背景下思考婚姻；在忠贞难觅背景下思考忠贞；女性自主的人生追求；艺术作品表达出的生命思考。

▶ **教学点一**

风雨飘摇的婚姻，你怎么看？

【**教学目的**】　鼓励学生直面婚姻的脆弱，思考婚姻问题。

【**教学过程**】

组织者：影片对婚姻制度提出思考。在遇到弗里达之前，里维拉已经离婚两次，他自称非常相信婚姻，因为他有过两个妻子。但是，所有人都不看好他和弗里达的婚姻。他的前妻说：里维拉不属于任何人，他是一个好朋友，却是一个坏丈夫。他的朋友、摄影师蒂娜也在婚礼致辞时激烈地抨击了婚姻，她说："我不相信婚姻，真的不信。婚姻是一种敌对的政治表现，那些短视的男人不恰当地把老婆锁在家里，束缚在传统和保守的宗教下。好的方面，是两个彼此深爱的人对婚姻的美丽幻想，没有意识到这是相互折磨的开始。"但她转而又说："即使两个人都知道这一点，还是睁大双眼地正视彼此，义无反顾地结婚，我不认为这是保守懦弱的，而是勇敢和激进的，无比浪漫！"

弗里达请教父亲婚姻中什么最重要，他也说："健忘。"在我们这个时代，婚姻正面临着前所未有的冲击，越来越多的人不相信婚姻可以地老天长，离婚率也越来越高，甚至出现了恐婚族。

请大家讨论两个问题：

（1）你相信有地老天荒的婚姻吗？你认为婚姻是易碎品吗？无论回答是什么，均请说明理由。

（2）面对离婚率的上升，我们应该对婚姻有什么样的期望与准备？

【**教学提示**】

学生分组自由讨论，集体交流。

这部分的重点，在于帮助学生直面婚姻的风雨飘摇，引导学生思考婚姻问题，鼓励学生呈现自己的思考。不同的学生对婚姻会有不同的评论，不必要求大家形成一致的结论，也不必倡导，而只是鼓励大家思考。

组织者可以启发学生思考婚姻关系中的多种亲密关系状态。不只有卿卿我我的才是婚姻，多年的婚姻生活往往与浪漫和激情没有关系。

【**教学参考**】

对大学生有害的是，对婚姻抱持单纯的浪漫幻想，相信爱情都可以地老天荒的谎言，缺少对婚姻各种可能风险的评估。在这样的浪漫主义爱情观下走入婚姻，当面对情感和婚姻危机的时候，便会手足无措，受伤更大。

影片也为婚姻留了一些光明的尾巴，比如弗里达与里维拉的婚姻中虽然冲突不断，但还是一起走过了25年；里维拉曾说两人更多是朋友和同志，也许这是他们婚后多年真实婚姻关系的写照。弗里达的父母一直吵架，但当母亲去世之后，父亲仍然很怀念两人在一起的时光。托洛斯基的妻子嫉妒丈夫与弗里达的感情，但在机枪扫射的时候，她下意识地保护他，然后又把头埋在托洛斯基的怀里……

▶ 教学点二

婚姻中的性忠贞，你怎么看？

【**教学目的**】 引导学生思考婚姻中的性忠贞的问题。

【**教学过程**】

组织者：里维拉之前两次离婚，与他的性出轨都有关系。里维拉承认自己是一个无法对妻子忠诚的人，他将这归结于自己身体的特质。他认为，做爱就像撒尿一样，人们把它看得太重了。他反问弗里达："忠贞很重要吗？"弗里达说："忠诚对我很重要。"里维拉承诺婚后对她忠诚。但是，里维拉一直有婚姻外的性，这也许是"忠贞"和"忠诚"的不同界定吧。在和女模特儿发生性关系后，里维拉对弗里达说："这就像是握手时用力了一些而已。"弗里达都容忍了这些性关系。但是，当目睹丈夫和自己姐姐发生性关系之后，她再也容忍不下去了，选择了分居。

影片同时也表现了弗里达与多位女性的亲密性关系、弗里达与托洛斯基的偷情。

请大家思考：

（1）如何理解"忠贞"与"忠诚"的差异？

（2）伴侣间的忠贞，很重要吗？

（3）伴侣间的忠贞，是可能的吗？

【**教学提示**】

学生自由讨论，各抒己见，组织者引导，鼓励不同观点的交锋。组织者可以根据很多影片细节所表达的意义来启发大家认识到这些问题在现实中存在的复杂性。

弗里达并不是一个在性上保守的女性。她在学校的时候及小男友发生性关系，这非常挑战那个时代的主流价值观。弗里达还与多位女性及托洛斯基都有过性关系，没有年龄的界限，没有性别的界限。从她的这些感情经历中，我们可以看出弗里达是一个绝对独立、绝对自由的女性。她有自己的思想、自己的生活方式。她跟随自己的感觉走，从不回避自己的感情。

组织者可以引导学生注意里维拉得知弗里达与托洛斯基私情后的表现。里维拉说："你伤了我的心，弗里达。"弗里达模仿他的口气说："很疼，是吗。但是为什么呢，这只是性交，和用力握手没什么差别。"

里维拉此时的"伤心"，是因为弗里达和别的男人上床吗？那他为什么又说："那么多人，为什么是他？"联系弗里达可以宽容里维拉与女模特儿做爱，却无法容忍他与自己的姐姐做爱，这背后说明了什么？由此进一步讨论忠贞与忠诚的关系。

可以讨论：忠贞如何定义？身体出轨，爱不出轨，算忠贞吗？在婚外与同性的性关系，算不忠贞吗？是否忠贞，与性别有必然的联系吗？

里维拉是一个诚实的男人。在弗里达质疑他不能忠实于一个女人时，他的回答是肯定的。他的理由是他的身体条件让他无法做到忠贞，而且他的一个医生朋友证实了这一点。里维拉是一个自由的人，他选择了与弗里达的婚姻，却没有放弃自己的性爱自由。我们应该如何评价他？一个淫棍，一个撒谎者？还是一个追求身体自主权的自由精灵？

但是，站在弗里达（女人）的立场上，又如何去看待对方的身体和情感的"出轨"？

▶ 教学点三

女权主义者

【教学目的】 做自强的女权主义者。

【教学过程】

组织者：弗里达为我们展现了一个自我追求的女权主义者之路。在身体的巨大伤痛面前，她没有颓废，没有消沉，而是选择了勇敢、顽强、坚韧、进取，不依赖别人。她自称要做一个自己养活自己的人，而且她做到了。在婚姻关系面前，她向往忠贞的爱，但是她并不依赖男人，她一直是独立的，从不逆来顺受，作别人的附庸。在艺术上，她也具有独立的艺术才华，甚至并不比作为著名画家的丈夫差。

从社会性别视角，说说你对弗里达这个人物的看法。同影片中的其他女性进行对比说明。

【教学提示】

请学生自由发言。组织者从社会性别角度组织讨论。

【教学参考】

弗里达是追求自我、大胆、勇敢、自由女性的代表。

一场车祸改变了弗里达的一生，在车祸以后的岁月里，弗里达不得不时刻忍受着来自身体的疼痛。在与父亲的对话中，她说："在这个时刻，我是个累赘。但是我希望在将来的某一天，我能成为一个自给自足的瘸子。"从这些对话中，我们足以看到她的自强不息。她说："我被打断、重接然后再矫正了无数次，我就像个拼图玩具。"就是这样一个女子，能用她的热度和生命活力感染她所遇见的人和物，吸引了里维拉和托洛斯基。在有她参加的聚会上，弗里达都是耀眼的明星，给身边人带来无尽的欢乐和活力。

在她的感情生活中，弗里达是一个完全支配自己命运的女性，她对婚姻生活有自己的理解。

影片中多次出现弗里达穿男装的镜头，她举手投足间，也对传统女性形象进行着挑战和颠覆。在姐姐的婚礼合影中，她穿着男装；目睹丈夫与姐姐偷情后，她又穿上男装，剪掉了作为女性美和感官性特征的长发，那空旷的房间散落着的黑发，夹杂着心底的愤恨，触目惊心。她消除了自己的性别特征，是对公认的传统女性社会角色的批判、对父权文化的反抗和对平等话语权的渴望。她从女性的角度重新阐释男性中心文化赋予女性的社会角色，不愿意仅仅作为男性欲望的对象，表现女性在心理和生理上所承受的压抑和扭曲。

如果我们比照里维拉的第二任妻子鲁普和弗里达的姐姐克里斯蒂娜，就会发现她们的差异是多么大。

鲁普同里维拉离婚了，内心仍然放不下这个男人，仍然眷恋这个男人，不仅在他新婚后去做早餐，还在他和其他女人缠绵的时候用衷怨的眼神偷偷凝视他。

在克里斯蒂娜那里，作为女人，婚姻是一种归宿，组建家庭，相夫教子。电影开始，她为自己的婚礼兴奋着。在弗里达与里维拉的婚礼上，她与自己的丈夫发生争执。在她们母亲的葬礼上，她告诉弗里达自己已经和丈夫离婚了。从她身上的痕迹可以看出，她是对丈夫家暴无法人忍受才提出了离婚。在她与弗里达的丈夫偷情之前，她告诉弗里达："你拥有他是幸福的，我几乎每天都感到无望，有时候我就想回去。"从这些对话中可以看出克里斯蒂娜是保守的传统女性。她认为女人需要一个男人，即使是一个自己不喜欢甚至会家暴的男人，也比没有男人好。她是典型的父权文化的牺牲品。

影片中另一个具有女权色彩的人物是蒂娜，她在影片中出现的时候不是很多，但是每一次的出现都对女权意识有深刻的映照。她对生活方式有独特见解，不屈服于男人的世界，不受婚姻限制，不被爱情拘泥，对于男女及女女间的爱情思想开放，不受性别建构下的婚姻爱情限制，与弗里达的一曲暧昧优雅的探戈将女性的魅力发挥得淋漓尽致。在弗里达与里维拉的婚礼开始时，蒂娜对他们婚姻的发言，是她对现代女性自我意识的充分体现，以及对束缚在传统和保守宗教下女性的反衬。

弗里达和里维拉都信仰共产主义，影片拍摄的时间也是世界共产主义运动兴盛的时期，其中有里维拉和斯奎罗斯关于斯大林争论的情节，在弗里达的房间墙壁上我们甚至发现了毛泽东的画像，整部影片中弥漫着浓厚的共产主义气息。

马克思主义理论体系博大精深，内容包罗万象，涵盖了社会的政治、经济、文化、军事、历史和人类社会发展与自然界的关系等诸多领域。马克思妇女理论认为：私有制是妇女受压迫的根源，消灭私有制是妇女解放的根本途径，参加社会劳动是妇女解放的一个先决条件，妇女解放和无产阶级解放的目的具有一致性，是无产阶级解放的重要组成部分。

教学点四

透过作品看画家

【教学目的】 理解影片中弗里达的画作，进一步理解这位女权主义艺术家的追求。
【教学过程】

组织者：影片中不断出现弗里达的一些经典名画。这些艺术作品既是她生命体验的真实写照，也是女权主义的道白。弗里达不同时期的画作，是她对于自己内心感受的意象描绘，充斥着痛苦和无助，诉说着她所经受的苦难，是她日渐觉醒和独立的真实写照。

请大家课后查阅相关资料，理解这部影片中出现的弗里达画作的意义。
【教学提示】
让学生分享对弗里达画作的理解和体会。
【教学参考】

弗里达的画作，庄严地表现着女性真实、现实、苦楚的品质，是绘画把她的灾难变成了戏剧，这成为她典型的自我意象——痛苦的哭喊和对关注的渴望。互联网上有许多对弗里达画作的介绍，其中许多涉及了本片中出现的画作。以下为根据网络资料整理：

车祸使她脊椎粉碎性骨折，盆骨碎裂，阴道被刺穿，医生用石膏裹住她的全身。在病床上她开始画自己，在《破裂的脊柱》（1944 年）中，典雅的埃奥尼亚式的脊柱断裂着，肉身用无数钢钉支撑着——这样的石膏加铁钉的箍衣陪伴了她整整一年。

与车祸相比，医院和无数次的手术对她的伤害是终身相随的。在《法里尔医生肖像前的自画像》（1951 年）里，弗里达身着白衣黑裙，坐在轮椅上，灰色病房的墙壁上围着蓝色的边线。她的左手捧着调色盘，里面盛放着一个血脉交织的心脏，右手抓握的一把画笔上鲜血淋漓。法里尔医生的肖像就放在旁边，她以四十五度的侧脸冷静地观看着前方。她总将自己内心的创伤毫无保留地展示出来，每一笔触都直达伤痛的最深处，用这种独特的倾诉方式来消解痛苦和焦灼。

车祸给她的永久伤痛是难以生育，流产的噩梦在作品里显现出一种殉道的意味，以及对诞生和死亡的祭奠。子宫、胎儿、血缘、纠结着爱欲的眼泪，倾诉着她渴望生育却永远无法实现的呓语。《飞床》（1932 年）是弗里达的自画像，在白色的病床上，裸体的她流着淤血，从腹部伸出六根血管，连接着胎儿、花朵、盆骨、机械等形象。伤痛和欲望像永远无法解决的悖论，如梦魇一样缠绕着她弱小的身躯，巨大的眼泪从眼角缓缓渗出。《莫西》（1945 年）的画作中央，出现了一个胎儿形象，它被倒置在剖开的子宫里，上方是一个巨大的火球，它伸出手指指向怪异的人类，象征生育的细胞分裂图像置于胎儿两边。生育作为女性独特的体验成为女艺术家无法逃避的主题，和生殖有关的意象总是带着神秘、震慑的力量。母亲、胎儿的形象诉说着女性的痛苦和欢愉，它们是女性独有的表达途径。生育欲望的实现代表女性经历完满的生命历程，而在弗里达那里，却是无法达到的边界。但她画笔伸向破碎身体的内部，从美学的意义上挽回其完整性，她以对身体破碎的揭示，完成了艺术化的身体生产。

从美国回来之后，失意的里维拉与她的姐姐克里斯蒂娜发生了暧昧关系。弗里达伤心欲绝，画了一幅《稍稍掐了几下》的油画，取材于一则新闻报道：一个喝醉酒的男人将女友扔在床上并刺了二十几刀，在法庭上为自己辩护的男子轻描淡写地说："我只是稍稍掐了她几下！"画中女子手脚张开地躺在床上，肌体上布满血肉模糊的伤口，一只胳膊流淌着鲜血下垂在床边，黄绿色的地板上溅满血污，甚而铺溢到了画框上，而那个男人，那个杀人者，冷漠地拿着匕首，赫然站在床边。弗里达同情这个女人，她将自己生活中的"谋杀"投射到了这个女人的灾难上。她悲伤，萎靡不振，神经极度衰弱，唯有用坚强的意志和激情的绘画来减轻痛苦。

弗里达的生活和她的艺术作品所反映的一样，肉体和精神上的痛苦纠缠了她的一生，它们常常同时发作，使她成为痛苦的牺牲品。1946 年的一幅自画像中，她将自己画成一头受伤的小鹿，身体被画成年轻牡鹿的身躯，头上长有鹿角，小鹿身上插满利箭，在一片空地上孤独伫立，伤口淌溢着鲜血，而她的脸平静异常，那一年她进行了椎骨移植的手术。那些利箭和《稍稍掐了几下》中的刀伤如出一辙。

在 1944 年，弗里达的健康状况日趋糟糕，她不得不穿着钢制胸衣以减轻脊椎的疼痛，昏厥低烧不断，手术在所难免。在《毫无希望》（1945 年）一画中，一个巨大的漏斗用梯子架在病床上方，里面装满了火鸡、牛肉、腊肠、脑子、海鱼，还有一个骷髅头，附有"弗里达"的标签，恼怒和恐怖的压抑形象简直让人呕吐，这就是她的真实状况。没有人能将自己的痛苦用漫长的绘画方式一点一点描摹下来，她用磨难的祭奠方式获得新生。

女魔头

推荐教学对象：大学生

 影片介绍

▶ **电影简介**

《女魔头》（*Monster*），美国、德国合拍影片，2003 年出品。片长 109 分钟。

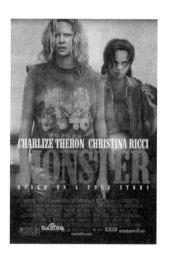

▶ **剧情梗概**

小时候的艾琳·沃诺斯有着很多的梦想并且一直坚信着，但是当她将梦想与别人分享之后，得到的只是讥笑和谩骂。于是她开始自我封闭，每当心情低落的时候就会躲到幻想的世界里，成为另一个自己，过着完全不同的生活。

艾琳 8 岁时被父亲的朋友强奸，告诉父亲后并没有得到信任，反而被父亲毒打，这种生活持续了多年，直到最后父亲自杀。艾琳寄住到了亲戚家，为了不给他们增加经济负担，她自己学会了抽烟、打扮，13 岁开始为别人提供性服务，却又因为在派对上被别人认出而被亲戚们赶了出来。于是她离开了，从此再也没有回去。

直到有一天，艾琳彻底绝望了，却在自杀前遇到了希尔比·沃尔。

希尔比就是一个处于叛逆期的自私的小女生,她唯一能确定的就是自己的性取向。她有点自卑,有点内向,内心里却又十分叛逆、躁动不安。父母因为希尔比的性取向感到很难堪,她寄住到父母的朋友家打算想清楚,还没找到工作就先伤了右手,父亲帮她付医药费但前提是她要回去变成"正常人"。在回家之前,她在同性恋酒吧认识了艾琳,被艾琳吸引,因为她觉得艾琳活得自在,完全随心,毫无顾虑。得知艾琳是性工作者后,希尔比反而觉得神奇,觉得有那么多男人愿意花钱和她在一起是一件很有魅力的事情。

两人陷入爱河。一个绝望到想要自杀的人,却在临死前看到了一丝希望、一丝光亮,这对她有着致命的吸引力。为了能跟希尔比在一起,她继续提供性服务赚钱,却遭到了强奸和性虐待,她开枪杀死了那个男人,抢了他的车和钱带着希尔比离开了。经过这次的杀人事件,艾琳已经开始害怕并完全厌恶做性工作了。她决定找份工作,却因为低学历、毫无工作经验而遭到各种拒绝和羞辱。艾琳意外地在垃圾桶里的报纸上看见那次的杀人案没有线索的新闻,于是当回到家里面对希尔比的责问和埋怨时,她选择妥协,再次做回了性工作者,其实是开始了杀人的营生。

直到她杀了一个警察,她知道事情马上就要暴露了,希尔比却无视她的害怕、慌张,并要求必须再去弄辆车来。艾琳喝着酒来到公路边继续杀人、抢车。当东窗事发,她只能放下心中的万分不舍送挚爱的希尔比离开,并把所有的钱都给了希尔比,希望她能过得好,而自己则留下来独自承担。她把手枪扔了,她不想被抓也不会选择自杀,她期待着希尔比能够给她打电话、重新回到她身边,她们还能够继续在一起。

在监狱里她很开心地接到了希尔比的电话,她知道警察没有线索,也知道警察会监听电话,所以尽管希尔比一直在电话里哭诉,她还是一直否认着。但当最后希尔比否认拿了艾琳给的钱之后,她终于明白希尔比已经与警方合作并在极力撇清和她的关系,于是尽管心里很痛,尽管知道一旦承认就没有了退路,但她还是在电话中坦诚了一切,默默哭泣。

法庭上,希尔比指认了艾琳。艾琳表情复杂,泪流满面。

 教学流程

▶ **性教育关键点**

处理恋爱中的几个问题;对性工作和性工作者的认识;围绕性工作的一些争论;性工作者自身的权益主张。

▶ **教学点一**

这份"爱情"的启示

【**教学目的**】 明白如何处理一份与对方价值观不一致的恋情;热恋中要保持清醒的头脑;包庇恋人的犯罪没有意义。

【教学过程】

组织者：与希尔比的爱情，使对人生绝望的艾琳重拾生活的热情；但是，也正是对这份感情的依赖，使得艾琳一步步走向犯罪的道路。大家分析一下，两位女主人公的爱情给我们什么启示？

【教学提示】

学生自由发言，组织者引导。学生们提到的启示，可能包括：恋爱中，如果遇到和自己人生观、价值观不一致的人，可能矛盾会很大；但是价值观不一致的对方往往会给自己带来新鲜感和激情；在恋爱的热情中要有自己的主见；发现恋人不适合自己，要考虑清楚后果，不要被感情所蛊惑……

【教学参考】

艾琳与希尔比表面很好的爱情后面，透露出两人的种种不和谐。艾琳曾说："现在有你了，我要的都有了。"但希尔比却有许多物质欲望要满足。艾琳想洗手不干性工作了，但是希尔比却非常不理解，也不支持。这说明，她们不但价值观不同，而且希尔比很不尊重艾琳……就在她们准备再抢一辆车就离开的时候，艾琳却杀了一名警察，在艾琳极度慌张的情形下，希尔比却不管不顾地以行李太多为由拒绝乘坐公共汽车离开，而是要求艾琳必须赶紧弄车再走。希尔比从头到尾只想到了自己，完全没有问过艾琳今后会怎么样。

这份感情对于两人的意义是不同的。对于艾琳来说，这是她生命绝望之际的情感依靠；对于希尔比来说，则只是一份情感而已。而且，希尔比整体给人的感觉，是一个不成熟的孩子。她们一个爱得义无反顾、抛却自我，一个爱得自私，只知接受、从未给予。她们的爱的不和谐，表面上看在于两个人的价值观不同。但是，真正的悲剧在于，希尔比并不能尊重、理解、重视艾琳，而艾琳也未能意识到这一切，而将自己无原则地陷于"爱情"中。

价值观不同的两个人不是不能在一起，但是彼此包容对方、尊重对方很重要。

【教学过程】

组织者：影片中，艾琳很大程度上是为了满足希尔比的欲望，才一次次杀人的。当事情要败露的时候，艾琳首先想到的还是希尔比的安全，让她远离自己，把全部的钱都给了她。但是，希尔比还是出卖了她，在电话里诱她承认杀人了，并且在法庭上作证。大家如何看待希尔比的行为？如何理解二人的感情？

【教学提示】

学生自由发言，讨论。有些学生可能会谴责希尔比的薄情寡义，组织者应该启发学生认识到，在对待爱情的过程中，不要被激情所左右，而要对自己的人生进行理性的、负责任的思考。

有学生会意识到：即使希尔比全力包庇艾琳，后者被绳之以法也只是时间早晚的问题。而且，那时，希尔比可能因为包庇而同样进监牢，这一定也是艾琳不想看到的。所以，事情到了这一步，与其欺瞒警察，不如明哲保身。法庭上，艾琳面对希尔比指控时的表情是复杂的，其中愤怒的情绪并不多，更多的是难舍之情。

教学点二

因何选择性工作?

【教学目的】 明白父权文化对女性的压迫是存在的,但女性选择从事性工作的原因是多样的。

【教学过程】

组织者:通过这部影片,大家对性工作者、性工作,得出哪些印象?

【教学提示】

学生自由发言。

学生们的分析可能涉及两点:

(1)艾琳成为性工作者的背景和历程;

(2)艾琳作为性工作者所受的歧视和伤害。

组织者可以引导大家先集中讨论第一点。

反思父权文化没有错,但在这个过程中,要警惕将性工作者的"成因"单一化。

组织者在这部分引导学生认识到女性选择从事性工作的多种原因,艾琳从事性工作的原因绝不等于所有性工作者择业的原因。我们不能够对性工作进行简单的谴责,更不应该对性工作者有刻板印象。

【教学参考】

影片为我们描述的艾琳的人生轨迹,似乎是一个非常典型的深受父权伤害的、符合主流文化定义的"妓女"形象:从小被父亲的朋友强奸,告诉父亲,却换来父亲的殴打;被嫖客强暴,不得已杀人自卫;然后就这样一步步走上了犯罪道路。逼迫她走上犯罪道路的,是男人,是父权。

毫无疑问,导演并没有一味地强调艾琳的恶魔角色,而是一步步地展现出艾琳走向"女魔头"的过程,其对父权社会主流意识的拷问引人深思。

西方有许多种解释性工作的理论,比如:马克思主义的阶级剥削论与一夫一妻补充论、婚姻缺乏论、社会功能论(安全阀理论)、贫困卖淫论、职业环境差异论、收入差异论、老爷强奸论、家庭残缺与早年堕落论、男人的性偏好论、男性压迫论、下九流论、个人道德堕落论。同时,也有自愿职业论,即认为性工作是一种职业选择。自愿职业论是当今最主流的理论,将性工作和性工作者去污名化了。

教学点三

性工作,你怎么看?

【教学目的】 认识到男人并不都是坏人;引导学生以全面、开放、多元的视角思考关于性工作的种种争议。

【教学过程】

组织者:在讨论了艾琳成为性工作者的背景和历程之后,我们再来看看,影片展现了

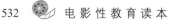

艾琳作为性工作者所受的哪些歧视和伤害。大家不妨先列举一下。

【教学提示】

学生自由发言，组织者引导，尽可能全面列举。可能的例子有：

（1）艾琳杀的第一个男人骂她、打晕她，强暴、性虐待；路上遇见的警察利用职权威胁她，要求她提供性服务；她杀的第二个男人因为艾琳说的一句话就立刻板着脸甩狠，要求口交。父权社会的许多男人是蔑视、贬低女性的，对待女性多以暴力解决问题，女性是绝对的弱势。

（2）艾琳每次提供性服务的开场白都是，自己的孩子在迈阿密，她想赚钱去看他们，而男人们则由此认为自己对她是帮助、是施舍，满足了生理需求之外更是极大地满足了其心理上的男性气质需求。

（3）艾琳找工作一直被歧视，这就是主流意识对于性工作者的态度。就像艾琳自己所说的，人们总是瞧不起她们，认为她们选择了最容易的一条路，完全没有人关心她们的需求，也没有人相信她们能够做些什么。那些自认为社会地位高的女人们对于性工作者也是充满鄙夷。

…………

【教学参考】

影片表现了父权文化下对性工作者的污名："一日为妓，终生为妓。"因为被知道曾从事性工作，她被从寄宿的家中赶了出来；她找工作，没有资质与能力，不得已重操旧业。

这些描述达成了两方面的效果：一是对父权社会对性工作者歧视的控诉；二是对性工作者的进一步污名，她们是受害后不得已选择性工作的，她们是没有能力开始新生活的。在这些情节中，对性工作者的污名与压力，远远大于对歧视、排斥她们的社会的控诉。

【教学过程】

组织者：影片塑造了一些"坏客人"的形象，同时，也塑造了不同的客人形式，甚至还有关心性工作者的好男人形象。大家不妨列举一下。

【教学提示】

学生自由发言。电影中涉及"好男人"形象的可能有：

（1）艾琳开始按照计划行事，在公路上拦车，若对方要求性服务则开枪杀人。但这也有例外，比如那个柔软怯弱的胖子，他从来没有做过这种事情，被艾琳一席露骨的话吓得连说话都说不完整，艾琳没有杀他，或许从内心深处她觉得他们都是一样的人，被禁锢在自己的内心世界里，所以她会对他感同身受，态度友好。

（2）艾琳的身边有一个好朋友汤姆。汤姆是二战的退伍老兵，他从战场回来之后也经历过一段痛苦、自我厌弃、被社会排斥的时期，所以他了解艾琳的艰辛，理解她的工作，知道她别无选择。他会借口自己吃饱了把三明治给艾琳吃，他会为艾琳找到了对她好的人而开心，他会在艾琳伤心失意的时候开解她，他会在发现通缉令的时候试图带艾琳离开……

（3）艾琳杀的最后一个男人，并不想嫖，而是诚心诚意想帮助她……

男人是多样性的，即使性工作者的客人，也是多样性的，并不都是施暴者。

【教学过程】

组织者：在当今社会，针对性工作有四种不同的主张，分别是：

（1）反对客人，反对性工作者，认为性工作败坏社会风气，所以客人和性工作者都应该受到严厉打击和禁止。

（2）反对客人，不反对性工作者，认为性工作者从业是不得已的选择，但客人欺压性工作者，所以应该禁止嫖。

（3）不反对客人，也不反对性工作者，但反对中介方。认为双方自愿的性交易对双方都有好处，禁止客人同时也就伤害了性工作者，仿佛支持开超市却把客人挡在门外。但是中介方是剥削性工作者的人，应该禁止，主张性工作者直接面对客人提供性交易。

（4）不反对客人，也不反对性工作者，同样不反对中介方。认为中介方是提供服务的，有助于性工作的良性运行，可以更好维护性工作者和客人的权益。中介方收取的费用并不高，远比世界五百强老总们赚得少多了。

对于这四种观点，你选择哪一种？为什么？请站队表态。

【教学提示】

组织者请学生们站成四队，分别代表四种观点，让学生们之间进行讨论。重要的不是经过这讨论达成什么共识——围绕性工作的话题，永远不可能有共识。讨论的价值在于不同价值观的呈现，鼓励学生尊重和自己不同的价值观，努力去思考不同观点背后的内涵，提升思辨能力，培养对社会问题审慎观察、开放思维、独立思考的态度，而不是人云亦云的盲从。

关于性工作，在本书的电影《窈窕老爸》中也有所论述，可以参考。

最后，建议组织者介绍一下国内从事性工作者权益运动的"流氓燕"的一些主张，以帮助学生听到不一样的声音。

【教学参考】

"流氓燕"曾提出一些关于性工作的主张，如：

（1）不要把性工作与淫荡、性乱联系在一起，性工作更普遍地只是满足了男性的基本性需求。一个性工作者，真的有可能是一个纯朴的，对性一知半解的女人，她的爱情，极有可能一尘不染。性工作者不等于荡妇。

（2）性工作者要求性工作合法化，不是在争取淫荡权、乱性权，而是在争取生存权、工作权。这个问题跟她的生存息息相关，并不像道德家那样轻松。

（3）女性并没有失去淫荡的权利，在道德的宽容下，淫荡的女人生活得骄傲而自信。聚众淫乱的故事，并不只会发生在性工作场所，不一定发生在性工作者与顾客之间。淫荡的女人没有生存的压力，她们在做被法律默许的游戏。我很明确地知道在中国，女人可以跟任何男人上床，用任何方式做爱，并不被指责，只要不向他收钱。

（4）为什么做婊子还要立牌坊？因为女人需要牌坊，婊子也是女人，所以，婊子也需要牌坊。我并不喜欢称性工作者为婊子，那是骂人的话。性工作者需要牌坊，因为牌坊代表着名誉与尊严，没有人会不需要这些。性工作者也渴望被尊重。

（5）我们可以花时间思考一下，我们反对性工作合法化，不能接受性工作合法化的原因是什么？其中，我想最重要的一点就是，你们害怕更多的女人成为性工作者，甚至你们的亲人或者朋友、你们所爱的人成为性工作者……

（6）性工作合法化，不会吸引更多的女人成为性工作者。a. 人们仍然需要道德来装饰自己。性道德的制高点，不会是性交易，这一点我们都认同。b. 性工作仍然具有一定的风险。c. 性工作合法化之后，不一定会是一个暴利的行业，不足以吸引更多女人。d. 市场的需求是最强大的，它会控制这一切。

（7）实现性工作合法化的国家的经验值得借鉴。我们可看到一些事实：性工作者合法化没有带来道德沦丧；合法化并没有使所有的女人成为性工作者；合法化并没有阻止他们的国家进步。一楼一凤的中国香港，还有新加坡，都是华人文化的核心城市，中国人仍然保持着传统文化中美好的一部分，并没有被性工作摧毁。

（8）性病与艾滋病不是性工作者天生携带的。性病来自不安全的性行为，不是来自性，更不是来自性工作这个职业。正是因为法律打压，社会抵制，没有形成良好的生存环境，缺少健康保障，性工作变得地下化，才会不安全。而你们如果担心性病、艾滋病，更应该提倡公开合法管理。

"流氓燕"致力于为性工作权益奋斗，她给自己提出的战略目标是：

A. 加强自我认同。B. 推动社会认同。C. 推进性工作合法化。D. 成立工会。E. 制定行业规范。F. 制定职业安全保障与福利。

A——自我认同：（1）我是一个性工作者，我爱我自己。我认同自己的职业，承担这个选择的一切后果。（2）性工作者是与其他社会工作平等的职业。（3）性工作者也在为社会的进步做贡献。（4）性工作者享有一切正当的权利。（5）性工作者有自己独特的魅力，无需自卑地寻求认可。

B——社会认同：（1）不歧视，不伤害性工作者。（2）接纳性工作者。（3）为性工作者平权发声。（4）建立更多的性工作者关怀公益组织。（5）有性工作者的出版物。（6）允许性工作者的游行集会。（7）性工作者参选。

C——性工作合法化：（1）合法化签名征集。（2）法律论坛。（3）人大提案。（4）红灯区的折中建议。（5）街头倡议（各种公开集会）。（6）国际交流。（7）合法化具体方案。（8）呼吁减少对贫困性工作者的经济处罚。（9）非法下的暴力、压迫、腐败、拐卖报告。

D——成立工会：（1）成立工会刊物。（2）每年如期庆祝性工作者的节日。（3）重大事故惨案关注慰问。（4）每年一次的性工作者代表会议。（5）针对性工作者重大事件发表评论。（6）提供法律援助。（7）发展性工作者文化。（8）提供（贫困或重症）健康服务。

E——行业规范：（1）嫖客行为守则。（2）性工作者职业道德与行为规范。（3）保护未成年与年老嫖客的建议。（4）健康体检。（5）投诉机制。（6）性技师培训。（7）收费标准。

F——职业安全保障与福利：（1）性工作者保护法。（2）性工作者维权机构。（3）退役性工作者的福利。（4）贫困性工作者的救助。（5）性工作者应急救助基金。（6）外劳性工作者维权机构。

沙漠之花

推荐教学对象：大学生

 影片介绍

▶ **电影简介**

《沙漠之花》(*The Desert Flower*)，英国、德国、奥地利合拍影片，2009 年上映。片长 122 分钟。

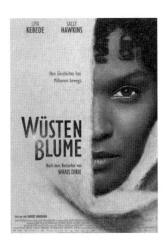

▶ **剧情梗概**

沃莉丝出生于索马里沙漠的游牧民族，三岁那年接受了当地习俗所要求的女性割礼。女性割礼是为了保证女子在婚前的"纯洁"所实施的一种手术。十二岁时，为了五头骆驼被父亲嫁给六十岁的老叟做第四个妻子。结婚前夜沃莉丝决定逃走，投奔摩加迪沙的外祖母。外祖母让她去给当时索马里驻英国大使夫人的姨妈做女佣。索马里战乱，原政府被推翻后，沃莉丝不愿意回索马里而留在英国。偶然的机会，她成为时装模特。各种见闻，使她开始反思在祖国所受到的压迫。利用接受采访的机会，沃莉丝控诉了割礼对女性的伤害，成为第一个站出来向割礼宣战的受害人。她最终投身于妇女解放事业，受邀到联合国进行演讲，反对割礼……

教学流程

▶ 性教育关键点

割礼与针对妇女的暴力;"处女情结"与对女性身体的物化;文化差异与人权。

▶ 教学点一

割礼与针对妇女的暴力

【教学目的】 了解割礼,认识到这是针对妇女暴力的一种形式;了解性别暴力。

【教学过程】

组织者:请事先准备的同学为大家介绍何为割礼,何为性别暴力。大家有不理解的内容,向他们提问。

【教学提示】

课前请学生准备关于割礼与性别暴力的资料,在课上讲解。从割礼延伸到性别暴力。

【教学参考】

割礼分为男性割礼和女性割礼两种。男性割礼即切除全部或部分阴茎包皮,《圣经》中《创世记》有记载。实行割礼的民族广泛分布于世界,早期割礼普遍使用石刀而非金属刀,由此可知其历史悠久。作为一种传统礼仪,割礼都在青春期或青春期之前进行,有些阿拉伯民族则在临近结婚之时进行。

女性割礼在非洲盛行,是千百年流传的极其残酷的习俗。影片中讲述的女性割礼,是割掉阴蒂、大小阴唇,缝合,只留下一个火柴头样的小孔,直到新婚之夜由丈夫用刀打开。这可以保证男人确信自己的妻子是处女。

性交时女人伤口被撕裂,然后愈合,然后再撕裂,就这样周而复始、苦不堪言。当丈夫外出放牧或务工时,这种割礼功能亦可用于他回家时检验妻子是否忠实。

因女子的敏感部位被割除,以及性交造成的疼痛,被施割礼的女子成为"无性者"。她没有性欲,一生里永不会得到性快感。尽管她可以行房,却因肉身的残缺而不能得到任何快乐,反而尽是苦痛。正如沃莉丝在联合国的演讲:割礼使女人痛苦,不快乐。她呼吁致力于改变这种命运。

割礼是性别暴力的一种形式。

所谓性别暴力,是基于性别之间权力关系的一种暴力。性别暴力更多是针对女性的暴力,指对妇女造成或可能造成身心方面或性方面的伤害或痛苦的任何基于性别的暴力行为。1993年联合国《消除对妇女的暴力行为宣言》中提到:对妇女的暴力行为应理解为包括但并不限于下列各项:在家庭内发生的身心方面和性方面的暴力行为,在社会上发生的身心方面和性方面的暴力行为,国家所做或纵容发生的身心方面和性方面的暴力行为,无论其在何处发生。

性别暴力的具体表现形式,除割礼外,还包括性骚扰、强奸、拐卖、剥夺生命权(如针对女胎的人工流产）、"苗条暴力"（美貌暴力）、家庭暴力……

【教学过程】

组织者：影片中还呈现了哪些性别暴力？请同学们自由发言。

【教学提示】

这里需要组织者启发学生打开思路，从社会性别的视角去找到影片中的性别暴力的例子，可能包括：沃莉丝被强行卖给一个老男人当第四个老婆；沃莉丝搭大货车去首都的路上，遇到男人的性侵犯；还有沃莉丝父亲对她母亲的暴力；等等。

此处还可以参考本书电影《初恋红豆冰》中关于"苗条暴力"和"美貌暴力"的教学参考。

组织者可进一步启发学生讨论反对针对妇女暴力的意义和重要性。可以让学生进一步谈谈，对影片结尾，女主人公在联合国演讲时提到"割礼"阻碍了非洲的发展这个问题的理解，等等。

【教学参考】

沃莉丝的妈妈当年不顾父母反对，从首都嫁到沙漠里，给一位牧民当妻子。当沃莉丝出走之后，沃莉丝的外祖母对她说，由于她的出走，她的爸爸殴打妈妈。当初是怎样的力量，让一个女人穿越沙漠嫁给游牧民族中普通的一员，经历生育的痛楚，经历看着自己女儿因为割礼而死去的痛楚，换来的却是男性的家庭暴力。

影片中白人女孩玛丽琳因为"胖"而当不成舞蹈演员，沃莉丝因为美丽而成为模特，也都在共同建构着"苗条暴力"、"美貌暴力"。父权文化中，这种以男人的审美标准建构起来的女性美，对于不符合这个美貌特点的女性，就构成了性别暴力。

▶ 教学点二

被物化的女性身体

【教学目的】　让学生理解割礼是父权文化对女性的身体控制，"处女情结"将女性物化。

【教学过程】

组织者：影片结尾告诉我们，割礼这种有 3 000 多年历史的恶俗，直到今天，甚至在移民到欧美国家的非裔人中，仍然保持着。每天有 6 000 名左右的女性正在忍受割礼。是什么力量，使得和沃莉丝一样的女性，一代一代忍受割礼？

【教学提示】

学生自由讨论。

组织者启发学生认识到，割礼是父权文化对女性的压迫，而父权文化具有非常强的顽固性。

【教学参考】

在沃莉丝的心目中，割礼是天经地义、理所当然的事情，她以为世界上所有女人都这样。直到有一天，她在伦敦一位白人女孩玛丽琳家里，才知道并不都是这样，她非常震惊。

影片中，在医院里，那位来自非洲的男护士，借翻译之名，谴责沃莉丝不守妇道，这便是借助父权文化的语境，对女性的身体控制。无耻的并不是男护士所谴责的沃莉丝，恰恰是践踏女性身心的虚伪的礼数，更是为了满足野蛮的占有欲的男人。

"没有受过割礼的女孩子被认为是不洁的"，这是父权文化加在女性头顶的一把利刃，其本质是控制女性的身体，为男人留住女人的"贞操"，使之成为丈夫的私有财产。在这个过程中，女性不再是一个独立的、有尊严的人，而一个性交工具和供男人泄欲的物件。

沃莉丝在接受媒体采访时说，改变她一生的，并不是在咖啡厅里遇到了把她带入模特业的摄影师，而是她三岁那年被实施的割礼。这体现了受暴女性的觉悟。

【教学过程】

组织者：中国没有割礼，但在各种传统礼教之下，女性是否也受着"处女"的压力呢？"处女情结"是否和割礼一样，伤害在女性呢？

【教学提示】

学生自由发言。

组织者启发学生认识到：中国传统文化在维护"处女"身份时同样不遗余力，对女人的精神与身体的控制同样严酷。这些可以进一步让学生了解父权文化的历史脉络。

【教学参考】

在中国，裹小脚就是对女人身体的控制，中国妇女为之承受了巨大的折磨。时至今日，"处女情结"仍然有各种各样的表现，继续折磨着中国新一代的女性。这些均是在父权文化下，将女性身体物化的体现，是试图将女性作为男性财产的努力。

反对割礼，其实反对的也是一种野蛮畸形的观念，反对父权。很多国家，很多地方，即便形式上废除了割礼，或者即便从未对女性进行割礼，也都对女性的性行为进行过或者还在进行着残忍的压迫，比如，曾经的教会会将未婚先孕的女子处死，今天还流行着处女膜修复、针对女胎的堕胎……

▶ 教学点三

女性的自决权与"贞操观"的压迫性

【教学目的】　肯定女性自决权，但"贞操观"是有压迫性的。

【教学过程】

组织者：影片主人公沃莉丝是第一个站出来痛斥割礼恶俗的女性。1997年，联合国秘书长安南任命沃莉丝为制止割礼恶俗的特命大使，致力于推动禁止这一恶俗。虽然已经有一些国家颁布法律制止割礼了，但是，每天全世界仍然有6 000名女性被实施割礼。

针对反割礼的运动，一些激进主义者和社会学家，批评西方对非洲仍畅行割礼传统的国家的干涉，认为这是一种后殖民行径、一种西方价值中心论的狂傲、一种对别国文化传统的凌驾。大家怎么看？

【教学提示】

学生自由讨论。

在这部分，组织者可以引导学生思考两个关系。第一个关系是文化传统与侵犯人权的关系。第二个关系是自决权与文化压迫的关系。

【教学参考】

人类研究中有两个概念：文化相对论，文化中心主义。文化相对论，指的是尊重不同文化的差异，所有文化在差异中共存；文化中心主义，以一种文化为正确的，而其他不同的文化被看作是"落后的"、差异的。

文化差异是受到尊重的，但当一种"文化"表现为侵犯人权的行为时，就是另一回事了，不再是文化相对论关注的范畴了。割礼不是非洲木雕，也不是民族歌舞，它不能够被理解为一种生活方式。割礼是一种性别暴力，是对人的身体和尊严的野蛮侵犯。包括割礼在内的性别暴力，同样是对人权的粗暴干涉，遭到割礼等性别暴力的女性，是被剥夺了天赋人权者，是没有被当作和其他人有着同等生存和生命权的"非人"。这种"文化"伤害了人类最基本的、普适的价值观，因此不能够以"文化差异"的辩解获得其延续的理由。

女性自主选择自己生活方式的权利应该得到尊重。但是，当女性"自愿"选择包括割礼在内的侵犯人权的行为时，我们要思考：她们真的是"自愿"的吗？她们"自愿"背后的文化是什么？她们有没有选择"不"的权利？在沃莉丝的故乡，如果一个女孩子不接受割礼，她就是不贞洁的，被认为是有罪的。甚至沃莉丝从来就不知道，女人可以不被"割礼"。所以，我们能够说"割礼"是自愿的吗？女孩子们有机会选择吗？

【教学提示】

组织者可以引导学生由对割礼的讨论，延伸到对贞操观的讨论。基于性人权的角度，女性可以选择性活跃，也可以选择守贞。但是，我们不能忽视"守贞"观念本身是有压迫性的。"守贞"背后是几千年的血泪史，很难因为一句"自主选择"便将其对人们的侵犯与毒害一笔勾销。

最后，组织者可以留一份作业：反思一下在日常生活中，包括校园中，存在哪些形式的性别暴力？面对性别暴力，我们应该做什么？

时时刻刻

 影片介绍

▶ 电影简介

《时时刻刻》（*The Hours*），又译《岁月如歌》、《此时此刻》，美国电影，2002年出品。片长114分钟。

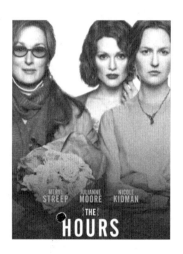

▶ 剧情梗概

影片在三个时代、三个地点、三个女人的故事穿插中展开。

1923年，英国里士满，女作家伍尔芙在写小说。她曾两次自杀，精神抑郁，家人带她到里士满，希望郊区的生活有助于她的治疗和写作，但她的状态并不好，她要求回到伦敦去，丈夫也同意了。但是，伍尔芙最终还是自杀了。

1951年，洛杉矶，家庭主妇劳拉给丈夫准备生日蛋糕。她已经有一个儿子，又怀孕了。好友凯蒂来看望她，告诉她自己因为子宫里有瘤，所以无法生育。凯蒂走后，劳拉将儿子送到一户人家，自己到宾馆开好房间，准备自杀。但她最终还是选择了活下来。

2001 年，纽约，克拉丽莎，她又被朋友称为"达罗薇夫人"，同伍尔芙小说中的女主人公同名。她有一个人工授精的女儿，还有一个同居多年的女友，同时还照顾着得艾滋病的男友理查德。此时，她正为理查德准备一个晚会，后者刚刚获得了一个诗人的终生成就奖。但是，理查德并不想参加这个晚会，他声称自己活着就是为了克拉丽莎，而如果自己死了，对所有人都是一种解脱。最终，理查德在晚会前跳楼自杀。晚上，理查德的母亲突然出现在克拉丽莎的房门外，她便是 1951 年的劳拉，在生下第二个孩子后，她离家出走去过自己的生活，在加拿大一家图书馆工作。理查德一生都没有原谅她。

 教学流程

▶ **性教育关键点**

女人追求自我和自由的道路；女性间的同性情谊；生命、死亡与自由。

【**教学提示**】

正式讨论之前，组织者应引导同学们一起回味一遍影片的情节。因为这部影片头绪较多，时间跨越三个时代，又分别属于三位主人公的故事，所以并不是很容易看懂。组织者请学生一起梳理影片情节的过程，既是为了帮助学生弄清楚影片的线索，理解影片的故事，也是为后面的分析做准备。在梳理情节的过程中，这部影片所要表现的主题会逐步呈现出来。

【**教学参考**】

同时，建议补充现实生活中的伍尔芙的知识：弗吉尼亚·伍尔芙（Virginia Woolf，1882 年 1 月 25 日—1941 年 3 月 28 日），英国女作家，也是英国意识流文学的代表性作家，被认为是 20 世纪现代主义与女性主义的先锋之一。在两次世界大战期间，伍尔芙是伦敦文学界的核心人物。伍尔芙患有严重的抑郁症，在她三十余年笔耕生涯里，贯穿着一出悲剧，使她的身心交瘁，创作蒙受损害，即她反复被忧郁症侵袭，屡次濒于精神分裂，终于绝望。1941 年 3 月 28 日，举世无双的伍尔芙在自己的口袋里装满了石头，投入了位于她家附近的欧塞河自尽。

▶ **教学点一**

亲密关系与自我

【**教学目的**】　思考女性在婚姻家庭中的角色，思考女性的自主性与社会地位。

【**教学过程**】

组织者：影片中三位女主人公的故事，都涉及她们从和一个男人的亲密关系中"逃离"，或者自杀，或者出走，或者对方自杀。在这个过程中，她们都获得了某种"自由"。下面我们分小组讨论，以小组为单位细细品味这三个人的三段关系，从中思考女性自我意识觉醒、女性自主这样的话题，然后在全班进行分享交流。

【教学提示】

学生分组讨论。组织者引导学生深入挖掘影片的内涵，了解如下的意义。

【教学参考】

影片中伍尔芙的角色展现了一个天赋出众，但不被世俗理解，并被世俗所深深束缚的女性形象。伍尔芙沉醉于自己的文学创作，但在丈夫和佣人的眼里，她是病人，是疯子。众人安排着她的生活——让她搬离她所喜爱的伦敦，在那儿她曾经两度自杀；让她住在平静的伦敦郊区小镇里奇蒙德。他每天的生活受到监视和关注，定时吃饭睡觉被认为是其作为一个"病人"该尽的义务。丈夫为她的买来印刷机，开办出版社，这一切的一切只是为了努力创造出众人所期待的那种"正常"的平静生活。但这平静生活里没有伍尔芙自己的想法，伍尔芙不满这种安排。她和她的丈夫就此爆发了冲突。她认为这是一种监禁，无论她到哪儿都有医生跟着，告诉她她的兴趣是什么。他却觉得这样是为了爱她，防止她继续伤害自己。伍尔芙说这样让她觉得自己的生活被偷走。

家庭生活和丈夫对伍尔芙而言，是温暖也是负担。伍尔芙说："我没有义务为别人进食！""我有权利选择我生活的处所！""我在这鬼地方一天天死着！""我的心如同沉入无尽的黑暗的泥潭！"她想挣扎，想逃离。

在开往伦敦的车的月台上，伍尔芙说："你不能用逃避生活来取得平静。"她说她应该有自己作为一个人的权利，来掌握自己的生活。所以这看似平静安宁的庸俗生活像一个牢笼，困住了她的梦想和追求。她感到窒息，想要逃脱。

伍尔芙不是旧时代能安于享受阳光和男人的女人，她的天赋，她的个性决定了她对人生真谛的探求和执着。回到伦敦，回到动荡的都市生活，也许意味着再一次精神病发作所带来的死亡，但对于她来说，在被禁锢的平静和自由的死亡之间，她宁愿选择死亡。

伍尔芙要面对的是动荡和不安，那才是她内心深处的愿望和本性。她对于掌握自己命运和生活的执着是决绝的，她要做一个独立的女人，她要做一个独立的人。最终，她以死亡使自己获得自由。这是一个天才的女人，在那个时代被压抑，她的生与死都是被压抑的，她不属于那个时代。

劳拉·布朗是典型的 20 世纪 50 年代美国中产阶级的家庭妇女，丈夫在外工作，生活富足，除了照顾孩子，她的生活非常无趣与单调。在丈夫生日这一天，她努力地想做些事情，但丈夫看似为她安排好一切，实际上是把她定位于家庭的角色，她不参与公众生活，相夫教子就是她的工作。特别是，她的朋友凯蒂的到访触动了她。凯蒂没有孩子，和丈夫一起参加乡村俱乐部聚会，有各种丰富的社交活动，这些都是劳拉深深渴望和羡慕的。因而，劳拉越来越感到莫大的悲哀与无措，意识到自己整日待在家里，不能做任何有意义的事情，生活变得如此僵化与无趣。在家里，她是男人漂亮梦想中的一角，是贤妻良母，是一个生育工具。她的忧愁是藏在深处的，她在潜意识里期待逃离。

劳拉无私地把青春和热情奉献给家庭，可是年复一年，疲倦、无聊、郁闷终于纠缠上她，她的女性意识开始觉醒。特别是当她读了《达罗薇夫人》后，她渐渐明晰生活的压抑、丈夫无形中对她的限制、她遗失已久的自主，于是她迫切地想做些什么，来证明自己，来摆脱苦闷。但是，她发现自己只能为丈夫准备一个蛋糕，别的事都无能为力，这时候她感到异常悲观，她急需一条道路，去释放自己，去寻找自己。她想到了自杀，她果断地离开了家庭，听着孩子的哀鸣声，开着车勇往直前，那是强烈的自我觉醒。但当劳拉在宾馆的床上抚摸着自己的肚子，新生命的灵动通过触摸传达给她，她突然改变了主意，要活下去，以另一种方式开始自己的新生活，她意识到死亡并不是唯一的方式，面对自己的内心，过自己想要的生活或许会更好。

劳拉最终选择了独立的、与家庭分离的生活，她要求对自己内在精神需求给予更多的关注，女性应当摆脱不利于个人发展的束缚，过自由的生活。她用出走解脱自己，也解脱丈夫和儿子。从此以后，对他们来说她只是一个不负责任的妻子和母亲，她不值得怀念，最好的办法就是忘记她。出走后的劳拉也只是一个平凡的女人，但是，即使做一个平凡的自己也胜过做一个精致的玩偶。劳拉的坚强来自内心。

劳拉知道，抛弃家庭、抛弃孩子是作为一个母亲最恶劣的事，但是她不后悔，这一生，她不再为了丈夫、为了孩子而活，她在为自己而活。这是对传统观念里女性角色的极大颠覆，劳拉迈出了勇敢的一步。影片的最后，克拉丽莎的女儿给了劳拉一个拥抱，她得到了全世界的原谅。

克拉丽莎是不同于之前两位主人公的更为独立自主的女性形象。她生活在21世纪的大都市纽约，是一名出版社编辑，她拥有自己的住房，和自己的同性爱人同居，有一个通过人工授精得到的女儿。这样的家庭模式颠覆了我们的传统认知，反映着女性地位的提升。

克拉丽莎在美好的清晨醒来，说："我要自己去买花。"而她也确实这样做了。这里不妨回味一下影片中买花的描写，伍尔芙在自己的小说《达罗薇夫人》中写到，达罗薇夫人说：我要自己买花。自己，意味着独立的个体，一种自我意识。劳拉也在早晨醒来的时候，说要自己买花，但是，她的丈夫已经给她买好了，表面是为她做了一切，实际也剥夺了她自主的机会。三个女主人公中，只有克拉丽莎做到了自己买花。

克拉丽莎是更为独立自主的女性形象，她的一天展开于为她深爱的前男友理查德准备典礼和聚会。但这里的意义是不同的，她的聚会筹备是她自己意愿的表达——她希望身患重病的朋友开心。表面上，在她和理查德的关系中，理查德是病重的天才诗人，生命垂危，状态萎靡，而她是一个照顾者和帮扶者。他们在一起更像一个母亲照顾一个生病的、爱闹情绪的孩子。片中出现了一个手势，克拉丽莎在走出理查德屋子的时候，用食指指着理查德，意思是"你要乖乖的，就这么定了"，这个手势劳拉的老公在临出门前对他儿子也比划过，可以看出克拉丽莎作为女性角色的强势表现和时代的进步。

但在感情上，克拉丽莎对理查德却是一个依赖者，理查德是个有天赋的诗人，曾经给过她美好的感情，她说只有和理查德在一起的时候才感觉自己是真正活着的。理查德说自己是为了克拉丽莎而活着的。随着理查德的自杀，克拉丽莎也开始走出自己内心的依赖。

当克拉丽莎看到劳拉的勇敢，她开始变得坦然。在没有男人、挚友离世的情况下，她依然可以坚强地活下去，并最终了解了生活的意义。

三位主人公生活中的男人，对她们具有不同的意义。伍尔芙的男人，与其说是她的丈夫，不如说更像她的监护人和统治者；劳拉的情况有所好转，但是她仍不是一个实现独立的女性，只是丈夫的附属品；而在克拉丽莎身上，我们看到了新时代女性的种种特征，虽然她内心对理查德也有依赖，但生活上一直是独立的自我。这三位女主人公的生活命运的变换，正体现着随着时代的发展，女性独立意识的觉醒和女性自主独立权利的实现。

【教学过程】

组织者：在对三位女主人公人生轨迹解读的基础上，我们不妨来思考一下我们身边的生活。我们这个时代有没有伍尔芙那样的束缚和困惑？人能否掌握自己的生活方式和生命？同学可以分享自己生命历程中经历的"被束缚"和"挣脱束缚"，并且分享这些经历带给自己的感悟。请大家自由发言、讨论。

结合劳拉的经历，同学们可以思考女性生命的意义。母亲的角色是女性生命中最重要的意义吗？家庭在女性生命中占多大比重？

女生可以思考自己想要的生活是怎样的，女性的自由又是什么。男生可以试着去理解身边的女性亲人（如母亲），她们的生活除了家庭还有什么，她们还渴望什么。

【教学提示】

学生自由发言。

一定有女生说自己喜欢家庭生活，那也完全没问题。组织者重点引导学生思考：如何对待婚姻和家庭生活在自己生命中的意义？可以进一步引导学生分析，是怎样的社会文化观念塑造了女性和男性对待家庭的不同态度。

也可以进一步让男生来分享，他们都喜欢怎样的生活，婚姻和家庭意味着什么，等等。在这个分享过程中，结合影片情节，学生们会对女性角色、婚姻家庭有新的感悟。

▶ 教学点二

同性之爱

【教学目的】　理解爱，超越性别。

【教学过程】

组织者：影片中，三位女主人公都有暧昧的同性之吻，大家如何理解这三次接吻？

【教学提示】

学生自由发言。可以有不同的观点和解读呈现出来。这三次同性之吻，基本含义可能有以下这些。

【教学参考】

三次同性间暧昧的亲吻——在三个女人的灵魂深处都存在一个摒弃了男人的神秘花园、一种濒于崩溃的终极情感，三个人都如同烈火焚身一般奔突着、寻觅着灵魂的出口。

在电影中，三位女主人公都和亲密同性间有深情的亲吻，表现了饱受煎熬着拉扯的她们在同性间得到的关怀、支持和理解，表现了女性间的"姐妹情谊"。

伍尔芙生活在伦敦郊区，她的精神游离在现实和小说之间，她被当成需要看管的病人，生活被丈夫、大夫和佣人看管照料。但她姐姐完全不同，当被问及走神的伍尔芙在想什么时，她对女儿说："你阿姨是幸福的，她有两种生活，一个是现实的生活，另一个是小说人物的生活。"姐姐对妹妹的了解是有别于其他人的，她了解她的才情、她的追求、她的痛苦挣扎。在她眼里，伍尔芙不是一个精神错乱的病人，而是一个才华横溢的写作者。在姐姐临走前，伍尔芙略带激情又压抑克制地吻了姐姐，她和姐姐的这份夹杂着亲情、爱情、友情的感情是伍尔芙感情生活的一部分，也是一种相互的支持与支撑。

劳拉正在家里，凯蒂来敲门，劳拉忙着在镜子前面努力整理自己，这暗示了劳拉对凯蒂的爱意。劳拉吻过凯蒂之后，问凯蒂："你不介意？"凯蒂没正面回答，告辞了。

除了劳拉的同性情缘之外，她在厨房给凯蒂的一吻，安慰和同情占了很大成分，更多具有抚平情绪的作用。凯蒂的交际圈很广，这是劳拉深为羡慕的，然而在听凯蒂叙述自己不能怀孕时，她看到了凯蒂的脆弱与不安，她极力安慰凯蒂。劳拉和凯蒂的一吻，既有劳拉对凯蒂的抚慰，也是相互进行安慰，劳拉羡慕凯蒂的自由，凯蒂羡慕劳拉的家庭，她们的生活都不完满，这一吻有一种巧妙的融合感，她们彼此都在期待人生既是自由的又是温馨的。

对于克拉丽莎而言，她是一个双性恋者，她共同生活十年的爱人是一位女性，她们之间的关系坦诚而平等。她的爱人莎莉知道理查德的存在，对于克拉丽莎的聚会她不想参加，但并无反对。在理查德自尽后，她陪在了克拉丽莎身边，帮着收拾准备聚会的残余。在克拉丽莎面对劳拉心生激荡时，她俩之间的深情一吻更是体现出她对克拉丽莎的支持和理解，表达了她们的同性之爱。

所谓"姐妹情谊"，是西方女性主义所提出的概念。（以下内容来源于百度百科词条。）它是指：女性和女性之间形成的，与男人形成的种种集团关系迥然不同，没有等级制度，没有口令，没有秘密的标志的，一种开诚布公的姐妹关系。"姐妹情谊"在英美文学中有很深的传统。姐妹情谊是女性主义理论和批评的基本原则。它的动因在于女性争取团结以获得力量的愿望，也是基于女性四分五裂而无力反抗压迫的实际。（这部分内容，在本书电影《紫色》中也有介绍。）

美国女性主义历史学家吉娜维斯对"姐妹情谊"这一概念进行了概括和批评。她认为姐妹情谊通常被理解为妇女在共同受压迫的基础上建立起来的互相关怀、互相支持的一种关系。这个概念有两层含义：一是指妇女由于独特性别特征而形成的特殊的妇女之间的关系，这种互相关怀、互相支持、相依为命的感情同充满竞争的男性世界的伦理和价值观念不同；二是以强烈的政治色彩团结受压迫者，开展女性主义运动。但是吉娜维斯也指出这两层含义忽视了妇女之间由于种族、阶级、民族的不同而存在的不同政治、经济利益，有过于笼统和抽象的倾向。

【教学过程】

组织者：影片中的前面两位女主人公，各自有丈夫，却不幸福，无不想着自杀。而第三位主人公，没有丈夫，和女伴同居。莫非编导要告诉我们：成为同性恋才能幸福？这部影片是一部倡导同性恋的影片吗？

【教学提示】

学生们自由讨论。组织者可以提供一些参考意见给学生，并且启发学生认识到，现实生活有时候和电影艺术一样，不像理论一样泾渭分明，反而是模糊的、游离的，交织了多种可能性的。探讨伍尔芙是不是同性恋，其实从某种角度上偏离了对她个人精神的探讨，人们会以对"同性恋"身份关注的热度去关注"异性恋"吗？

【教学参考】

伍尔芙的同性恋传闻从未消停过，但影片的导演并不强调伍尔芙的同性恋倾向，可见这部影片所关注的不是同性恋。如果说前两位主人公因为和丈夫生活在一起而无法得到解放，那么，克拉丽莎虽然是同性恋，却仍然陷在对好友理查德的依赖中无法自由；而理查德的前男友路易斯·华特则说，当他离开理查德之后，坐火车横穿欧洲，感到了从未有过的自由。这似乎都在告诉我们，自由与性倾向无关，与我们的亲密关系模式有关。

克拉丽莎作为一个同性恋者，却并不排斥男人，曾与理查德恋爱，并且终生难忘这份感情。这些都在暗示我们：影片并非是强调同性恋的美好、异性恋的缺失，编导是在扩大爱的范畴，逾越性别。

爱，与性别无关。

▶ 教学点三

生命、死亡与自由

【教学目的】 理解影片对生与死的思考。

【教学过程】

组织者：影片中安排了三个人的自杀，其中劳拉中途放弃了。这些自杀的情节在影片中起着什么作用，编导要告诉我们一些什么？

【教学提示】

学生自由讨论。

组织者在这部分既要引导学生理解影片中人物自杀的意义，同时也要引导学生热爱生命，在面对困境的时候，以生的方式找到通向自由的道路。

【教学参考】

伍尔芙的小说中安排有人物死亡的情节，丈夫问她："为什么一定有人要死？"

伍尔芙说："为了对比，为了让活着的人更加懂得珍惜生活。"

"那么谁会死？"她的丈夫又问。

"诗人，"伍尔芙说，"那些心怀梦想的人。"

最终，伍尔芙走向了死亡，也走向了她心怀的梦想：自由。在这里，死亡是对自由的向往。

伍尔芙在给丈夫的遗书中肯定了两人的爱情，她写道："你要永远直面人生，才会知道它真正的意义，无论人生是什么样，都永远爱它，才能放弃它。"

她让丈夫活，自己却选择了死。

对于伍尔芙这样的追求精神层面或者说追寻一种更"内在"的生命形式的女人来说，世俗的一切都只意味着她的"外在"，或许，她唯一要面对的"内在"恰恰是"死亡"。剧中有一段伍尔芙与小女孩关于死去的小鸟的对话，当小女孩问"小鸟为什么死"时，伍尔芙仿佛是在对她自己回答：它是回到它来时的地方。也许，对待死亡，我们只需如伍尔芙般平静与超脱，因为只有死亡才是唯一的本质。当她躺下，将头对着死去的小鸟，那一刻，仿佛一切都停止，只有如同死亡一般的平静与清醒的理智和超脱。

劳拉也曾试图自杀。她在读伍尔芙的《达罗薇夫人》。或许正是因为伍尔芙的影响，懵懂的家庭主妇劳拉身上的"自觉"意识才得以苏醒。她的"死亡之旅"恰恰是一个女人对于其"自身"的第一次赤裸裸的正视，亦是她作为女人追寻自我存在价值的开始。但是，她最终做出更积极的选择，她追求了自己的自由，但没有以死亡的形式。

克拉丽莎是另外两位女性的反衬，她不会自杀，反而是一直在尽力给已到死亡边缘的理查德最后一丝温暖。

理查德对于自己毫无质量的生活厌倦而憎恨。疾病缠身的痛苦、内心的孤独忧郁，以及生活的虚空感和对未来的绝望，都让他自我厌弃。但是，因为克拉丽莎的存在，他仍然要活着。他对克拉丽莎说：我是为你活着。还指责她说：你为什么不为自己活着，总来看我，一定要我死了，你才可以开始自己的生活吗？

他说：我爱你。我认为没有其他的两个人能比我们更快乐的了。

理查德从窗口一跃而下，结束了为别人而活的生命，选择了内心的自由。当他决定跳窗的前一刻，他膝盖上放着他母亲的照片，似乎在暗示我们他终于理解了他的母亲。

【教学过程】

组织者：自杀是我们强有力自主意识的表现还是自私懦弱的代名词？我们每个人是否都有自主选择结束自己生命方式的权利？死亡是否是我们人生选择的一部分？

【教学提示】

学生自由讨论。

这部分在于鼓励学生在任何时候都要选择积极的生活。

劳拉没有选择死亡，而是选择活下来，开始了新的人生。

克拉丽莎也活着，她不需要以死亡去寻找自由，在女友、女儿的爱中，她继续着自己的生活。

这都在告诉我们：死亡绝不是通向自由的唯一道路。

影片最后，伍尔芙的旁白也告诉我们：要面对人生，永远直面人生，你才会知道它真正的含义。然后，不管人生是怎样的，都要去热爱它。最后，才能放弃它。

末路狂花

推荐教学对象：大学生

 影片介绍 ═══════════════════════════

▶ **电影简介**

《末路狂花》（*Thelma & Louise*），美国电影，1991 年出品。片长 129 分钟。

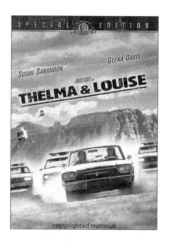

▶ **剧情梗概**

塞尔玛是家庭主妇，丈夫达里尔对她经常恶语相向，甚至不许她离家；露易丝是餐厅女招待，性格刚强，厌倦了平凡的生活。两位极其普通的女人，想趁周末之际，外出旅行散心。谁知塞尔玛在一家乡村酒吧险遭强奸，幸亏露易丝及时赶到予以制止，但由于对方出言不逊，露易丝一时冲动，枪杀了该男子。度假就这样变成了逃亡，两人决定开车去墨西哥，隐姓埋名，重新开始生活。

在驶往墨西哥的路上，搭车的乔迪与塞尔玛发生一夜情，两人尽欢后，乔迪却趁机偷走了她们所有的钱。

身无分文的塞尔玛和露易丝被逼上了绝路。平时在家是个受气包的塞尔玛不得不持枪抢劫了零货店，这使得她们在"一级谋杀"的嫌疑之外，又增加了"持枪抢劫"的罪名。

逃亡路上，一个遇到多次的油罐车司机一直对二人进行直截了当的性骚扰，两人终于忍无可忍，戏弄了他，并且枪击点爆了他的油罐车。她们再也受不了男人的欺凌了。

警察终于找到了她们。她们不想面对可能受到的法律惩罚，认为法律会对她们不公正。最后，她们手牵着手，驾车冲下悬崖，结束了自己的生命。

 教学流程

▶ **性教育关键点**

父权文化对女性的种种压迫与不公正；无处不在的性别暴力；反父权不是反男性，男性可以成为促进性别平等的力量。

▶ **教学点一**

被压迫的女性

【**教学目的**】 反思父权文化对家庭主妇的压迫。

【**教学过程**】

组织者：影片开始，两位女主人公兴奋地外出度假，兴奋与灿烂写在她们的脸上。我们认为，将两个外出度假的女人，特别是塞尔玛，比作冲出笼子的小鸟非常适合。那个笼子，不只是她的家庭，还是整个父权社会的文化。请结合影片情节，分析塞尔玛是如何受家庭和社会压迫的。

【**教学提示**】

请同学们自由讨论，发言。

学生们也许会列举出两位女主角很多"出格"之处，但是，影片同时让我们思考女性在家庭和社会中的生存处境，不能脱离女性处境来理解她们的行为表现。对塞尔玛的压迫表面来自她的丈夫达里尔，背后却是整个父权社会的性别文化。

分析这部影片，可能会有多元化的视角，组织者尽可能让学生呈现不同的视角，可以有不同的观点碰撞，但性别视角不应该被忽视。

【**教学参考**】

对于丈夫达里尔而言，塞尔玛就是一台做饭的机器。她要给他做好早饭，提醒他不要迟到，却还会受到他的呵斥："不要大叫，我提醒过你不要大叫！"塞尔玛必须全天待在家里，收拾房间，给丈夫准备晚饭。他还会经常不回来，不回来的时候也不会提前告知。塞尔玛告诉露易丝，丈夫不许她离家，要她整天待在家里，"他只想我留在家里，他在外面"。这是典型的强加在女性身上的"男主外、女主内"的社会性别分工，可以想象完全没有社交生活的女人会感到心情多么郁闷。

塞尔玛要外出度假，也是趁丈夫不在家的时候偷跑出来，因为她知道，如果和他讲，他是绝不会放她出来的。从某种意义上说，这等于是限制了她的自由，是家庭暴力的一种形式。

达里尔从来不关心妻子的感受，他自己不想要孩子，便不要孩子；在性的方面也是一样，同乔迪的一夜情使塞尔玛第一次体验到了性的快乐，她因此显得激情四射。我们可以想象她平时生活在怎样压抑的态度中。

塞尔玛在路上给达里尔打电话。他并不真的关心她，只是责怪她为什么不回家，看到球赛精彩之处便让塞尔玛在电话那面等一等，然后便以威胁的口气命令她必须立即回家。

警察找到达里尔时，问他和妻子的关系是否亲密，达里尔说："和这样的疯子在一起，我已经很亲密了。"言语中完全没有将塞尔玛作为一个平等的伴侣，达里尔在两人关系中的支配性霸权昭然若揭。

露易丝让塞尔玛再次打电话回家，试探达里尔是否知道了她们二人被警察追捕，仅因为达里尔接电话时一句热情的问候，塞尔玛便知道，他已经知情了。因为，达里尔的正常表现应该是呵斥和咒骂。

与塞尔玛相比，露易丝显得更加自主和自强，不做男人的附属品。这在她与男友吉米的关系中表现得非常清楚。吉米追求她，对她不错，但她一直非常警惕，对塞尔玛说："他和所有男人都一样。"吉米坐飞机来给露易丝送钱，还买了求婚礼物给她，但是她仍然不被这些温情所打动，吉米生气了，摔东西，掀桌子，露易丝说："你如果这样，我现在就走。"吉米只能道歉，来劝她。露易丝是一个从一开始便对男人保持清楚的警惕的女性形象，这与塞尔玛总是轻易被男人的花言巧语勾引形成对比。

▶ 教学点二

无处不在的性别暴力

【教学目的】 认识性别暴力的表现，认识到父权社会针对女性的无处不在的性别暴力。

【教学过程】

组织者：影片对性别暴力进行了深刻的揭示。请结合影片，说明影片中有哪些性别暴力的体现？这些性别暴力又是如何体现父权文化对女性的伤害的？

【教学提示】

组织者通过介绍关于性别暴力的知识，启发学生讨论、分析影片中的性别暴力现象。

达里尔、酒吧男子、油罐车司机，他们实施暴力时都理直气壮，理所当然，对于女性的反抗非常愤怒，特别是两个实施性侵犯的男人，在性侵犯时被女人呵斥，回应都是更强硬的咒骂，仿佛女性的反抗便是对他们的侮辱似的。这体现出，整个社会对女性的暴力无处不在，而且蔑视女性已经成为文化的一部分。

在找到这些暴力现象之后，也可以进一步让学生找到电影中体现女性反抗暴力的部分。

【教学参考】

所谓性别暴力，是基于性别之间权力关系的一种暴力。性别暴力更多是针对女性的暴力，指对妇女造成或可能造成身心方面或性方面的伤害或痛苦的任何基于性别的暴力行为。1993年联合国《消除对妇女的暴力行为宣言》中提到：对妇女的暴力行为应理解为包括但并不限于下列各项：在家庭内发生的身心方面和性方面的暴力行为，在社会上发生的身心方面和性方面的暴力行为，国家所做或纵容发生的身心方面和性方面的暴力行为，无论其在何处发生。

塞尔玛的丈夫达里尔对她存在家庭暴力。家庭暴力中包括肢体暴力、精神暴力、经济控制、人身束缚、性暴力等形式。影片中，达里尔呵斥、咒骂妻子，属于精神暴力，动手打她属于肢体暴力，限制她的活动自由、不许她外出，属于人身束缚的暴力。

塞尔玛在酒吧被一位男士勾引，这位男士在停车场要强奸塞尔玛，这是性暴力；塞尔玛拒绝，他便毒打她，意在使她屈服，这是肢体暴力；露易丝持枪逼停他之后，他仍然使用言语暴力，用脏话咒骂两位女性。

油罐车司机，一路上对两位女性说脏话、性"明示"，也属于性别暴力的一种——性骚扰。

女性的反抗部分，电影也有呈现：

塞尔玛被强奸，露易丝持枪解救她，在对方出言不逊、进一步挑衅时将其击毙。塞尔玛提出自首，也许可以按正当防卫或防卫过当处置。但是，露易丝拒绝了，为什么？因为露易丝对身处其中的父权社会的运行规则心知肚明，非常清楚缺乏社会性别意识的法律对于女性的不公正。比如在这起案件中，因为很多人都看到了塞尔玛和那个男人亲密地跳舞，人们便无法相信那个男人是要强奸塞尔玛，会认为他们间的性关系是自愿的，即使是强奸也是塞尔玛"自找"的。事实上，如果具备社会性别意识，就会明白：虽然塞尔玛和那个男人"脸贴脸跳舞"，但并不等于愿意和他发生性关系。他所做的，最起码属于约会强奸。

在父权文化下，被施暴的女人，反而会成为谴责的对象。这也是女性面对暴力时难以向法律求助的原因，更是男人肆无忌惮施暴的背后支持。那个油罐车司机便是最明显的体现。因为他知道，无论他说什么，两个荒郊野地里的弱女人都奈何不了他。但是他没有想到，当社会不能为女人提供支持的时候，女人便会以自己的方式回击暴力。

这一次，比较于枪杀强暴者那次，两位女主人公是非常冷静地面对的，先是谴责司机的言行，然后要求司机就自己的污言秽语道歉，如果道歉也就放过他了。但是，他用更加恶毒的语言咒骂，甚至面对枪口的时候仍然这样。两位女性最后选择击爆他的车，在他的咒骂声中大笑着驶去。

▶ 教学点三

女性觉醒，反父权不是反男性

【教学目的】 理解女性从父权压迫下觉醒后的自主；反父权不是反男性，男性可以成为支持性别平等的力量。

【教学过程】
组织者：通过影片中塞尔玛的变化，说明女性觉醒的过程。

【教学提示】
学生发言、讨论。以下是部分分析视角，供参考。

【教学参考】

塞尔玛的变化，体现了女性觉醒的过程。旅途伊始，露易丝主导，塞尔玛经常扮演误事、拖后腿的角色。同露易丝相比，塞尔玛一直对男性充满幻想，直到被一夜情的男人背叛，对人性失望的愤怒达到了顶点。痛定思痛后的塞尔玛褪下长裙换上牛仔裤，开始以野性的方式与社会抗衡，抢劫了一家超市。抢劫之后，她的笑容是发自内心的快乐，冲破所有束缚后奔向自由的快乐。

影片开始时，露易斯跟塞尔玛打电话时说，达里尔是你的父亲吗？在逃亡中途塞尔玛给达里尔而打电话时，听着电话那头他暴跳如雷的吼声，塞尔玛很淡定地说了一句："达里尔，你是我的丈夫，而不是我的父亲。"正式宣告了塞尔玛内心的独立。

面对公路交警的时候，也是塞尔玛先行动起来，绑架了警察。她对警察说："你一定要对你的老婆好，你看，我丈夫对我不好，我变成什么样子了。"这句乍听调侃的话，仔细品味就能听出塞尔玛对她丈夫的强烈憎恶。

到了枪击油罐车引发了公路大爆炸的时候，胆怯懦弱的家庭主妇塞尔玛已经完全蜕变成一位女斗士，镇定而坦然地以自己的方式挑战社会的不公。此时，她已经与露易丝"平起平坐"了，不再是那个需要被露易丝照顾的角色了。

影片结尾，塞尔玛最先提议一起选择死亡。露易丝有些不敢相信，向她核实。得到证实后，很深情而激动地吻了塞尔玛。不能简单地将之理解为同性恋情，而可以理解为一种"姐妹情谊"，两位女性在面对父权社会的抗争中培养起来的感情。传统的公路电影，结伴而行的多半是一男一女的情侣，要不然就是气味相投的哥儿俩，因为只有男女之间的爱情和男人之间的友情被允许出现在这种阳刚味重的、以冒险为主题、以男性观众为主要对象的影片中。然而本片的出现，肯定了电影中女性旅行拍档的可能性，本身就是对父权文化的一种挑战。

影片也展现了性别气质的多样性。性格刚强，很有自己主见的露易斯，在所有钱财被偷走之后，也曾坐在地上失声痛哭，变得无比脆弱。

【教学过程】

组织者：有评论者说，这部影片表现了对男性的彻底绝望。是这样吗？

【教学提示】

学生讨论，发言。观点可以多种多样。关于父权制的论述，可参考本书电影《紫色》。

【教学参考】

影片是一部反父权的影片，但是，不应该理解为一部反男人的影片。个别人将反父权演化成与所有男人为敌，无助于促进社会性别平等，反而会对性别平等的推进构成危害。

影片中的男人虽然几乎全是坏人，但编导还安排了一个正面形象，从而显示了其对于父权文化与追求性别平等的理解。这个正面人物，便是那位负责此案的警官。

在调查欲强奸塞尔玛的哈伦被枪击致死事件的时候，这位警官向女侍了解情况，女侍对哈伦非常不齿，说有可能是他的前女友或者前前女友的丈夫杀了他吧，还说他的妻子希望是她自己杀了他，等等。也许正是这些描述，使那个警官确信了这两个女人是被欺凌的一方，需要警方的帮助。

　　这位警官是一位男性，但他对女性的社会处境感同身受，能够设身处地地理解她们的苦楚与无奈，能体会两个女人在那种场面中的恐惧和无措，只能采取最简单直接的方式保护自己，所以他一再试图相助。她们本是被欺凌的对象，现在却成了被追捕的对象，他想帮助她们。

　　但是他一个人的力量太薄弱了，影片最后，当军人们对两位女主角举起枪的时候，他一再要求军官不要这样做，还吼道："你想想看女人多少次被人欺凌！"就是这样简单的一句话，不仅足以表达这部电影的核心主题，更显示了父权社会中仍然有具备社会性别敏感，支持女性的男性的存在。这才是希望所在。

　　影片最后，两位女主人公开车冲下悬崖，这位警官在后面紧追不舍，他奔跑的背影很孤独很感人，但是，至少我们有这样的背影。

　　这个亮点人物的意义告诉我们：即使在男性暴力无处不在的父权社会，也不要绝望，更不要将所有男人视为敌人，那将使性别平等的实现更加遥不可及。男性可以成为反对父权制的力量。我们要做的是加强教育，改变男性，也改变女性，最终改变文化。

黑天鹅

推荐教学对象：大学生

影片介绍

▶ 电影简介

《黑天鹅》（*Black Swan*），美国电影，2010 年出品。片长 108 分钟。

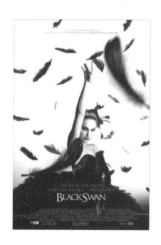

▶ 剧情梗概

在纽约一个世界级芭蕾舞团，舞蹈演员妮娜和大多数职业芭蕾舞演员一样，她的全部生活几乎都被舞蹈所占据。妮娜和同样曾是芭蕾舞者的母亲住在一起，由于怀上私生女而不得不终止舞蹈生涯的妮娜母亲，对妮娜的关爱达到了几近病态的无微不至。在母亲绝对强势的控制欲操控之下，妮娜被塑造成为一个纯真、乖巧、自律并且有点软弱的乖乖女。

剧团要重排《天鹅湖》，新一季的排练需要打动观众的新面孔，总监托马斯换下领舞贝丝，决定由妮娜担任新领舞，同时要求新首席舞者能够同时饰两角，既要演出代表纯洁与优雅的白天鹅，又能诠释代表着邪恶与魅惑的黑天鹅。妮娜纯洁无瑕的气质和精湛的技术对白天鹅的演绎堪称完美，但是常年的自律和压抑自我的感受让她无法放开自我去演绎放荡不羁、毫不掩饰欲望的黑天鹅。

　　为了让妮娜更好地演绎黑天鹅，总监托马斯指导妮娜去触摸自己、打开自己，感受自我的欲望；并且亲吻她、挑逗她，引诱她的黑天鹅的一面出现。随着公演日子的将近，妮娜的压力越来越大，背部的抓痕更加严重，幻觉频频出现，这些让妮娜濒临崩溃。而此时，另一位演员莉莉则简直就是黑天鹅的化身，她身上的黑天鹅气质无形中吸引着妮娜。在莉莉带妮娜到酒吧寻欢作乐之后，妮娜眼前出现了与莉莉同性欢好的幻象，妮娜在莉莉身上看到了自己。

　　自此之后妮娜的幻象就一发不可收，她臆想莉莉是对她的位置虎视眈眈的敌人，幻想贝丝在她面前自残，甚至看到黑色的羽翼正在她的背部疯狂地生长。在公演当天把被幻想出来的黑天鹅莉莉杀死后，妮娜心中的黑天鹅终于涅槃而出，最终完美地表演了黑天鹅，然而，当成功的掌声响起时，她却失去了最宝贵的生命。

 教学流程

> ◉ **性教育关键点**

性的压抑与觉醒；父权制下的男人和女人；父母应该如何对待孩子。

> ◉ **教学点一**

性压抑与女性情欲解放

【**教学目的**】　引导学生由影片反思女性的性压抑与情欲解放。

【**教学过程**】

　　组织者：性，实际上是本影片的一个重要主题。妮娜的母亲年轻时也是一个芭蕾舞演员，因为和男人发生性关系，生下了私生女妮娜。母亲一直教育妮娜：你可不要像我一样，误了舞蹈前程。妮娜在母亲的严格管束下，成为一个非常"乖"的孩子，这中间就包括了性的压抑。妮娜是性压抑的化身，而她要扮演的黑天鹅，则是欲望的化身。总监托马斯试图唤起妮娜内心被压抑的欲望的一面。而另一位舞蹈演员莉莉则恰恰是欲望的化身。

　　带着这样的思路，大家一起回味一下影响中的情节与细节，看看编导是如何表现妮娜被压抑的欲望及其觉醒的过程的。

【**教学提示**】

　　学生们分组讨论，然后各选一个代表发言。各小组观点共同呈现、汇集。这主要是一个对影片的理解和分析的过程，组织者启发学生更多呈现想到的观点，并没有正确答案。

【**教学参考**】

　　天鹅可以代表纯洁，也可以是欲望的化身。如果说白天鹅代表着纯洁，黑天鹅便代表着欲望。欲望并不是邪恶象征，欲望可以只是追求快感的原则。片中多名女子带有黑天鹅的特质：莉莉，贝丝，妮娜的"另一个自己"。天鹅柔媚的长颈、软滑的羽毛、饱满肉感的身躯，亦可看做女子性征极致的组合。影片中，一位黑衣舞蹈教师教授妮娜如何饰演黑天鹅，镜头长久凝视着这个老女人露出的肩胛，蝴蝶骨在衰老皱缩的皮肤下艰涩滑动，这是一只不能再飞起的老天鹅。

从影片中可以约略猜测到妮娜母亲的过去：曾经辉煌，因沉湎情爱，生下私生女，断送舞蹈生涯。因此她认为肉欲和性爱是毁灭性的，强迫女儿停留在十余岁的懵懂之中。

1. 托马斯与妮娜的情欲解放

为了演好黑天鹅，托马斯开始诱导妮娜，解放她内心被母亲压抑的欲与爱。

妮娜找托马斯，请求让她演黑天鹅。在托马斯的门外等待着的妮娜，首次拆散了一丝不苟的发髻（发髻象征禁欲与严格自律），对唇上鲜红的胭脂膏子（唇膏来自贝丝）还不大习惯，不由自主地抬手去擦拭。此刻她心中是矛盾的：为了得到梦寐以求的，她不得不打算启用长久以来被忽略的性别的魅力和性的魅力，做最后一搏——她其实意识得到自己是美的，只是始终不屑于张扬和运用。这些恰和某些中学女孩子在性别差异萌发时的心理相似：努力勒紧肿胀的胸部，为性征感到羞耻。

当她对着托马斯时，就像犯了错误的小孩子面对手拿她的糟糕成绩单的老师，随时准备哭出来地急促喘息，像请求老师给予补考机会，始终喃喃说道："我能做到，我昨晚努力过了。"当托马斯夸奖她"美丽、优雅"的时候，妮娜脸上并未出现释然和些微欢喜，目光甚至更焦虑，慌乱地躲闪开去。

托马斯扳过她细巧的下巴，恶狠狠地吻了她。很多处于这种"有求于上司"状况中的女人，可能会立即给予回应，顺势往来，然而妮娜却咬了上司一口。

在某些时候，托马斯的举动会被认为他是个想把妮娜潜规则的上司，我们对此有不同的看法，在教学点二中会对此进行讨论。

从托马斯的办公室出来后，妮娜盘坐在墙角（她总是独个儿坐在墙角，是胆怯小女孩的表现），狠狠地将散发再次绑起。这意味着她后悔方才的"放荡"，要迅速回到令自己感到安全的、清心寡欲的壳子去。

一次，托马斯约妮娜去他家，问她："你交过男朋友吗？"妮娜说："不是很正式。""你喜欢做爱吗？"妮娜脸上露出的不是对美好事情的缅怀，而是对不得不勾起的丑陋回忆的憎厌。从中，我们可以看到妮娜的性态度。

托马斯让妮娜回家自慰。妮娜做了，我们感受到她身体的愉悦与高潮。就在这时，她突然看到母亲正坐在自己的床边，大惊着停止了自慰。有影评人说，这其实也是妮娜的幻觉，母亲象征着对她欲望的监控。

托马斯的理解是：舞者要散发出性的魅惑，要让观众爱上你。影片中一场戏，他亲自与妮娜共舞，用手掌娴熟地抹过女子的敏感处，成功地唤起妮娜的迷狂。托马斯反复说"张开嘴"，妮娜逐渐情动，扬起手反抚住托马斯的头颈，与他唇舌交缠。这是她的性意识被彻底唤醒的关键时刻。但托马斯立即离开，说："前面是我诱惑你，下一次，你来诱惑我。"

2. 莉莉与妮娜的情欲解放

莉莉是黑天鹅的代表，情欲的象征。妮娜其实一直想达到她的境界，却一直做不到。莉莉成为托马斯之外，启发妮娜情欲的另一个重要人物。

最重要的一场戏是莉莉把妮娜带到酒吧作乐。在从酒吧回去后，妮娜最严重的一次幻象出现了。当"莉莉"与妮娜以同性方式欢好，由于别致的姿势，观众和妮娜都可看到莉莉怪异扭动的肩胛，以及肩胛上的文身：从并蒂花变成了振起的翅膀——黑天鹅再次出现。此时映衬着妮娜面庞的，也不再是黑白花纹的枕头，而是暧昧艳丽的肉红色枕头，其上饰有彩色圆形图案，象征交合圆满——浅粉色象征纯真少女，肉红色便是肉欲的象征。"莉莉"的面目始终埋在妮娜双腿之间，唯有一种"破茧"的撕裂声传来。当妮娜从高潮中醒来，她发现"莉莉"的面孔，是自己。这是第一次妮娜在莉莉身上看到自己。

当妮娜在最后一天排练结束后，发现托马斯与莉莉在晦暗的舞台角落中欢好，而恍惚间，那张放荡快活的面孔却是自己的，而自己身上的人，却也不是托马斯，而是剧中的黑魔王。与托马斯欢好，是妮娜心底盼望的；被黑魔王蹂躏，则是她真实心灵的体现。值得注意的是：这一段的背景交响乐中混杂了一种奇怪的、禽类的"格格"叫声，这应当是妮娜心底"黑天鹅"急欲破体而出的声音。在妮娜受惊飞奔开去时，更有鸟类展翅扑棱的声音。

3. 妮娜情欲解放过程中的其他一些情节

偷窃：影片开始，妮娜在被贝丝砸得乱七八糟的化妆间中，偷取了一只唇膏。这表示她其实暗暗期望像贝丝一样有魅惑人心的一面；贝丝的小刀象征她的侵略性——那也是白天鹅潜意识中期望得到的。

抓痕与指甲：妮娜做了被黑魔王擒住的梦境之后，第一次发现肩胛处有伤痕，并且她闪躲着、砌辞掩饰，不愿母亲过多注意。后来，抓痕频繁出现。她的足趾趾甲破裂，血肉模糊。在托马斯把天鹅皇后隆重推出的晚宴上，妮娜发现指甲处开始有血印。她躲在洗手间里，试图剥掉甲沟处脱离的皮肤，让人心悸的是她顺势一撕，撕扯下一长条带血的表皮，但当她喘息着在水流下冲净血迹，发现伤口消失了。后来，妮娜的母亲把她拉到洗手间，阴沉着脸为她修剪指甲。指甲是"黑天鹅"挣扎出茧的武器。试图剪除"指甲"的是妮娜，而镜子里恶笑着令她把肌肤剪破、淌出血来的，则是迫切要破壳出来的自我。母亲的动作代表粗暴的"解除武装"与镇压。种种表象，暗喻妮娜身体中另一个自己越来越急迫地要破茧而出，要挣脱这个清洁的、严肃的、死气沉沉的躯壳。

试图在浴缸自慰：自慰需要使用手。妮娜被水面上悬空出现的自己的脸惊吓，浮出水面，发现手指在流血——也便是用来自慰的手，亦即"抚慰"她的是她心中的"黑天鹅"。

地铁：妮娜第一次涂口红，便是在地铁玻璃窗的映像中。

托马斯曾问妮娜的男伴舞："你想与她做爱么？"——此时妮娜全无性方面的吸引力。当妮娜的性意识觉醒后，地铁中一个老者对着她大做猥琐动作。值得注意的是，而空荡荡的车厢中有许多空位——地铁的场景出现过很多次，唯有此次车厢几乎是空的，导演在暗示妮娜可以更换座位，但她既未露出异样神情，也未更换座位，只是平静地转开脸去——她其实并不厌恶，甚至暗暗喜悦自己具备了这样的原始吸引力。

演出：演出中，妮娜化身黑天鹅之后的一段舞蹈，音乐节奏急促，时时伴有翅膀扇动之声、喘息呢喃之声，后一种声音暗喻着欢好。可以看到身着黑衣的男舞伴将惊艳痴迷的目光投在她面上，应对了前面托马斯那一问（"你想与她做爱吗？"）。音乐暂停，妮娜回到幕后，表情仍像沉溺在欢好之后的余韵中。

最后一段独舞中，她（在臆想中）看到两臂滋生出天鹅的毛羽，在雪亮的灯光里，黑色羽翼应和着音乐疯长，旋转挥舞，越来越圆融，越来越忘我，越来越嚣狂，越来越恣肆，越来越美。最后那一势，巨大的天鹅影子与昂首的舞者交相辉映，心魅、灵魂、肉体、渴求、欲望，均在这一刻得到最自在无碍的完满。象征着妮娜的情欲解放！

白天鹅不再是从前的白天鹅，妮娜在掌声中回到侧幕，激动快慰的托马斯正在众人中等待她，她冲上去狠狠吻住他，立在芭蕾舞者竖起的足尖上，吻了他，挟着隐隐风声，像一次凶猛的袭击，像天鹅从云端俯冲而下，像他当初吻她一样霸道。一吻结束后，素常镇定的托马斯也禁不住显出神魂颠倒的痴笑。此一幕，应对了他在练功房中说的："下一次，你来诱惑我。"徒弟出师了，被迷醉得难以自拔的换成了师父。他看妮娜的眼神，是在看自己打磨成功的一件完美的艺术品。

在经历灵与肉的双重磨难之后，黑天鹅与白天鹅在纠缠中合为一体，创造出完美的境地，俱获安宁。

妮娜说："完美。我得到了完美。"

【教学过程】

组织者：无疑，这部影片是一部体现了女人情欲解放过程的影片。但是，影片并没有对情欲解放进行明确的价值评判。对于性自由与性解放，大家有什么看法？

【教学提示】

学生们自由发言。

组织者应该引导支持性自由、性解放，与反对性自由、性解放的不同声音的呈现，让他们彼此之间进行交流和讨论。组织者不必强行说哪一种好，或哪一种不好，但一定要保证在正确的概念、一致的定义下进行讨论。重点是，人们通常对"性自由"和"性解放"这两个词进行污名，组织者应对这两个词进行澄清，强调对身体自主权的自由、从对身体自主权的禁锢中解放的含义。在这一定义下，讨论必然会更多呈现对性自由和性解放的支持态度。

当然，也一定会有人质疑说，如果一个人没有能力决定自己的身体自主权，岂不是会因为"解放"而受害。这时组织者应该引出性教育的重要性。一个社会如果有能力禁锢人们的身体，也就一定可以用同样的时间和精力使人们具备决定自己的身体的能力。

【教学参考】

"情欲解放"是我国台湾一位性学家用的词，我们也可以称之为女人的性自由与性解放。长期以来，性自由和性解放在中国一直是一个污名化的词汇。其实，性自由讲的是人们具有支配自己身体自主权的自由，无论是做的自由，还是不做的自由；性解放强调的是从禁锢自己的势力中解放出来。在这部影片中，妮娜便是从塑造、禁锢她的母亲的约束中解放出来。

▶ 教学点二

父权阴影与性骚扰

【教学目的】 引导学生认识到影片中体现出来的父权阴影，讨论性骚扰议题。

【教学过程】

组织者：《黑天鹅》几乎整部影片都以妮娜为焦点，但是真正推动电影情节向前不断发展的竟然是其中唯一一个重要的男性角色——芭蕾舞剧的艺术总监托马斯。他引导妮娜寻找自我、发展自我并最终成就自我。他不仅是拥有绝对权威的艺术总监，更是父权制的象征。

以社会性别的视角看，托马斯对妮娜进行了多次性骚扰，妮娜只不过是在一个拥有权力的男人的胁迫下，解放了自己的欲望。因为她如果不解放，就不得不放弃她向往的艺术角色。对此，大家怎么看？

【教学提示】

学生分组讨论，然后呈现各自观点，集体讨论。

对于这部影片，一定存在争议。除了我们前面强调的女性情欲解放的正面评价，一定也会有人认为这是一部强调父权对女性的压迫的影片。组织者不妨让不同的观点呈现出来，彼此之间进行交锋，组织者只负责引导观点的充分呈现，不做定论。事实上，对一部影片的理解完全可以仁者见仁，智者见智，不需要做定论。

关于父权制的内容，参看本书电影《紫色》中的相关论述。

组织者在这一环节总结：重要的不是要达成共识，而是我们在思考中的收获。

【教学参考】

从社会性别视角看，托马斯第一次在影片中出场的镜头设计，就足以说明他是父权制的代表。影片用烘托的手法表现托马斯的出场：全景，宽敞的练功房，众演员们在舞团老师口令下跟随着音乐节拍练习基本功；暗影中托马斯出现在楼梯上端，一个俯视的大全景，居高临下的视角；意识到他的出现，人群中似有小小的骚乱，有人整顿衣衫，音乐重新响起，演员们表演出更饱满的姿态；托马斯走下楼梯，灯光由暗趋明，中近景，舞团老师迎上前去拥吻；近景，特写，明亮的光打在托马斯脸上；中近景，托马斯穿行在整齐划一的队伍之中，顿挫有力地宣布排演《天鹅湖》的决定，显示威仪。

影片中，托马斯将自己的价值观强加给影片中的人物，这个价值观就是：如果情欲不解放，就无法成功地表演黑天鹅，无法成功地展现欲望。这样，托马斯一次次诱发妮娜情欲的举措，会轻而易举地被解读为职场性骚扰。重要的是，妮娜还没有办法反抗，因为她想得到黑天鹅这个角色。

有人指出，这部影片的导演为父权制下女性的处境做了一个很好的寓言：不追求、不按照男性期冀的角色去扮演，就会遭到漠视；追求、努力去迎合男性的要求，最好的结果就是短暂的完美，而很快取而代之的或将是永久的迷失，甚至是毁灭。无论如何，女性都无法避免终究会被遗忘、被漠视，和仅仅被男性视为观赏对象的命运。女性角色被父权制建构成他们所希冀的女性形象，并让她们在男性凝视的目光下自我规约。因而，只要父权制不改变，女性将永远被边缘化，只能永远作为失去主体地位的客体而存在。

在讨论中，也一定会有相反的看法提出，如我们前面论述过的情欲解放的视角。以性骚扰为例，托马斯每一次对妮娜的"性骚扰"，都并没有以满足自己的欲望结束，而明显是为了唤起妮娜的欲望。

影片中妮娜的母亲虽然是女性，却也是父权制的象征，她对于妮娜的控制和归束一点也不比托马斯少。并且，在妮娜一次次尝试挣脱和改变的时候，象征母亲的禁欲控制的父权形象始终会出现，控制或者影响着妮娜。在现实中，父权制作为一整套完整的规则，我们每一个人都可能是参与制定操作的人。妮娜母亲对于妮娜在情欲上的监控，则非常符合父权制对"好女孩"的规训标准。

▶ **教学点三**

父母该如何对待孩子

【教学目的】 让学生理解，父母不应该用自己的爱压制孩子。
【教学过程】
组织者：妮娜母亲基于自己的人生经历，对妮娜按照她的意愿进行塑造，这是否是好的家庭教育？为什么？
【教学提示】
请大家自由发言。可以进一步启发学生从影片中的教育主题联系到现实中的教育主题，并进行开放式的分析和分享。在分享的过程中，应该着重于具体事例的具体分析，谈感受，谈切身体会，而不是泛泛而谈。
【教学参考】
其实，生活中充满着妮娜的母亲，只不过方式和着眼点不一样罢了。共同点是：基于自己对生活的认识和理解，为了孩子们的"健康成长"，给他们定出种种要求，制约他们的思想和行为，从而限制了他们的成长。

妮娜的性压抑可能与其早期经历和童年境遇有关。她母亲一时不慎有了孩子，于是结束了舞台生涯，转而将自己的愿望投射到女儿身上。她不仅希望女儿实现她的舞台理想，更希望女儿不要重蹈自己的覆辙，于是对女儿的私生活也严格要求。我们看到的妮娜除了舞蹈几乎没有生活，于是乎童年境遇也可以归纳到妮娜的性压抑中来。

妮娜长期以来做母亲的"乖女儿"，但是，"乖"的本质是压抑，"恶"的本质是释放。妮娜以往的乖，实际上是在母亲的"教育"、"爱"、"诱导"之下，压抑了人性的本真，她的"圣洁"只是一种假相，是母亲的自我欺骗。这"乖"所压抑的本性一旦释放，将会有巨大的能量。所以，在日常生活中，"乖"往往是危险的，它有一种核聚变前夕的稳定，但也意味着一旦爆发将会带来巨大的毁灭。

影片中，妮娜产生幻觉，将她母亲推出门外时，门板狠狠地夹住了母亲的手。妮娜的潜意识里，一定对这只"塑造"她的手无比厌恶乃至痛恨。她做自己的渴望从来没有那么强烈过，但是正是这只手，又来把她往回拉，让她继续活在那个粉红色的假象里。

对于父亲或母亲来说，要谨防"自私的爱"——孩子小的时候是他们的玩具，长大了又成为他们完成自己的工具，而综观人生，孩子还是他们在这个世界的替代品——所谓生命的延续。执着于自己与孩子的关系，以爱的名义占有、以爱的名义压制，而很少想过孩子其实是属于他们自己的，并拥有自我完成的权利。而这些恰是我们需要反思的。

（此文很多内容引自豆瓣电影网站上的纳兰妙殊的影评《白羽黑翼，疯魔了小青衣》，特此说明并致谢。）

第四编

家长课堂

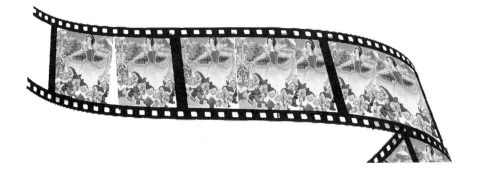

处女之死

推荐教学对象：家长

 影片介绍

▶ 电影简介

《处女之死》(*The Virgin Suicides*)，又译《折翼天使》、《死亡日记》、《锁不住的青春》等，美国影片，2000 年出品。片长 97 分钟。

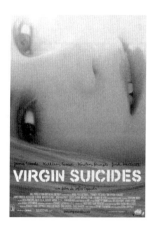

▶ 剧情梗概

影片讲述了一个发生在 20 世纪 70 年代美国中西部地区的故事。里斯本一家看上去是一个非常普通的家庭。父亲在密歇根州一所中学教数学，母亲笃信宗教，家中共有五个十多岁的女儿，从十三岁的塞西莉娅到十七岁的特里斯。

小女儿塞西莉娅情绪消沉，失去了对生活的信心，甚至想要自杀，这使里斯本一家的生活变得很不平静。心怀巨大不安的父母带着塞西莉娅去见心理咨询师，咨询师认为，应该让女孩子更多地与异性交往。

在这种情况下，父母为女儿们在家里举办了一次聚会，"这是她们短暂人生中的第一次，也是唯一一次聚会"。五个男孩子第一次走进这个家庭，与五个女孩子聊天，喝酒。表情一直木然的塞西莉娅要独自回房间休息一会，几分钟后，传来她跳楼坠亡的声音。

全家沉浸在巨大的痛苦中。过了很长时间，才慢慢恢复正常的生活。

校园里有一个帅气的男生崔普，是女孩子们的梦中情人。崔普却看上了里斯本家十四岁的女儿勒克斯，展开攻势。勒克斯也接受了崔普的求爱。校园舞会之前，崔普去见里斯本先生，请求同意他带勒克斯参加舞会。这违反了里斯本家对女儿行为的规定，但在崔普的央求下，里斯本同意和妻子商量一下。在女儿们的央求和里斯本先生的帮助下，里斯本太太同意四个女儿一起去参加舞会。

舞会当晚，四位男生来接四个女孩子一起去参加舞会。在舞会上，崔普和勒克斯躲到校园操场上热吻、做爱，以致错过了回家的车。性爱之后，崔普悄悄离开回家，抛弃了睡着的勒克斯。第二天早晨，勒克斯在操场上起来，坐出租车回家，担惊受怕了一整夜的父母正在等着她。

那之后，里斯本家的四个女儿被禁止离开家，甚至不允许去上学，过着禁闭的生活。但是，勒克斯仍然瞒过父母，夜里在屋顶和不同的男生做爱……

禁闭一直没有结束，学校和社区里的人都议论纷纷。终于有一天，四个受够了行尸走肉生活的女孩子，一起结束了她们短暂的生命。

【教学提示】

这部电影有助于帮助家长思考如何与青春期的孩子交流，如何帮孩子平稳度过青春期，以及如何对待青春期孩子的异性交往。

放映后，组织者可以首先请家长讨论：里斯本的女儿们为什么接连自杀？

在讨论过程中，便自然地引出了青春期心理、异性交往、父母态度等话题。

里斯本夫妇对女儿的管教严格，限制她们的人际交往，不理解她们青春期的心理，实施长期禁闭的惩罚，这些是造成悲剧的根本原因。

影片开始时，表现过里斯本的女儿未来想上著名大学的理想，但这个理想也在青春期家长严厉的管教下夭折了。

在舞会上，一个女儿说："这是我最快乐的时光。"令人动容。

里斯本太太惩罚女儿勒克斯晚归的一个方法，是毁掉她珍藏的全部唱片。即使勒克斯不断哭求，也丝毫不能引起母亲的半点怜悯。

女儿们自杀后，里斯本太太还在说："我的女儿不缺少爱，家中有足够的爱，我不懂……"

组织者可以由此请家长们思考：怎样做才是对子女真正的，爱不是束缚孩子，而一定是要让他们获得力量，让他们快乐成长，让他们能够对自己负责。家长要警惕以爱为名义的伤害，过度保护就是一种伤害。

可能有家长会提到：难道父母要放纵女儿去和男孩子发生性关系，纵容她们一夜不回家的行为吗？

组织者可以引导家长对此进行讨论，各抒己见。会有家长提出，对于青春期孩子的"越轨"行为，惩罚不是好办法，而应该注重引导。组织者可以请大家说出一些关于引导的建议。

可能会有家长提出：里斯本太太严格控制孩子，是因为她的孩子都是女儿，女孩子更容易受到伤害。组织者可以请家长们发言：避免女孩子受伤害的最好办法是什么？

组织者启发家长们意识到：青春期的性教育非常重要。性教育不是禁止孩子们和异性接触，越是禁止的地方越容易出现反叛。性教育应该是让孩子们懂得爱、责任、权利等，具有对自己的行为负责任的能力。组织者可以由此介绍一些性教育的基本理念，宣传学校即将开展的针对学生的性教育，请家长们支持。同时，组织者也可以鼓励家长自己参加更深入的性教育培训，以便更好地帮助孩子成长。

值得一提的是，影片中，崔普和勒克斯做爱之后，崔普离开，看似有些莫明其妙，其实是因为，青春期的孩子情感和心理常常不太稳定。他们对新鲜事物、情感常常抱有更加热切的期待和兴趣，但一些兴趣并不能持续很长时间。对于一些男孩子来说，对追求中的、尚没有得到的对象，会产生许多美好的想象，会十分珍惜，而一旦得到了，发生了性关系，发现也不过如此，原来心目中神圣的幻象就会破灭，所以崔普一脸落寞地离开了。

但另一方面是，每个人都应该是有能力承担责任的，应该是对他人表现出基本的尊重的，何况是自己追求，并且和自己已有了亲密关系的人呢？所以，至少我们可以说，崔普没有表现出应该有的责任感，他应该有更好的成长，否则在未来的亲密关系中也难免有更多的问题。

浪潮王子

推荐教学对象：家长

 影片介绍

▶ **电影简介**

《浪潮王子》（*The Prince of Tides*），美国电影，1991 年出品。片长 131 分钟。

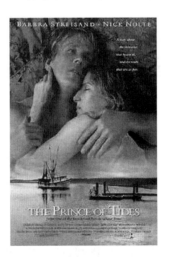

▶ **剧情梗概**

汤姆同三个女儿和妻子生活在大海边。移居纽约的妹妹自杀未遂入院，她的心理医生苏珊要求见病人的家属，以了解其早期的经历和遗忘的创伤，于是汤姆离开了自己的家，只身来到纽约。

随着咨询的深入，汤姆兄妹三人幼年的经历被逐层揭开：实施家暴的父亲，贪图富贵的母亲……三个孩子幼年的成长经历中，充斥着不愉快与悲伤。特别是，母亲、汤姆、妹妹曾被闯进家中的三个越狱犯强暴，及时赶来的哥哥杀死了越狱犯。这事成为一家人隐藏最深的秘密，当汤姆终于对心理医生苏珊说出这些时，从不落泪的他痛哭流涕，而他和妹妹的心理问题也开始得到解决。

影片的另一条线索是，汤姆和苏珊的婚姻都出现了问题，两人在咨询过程中开始热恋。但最后，汤姆还是选择回到女儿和妻子的身边，虽然苏珊成为他心中最美丽的记忆。

【教学提示】

1. 不要压抑创伤

影片中，莎丽娜的心理问题，一个重要的根源是少年时被强暴的经历。而当年她母亲的态度是：要把这作为最高的秘密，永远埋葬。对于未成年人来说，受到性侵犯所产生的心理创伤，不能以压抑的方式来解决，那样更可能激发出负面的能量。正如影片中说到的："静默比强暴更可怕"。莎丽娜在强暴事件发生三天后第一次试图自杀，此后一直到成年都多次试图自杀，直到事情真相被心理医生所知，在专业的心理帮助下，才开始积极的人生。

遇到这样的创伤之后，家长应该鼓励孩子勇敢面对，说出来，在必要的时候接受专业的咨询。所谓"家丑不可外扬"的观念，会害了孩子，而"被性侵犯是耻辱"的观念也会压抑被侵犯者的情绪。其实汤姆也是一样，受强暴的经历严重影响了他后来的为人处世，也影响了他的心理健康。直到他说出来，并且第一次大哭，当年事件的阴影才从他的心中被彻底挖掉。

影片中，心理医生说："哭吧，感受痛苦，只有这样才能治愈自己。"回避，永远不是办法。受到性侵犯不是被侵犯者的错和耻辱。

2. 真正爱孩子

汤姆三兄妹的父母，在关爱孩子方面都有欠缺：父亲有非常强的家庭暴力行为，对孩子在餐桌上使用暴力，对妻子也使用暴力。孩子们过生日时，母亲让父亲看孩子吹蜡烛，他不干，和母亲打起来……这样的家庭气氛，使得女儿在七八岁时便出现精神异常。只有他的大儿子路克敢于反抗父亲，但路克的个性在这压抑与反抗中形成，与他后来的人生悲剧不无关联。每次受到压迫，路克都用枪来反抗。父亲盯着电视拒绝吹生日蜡烛时，路克开枪将电视机打烂，然后说："现在当爸的可以看着儿女们吹生日蜡烛了。"若干年后，为了反对政府建发电厂，他也是引爆了一处电厂设施，最后被警察击毙。——除了以暴制暴，路克没有学习过如何反对，如何应对压迫。

母亲对儿女的教养中也是存在问题的。女儿写日记，记录家里伤心的事，母亲便烧了日记，女儿日后开始写母亲看不懂的诗；汤姆因为受欺负而回击了小镇里富人家的孩子，母亲带他去道歉，富人把汤姆独自带进房间，汤姆不安地回头，而母亲只是兴奋地告诉他富人家的地毯是多么高级，而完全不管汤姆在房间里被那富人殴打和威胁。多年后，母亲嫁给了这个富人。还有，母亲分别对三个孩子说，她最爱的是他（她），并要求孩子们把这当做秘密保守，这事暴露后，孩子们再也无法信任母亲……

这样的家庭背景，难怪当父母的第四个孩子胎死腹中后，莎丽娜抱着死胎儿说："你很幸运，因为你不必和我们生活在一起。"

家庭中的暴力、冷漠、欺骗，对孩子造成的伤害及未来人生的负面影响，将是长久和深远的。一些暴力家庭中的孩子，从中目睹暴力，学习了暴力，成年后也成为暴力的实施者。还有一些孩子，则因为憎恨暴力，学会用关爱解构暴力的文化，成年之后非常关爱孩子，充满亲情。汤姆自己就是这样的一个好父亲，他和孩子们一起玩耍，非常开心。

汤姆同苏珊的丈夫赫勃也形成对比。赫勃事业成功，但他对自己的儿子伯纳，只是要求他努力学习小提琴，在儿子的生活中长期缺席，同儿子很少交流，也不关心孩子的爱好及内心感受。汤姆受邀教伯纳橄榄球，目的就是要让他快乐起来。如师如父般的交往，彻底改变了伯纳。影片中伯纳第一次出场时，无聊地躺在沙发上看电视，对于客人非常不礼貌；但影片最后，他热情、积极，和刚出现时那个沉闷的少年判若两人。而且，他在自己喜欢的橄榄球上进步的同时，在父亲寄望的小提琴演奏中同样进步了。这也告诉我们：孩子爱好满足的同时，他们可能会更加努力地投入到"正业"的学习中。比如有时让他们玩一会儿电脑游戏，他们玩后学习的劲头会更足。重要的，不是限制他们做什么，而是积极鼓励他们热爱生活，快乐成长，只有这样才能促进他们的正面发展。

汤姆同伯纳的交往也告诉我们，父母应该真正关心孩子的内心感受，和他们更多交流，父亲在孩子的成长生活中不能缺席，要努力成为孩子的朋友，而不只是一个金钱提供者。

汤姆和女儿们的关系令我们感动，也为父母提供了榜样。他和女儿们拥抱、开玩笑、做游戏的场景，他赶回家给女儿过生日，他抱着女儿想要的生日礼物艰难地走下出租车的场景，都让我们看到一位温情父亲的内心。在这样的环境中，孩子们才会快乐成长。

3. 家庭的责任

影片中，汤姆与苏珊相爱，但他还是选择回到妻子和孩子们身边。苏珊说："你爱她更多一些。"汤姆说："我只是爱她更久一些。"何况还有三个孩子。当发现父亲和母亲的感情出现危机的时候，大女儿的表现，让我们记忆犹新。这并不是说，我们要求所有父母在出现婚姻危机的时候，都要为了孩子而维持婚姻，而是说，你的考虑要全面。回归家庭的汤姆，也与妻子和好，紧紧地抱在了一起。如果他们还是每天吵架，那对孩子的影响也许还不如离婚好。

影片中，也表现了汤姆对母亲，甚至父亲的原谅。带着三个孩子同老父亲一起出海捕虾时，汤姆对父亲说："他们爱你。"父亲早已没有了当年的霸王之气，显得苍老而脆弱，但他仍然不习惯于这种爱的表达，顾左右而言他。

影片中，汤姆说："某些人伤害我们很多，但我们还是爱着他。""学会必须爱父母，尽管他们有缺陷。在家里，没有不可原谅的罪行。"但与此同时，我们也不妨想一想：我们可以不犯那些错误吗？我们可以让孩子更爱我们吗？

图书在版编目(CIP)数据

电影性教育读本 / 方刚著. —北京:中国人民大学出版社,2014.6
ISBN 978-7-300-19324-3

Ⅰ.①电… Ⅱ.①方… Ⅲ.①性教育 - 青少年读物 Ⅳ.①R167-49

中国版本图书馆CIP数据核字(2014)第119721号

电影性教育读本

方刚 著

Dianying Xingjiaoyu Duben

出版发行	中国人民大学出版社		
社　　址	北京中关村大街31号	**邮政编码**	100080
电　　话	010-62511242(总编室)		010-62511770(质管部)
	010-82501766(邮购部)		010-62514148(门市部)
	010-62515195(发行公司)		010-62515275(盗版举报)
网　　址	http://www.crup.com.cn		
经　　销	新华书店		
印　　刷	涿州市星河印刷有限公司		
规　　格	185mm×260mm　16开本	**版　　次**	2014年7月第1版
印　　张	36　插页4	**印　　次**	2020年4月第2次印刷
字　　数	841 000	**定　　价**	109.00元

版权所有　侵权必究　　印装差错　负责调换